CHEMISTRY

제 2 판

편입 일반화학
적중 2000제

박인규 편저

도서
출판 **오스틴북스**

contents

자료, 질문, 해설링크 :
다음카페 박인규 일반화학

적중2000제 유튜브 재생목록

박인규 일반화학 커리소개

적중2000제 카페 메인페이지

〈원소의 주기율표〉

	1	2	3	4	5	6	7	8	9	10	11	12	13	14	15	16	17	18	
1	1H 1.0																	2He 4.0	1
2	3Li 6.9	4Be 9.0											5B 10.8	6C 12.0	7N 14.0	8O 16.0	9F 19.0	10Ne 20.2	2
3	11Na 23.0	12Mg 24.3											13Al 27.0	14Si 28.1	15P 31.0	16S 32.1	17Cl 35.5	18Ar 39.9	3
4	19K 39.1	20Ca 40.1	21Sc 45.0	22Ti 47.9	23V 50.9	24Cr 52.0	25Mn 54.9	26Fe 55.8	27Co 58.9	28Ni 58.7	29Cu 63.5	30Zn 65.4	31Ga 69.7	32Ge 72.6	33As 74.9	34Se 79.0	35Br 79.9	36Kr 83.8	4
5	37Rb 85.5	38Sr 87.6	39Y 88.9	40Zr 91.2	41Nb 92.9	42Mo 95.9	43Tc [98]	44Ru 101.1	45Rh 102.9	46Pd 106.4	47Ag 107.9	48Cd 112.4	49In 114.8	50Sn 118.7	51Sb 121.8	52Te 127.6	53I 126.9	54Xe 131.3	5
6	55Cs 132.9	56Ba 137.3	71Lu 175.0	72Hf 178.5	73Ta 180.9	74W 183.9	75Re 186.2	76Os 190.2	77Ir 192.2	78Pt 195.1	79Au 197.0	80Hg 200.6	81Tl 204.4	82Pb 207.2	83Bi 209.0	84Po [209]	85At [210]	86Rn [222]	6
7	87Fr [223]	88Ra [226]	103Lr [260]																7

란탄 계열	57La 138.9	58Ce 140.1	59Pr 140.9	60Nd 144.2	61Pm [145]	62Sm 150.4	63Eu 152.0	64Gd 157.3	65Tb 158.9	66Dy 162.5	67Ho 164.9	68Er 167.3	69Tm 168.9	70Yb 173.0
악티늄 계열	89Ac [227]	90Th 232.0	91Pa [231]	92U 238.0	93Np [237]	94Pu [244]	95Am [243]	96Cm [247]	97Bk [247]	98Cf [251]	99Es [252]	100Fm [257]	101Md [258]	102No [259]

적중2000제 효율적 수강 방법/ 주의사항

1. 해설영상 보는 방법

1) 유튜브 채널 '박인규 일반화학'의 '호랑이 사냥꾼' 멤버십(유료)에 가입한다.

2) 다음카페 '박인규 일반화학'에 가입하고 '최우수회원'으로 등업신청 한다.

3) 강의를 처음부터 순서대로 보는 방법

   (1) 유튜브 재생목록 중 '편입 일반화학 적중2000제'를 처음부터 수강한다.

   (2) shift+N: 재생목록의 다음 영상, shift+P: 재생목록의 이전 영상

4) 원하는 문제만 선택해서 해설을 보는 방법

   (1) 각 단원의 가장 앞 페이지에 있는 QR코드를 스캔한다.

   (2) QR코드를 스캔하면 다음카페 '박인규 일반화학'의 메뉴 중 '적중2000제 단원별 해설링크 모음'으로 이동함

   (3) 원하는 문제의 해설링크를 클릭하면 유튜브 해당 문제의 풀이 시작 시점으로 이동한다.

2. 질문/ 상담

1) 다음카페 '박인규 일반화학'에 가입하고 '최우수회원'으로 등업신청 한다.

2) 질문양식을 참고해서 '강의내용/ 질문 게시판'에 질문글을 남긴다.

3) 질문은 유튜브 댓글보다는 다음카페를 권장함

3. 교재 문제 난이도/ 중요도 표시

1) 문제번호 오른쪽의 대문자 알파벳(A~D)은 문제의 난이도/우선순위를 의미한다.

   A: 틀리면 안되는 매우 기본적인 문제. 99% 풀 수 있어야 함

   B: 핵심적이고 기본적인 문제. 반복·숙달 필요, 90%는 풀 수 있어야 함

   C: 다소 난이도가 높거나, 지엽적이거나, 계산이 지저분한 문제. 당장 급하지는 않지만 실력이 된다면 공부할
      필요는 있음. 80%는 풀 수 있어야 함

   D: 과도하게 어렵거나 지엽적이라서 스킵해도 되는 문제. '이런 것도 있구나~' 참고만 하면 됨

2) 문제번호 맨 오른쪽의 ★는 중요도를 의미한다.

   ★ 중요

   ★★ 매우 중요

   ★★★ 매우, 매우 중요

3) 문제별 난이도/중요도는 참고용일 뿐, 절대적 기준이 아님

   (1) 개인별 실력, 목표하는 학교에 따라 중요도와 우선순위가 달라질 수 있음

     ① (예): 크로마토그래피 등의 약대 전공문제는 특정 학교에서만 출제됨. 모든 학교에서 중요하지는 않음

     ② (예): '점군'은 거의 원광대에서만 출제됨. 원광대를 목표로 하지 않는다면 점군을 공부할 필요 없음

   (2) 각자의 상황에서 가장 중요한 내용을 우선적으로 선별해서 공부할 수 있는 능력을 갖춰야 함

     ① 스스로의 약점과 강점을 알고,

     ② 목표하는 학교의 출제 스타일을 파악한 후에,

     ③ 가장 효율적이고 확실한 방법으로 대비해야 함

4. 적중2000제 수강시 주의할 점

1) 처음부터 너무 자세히 공부하려고 하면 안됨
   (1) 처음에는 쉽고 핵심적인 문제들 위주로만 공부해도 됨
   (2) 그 후에 다양한 문제들을 풀면서 세부내용을 공부하면 됨
   (3) 이론에 집착할 필요 없음. 이론을 알고 나서 문제를 푸는 것이 아님. 이론을 알기 위해 문제를 푸는 것임
   (4) 처음에는 이론이나 공식을 까먹는것이 자연스러운 현상임. 계속 반복하면서 장기기억으로 저장됨
   (4) 이론을 자꾸 까먹으면 '핵심이론+1500제'의 이론내용을 보면서 문제를 풀어도 됨
   (5) 필기에 집착할 필요 없음. 반복해서 문제를 풀다보면 중요한 내용이나 공식은 저절로 외워짐

2) 각 단원의 목차내용 구조를 숙지하고 문제풀이를 시작해야 함
   (1) 적중2000제의 단원별 '핵심 써머리'로 간단히 목차와 내용 구조를 파악한 후에 본격적인 공부 시작하기 권장
   (2) 공부 초반에는, 현재 풀고 있는 문제가 목차의 어느 위치에 해당하는지 항상 확인하는 습관도 권장
   (3) 내용구조가 숙지되지 않은 상태에서 문제풀이 수업을 들으면 전체 내용이 머릿속에서 연결되지 않고 흩어
       져있는 것으로 느껴질 수 있음

3) 모든 문제를 똑같은 중요도로 공부하면 안됨
   (1) 쉬운 문제라고 무시하면 안됨. 쉬운 문제가 더 핵심적이고 중요한 경우도 많음
   (2) 어렵고 틀린 문제에 너무 집착할 필요 없음. 반복적으로 등장하는 기본적인 문제가 가장 중요함
   (3) 먼저 핵심적인 문제들로 틀을 잡은 후에 다양한 문제들로 살을 붙여야 함
   (4) 지엽적인 내용들은 공부 시작 초반에는 중요하지 않음. 시험 직전에 정리해서 외워도 충분함

4) 예습보다는 복습이 훨씬 중요함
   (1) 수업 전에 미리 문제를 풀 필요 없음
   (2) 아직 문제풀이 틀이 제대로 잡히지 않은 상태에서는 혼자서 문제를 푸는 것이 오히려 독이 될 수 있음
   (3) 수업을 듣고난 후에 정확한 풀이 방법을 반복, 숙달하는 것이 훨씬 효율적임
   (4) 핵심적이고 중요한 문제들은 이미 풀어봤다 하더라도 수없이 반복해서 연습해야 함. 그래야 기본기가 강해짐

5) '핵심이론+1500제' 과정과 병행하면 효율적임
   (1) 적중2000제 내용이 어렵게 느껴진다면 해당 단원의 '핵심이론+1500제' 과정을 복습하길 권장함

5. 적중2000제 이후 커리 소개

1) 적중2000제를 충분히 숙달한 후에는 '기출 올인원'과정을 수강하면 됨
2) 교재 맨 뒤의 '진단모의고사' 80% 이상 풀 수 있을 때, '기출 올인원' 수강 권장
3) '기출 올인원'은 다양한 학교별 기출/기출변형 문제들을 공부하는 과정임
4) '기출 올인원'은 적중2000제보다 더 고난이도 문제들을 더 많이 푸는 과정임
5) 약대전공, 분석화학 등 지엽적인 문제들도 풍부하게 수록되어 있음

01

화학의 기초

해설 링크 모음

01. 화학의 기초 핵심 써머리

1. 화학
1) 물질은 원자로 이루어져 있다.

2) 원자의 종류와 개수는 변하지 않으며 화학 반응 전, 후에 원자의 결합 상태는 변할 수 있다.

   (1) 원자(atom): 물질을 구성하는 기본 입자

   (2) 원소(element): 물질을 이루는 성분의 종류

3) 화학은 물질의 구조와 변화에 대한 과학이다.

2. 측정 단위
1) SI 단위계: 가장 널리 쓰이는 단위 체계

   (1) 기본단위: 7가지(질량 kg, 길이 m, 시간 s, 온도 K, 전류 A, 물질의 양 mol, 조명도 cd)

   (2) 기본단위를 조합하여 여러가지 유도단위들을 얻는다.

3. 측정의 불확정성
1) 측정치: 숫자와 단위로 구성, 불확실성을 포함

2) 정밀도: 측정치들이 얼마나 가깝게 모여있는가

3) 정확도: 측정값이 얼마나 참값에 가까운가

   (1) 측정의 불확실성은 유효 숫자를 이용하여 나타낸다.

   (2) 유효 숫자=확실한 자릿수 + 불확실한 첫 번째 자릿수

4) 지수 표기법=과학적 표기법 : (예) 3.20×10^{-3}

4. 유효 숫자와 계산
1) 유효 숫자를 세는 규칙

   (1) 0이 아닌 정수는 모두 유효 숫자이다.

   (2) 0이 아닌 숫자 앞에 오는 모든 0은 유효 숫자가 아님

   (3) 0이 아닌 숫자들의 중간에 있는 0은 모두 유효 숫자

   (4) 수의 끝에 있는 0들이 소수점 다음에 있으면 항상 유효 숫자

2) 반올림 규칙 〈줌달 일반화학 기준〉

   (1) 마지막 유효 숫자의 오른쪽 첫 번째 숫자만 사용

     ① 반올림하는 숫자가 5보다 작으면 버린다.

     ② 반올림하는 숫자가 5이상이면 그 앞자리 수에 1을 더한다.

   (2) 여러 계산을 연속적으로 할 때는 항상 마지막에 한 번만 반올림

   (3) 교재/ 출처에 따라 반올림 규칙이 다른 경우도 있음

3) 유효숫자의 계산

   (1) 곱셈이나 나눗셈에서 답은 원래 두 수의 어느 것보다도 더 많은 유효숫자 개수를 가질 수 없다.

   (2) 덧셈이나 뺄셈에서 답은 원래 두 수의 어느 것보다도 소수점 오른쪽에 더 많은 유효숫자 개수를 가질 수 없다.

(3) 지수와 로그: log $\underline{504}$ = 2.$\underline{702}$ (2:지표, 702:가수)

log 504를 표시할 때 가수의 숫자는 504의 유효숫자인 3자리 수에 맞추어 표시한다.

(ex) log ($\underline{5.403}\times10^{-8}$) = $-7.\underline{2674}$

(ex) [H$^+$] = $\underline{1.0}\times10^{-9}$ → pH = 9.$\underline{00}$

(ex) Ka = $\underline{5.4}\times10^{-8}$ → pKa = 7.$\underline{27}$

5. 차원 분석

1) 디멘션(차원)이 같으면 같은 물리적 의미를 가진다.

2) 문제를 풀 때는 항상 단위를 써야 한다.

3) 환산 인자(단위 인자, unit factor)를 이용하여 단위를 바꿀 수 있다.

6. 온도

1) 온도의 척도에는 섭씨온도(T_C, ℃), 화씨온도(T_F, ℉), 절대 온도(T_K, K)가 있다.

(1) $T_K = T_C + 273.15$, $T_C = T_K - 273.15$

(2) $T_F = T_C \times \dfrac{9℉}{5℃} + 32℉$, $(T_F - 32℉)\dfrac{5℃}{9℉} = T_C$, $\dfrac{T_F + 40}{T_C + 40} = \dfrac{9℉}{5℃}$

7. 밀도

1) 밀도(density) $= \dfrac{질량}{부피}$

8. 물질의 분류

1) 물질은 세 가지 상태(고체, 액체, 기체)로 존재할 수 있다.

2) 혼합물은 물리적 변화(증류, 거름, 크로마토그래피⋯)를 통해서만 분리할 수 있다.

3) 화합물은 화학적 변화를 통해서만 원소로 분해할 수 있다.

   (1) 원소: 한 가지 종류의 원자로만 이루어진 물질 (O_2, H_2)

   (2) 화합물: 두 가지 종류 이상의 원자로 이루어진 물질 (H_2O, CO_2)

   (3) 동소체: 한 종류의 원자로만 이루어졌지만, 다른 물질 (흑연, 다이아몬드)

4) 크기성질: 시료의 크기에 의존하는 성질 (질량, 부피, 에너지 등)

5) 세기성질: 시료의 크기와 무관한 성질 (온도, 압력, 밀도 등)

9. 물질 분리법의 종류

1) 재결정법: 용해도 차이를 이용하는 고체의 분리법

2) 증류: 끓는점 차이를 이용하여 분리

3) 추출: 화합물이 두 상(phase)사이에 분배하는 성질을 이용

4) 크로마토그래피법: 물질의 고정상과 이동상에 대한 상호작용 차이를 이용하여 분리하는 방법

   (1) R_f값$= \dfrac{시료의\ 이동거리}{전개용매의\ 이동거리}$

   ① R_f값이 클수록 이동상과의 친화도↑

   ② R_f값이 작을수록 고정상과의 친화도↑

5) 고정상-이동상이 비슷할수록 분석물질의 용리속도는 빨라진다.

심화주제 1-1: 실험오차

1. 계통오차

1) 계통오차는 가측오차라고도 하며, 결과의 정확도에 영향을 주며, 확인되고 보정될 수 있는 재현성 있는 오차이다.

2) 계통오차는 기기오차, 방법오차, 개인오차 등의 3가지 종류가 있다.

(1) 기기오차는 기기의 비이상적인 거동, 잘못된 검정, 또는 부적절한 조건에서의 사용에 의하여 생긴다.

예) 잘못 표준화된 pH미터, 검정되지 않은 뷰렛을 사용하는 경우 등 장비의 결함에서 온다.

(2) 방법오차는 분석 시스템에서 비이상적인 물리적 거동으로 인하여 생긴다.

예) 지시약의 색변화로 당량점을 인지하게 하는 과정에서 약간의 과량을 추가로 넣음으로써 생긴다.

(3) 개인오차는 실험자의 경솔함, 부주의, 개인적 성향으로부터 생긴다.

3) 계통오차를 검출하는 방법

(1) 표준 기준물질과 같은 조성을 아는 시료를 분석한다.

(2) 분석할 성분이 들어있지 않은 바탕 시료를 분석한다. (공시험=바탕시험)

(3) 같은 양을 측정하기 위하여 여러 가지 다른 방법을 이용한다.

(4) 같은 시료를 각기 다른 실험실과 다른 실험자가 같은 방법 또는 다른 방법을 이용하여 분석한다.

예상한 우연오차 이외에 일치하지 않는 결과가 계통오차이다.

2. 우연오차

1) 우연오차는 불가측 오차이며, 측정의 정밀도에 영향을 준다.

(1) 측정할 때 조절하지 않은 변수의 효과로부터 발생한다.

(2) 이 오차는 항상 존재하며, 보정될 수 없다.

(3) 주관적인 관점으로 눈금을 읽을 때의 오차이다.

(4) 기기의 전기적 잡음에 기인하는 오차이다.

(5) 음과 양의 변동은 근사적으로 같은 빈도로 일어나며 완전히 없앨 수는 없다.

하지만 더 나은 실험으로 그것을 줄일 수는 있다.

3. 정확도와 정밀도

1) 정확도

(1) 정확도는 측정값이 참값에 얼마나 가까운지를 나타낸다.

(2) 만일 값이 알려진 표준물질이 있으면, 정확도는 그 알려진 값이 측정값과 얼마나 가까우냐이다.

(3) 정확도는 상대오차 또는 절대오차로 나타낸다.

2) 정밀도

(1) 정밀도는 결과에 대한 재현성을 나타낸다.

(2) 만약 한 가지 측정을 여러 번 반복하여 서로 아주 가까운 값을 얻었다면 그 측정은 정밀하다.

(3) 측정값이 넓게 변하면 그 측정은 그다지 정밀하지 않다.

(4) 정밀도는 상대편차 또는 절대편차로 나타낸다.

심화주제 1-2: 반올림 규칙, 일반화학 기본서별 차이 비교

1. 줌달 반올림 규칙

1) 반올림하는 숫자가 5보다 작으면 버린다.

1.3<u>3</u> : 유효숫자 2개로 반올림→ 1.3

2) 반올림하는 숫자가 5이상이면 그 앞자리 수에 1을 더한다.

1.3<u>6</u> : 유효숫자 2개로 반올림→ 1.4

2. 맥머리 반올림 규칙

1) 제거하려는 첫 숫자가 5보다 작으면 버리고 그 다음 숫자들도 모두 버린다.

5.66<u>4525</u> : 유효숫자 3개로 반올림→ 5.66

2) 제거하려는 첫 숫자가 6이상이면 왼쪽에 있는 숫자에 1을 더하여 반올림한다.

5.6<u>64525</u> : 유효숫자 2개로 반올림→ 5.7

3) 제거하려는 첫 숫자가 5이고 다음에 0이 아닌 숫자가 더 있으면 올린다.

5.664<u>525</u> : 유효숫자 4개로 반올림→ 5.665

4) 제거하려는 숫자가 5이고 다음에 아무것도 없으면 버린다.

5.6645<u>25</u> : 유효숫자 6개로 반올림→5.66452

3. 옥스토비 반올림 규칙

1) 만약 첫번째 버린 숫자가 5보다 작다면 남은 숫자는 그대로 둔다.

168.3<u>41</u> : 유효숫자 4개로 반올림→ 168.3

2) 만약 첫 번째 버린 숫자가 5이상이고 0이 아닌 숫자가 뒤에 온다면 마지막 자리에 1을 더한다.

168.3<u>64</u> : 유효숫자 4개로 반올림→ 168.4

168.3<u>503</u> : 유효숫자 4개로 반올림→ 168.4

3) 만약 첫 번째 버려지는 숫자가 5이고 뒤에 오는 숫자가 모두 0이라면, 남은 숫자의 마지막 자리는 가장 가까운 짝수로 반올림 또는 반내림 한다. (바로 앞자리 숫자가 홀수이면 반올림하고 짝수이면 버린다.)

168.3<u>5</u> : 유효숫자 4개로 반올림→ 168.4

168.4<u>5</u> : 유효숫자 4개로 반올림→ 168.4

심화주제 1-3: 고성능 액체크로마토그래피(HPLC)

1. 개요

   1) 고성능액체크로마토그래피(High pressure liquid chromatography, high performance liquid chromatography,

      HPLC): 액체 이동상을 사용하여 고성능으로 물질을 분리해내는 매우 정교한 분리분석 기법

   2) HPLC의 일반적 특징: 용액 상태로 조제한 시료의 분석, 응용 폭이 넓다.

2. 원리

   1) HPLC 분리의 원리: 시료의 고정상과 이동상에 대한 친화력 차이에 의한 분리

   2) HPLC 분리의 기작: 흡착, 분배, 이온교환, 크기배제, 친화

3. 장치구성

   1) HPLC의 기기장치: [펌프] → [시료주입기] → [칼럼] → [검출기] → [자료처리장치]

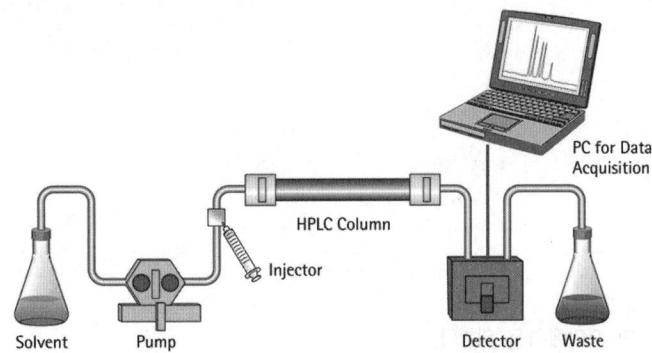

4. 기기장치

   1) 펌프(Pump)

     (1) 펌프: 이동상을 칼럼에 흘려 보내주는 장치

     (2) 펌프의 조건: 일정하고 정밀한 유속 유지, 고압에 대한 내구성, 다양한 용매 사용 가능

   2) 시료주입기(injector)

     (1) 시료주입기: 고압의 용매가 계속 흐르고 있는 HPLC에 용매의 흐름을 방해하지 않고 시료를 칼럼에 주입하

        는 장치

     (2) 장치: 일반적으로 6-way valve 사용

     (3) 작동법: 시료를 loop에 채워 넣은 후(load position) rotor를 60° 회전시켜 주입(inject position)

   3) 검출기: 시료의 종류 및 분석 목적에 따라 다양한 검출기를 선택적으로 이용할 수 있음

〈HPLC 검출기의 분류〉

분류	특징	검출기
선택적 검출기	특별한 부류의 시료만 검출	UV/Vis, Fluorescence, ECD, Mass
만능 검출기	거의 모든 시료를 검출	RI, ELSD, Mass

6. 칼럼

1) 칼럼

   (1) 분석용 칼럼: 일반적으로 내경 2-5 mm, 길이 5-30 cm인 스테인레스스틸 관에 입자크기가 3-10 μm

   　　정도되는 충전물을 충진한 관(칼럼)

   (2) 분취용 칼럼: 내경이 10 mm 이상인 칼럼

   (3) 모세관 칼럼: 내경이 매우 작은 칼럼

2) 칼럼충진물

   (1) 충진제: 실리카 입자 또는 화학결합형 실리카(bonded silica)

   (2) 입자 크기: 3-10 μm (3-5 μm 입자가 가장 일반적)

   (3) 입자 크기와 분해능의 관계: 입자크기가 작을수록 분해능 증가(이론단수 증가), 하지만 압력도 증가

3) 칼럼충전제의 종류와 특징

   (1) 실리카

   　① 기계적 강도 강함. 완전다공성(여러 pore 크기와 입자직경), 고압에 잘 견딤, 압력이 적게 걸림. 팽윤되

   　　지 않음. 긴 수명(HPLC 충진물의 원료로 가장 많이 사용)

   　② 완전다공성 실리카(porous particle): 표면적이 매우 넓어(300-600 m²/g) 시료 분석 용량이 크다.

   　③ perpendicular 실리카: 입자 내부는 단단한 구조이며, 표면만 얇은 다공성 물질로 덮여있는 실리카

   　④ 실리카 충진제는 pH 8 이하만 사용(약한 산성물질로 높은 pH에서 물에 녹음)

   (2) 화학결합형 실리카(bonded silica)

   　① bonded stationary phase: 실리카 표면의 실라놀 그룹에 화학적 방법을 이용하여 단분자 상태의 유기

   　　화합물층(mononuclear organic layer)을 만든 것

   　② 탄소 18개인 octadecylsilyl기를 치환시킨 충전물이 가장 많이 사용(ODS, C18, RP-18 등의 기호로

   　　표기).

   　③ 충전물에 결합된 유기층의 탄소 함량(수)이 증가할수록 시료는 더 강하게 머무름(머무름 시간 증가).

7. 용리과정

1) 분석물질의 극성

(1) 극성 고정상의 경우, 분석 물질이 극성일수록 칼럼으로부터 더욱 느리게 용리된다.

(2) 극성 고정상의 경우, 다른 조건이 비슷하다면 일반적으로 다음 표에서 아래로 내려갈수록 더 극성이며 고정상과 강하게 결합하여 용리속도가 느려진다.

화합물	구조
탄화수소	R-H
알킬 할라이드	R-X
에테르	R-O-R
에스터	R-COOR
케톤	R-CO-R
알데히드	R-CO-H
아미드	$R-CO-NH_2$
아민	$R-NH_2$
알코올	R-OH
카르복시산	R-COOH

비극성 ↓ 더 극성

2) 용리액의 세기

(1) 용리액의 세기가 증가할수록 용질은 칼럼으로부터 더욱 빨리 용리된다.

(2) 용매의 극성이 증가할수록 용리액의 세기가 증가한다. (고정상이 실리카인 흡착크로마토그래피일 때)

용매	용리액 세기(ϵ^0)
pentane	0.00
hexane	0.01
heptane	0.01
acetone	0.53
2-propanol	0.60
methanol	0.70

3) 정상크로마토그래피

(1) 극성 정지상과 상대적으로 극성이 낮은 용매를 사용한다.

(2) 용매의 극성이 증가할수록 용리액의 세기가 증가한다.

(3) 일반적으로 이동상과 고정상이 비슷할수록 용리액의 세기가 증가한다.

4) 역상크로마토그래피

(1) 정지상이 비극성이거나 약한 극성이고, 용매는 상대적으로 극성이 높다.

(2) 용매의 극성이 약할수록 용리액의 세기가 증가한다.

8. 등용매 및 기울기 용리

1) 등용매 용리

(1) 한 가지 용매만을 사용한다.

(2) 균일 용매 혼합물을 사용하기도 한다.

2) 기울기 용리

(1) 용리액의 세기를 증가시키기 위해 연속적으로 용매조성을 바꿔준다.

(2) 기체 크로마토그래피에서의 온도 프로그래밍과 비슷하다.

(3) 머무름이 큰 용질을 용리시키기 위해서는 용리액의 세기가 높아야한다.

심화주제 1-4: 기체 크로마토그래피

1. 기체크로마토그래피의 구성

1) 이동상: 기체 (보통 He, N_2, H_2)

2) 정지상: 보통 비휘발성 액체(고체 표면에 코팅된 액체)이며, 때로는 고체가 사용된다.

3) 분석물질: 기체 혹은 휘발성 액체

2. 기체크로마토그래피의 원리

1) 시료를 기화시켜 칼럼에 주입하고, 이동상인 운반기체의 흐름을 이용하여 용리시킨다.

2) 운반기체는 시료와 반응하지 않으며 이들 분자들을 이동시키는 기능만을 하므로, 주로 시료 중의 각 성분들의 고정상에 대한 친화력과 끓는점 차이에 의해 분리가 이루어진다.

3. 기체크로마토그래피의 특징

1) 기체 상태의 시료 혹은 열에 안정한 휘발성 시료의 분석에 적합

2) 정성 및 정량 분석이 가능

3) 의약품, 농약 및 생약 등 넓은 응용 범위

4. 기기의 기본적 구성과 기능

1) 기체크로마토그래피 기기는 크게 다음의 5부분으로 나눌 수 있다.

2) [운반기체 공급장치] → [시료 주입부] → [오븐] → [검출기]] → [자료처리장치]

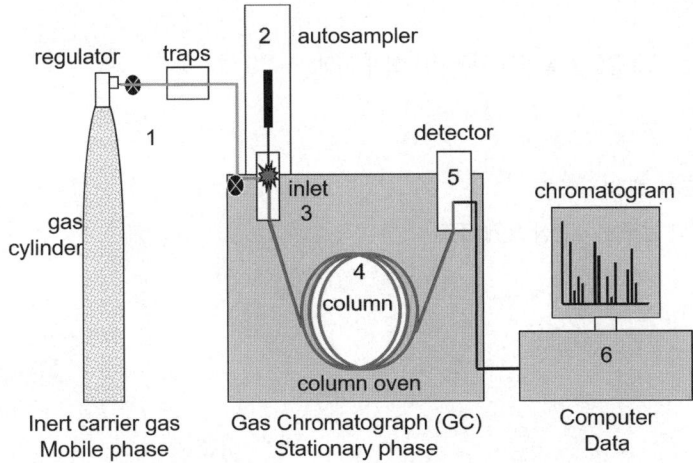

5. 운반기체의 종류와 선택

1) 이동상으로 사용되는 운반기체(carrier gas)로는 일반적으로 헬륨, 질소 및 수소가 사용되며, 운반기체의 종류는 칼럼 분리성능과 검출기 성능에 영향을 주므로 적절하게 선정하여야 하며 이상적인 운반기체의 조건은 다음과 같다.

(1) 시료분자나 고정상에 대하여 비활성이어야 한다.

(2) 인체무해. 폭발 위험이 낮아 안전성이 높아야 한다.

(3) 사용압은 칼럼에 적합해야 한다.

(4) 컬럼 분리 성능을 높이기 위해 시료분자의 확산을 최소로 줄일 수 있도록 점도가 낮아야 한다.

(5) 이동상 자체의 순도가 높아야 한다(99.999% 이상).

6. 운반기체의 최적유속

1) 컬럼의 성능은 운반기체의 유속에 따라 달라지므로 van Deemter 곡선의 최소 단높이 H_{min}(혹은 최대 이론단 수 N)에 해당되는 최적 유속을 유지해 주어야 한다.

   (1) 최적 유속은 일반적으로 칼럼의 내경에 따라 대략 그 범위가 정해진다.

   (2) 모세관 칼럼인 경우에는 최적유속이 칼럼 내경과 비례

   (3) 최적 유속은 칼럼마다 정확하게 실험적으로 측정되어야 한다.

7. 액체 고정상이 갖추어야 할 기본적인 특성

1) 높은 온도에서도 시료 성분에 대해서 화학적으로 비활성

2) 모든 시료 성분들을 용해하는 능력(성분들의 분배계수가 클 것)

3) 각 시료성분들에 의해 상이한 용해도를 갖는 선택성 용매(각 성분의 분배계수가 서로 다름)

4) 비휘발성

5) 높은 온도에서도 큰 열안정성

8. 칼럼

1) 열린관 칼럼

   (1) 대부분 분석에서 길고 가는 용융 실리카(SiO_2) 재질의 열린관 칼럼이 사용된다.

   (2) 칼럼의 내경은 0.10~0.53mm이고, 길이는 15~100m인데, 30m가 일반적이다.

2) 충전 칼럼

   (1) 충전칼럼은 비휘발성 액체 정지상이 입혀진 미세한 고체 입자 지지체로 채워져있으며, 고체 자체가 정지상 이 되기도 한다.

   (2) 열린관 칼럼에 비해 분리도가 낮다.

   (3) 고체 지지체로는 실리카가 주로 사용되는데, 극성 용질에 대해서는 수소결합을 줄이기 위해 실란화가 되어 있다.

3) 칼럼오븐

   (1) 칼럼의 온도를 일정하게 유지해 주거나 일정한 속도로 온도를 조절 해주는 역할

   (2) 칼럼온도는 성분 분리의 정확도와 정밀도에 영향을 주므로 오븐의 온도는 재현성 있게 조절

   (3) 높은 온도에서도 오븐은 안전성을 유지

9. 기체 크로마토그래피 검출기

〈기체크로마토그래피 검출기의 종류 및 특징〉

이름	형태	특징	선택적인 화합물
불꽃 이온화 검출기(Flame Ionization Detector, FID)	선택적/ 일반적	유기화합물이 수소-공기 불꽃에서 연소될 때 생성되는 불꽃 이온화 현상을 이용	air/H_2 불꽃에 이온화되는 화합물
열전도도 검출기(Thermal Conductivity Detector, TCD)	일반적	화학물질 고유의 열전도도 차이를 이용하여 분석하는 비파괴형 검출기	운반기체와 열전도도 차이가 있는 화합물
전자포획 검출기(Electron Capture Detector, ECD)	선택적	할로겐족 화합물을 함유한 물질에 선택적으로 높은 감도를 나타내는 검출기	전자친화력이 큰 원자 포함화합물
질소인 검출기(Nitrogen Phosphorus Detector, NPD)	선택적	질소나 인을 포함한 화합물에 선택적으로 높은 감도를 나타내는 검출기	N, P 포함 화합물
불꽃광도검출기(Flame Photometric Detector, FPD)	선택적	황이나 인을 포함한 화합물에 선택적으로 높은 감도를 나타내는 검출기	S, P 포함 화합물
황분석 검출기(Sulfur Chemi- luminescence Detector, SCD)	선택적	황 원소를 포함한 성분에 특이적으로 검출할 수 있는 검출기	S 포함 화합물
질량분석 검출기(Mass detector, MS)	일반적	이온화된 성분의 질량 대 전하비 (mass to charge ratio, m/z) 또는 질량 스펙트럼을 측정하는 검출기	-

10. 온도 프로그래밍

1) 온도 프로그래밍: 분리 과정에서 칼럼의 온도를 올려줌으로써 더 빠르고 효율적으로 분석 하는 방법

2) 온도 프로그래밍을 이용하면 늦게 용리하는 폭이 넓은 봉우리들이 뾰족해지고 더 빨리 용리된다.

3) 일정온도 범위에서 분당 5~10℃ 씩 올리면서 측정한다.

   (1) 짧은 시간에 모든 화합물이 용리되게 할 수 있다.

   (2) 봉우리 사이의 분리 정도를 일정하게 할 수 있다.

   (3) 머무름 시간이 감소한다.

   (4) 온도를 너무 높이면 분석물질과 정지상이 열분해될 수 있으므로 주의한다.

1-01A. CF104. 화학 반응★

물질과 화학 반응에 대한 설명으로 옳지 <u>않은</u> 것은?

① 물질들은 여러 종류의 원자로 이루어져 있다.
② 원자 사이의 결합이 바뀌면 한 물질이 다른 물질로 변한다.
③ 화학 반응 전, 후에 원자는 창조되지도, 소멸되지도 않는다.
④ 한 종류의 원자는 다른 종류의 원자로 바뀌지 않는다.
⑤ 물질의 종류만큼 다양한 원자의 종류가 있다.

1-02A. CF105. 화학식

다음은 산소 원자, 수소 원자, 물 분자 모형과 화학식이다.

산소 원자 (O)

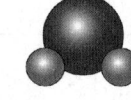
물 분자 (H_2O)

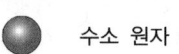
수소 원자 (H)

물 분자 하나는 몇 개의 원자로 이루어져 있는가?

① 1
② 2
③ 3
④ 4
⑤ 5

1-03A. CF106. 원자와 원소

물의 화학식은 H_2O이다. 물 분자는 몇 가지 종류의 원소로 이루어져 있는가?

① 1
② 2
③ 3
④ 4
⑤ 5

1-04A. CF111. SI 단위★

다음 기본 물리량과 그 SI 단위가 옳게 짝지어지지 <u>않은</u> 것은?

물리량	단위 명칭	단위 기호
① 질량	킬로그램	kg
② 길이	미터	m
③ 시간	초	s
④ 온도	섭씨온도	℃
⑤ 전류	암페어	A

1-05A. CF112. SI 단위의 접두사★

SI 계에서 사용하는 다음 접두사에 대한 설명으로 옳지 <u>않은</u> 것은?

접두사	기호	의미
① kilo	k	10^3
② centi	c	10^{-2}
③ mili	m	10^{-3}
④ micro	μ	10^{-6}
⑤ nano	n	10^{-12}

1-06A. CF113. SI 단위의 접두사

다음 중 길이의 비교가 옳은 것은?

① $pm < nm < \mu m < mm$
② $pm < \mu m < nm < mm$
③ $pm < mm < \mu m < nm$
④ $nm < pm < \mu m < mm$
⑤ $mm < nm < \mu m < pm$

1-07A. CF114. 액체 부피 측정 기구

다음은 실험실에서 액체의 부피를 측정하는 데 흔히 사용되는 기구들이다. 이에 대한 설명으로 옳지 <u>않은</u> 것은?

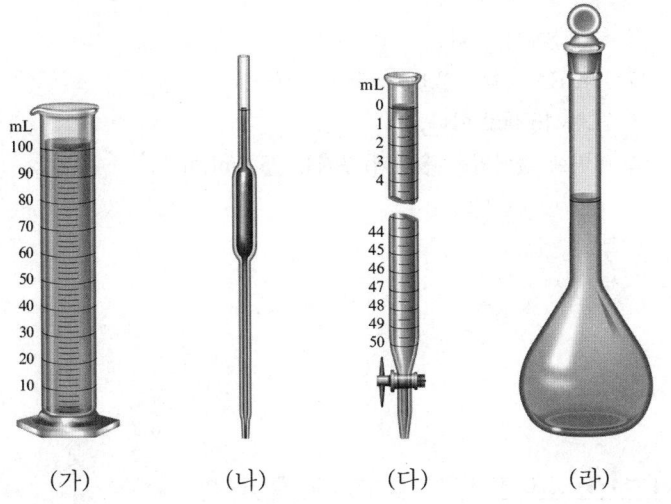

(가)   (나)   (다)   (라)

① (가)는 눈금 실린더이다.
② (나)는 피펫이다.
③ (다)는 뷰렛이다.
④ (라)는 부피 플라스크이다.
⑤ (라)는 여러 가지 다양한 부피를 측정할 수 있다.

1-08B. CF117 유효숫자

그림은 눈금 실린더에 담긴 액체의 모습을 나타낸 것이다. 액체의 부피에 대한 측정치로 가장 적합한 것은? (단위 : mL)

① 34mL
② 34.16mL
③ 33.5mL
④ 33.523mL
⑤ 31.5mL

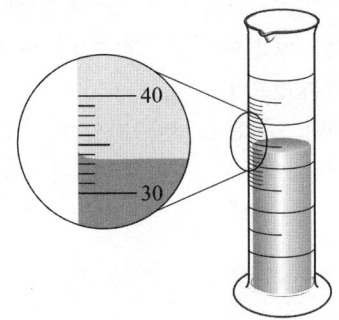

1-09B. CF118 유효숫자

그림은 피펫에 들어있는 액체를 나타낸 것이다. 액체의 부피를 측정했을 때, 유효 숫자 개수는?

① 1
② 2
③ 3
④ 4
⑤ 5

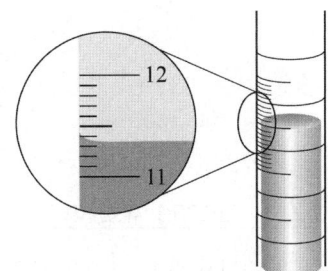

1-10B. CF119. 측정과 오차★

측정에 대한 설명으로 옳지 <u>않은</u> 것은?

① 측정에는 항상 불확정성이 따른다.
② 측정값과 참값이 가까울수록 정확도가 크다.
③ 같은 양을 여러 번 측정하였을 때 이들 측정값이 서로 비슷할 수록 정밀도가 크다.
④ 우연 오차는 보정할 수 있다.
⑤ 계통 오차는 보정할 수 있다.

1-11B. CF120 유효숫자

다음 측정치에서 유효 숫자의 개수가 옳지 <u>않은</u> 것은?

① 22.1mL   3개
② 20.1mL   3개
③ 20.0mL   3개
④ 0.003450g   3개
⑤ 3.15×10^3g   3개

1-12B. CF120.1 유효숫자

다음 각 수에서 유효 숫자의 개수가 옳지 <u>않은</u> 것은?

① 6.07×10^2 3개
② 0.0048   2개
③ 0.00480   3개
④ 4.8002×10^3 5개
⑤ 17.00   2개

1-13B. CF121 유효숫자

다음 밑줄 친 숫자 중 완전수(무한대의 유효 숫자)가 <u>아닌</u> 것은?

① 사과가 <u>3</u>개 있다.
② 분자 <u>8</u>개가 있다.
③ 1inch는 정확히 <u>2.54</u>cm로 정의된다.
④ 1L는 <u>1000</u>mL이다.
⑤ 비커에 들어있는 용액의 부피는 <u>25.0</u>mL이다.

1-14A. CF126 지수 표기법, 과학적 표기법

다음 중 주어진 숫자를 과학적 표기법(지수 표기법)으로 나타낸 것으로 옳지 <u>않은</u> 것은?

숫자	과학적 표기법
① 0.234	2.34×10^{-1}
② 0.00032	32×10^{-5}
③ 0.00123	1.23×10^{-3}
④ 0.0230	2.30×10^{-2}
⑤ 356.0	3.560×10^2

1-15B. CF122 유효숫자 계산★

4.348를 반올림 하여 유효 숫자가 2개가 되도록 표현하였다. 옳은 것은?

① 4.4
② 4.3
③ 4.2
④ 4.0
⑤ 5.0

1-16B. CF122-1 유효숫자 계산

3.365를 유효 숫자가 3개가 되도록 나타낸 것으로 옳은 것은?

① 3.36
② 3.37
③ 3.38
④ 3.33
⑤ 3.35

1-17A. CF123 유효숫자 계산

12.14 + 18.0의 계산 결과를 유효 숫자에 맞게 나타냈을 때 옳은 것은?

① 30.14
② 30.1
③ 30.2
④ 30.1
⑤ 30.0

1-18B. CF124 유효숫자 계산

다음은 수용액 시료 (가)~(다)의 부피를 나타낸 것이다.

(가) : 28.7mL (나) : 18mL (다) : 23.45mL

수용액 (가)~(다)를 모두 하나의 용기에 넣었을 때, 혼합 용액의 부피에 대한 유효 숫자 개수로 옳은 것은?

① 1
② 2
③ 3
④ 4
⑤ 5

1-19A. CF125 유효숫자 계산

4.56×1.4의 계산 결과를 유효 숫자에 맞게 나타냈을 때 옳은 것은?

① 6.384
② 6.38
③ 6.4
④ 6.3
⑤ 6.0

1-20B. CF126-1 유효숫자 계산

다음 계산의 답을 유효 숫자에 맞게 나타낸 것은?

$$1.0028 + 0.221 + 0.10337$$

① 1.32717
② 1.3271
③ 1.3272
④ 1.327
⑤ 1.33

1-21B. CF126-3 유효숫자 계산

다음 계산의 답을 유효 숫자에 맞게 나타낸 것은?

$$52.331 + 26.01 - 0.9981$$

① 77.3429
② 77.343
③ 77.342
④ 77.34
⑤ 77.3

1-22B. CF126-4 유효숫자 계산

다음 계산의 답을 유효 숫자에 맞게 나타낸 것은?

$$\frac{0.102 \times 0.0821 \times 273}{1.01}$$

① 2.2635
② 2.264
③ 2.26
④ 2.27
⑤ 2.3

1-23B. CF126-5 유효숫자 계산

다음 계산의 답을 유효 숫자에 맞게 나타낸 것은?

$$4.0 \times 10^4 \times 5.021 \times 10^{-3} \times 7.34993 \times 10^2$$

① 1.4761×10^5
② 1.476×10^5
③ 1.48×10^5
④ 1.4×10^5
⑤ 1.5×10^5

1-24B. CF126-6 유효숫자 계산★

다음 계산의 답을 유효 숫자에 맞게 나타낸 것은?

$$\frac{1.039 - 1.020}{1.039}$$

① 0.018
② 0.0182
③ 0.02
④ 0.01828
⑤ 0.01

1-25B. CF126-7 유효숫자 계산★

다음 계산의 답을 유효 숫자에 맞게 나타낸 것은?

$$(6.404 \times 2.91)/(18.7 - 17.1)$$

① 11.647
② 11.65
③ 11.6
④ 11.7
⑤ 12

1-26A. CF129. 단위와 디멘션

다음 중 나머지와 디멘션이 다른 하나는?

① 12mL
② 2.5L
③ 25cc
④ 1.2kg
⑤ 20cm^3

1-27B. CF130. 단위와 디멘션

다음 중 질량과 가속도의 곱이 가지는 물리량과 디멘션이 같은 것은?

① 길이
② 에너지
③ 힘
④ 질량
⑤ 압력

1-28B. CF131-1. 단위와 디멘션

다음 중 압력과 부피의 곱이 가지는 물리량과 디멘션이 같은 것은?

① 에너지
② 질량
③ 압력
④ 온도
⑤ 부피

1-29B. CF132. 단위와 디멘션★

다음의 물리량에 대한 설명으로 옳지 않은 것은?

① 질량과 무게는 디멘션이 서로 같다.
② 같은 디멘션의 물리량은 서로 더하거나 뺄 수 있다.
③ 다른 디멘션의 물리량은 서로 더하거나 뺄 수 없다.
④ 다른 디멘션의 물리량도 서로 곱하거나 나눌 수 있다.
⑤ 등식 양변의 물리량은 반드시 디멘션이 서로 같다.

1-30A. CF146. 물질의 분류

다음 중 균일 혼합물에 해당하는 것은?

① 흙탕물
② 설탕물
③ 세포
④ 산소 기체
⑤ 순수한 이산화탄소

1-31A. CF149. 물리적 성질과 화학적 성질

다음 중 철의 물리적 성질이 아닌 것은?

① 철의 밀도는 7.87g/mL이다.
② 철은 산소와 반응하여 산화철을 생성한다.
③ 철의 녹는점은 1538℃이다.
④ 철은 25℃, 1기압에서 고체로 존재한다.
⑤ 철의 끓는점은 2862℃이다.

1-32B. CF150. 크로마토그래피

다음은 종이 크로마토그래피의 과정에 대한 설명이다. 이에 대한 설명으로 옳지 <u>않은</u> 것은?

> 종이의 한 끝에 분리하고자 잉크를 점적한 후, 잉크 아랫부분의 종이를 물에 담근다. 종이를 타고 물이 끌어올려지며 잉크의 성분은 분리된다.

① 종이는 고정상이다.
② 물은 이동상이다.
③ 고정상과의 친화도가 큰 성분일수록 이동 속도가 느리다.
④ 이동상과의 친화도가 큰 성분일수록 이동 속도가 빠르다.
⑤ 종이 크로마토그래피를 이용하여 잉크의 화합물 성분을 원소로 분해할 수 있다.

1-33A. CF151. 물질의 분류★

다음 중 원소(element)에 해당하는 것은?

① CO_2
② H_2O
③ $NaCl$
④ O_2
⑤ $CaCO_3$

1-34B. CF152. 물질의 분류★

다음 설명 중 옳지 않은 것은?

① 혼합물은 물리적 방법에 의해 순물질로 분리할 수 있다.
② 화합물은 화학적 방법에 의해 원소로 분해할 수 있다.
③ 화합물은 두 가지 이상의 원소로 구성된 물질이다.
④ 원소는 한 가지 종류의 원자로 이루어진 물질이다.
⑤ 화합물은 순물질이 아니다.

1-35A. CF153. 물질의 분류

다음 짝지은 두 물질이 서로 동소체 관계인 것은?

① CO, CO_2
② H_2O, H_2O_2
③ O_2, O_3
④ $NaCl$, KCl
⑤ $FeCl_2$, $FeCl_3$

1-36A. CF154. 크기 성질과 세기 성질

다음 중 크기 성질이 아닌 것은?

① 질량
② 무게
③ 길이
④ 부피
⑤ 밀도

1-37A. CF155. 크기 성질과 세기 성질

다음 중 세기 성질이 <u>아닌</u> 것은?

① 온도
② 밀도
③ 끓는점
④ 녹는점
⑤ 질량

1-38B. CF650M 혼합물의 분리방법★

특정 용매에 대한 용해도 차이를 이용하여 혼합물을 분리하고자 할 때, 가장 적절한 방법은?

① 크로마토그래피법
② 재결정법
③ 분별증류법
④ 여과법
⑤ 추출법

1-39B. CF632 크로마토그래피

다음 중 혼합물에서 필요한 물질을 분리할 수 있는 방법이 모두 조합된 것은?

```
─────────〈보 기〉─────────
ㄱ. 증류
ㄴ. 재결정
ㄷ. 용매추출
ㄹ. 크로마토그래피
```

① ㄱ, ㄴ, ㄷ   ② ㄱ, ㄷ   ③ ㄴ, ㄹ
④ ㄹ   ⑤ ㄱ, ㄴ, ㄷ, ㄹ

1-40B. CF6318 크로마토그래피★★

크로마토그래피를 이용하여 물질을 분리할 때 이용될 수 있는 물질의 특성이 모두 조합된 것은?

```
─────────〈보 기〉─────────
ㄱ. 극성
ㄴ. 분배계수
ㄷ. 비점(끓는점)
ㄹ. 분자의 크기
```

① ㄱ, ㄴ, ㄷ   ② ㄱ, ㄷ   ③ ㄴ, ㄹ
④ ㄹ   ⑤ ㄱ, ㄴ, ㄷ, ㄹ

1-41B. CF658 크로마토그래피

다음 중 크로마토그래피에 대한 설명으로 옳지 <u>않은</u> 것은?

① 혼합물의 분리에 이용할 수 있다.
② 이동상과 정지상 사이의 분배계수의 차이를 이용한 방법이다.
③ 고정상으로는 액체 또는 고체를 이용할 수 있다.
④ 기체 상태의 시료에도 적용할 수 있다.
⑤ 순수한 물질의 구조 결정에 이용할 수 있다.

1-42C. CF633(6345) 크로마토그래피

다음 중 크로마토그래피를 사용할 수 있는 분야를 모두 고른 것은?

```
─────────〈보 기〉─────────
ㄱ. 정량 분석
ㄴ. 정성 분석
ㄷ. 혼합물 분리
ㄹ. 불순물 제거
```

① ㄱ, ㄴ, ㄷ   ② ㄱ, ㄷ   ③ ㄴ, ㄹ
④ ㄹ   ⑤ ㄱ, ㄴ, ㄷ, ㄹ

1-43C. CF637(6346) 크로마토그래피★

다음 중 크로마토그래피의 종류—이동상—고정상 짝의 조합이 옳지 <u>않은</u> 것은?

① 기체 크로마토그래피 — 기체 — 액체
② 분배 크로마토그래피 — 액체 — 액체
③ 흡착 크로마토그래피 — 액체 — 액체
④ 박층 크로마토그래피 — 액체 — 고체
⑤ 이온교환 크로마토그래피 — 액체 — 고체

1-44C. CF636(644) 크로마토그래피

다음 중 크로마토그래피의 이동상-고정상의 짝으로 적합하지 <u>않은</u> 것은?

① 액체-액체
② 기체-액체
③ 액체-고체
④ 기체-고체
⑤ 기체-기체

1-45B. CF6319(648) 크로마토그래피

크로마토그래피를 기체 크로마토그래피와 액체 크로마토그래피로 구분하는 요소는?

① 이동상
② 고정상
③ 칼럼의 내경
④ 검출기
⑤ 주입기

1-46B. CF660M 크로마토그래피

다음 중 이동상이 기체인 크로마토그래피는?

① 종이 크로마토그래피
② TLC
③ HPLC
④ LC
⑤ GC

1-47D. CF641(7165) 크로마토그래피★

고속 액체 크로마토그래피(HPLC)의 기기 구성체가 아닌 것은?

① 수소 가스
② 송액용 펌프
③ 자외선 검출기
④ 시료 주입기
⑤ 칼럼

1-48D. CF657(7107) 크로마토그래피

다음 중 기체 크로마토그래피에서 운반 기체로 이용될 수 없는 것은?

① N_2
② He
③ Ne
④ Ar
⑤ O_2

1-49D. CF634(743) 크로마토그래피

크로마토그램의 피크의 특징과 그로부터 얻을 수 있는 정보가 잘못 짝지어진 것은?

① 피크의 위치 - 성분 확인
② 피크의 면적 - 성분 농도 계산
③ 피크의 높이 - 성분 농도 계산
④ 피크의 위치 및 피크 폭 - 칼럼의 성능 검사
⑤ 피크의 대칭성 - 시료 중 성분 갯수

1-50D. CF6326(750) 크로마토그래피

크로마토그램 상에서 물질의 확인에 가장 유용하게 이용되는 자료는?

① 흡광계수
② 흡수파장
③ 화학적 이동값
④ 머무름 시간
⑤ 투광도

1-51D. CF6329(751-1) 크로마토그래피

단백질의 분자량을 확인하는데 이용될 수 있는 가장 유용한 크로마토그래피의 종류는?

① 흡착 크로마토그래피
② 분배 크로마토그래피
③ 크기배제 크로마토그래피
④ 이온교환 크로마토그래피
⑤ 친화 크로마토그래피

1-52C. CF6324(751-2) 크로마토그래피

분자 크기 차이를 이용하여 물질을 분리하는 크로마토그래피 기법은?

① 흡착 크로마토그래피
② 분배 크로마토그래피
③ 크기배제 크로마토그래피
④ 이온교환 크로마토그래피
⑤ 친화 크로마토그래피

1-53C. CF6337(752-1) 크로마토그래피

물질 A는 톨루엔과 물에 대한 분배계수가 2이다. (물에 비해 톨루엔에 2배 분배됨) 10mL 수용액에 들어있는 물질 A를 20mL의 톨루엔으로 1번 추출하였다면 수용액에 남아있는 물질의 %는?

① 12.5%
② 10%
③ 25%
④ 5%
⑤ 20%

1-54C. CF6336(752-2) 크로마토그래피

물질 A는 톨루엔과 물에 대한 분배계수가 3이다. (물에 비해 톨루엔에 3배 분배됨) 10mL 수용액에 들어있는 물질 A를 10mL의 톨루엔으로 2번 추출하였다면 수용액에 남아있는 물질의 %는?

① 25%
② 6.2%
③ 2.5%
④ 11.1%
⑤ 3.3%

1-55C. CF642M 크로마토그래피★

그림은 적절한 이동상과 극성 고정상을 이용하여 전개한 TLC 크로마토그래피 결과이다.

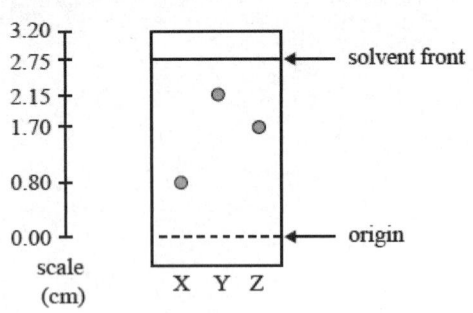

이에 대한 설명으로 옳은 것만을 〈보기〉에서 있는 대로 고른 것은?

─────〈보 기〉─────

ㄱ. R_f값은 Y>Z>X이다.

ㄴ. X의 R_f값은 $\dfrac{0.80}{2.75}$이다.

ㄷ. 성분의 극성은 Y>Z>X이다.

① ㄱ   ② ㄴ   ③ ㄱ, ㄴ

④ ㄴ, ㄷ   ⑤ ㄱ, ㄴ, ㄷ

1-56C. CF643(7165) 크로마토그래피

다음 중 순상 크로마토그래피에 대한 설명으로 옳은 것만을
이에 대한 설명으로 옳은 것만을 〈보기〉에서 있는 대로 고른 것은?

─────〈보 기〉─────

ㄱ. 실리카겔이 고정상으로 사용된다.

ㄴ. 이동상이 고정상에 비해 비극성이다.

ㄷ. 고정상의 극성은 역상에 비해 크다.

ㄹ. 이동상은 이온 강도가 높은 완충액을 사용해야 한다.

① ㄱ, ㄴ, ㄷ   ② ㄱ, ㄷ   ③ ㄴ, ㄹ

④ ㄹ   ⑤ ㄱ, ㄴ, ㄷ, ㄹ

1-57C. CF646(7166) 크로마토그래피

다음은 역상 크로마토그래피에 대한 설명이다. 옳은 것이 모두 조합된 것은?

─────〈보 기〉─────

ㄱ. 이동상으로 물과 메탄올의 혼액을 사용할 수 있다.

ㄴ. 고정상의 극성은 순상에 비해 크다.

ㄷ. 고정상으로 octadecyl기를 도입한 것이 많이 이용되고 있다.

① ㄱ, ㄴ, ㄷ   ② ㄱ, ㄷ   ③ ㄴ, ㄹ

④ ㄹ   ⑤ ㄱ, ㄴ, ㄷ, ㄹ

1-58C. CF650-1 크로마토그래피

(가)~(다)는 서로 다른 이동상을 사용하여 전개한 TLC 판을 나타낸 것이다. (가)~(다)에서 사용한 이동상 용매는 각각 용매 1~3 중 하나이다.

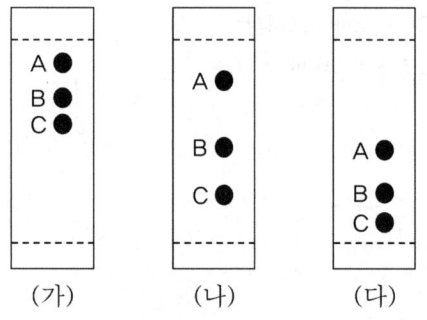

(가)   (나)   (다)

○ 용매 1: 50% 에틸 아세테이트/ 50% 헥세인

○ 용매 2: 10% 에틸 아세테이트/ 90% 헥세인

○ 용매 3: 100% 헥세인

TLC 판 (가)~(다)와 이동상 용매를 옳게 짝지은 것은?

	(가)	(나)	(다)
①	용매 1	용매 2	용매 3
②	용매 2	용매 1	용매 3
③	용매 3	용매 2	용매 1
④	용매 3	용매 1	용매 2
⑤	용매 2	용매 1	용매 3

1-59C. CF303. 상식

혼합물의 분리방법에 대한 다음 기술 중 적합하지 <u>않은</u> 것은?

① 단백질의 가수분해에 의해 생성된 여러 아미노산들을 서로 분리하기 위해 크로마토그래피법을 사용한다.
② 질산나트륨에 포함된 소량의 염화나트륨을 제거하기 위해 분별결정법을 사용한다.
③ 원유에서 등유를 분리하기 위해 추출법을 사용한다.
④ 물 속에 녹아있는 소량의 Mg^{2+} 이나 Ca^{2+} 을 분리하기 위해 이온교환 수지법을 사용한다.

1-60A. CF306. 상식

다음 중 세기 성질(intensive property)에 해당하는 것은?

① 부피
② 질량
③ 온도
④ 에너지
⑤ 길이

1-61A. CF307. 유효숫자

다음 중 측정값을 과학적 표기법(scientific notation)으로 옳게 표시한 것이 아닌 것은?

① $0.12 \times 10^{-3} m$
② $8.40 \times 10^{5} kg$
③ $3.3 \times 10^{-5} g$
④ $2.105 \times 10^{-3} cm$
⑤ 6.02×10^{23}

1-62B. CF308. 상식

다음 중 길이가 가장 짧은 것을 고르시오

① $1.0 \times 10^{-10} km$
② $1.0 \times 10^{-7} mm$
③ $1.0 \times 10^{3} pm$
④ 10 Å
⑤ 100 nm

1-63C. CF313. 상식

균질화 된 우유는 콜로이드상 현탁물이다. 이것으로부터 지방과 단백질은 다음 방법 중 어느 것에 의해 침전되는가?

① 약간의 에탄올을 넣는다.
② 침강하게 둔다.
③ 산을 넣는다.
④ 저온 또는 가열 살균한다.
⑤ 소금을 첨가한다.

1-64A. CF314. 상식

다음 중 크기 성질(extensive property)이 아닌 것은?

① 열용량
② 부피
③ 질량
④ 밀도
⑤ 에너지

1-65B. CF315-1. 크로마토그래피

크로마토그래피에 대한 설명 중 옳은 것만을 〈보기〉에서 있는 대로 고른 것은?

─────────〈보 기〉─────────
ㄱ. 순수한 물질의 구조결정에 사용되는 방법이다.
ㄴ. 이동상과 정지상 사이의 분배계수가 중요한 역할을 한다.
ㄷ. 고정상으로 액체 또는 고체를 사용한다

① ㄱ   ② ㄴ   ③ ㄱ, ㄴ
④ ㄴ, ㄷ   ⑤ ㄱ, ㄴ, ㄷ

1-66B. CF316. 크로마토그래피

다음 중 어느 것이 기체 크로마토그래피에서 운반 기체(carrier gas)로 이용될 수 없는가?

① N_2
② He
③ O_2
④ Ar
⑤ H_2

1-67B. CF318. 유효숫자★

질량이 각각 10.6 g과 2.9 g인 알루미늄 조각 두 개의 부피는 합하여 5.00 ㎤ 이다. 유효 숫자에 유의하여 알루미늄의 밀도를 구한 값은?

① 3 g/cm^3
② 2.6 g/cm^3
③ 2.7 g/cm^3
④ 2.70 g/cm^3
⑤ 2.700 g/cm^3

1-68B. CF325. 유효숫자

0.04970을 과학적 표기법(또는 지수표기법)으로 올바르게 표현한 것은?

① 4.97×10^{-2}
② 497×10^{-4}
③ 4.970×10^{-2}
④ 0.497×10^{-1}
⑤ 497.0×10^{-4}

1-69B. CF327. 유효숫자

유효숫자 개념에 의하여 $(1.039 - 1.020)/1.039$을 계산한 값은?

① 0.018
② 0.0182
③ 0.02
④ 0.01828
⑤ 1.828×10^{-2}

1-70B. CF328. 상식

다음 중 에너지 단위는 어느 것인가?

─────────〈보 기〉─────────
가. J (Joule)
나. eV (electron volt)
다. Cal (calorie)
라. L · atm (liter atmosphere)

① 가, 다
② 나, 라
③ 가, 나, 다
④ 라
⑤ 가, 나, 다, 라

1-71B. CF329. 상식

다음은 SI 단위계에서 접두어로 사용되는 십진 제곱수들이다. 기호와 의미가 맞게 조합된 것을 모두 고른 것은?

―――〈보 기〉―――
가. tera, T, 10^{12}
나. hecto, h, 10^{-4}
다. femto, f, 10^{-15}
라. atto, t, 10^{-18}

① 가, 나, 다   ② 나, 라
③ 가, 다   ④ 다
⑤ 가, 나, 다, 라

1-72B. CF330. 상식

다음 중 단위환산이 틀린 것은?

① $1\,m = 10^6\,\mu m = 10^{10}\,Å$

② $1\,L = 10^{-3}\,m^3 = 10\,dm^3$

③ $1\,atm = 101.3\,kPa = 1.013\,bar = 760\,Torr$

④ $1\,J = 1\,kg \cdot m^2/sec^2 = 0.24\,cal$

⑤ $1\,mL = 1\,cc$

1-73B. CF333. 상식★

모든 화학실험에는 오차가 수반된다. 다음 중 계통오차의 원인이나 특징이 아닌 것은 어느 것인가?

① 바탕시료(blank)를 분석하여 그 값을 모든 시료의 값에 더하여 줌으로써 오차의 보정이 가능한 오차이다.
② 이론적으로 발견될 수 있고 보정이 가능한 오차이다.
③ 보정(calibration)이 잘못된 pH 미터를 이용하여 pH를 측정하는 경우에 발생하는 오차이다.
④ 특정한 방향성을 가진 오차이다.
⑤ 조성을 아는 시료를 분석함으로써 발견이 가능하다.

1-74B. CF335. 상식

다음 중 세기 성질(intensive property)을 모두 고른 것은?

―――〈보 기〉―――
가. 녹는점
나. 엔탈피
다. 농도
라. 질량

① 가, 나, 다   ② 가, 다
③ 나, 라   ④ 라
⑤ 가, 나, 다, 라

1-75B. CF336. 상식

다음에 나열한 물질의 성질 중 크기 성질(extensive property)이 아닌 것은?

① 밀도
② 부피
③ 질량
④ 열용량
⑤ mol 수

1-76B. CF337. 상식

다음 중 세기 성질(intensive property)을 모두 고른 것은?

―――〈보 기〉―――
가. 밀도
나. 압력
다. 부피
라. 온도

① 가, 나, 라   ② 나, 라
③ 가, 다, 라   ④ 나, 다, 라
⑤ 다, 라

1-77A. CF341. 상식

아이오딘(iodine)에 관한 물리적 성질들을 적어 보았다. 이 중에서 화학적 성질에 해당하는 것은?

① 20 ℃, 1 atm에서의 밀도는 4.93 g/㎤ 이다.
② 색깔은 보라색을 띠고 있다.
③ 염소(chlorine)와 반응을 한다.
④ 녹는점은 113.5 ℃ 이다.
⑤ 1기압에서 승화한다.

1-78B. CF342. 상식

물질의 분리 방법 중 화학적 방법에 해당되는 것은?

① 크로마토그래피에 의한 천연물 분리
② 물의 전기분해
③ 석유의 분별 증류
④ 추출에 의한 혼합물 분리
⑤ 거름종이로 거름

1-79B. CF343-1. 상식

온도에 따른 고체의 용해도 차이를 이용하여 불순물을 제거하고 고체 혼합물 중에서 한 화합물의 순도를 높이는데 사용할 수 있는 가장 적당한 방법은?

① 크로마토그래프법
② 재결정법
③ 분별증류법
④ 여과법
⑤ 추출

1-80B. CF3044. 상식

다음 중 혼합물에 관한 설명 중 틀린 것은?

① 두 가지 이상의 순물질이 혼합된 물질이다.
② 두 가지 이상의 원소로 이루어진 물질이다.
③ 균일과 불균일 혼합물의 차이는 혼합물의 조성이 균일하거나 불균일한 것이다.
④ 사이다, 청동 등은 대표적인 균일 혼합물이다.
⑤ 암석, 나무 등은 대표적인 불균일 혼합물이다.

1-81B. CF347. 상식

혼합물의 일반적인 성질을 나타낸 것은?

① 어는점이 일정하다.
② 성분비가 일정하다.
③ 물리적 방법에 의해 순물질로 분리된다.
④ 화학적 방법에 의해 원소로 분해된다.
⑤ 두 가지 이상의 원소로 이루어져 있다.

1-82B. CF348. 상식

모든 화합물은 고유의 끓는점을 가지므로 이를 이용하여 화합물을 분리 정제하는 방법을 무엇이라고 하는가?

① 분별결정
② 분별증류
③ 승화
④ 크로마토그래피
⑤ 재결정법

1-83C. CF6103-1. 실험오차

다음은 실험오차에 대한 설명이다. 이에 대한 설명으로 옳은 것만을 〈보기〉에서 있는 대로 고른 것은?

─〈보 기〉─
ㄱ. 실험오차는 계통오차와 우연오차로 분류할 수 있다.
ㄴ. 계통오차는 오차가 일어나는 원인을 파악할 수 있는 오차이다.
ㄷ. 우연오차는 오차가 일어나는 원인을 알 수 없는 오차이다.
ㄹ. 공시험(바탕시험, blank test)은 우연오차를 제거하는 방법 중의 하나이다.

① ㄱ, ㄴ　　② ㄴ, ㄷ　　③ ㄹ
④ ㄱ, ㄴ, ㄷ　　⑤ ㄱ, ㄴ, ㄷ, ㄹ

1-84B. CF6103-2 유효숫자

다음은 유효숫자에 대한 설명이다. 이에 대한 설명으로 옳은 것만을 〈보기〉에서 있는 대로 고른 것은?

─〈보 기〉─
ㄱ. 0.03910에는 5개의 유효숫자가 있다.
ㄴ. 1.40×10^4에는 2개의 유효숫자가 있다.
ㄷ. 1.9030에는 5개의 유효숫자가 있다.

① ㄱ, ㄴ　　② ㄴ, ㄷ　　③ ㄷ
④ ㄱ, ㄴ, ㄷ　　⑤ ㄱ, ㄴ, ㄷ, ㄹ

1-85B. CF6104-1 유효숫자★

다음은 유효수치의 계산이다. 옳은 것만을 〈보기〉에서 있는 대로 고른 것은?

─〈보 기〉─
ㄱ. $1.023 + 3.71 = 4.733$
ㄴ. $13.1 - 2.78 = 10.32$
ㄷ. $5.74 \div 3.2 = 1.79$
ㄹ. $3.72 \times 2.3 = 8.6$

① ㄱ, ㄴ　　② ㄴ, ㄷ　　③ ㄹ
④ ㄱ, ㄴ, ㄷ　　⑤ ㄱ, ㄴ, ㄷ, ㄹ

1-86B. CF6104-2 유효숫자★

다음은 유효수치의 계산이다. 옳은 것만을 〈보기〉에서 있는 대로 고른 것은?

─〈보 기〉─
ㄱ. $0.20 + 2.2 + 3.7 + 6.1 = 12.20$
ㄴ. $107.3 - 23.7 = 83.6$
ㄷ. $(26.31 \div 2.72) + 3.1 = 12.77$
ㄹ. $(27.11 \div 13.60) \times 3.21 = 6.40$

① ㄱ, ㄴ　　② ㄴ, ㄹ　　③ ㄹ
④ ㄱ, ㄴ, ㄷ　　⑤ ㄱ, ㄴ, ㄷ, ㄹ

1-87D. CF6366-1(1170) 크로마토그래피

액체크로마토그래피에서 사용되는 검출기로 적합하지 <u>않은</u> 것은?

① 자외흡광광도계
② 형광검출기
③ 질량분석기
④ 전자포획검출기
⑤ 굴절률측정기

1-88D. CF6366-2(7170) 크로마토그래피

산화환원이 되는 물질을 액체크로마토그래피로 정량할 때 가장 적합한 검출기는?

① 열전도도검출기
② 형광광도기
③ 전자포획검출기
④ 전기화학검출기
⑤ 수소불꽃이온화검출기

1-89D. CF6366-3 크로마토그래피

다음 중 가시광선이나 자외선의 흡수가 없는 물질을 검출할 수 있는 HPLC 검출기는?

① 형광검출기
② UV 검출기
③ photodiode 검출기
④ 굴절률검출기
⑤ 전자포획검출기

1-90D. CF6367-1 크로마토그래피

액체크로마토그래피의 검출기 중 시료를 가장 광범위하게 검출할 수 있는 것은?

① 자외선검출기
② 전기화학검출기
③ 불꽃이온화검출기
④ 굴절률검출기
⑤ 형광검출기

1-91D. CF6367-2 크로마토그래피

액체 크로마토그래피의 검출기 중 감도 및 선택성에 있어서 가장 우수한 검출기는?

① 자외선검출기
② 불꽃이온화검출기
③ 적외선검출기
④ 굴절률검출기
⑤ 형광검출기

1-92D. CF6372-1 크로마토그래피

다음 중 기체크로마토그래피의 검출기에 속하지 않는 것은?

① 열전도도 검출기
② 불꽃이온화 검출기
③ 전자포획 검출기
④ 굴절률 검출기
⑤ 불꽃광도 검출기

1-93D. CF6373-1 크로마토그래피

할로젠을 포함하고있는 분자에 민감하여 살충제 분석시 많이 이용되는 검출기는?

① 열전도도 검출기
② 불꽃이온화 검출기
③ 전자포획 검출기
④ 원자방출 검출기
⑤ 굴절률 검출기

1-94D. CF6376 크로마토그래피

다음 중 기체크로마토그래피에 의해서 전처리 없이 분석될 수 있는 화합물은?

① 에스테르류
② 당류
③ 아미노산
④ 스테로이드
⑤ 알칼로이드

1-95D. CF6377 크로마토그래피

다음 중 기체크로마토그래피의 운반기체로 가장 이상적인 것은?

① O_2
② NH_3
③ CO_2
④ He
⑤ Ar

1-96D. CF6379 크로마토그래피

다음 중 기체크로마토그래피에 의해서 전처리 없이 분석될 수 있는 화합물은?

① 고급지방산
② 호르몬
③ 저급탄화수소
④ 뉴클레오타이드
⑤ 펩타이드

1-97C. CFP10181 크로마토그래피

다음은 얇은 막 크로마토그래피(TLC)를 이용하여 혼합물을 분리한 모양을 나타낸 것이다.

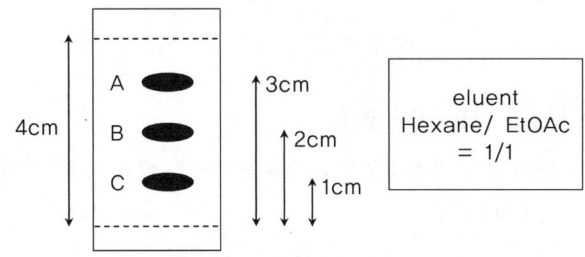

다음 설명 중 옳은 설명은? (단, 고정상은 실리카겔(SiO_2)이며, 이동상은 에틸아세테이트(EtOAc)이다.)

① 점 A에 나타난 화합물은 점 C의 것보다 극성이다.
② 점 C 화합물의 R_f값은 0.75이다.
③ 전개용매인 Hexane/EtOAc의 비율을 1/2로 바꾸면, 점 A의 R_f값이 점 B의 값보다 작아진다.
④ 3개의 점으로 나타나는 것으로 보아 3가지 또는 그 이상의 화합물로 구성된 혼합물이라 볼 수 있다.
⑤ 발색제를 사용하면 R_f값에 영향을 줄 수 있다.

1-98C. CF6106 측정오차

다음은 오차에 관한 설명이다. 이에 대한 설명으로 옳은 것만을 〈보기〉에서 있는 대로 고른 것은?

─────〈보 기〉─────

ㄱ. 절대오차가 작을수록 그 측정치의 정밀도가 크다.

ㄴ. 같은 조건에서 얻은 같은 시료에 대한 측정치 상호간의 차가 작을수록(측정치가 서로 밀집되어 있을수록) 정확도가 크다.

ㄷ. 오차가 일어나는 원인을 알 수 없는 오차를 우연오차라 한다.

ㄹ. 오차의 발생원인을 규명할 수 있고, 참값을 기준으로하여 일정한 방향(+또는 −)과 크기를 가지고 있는 오차를 계통오차라 한다.

① ㄱ, ㄴ   ② ㄴ, ㄷ   ③ ㄷ, ㄹ

④ ㄱ, ㄴ, ㄷ   ⑤ ㄱ, ㄴ, ㄷ, ㄹ

1-99B. CF6121-1 상식

시료 100mL 중 유효성분의 g 수를 표시하는 데는 다음 중 어느 기호를 사용하는가?

① %

② w/w%

③ v/w%

④ v/v%

⑤ w/v%

1-100B. CF6121-2 상식

시료 1000g 중 유효성분의 mg 수를 표시하는 데는 다음 중 어느 기호를 사용하는가?

① N

② M

③ %

④ ppm

⑤ ppb

문제번호	정답	문제번호	정답	문제번호	정답	문제번호	정답
1	5	41	5	81	3		
2	3	42	5	82	2		
3	2	43	3	83	4		
4	4	44	5	84	3		
5	5	45	1	85	3		
6	1	46	5	86	2		
7	5	47	1	87	4		
8	3	48	5	88	4		
9	4	49	5	89	4		
10	4	50	4	90	4		
11	4	51	3	91	5		
12	5	52	3	92	4		
13	5	53	5	93	3		
14	2	54	2	94	1		
15	2	55	3	95	4		
16	2	56	1	96	3		
17	2	57	2	97	4		
18	2	58	1	98	3		
19	3	59	3	99	5		
20	4	60	3	100	4		
21	4	61	1				
22	3	62	2				
23	5	63	3				
24	1	64	4				
25	5	65	4				
26	4	66	3				
27	3	67	4				
28	1	68	3				
29	1	69	1				
30	2	70	5				
31	2	71	3				
32	5	72	2				
33	4	73	1				
34	5	74	2				
35	3	75	1				
36	5	76	1				
37	5	77	3				
38	5	78	2				
39	5	79	2				
40	5	80	2				

02

원자와 분자

해설 링크 모음

02. 원자와 분자 핵심 써머리

1. 기본적인 화학 법칙

1) 질량 보존의 법칙

2) 일정 성분비의 법칙

3) 배수 비례 법칙

2. Dalton의 원자론

1) 모든 원소는 원자로 이루어진다.

2) 주어진 원소의 모든 원자는 동일하다.

3) 원자 간 결합으로 화합물이 생성된다.

4) 화학 반응에서 원자 자체는 변하지 않으며, 단지 결합 유형만 바뀐다.

3. 원자에 대한 초기 실험들

1) 톰슨 모형

2) 밀리컨의 실험

3) 러더퍼드의 실험

4. 원자 구조에 대한 현대적 관점: 소개

1) 높은 밀도의 작은 핵은 양성자와 중성자로 이루어져 있다.

2) 양성자는 양전하를 가지며, 중성자는 전하를 가지지 않는다.

3) 전자는 비교적 큰 부피를 차지하며 핵의 바깥 공간에 퍼져있다.

4) 전자 : 음전하, 작은 질량(양성자의 1/1840)

5) 동위 원소는 원자 번호는 같지만, 질량수가 다르다. (^{12}C, ^{13}C)

5. 화학결합

1) 공유 결합 : 원자가 전자를 공유할 때 형성

(1) 분자: 공유 결합으로 연결된 원자들의 집합체

(2) 분자는 화학식으로 나타낼 수 있다.

(3) 화학식은 원자의 종류와 수를 나타낸다.

(4) 구조식, 공-막대 모형, 공간-채움 모형

2) 이온 결합

(1) 양이온 : 전자를 잃어서 생성, 양전하

(2) 음이온 : 전자를 얻어서 생성, 음전하

(3) 이온 결합 : 양이온과 음이온 사이의 인력으로 생성

(4) 이온 결합 화합물은 상온에서 주로 결정성 고체

3) 금속 결합 : 금속 양이온과 자유전자(금속 전체에 고르게 퍼져있는 전자) 사이의 인력으로 형성

〈대표적인 다원자 이온과 명명법〉

이온	이름 (~이온)	이온	이름 (~이온)
NH_4^+	암모늄	CO_3^{2-}	탄산
NO_2^-	아질산	HCO_3^-	중탄산
NO_3^-	질산	ClO^-	하이포염소산
SO_3^{2-}	아황산	ClO_2^-	아염소산
SO_4^{2-}	황산	ClO_3^-	염소산
HSO_4^-	황산수소	ClO_4^-	과염소산
OH^-	수산화	$C_2H_3O_2^-$	아세트산
CN^-	사이안화	MnO_4^-	과망가니즈산
PO_4^{3-}	인산	$Cr_2O_7^{2-}$	중크롬산
HPO_4^{2-}	인산수소	CrO_4^{2-}	크로뮴산
$H_2PO_4^-$	인산 이수소	O_2^{2-}	과산화
SCN^-	싸이오사이안화	$C_2O_4^{2-}$	옥살산
		$S_2O_3^{2-}$	싸이오황산

6. 주기율표에 대한 소개

1) 주기율표는 원자번호가 증가하는 순서로 원소를 배열하여 조직화한다.

2) 같은 족 원소는 비슷한 성질을 가진다.대부분 원소는 금속(양이온을 형성하려는 경향)

3) 일부 원소는 비금속(음이온을 형성하려는 경향)

7. 간단한 화합물의 명명법

1) 이온 화합물의 명명법

(1) 화학식에 포함된 이온의 수를 이름에 나타내지 않는다.

(2) 두 가지 이상의 산화수가 가능한 금속의 경우, 이온의 전하를 로마 숫자로 나타낸다.

화합물	존재하는 이온	한글 이름	영어 이름
NaCl	Na^+, Cl^-	염화소듐	sodium chloride
KI	K^+, I^-	아이오딘화 포타슘	Potassium iodide
Li_3N	Li^+, N^{3-}	질소화 리튬	Lithium nitride
CuCl	Cu^+, Cl^-	염화 구리(I)	Copper(I) chloride
Fe_2O_3	Fe^{3+}, O^{2-}	산화철 (III)	Iron(III) oxide
$PbCl_2$	Pb^{2+}, Cl^-	염화 납(II)	Lead(II) chloride

2) 금속 이온의 여러가지 이름

　(1) 전하가 두 종류인 금속 이온의 산화수는 로마 숫자로 표시한다.

　(2) 매우 드물게, 라틴명으로 나타내는 경우도 있다. 낮은 전하는 -제일(-ous), 높은 전하는 -제이(-ic)

　　　Fe^{2+} : 철(II) 이온, 제일철 이온, Ferrous ion

　　　Fe^{3+} : 철(II) 이온, 제일철 이온, Ferrous ion

　　　Cu^{+} : 구리(I) 이온, 제일구리 이온, Cuprous ion

　　　Cu^{2+} : 구리(II) 이온, 제이구리 이온, Cupric ion

　　　Sn^{2+} : 주석(II) 이온, 제일주석 이온, Stannous ion

　　　Sn^{4+} : 주석철(IV) 이온, 제이주석 이온, Stannic ion

3) 이성분 화합물(두 종류의 비금속 원소로 구성된 공유 화합물)의 명명법

　(1) 화학식에 포함된 원자의 수를 접두사를 이용하여 이름에 나타낸다.

　　　1:mono, 2:di, 3:tri, 4:tetra, 5:penta, 6:hexa, 7:hepta, 8:octa, 9:nona, 10:deca

　(2) 일-(mono-)라는 접두사는 첫 번째 원소에는 붙이지 않는다. CO : 일산화 탄소(O), 일산화 일탄소(X)

화합물	한글 이름	영어 이름
N_2O	일산화 이질소	Dinitrogen monoxide
NO	일산화 질소	Nitrogen monoxide
NO_2	이산화 이질소	Nitrogen dioxide
N_2O_3	삼산화 이질소	Dinitrogen trioxide
N_2O_4	사산화 이질소	Dinitrogen tetroxide
N_2O_5	오산화 이질소	Dinitrogen pentoxide

심화주제 2-1: 주족원소의 성질

주족 원소

1) 화학적 성질은 그들의 s와 p 원자가 전자 배치에 의해 결정된다.

2) 금속성은 주기율표 왼쪽, 아래로 갈수록 증가한다.

3) 1A족에서 수소는 비금속이지만 다른 원소들은 활성이 큰 금속들이다.

1A족 원소(알칼리 금속)

1) ns^1의 원자가 전자 배치를 갖는다.

2) 수소를 제외하고, 한 개의 전자를 쉽게 잃어 비금속과 형성하는 화합물 내에서 M^+ 이온을 형성한다.

3) 물과 격렬하게 반응하여 M^+와 OH^- 이온 및 수소 기체를 형성한다.

   (1) 물과의 반응에서 환원력: Li(-3.1V) 〉 K(-2.9V) 〉 Na(-2.7V)

   (2) 물과의 반응속도(격렬한 정도): K 〉 Na 〉 Li

   (3) 녹는점이 낮을수록 물과 더 격렬하게 반응한다. (녹는점: K 〈 Na 〈 Li)

4) M_2O(산화물), M_2O_2(과산화물), MO_2(초과산화물)와 같은 여러 가지 산화물을 만든다.

5) 수소는 비금속과 결합한 화합물을 만든다.

6) 수소는 반응성이 큰 금속과, H^- 이온을 가지는 수소화물을 형성한다.

7) 이온성 수소화물은 물과 격렬하게 반응하여 수소기체를 발생한다.

   $LiH(s) + H_2O(l) \rightarrow H_2(g) + Li^+(aq) + OH^-(aq)$

2A족 원소(알칼리 토금속)

1) ns^2의 원자가 전자 배치를 갖는다.

2) 알칼리 금속에 비하여 물과 덜 격렬하게 반응한다.

   (1) Ca, Sr, Ba은 상온의 물과 격렬하게 반응하여 $H_2(g)$와 OH^-를 생성한다.

   (2) Mg은 끓는물과는 반응한다.

3) 무거운 알칼리 토금속은 질화물과 수소화물을 형성한다.

4) 센물은 Ca^{2+}와 Mg^{2+} 이온을 포함한다.

   (1) 비누와 침전을 형성한다.

   (2) 일반적으로 Ca^{2+}와 Mg^{2+} 이온은 Na^+ 이온과 대체하는 이온 교환 수지에 의해서 제거된다.

3A족 원소

1) $ns^2 \, np^1$ 원자가 전자 배치를 갖는다.

2) 족 아래쪽으로 내려갈수록 금속성이 증가한다.

3) 붕소는 비금속으로서, 전자가 크게 부족하여 큰 반응성을 보이는 보레인을 포함한 여러 종류의 공유 결합 화합물을 형성한다.

4) BH_3는 불안정하며, B_2H_6(다이보레인)를 형성한다.

   (1) B_2H_6는 2개의 삼중심 B-H-B다리 결합과 네 개의 보통 B-H 결합을 가진다.

   (2) 다이보레인은 전자가 부족한 불안정한 물질이며, 로켓 연료로 사용되기도 한다.

5) 금속인 알루미늄, 갈륨, 인듐은 약간의 공유성 성질을 보여준다.

4A족 원소

1) $ns^2 np^2$ 원자가 전자 배치를 갖는다.

2) 가벼운 원소들은 비금속이며, 무거운 원소들은 금속이다.

3) 이 족의 모든 원소는 비금속과 공유 결합을 형성한다.

4) 탄소는 여러 다양한 화합물을 형성하며, 대부분은 유기 화합물로 분류된다.

5) 탄소의 동소체에는 흑연, 다이아몬드, 풀러렌, 탄소나노튜브, 그래핀 등이 있다.

6) CO_2와 SiO_2의 구조는 완전히 다르다.

   (1) Si는 O와 π결합을 이룰 수 없으며, $SiO_2(s)$는 단일결합만을 포함하는 공유그물형 고체이다.

5A족 원소

1) 원소들은 매우 다양한 화학적 성질을 보여준다.

2) 질소와 인은 비금속이다.

3) 안티모니와 비스무트, Sb^{5+}와 Bi^{5+}를 갖는 이온 결합 화합물은 알려져 있지 않지만, 금속성 성질이 있다. Sb(V)와 Bi(V)를 갖는 화합물들은 이온성이라기보다는 분자성이다.

4) N을 제외한 모든 5A족 원소는 다섯 개의 공유 결합을 가진 분자를 형성한다.

5) 질소 아래부터 π 결합을 형성하는 능력이 급격하게 감소한다.

6) 질소(N)의 화학

   (1) 대부분의 질소를 포함하는 화합물은 열을 방출하면서 분해되며 매우 안정한 N_2 분자가 생성된다. 이것으로 질소를 포함하는 폭약의 힘을 설명할 수 있다.

   (2) 몇 단계 과정으로 구성된 질소 순환은, 질소가 자연 환경에서 어떻게 순환되는지를 보여준다.

   (3) 질소 고정은 대기 중의 N_2가 식물에 유용한 화합물로 변환되는 것이다.

      ① Haber 공정은 질소 고정의 합성 방법이다.

      ② 자연계에서 질소 고정은 특정 식물의 뿌리에 있는 질소 고정 박테리아에 의해서 일어나고 대기 중에서는 번개를 통하여 일어난다.

   (6) 암모니아는 질소의 가장 중요한 수소화물이다.

      ① 삼각뿔 형태의 NH_3 분자

      ② 광범위하게 사용되는 비료

   (7) 하이드라진(N_2H_4)는 강력한 환원제이다.

   (8) 질소는 N_2O, NO, NO_2와 N_2O_5 등을 포함한 다양한 산화물을 형성한다.

   (9) 질산(HNO_3)은 Oswald 공정으로 제조되는 매우 중요한 강산이다.

7) 인(P)의 화학

   (1) 인은 백린(P_4 분자를 포함), 적린, 흑린의 세 가지 원소 형태로 존재한다.

   (2) 포스핀(PH_3)는 90°에 가까운 결합각을 갖는다.

   (3) 인은 P_4O_6와 P_4O_{10}를 포함하는 산화물을 형성한다.(이것이 물에 용해되면 산이 생성된다).

      ① $P_4O_6 + 6H_2O \rightarrow 4H_3PO_3$ (아인산, 2양성자산)

      ② $P_4O_{10} + 6H_2O \rightarrow 4H_3PO_4$ (인산, 3양성자산)

6A족 원소

1) 족에서 아래로 내려갈수록 금속성이 증가하지만 어느 원소도 전형적인 금속처럼 행동하지 않는다.

2) 가벼운 원소는 두 개의 전자를 얻어 금속과의 화합물에서 X^{2-} 이온을 형성하는 경향이 있다.

3) 산소(O)의 화학

   (1) 원소 형태로 O_2와 O_3가 있다.

   (2) 산소는 매우 다양한 산화물을 형성한다.

   (3) O_2와 특히 O_3는 강력한 산화제이다.

4) 황(S)의 화학

   (1) 사방황과 단사황 등 두 가지 원소 형태가 있으며, 두 가지 모두 S_8 분자를 갖는다.

   (2) 가장 중요한 산화물은 물에서 H_2SO_3를 생성하는 SO_2와 물에서 H_2SO_4를 생성하는 SO_3이다.

   (3) 황은 +6, +4, +2, 0, -2 등의 다양한 산화 상태를 갖는 다양한 화합물을 형성한다.

7A족 원소 (할로젠 원소)

1) 모두 비금속

2) 물에서 약산인 HF 이외에 센 산으로 행동하는 HX 형태의 수소화물을 형성한다.

   ① 산의세기: HI $\rangle$ HBr $\rangle$ HCl $\rangle\rangle$ HF

   ② HF는 유리를 부식시키며, 반도체 웨이퍼 세척액으로 이용되기도 한다.

3) 할로젠의 산소산은 산소 원자의 수가 증가할수록 센 산이 된다.

4) 상온에서 $F_2(g)$, $Cl_2(g)$, $Br_2(l)$, $I_2(s)$이다.

4) 약간의 예외적인 경향성이 있다.

   (1) F의 전자친화도(절댓값)가 예외적으로 Cl보다 작다.

   (2) F-F의 결합 에너지가 예외적으로 약하다.

     ① 결합에너지: Cl_2 $\rangle$ Br_2 $\rangle$ F_2 $\rangle$ I_2

     ② F_2 분자에서 두 원자는 너무 가깝고 전자간 반발력이 크기 때문이다.

8A족 원소 (비활성 기체)

1) 모든 원소가 단원자 기체이며 일반적으로 반응성이 거의 없다.

2) 무거운 원소들은 전기음성도가 큰 플루오린과 산소 같은 원소들과 화합물을 형성한다.

3) 라돈($_{86}$Rn)은 방사능 핵종으로 폐암을 유발하는 주요 원인이다.

2-01A. AM103. 질량 보존의 법칙★

질량 보존의 법칙에 대해 설명한 것으로 옳은 것은?

① 화학 반응에서 질량은 생성되거나 소멸되지 않는다.
② 주어진 화합물에서 원소들의 질량비는 항상 정확히 같다.
③ 원소들은 불규칙한 비율이 아닌 일정한 비율로 결합한다.
④ 두 가지 원소로 구성된 서로 다른 화합물에서 원소간의 질량비는 간단한 정수비로 나타낼 수 있다.
⑤ 일정한 온도와 압력에서 기체의 종류와 상관없이 기체 입자수가 같으면 부피도 같다.

2-02A. AM104. 질량 보존의 법칙

화학 변화 전 후에 질량이 보존되는 이유는 무엇인가?

① 반응 전·후에 원자가 새로 창조되거나 소멸되지 않기 때문이다.
② 반응 전·후에 원자의 배열이 바뀌지 않기 때문이다.
③ 반응 전·후에 물질의 에너지 함량이 변하지 않기 때문이다.
④ 서로 다른 종류의 원자들끼리도 질량이 서로 같기 때문이다.
⑤ 반응 전과 후에 원자의 종류는 변하지만 질량은 변하지 않기 때문이다.

2-03B. AM107. 배수 비례 법칙★

다음의 짝지은 물질의 쌍 중 배수 비례 법칙을 뒷받침하는 사례로 이용할 수 있는 것은?

① NO_2, NH_3
② H_2O, H_2
③ NO, NO_2
④ CH_4, CO_2
⑤ $NaCl$, $NaBr$

2-04A. AM108. 돌턴의 원자론

돌턴의 원자론에 대한 설명으로 옳지 않은 것은?

① 원소는 '원자'라는 작은 입자로 구성되어 있다.
② 같은 원소의 원자는 서로 모두 같고, 다른 원소의 원자끼리 본질적으로 서로 다르다.
③ 원자들이 다양한 정수비로 결합하여 다양한 화합물을 만든다.
④ 화학 반응은 원자들이 결합하는 방식이 변하는 것이지 원자 자체가 변하는 것은 아니다.
⑤ 원자는 원자핵과 그 주변을 움직이는 전자로 이루어져 있다.

2-05B. AM109. 톰슨의 음극선 실험

톰슨이 음극선 실험을 통해 발견한 입자는?

① 전자
② 양성자
③ 중성자
④ α선
⑤ β선

2-06B. AM110. 방사능 입자

방사능 입자에 대한 설명으로 옳지 않은 것은?

① α(알파) 입자는 양전하를 띤다.
② β(베타) 입자는 빠른 속도의 전자이다.
③ γ(감마) 선은 고에너지의 빛이다.
④ α 입자의 질량은 β 입자보다 크다.
⑤ 현재까지 알려진 방사선 입자는 오직 α선, β선, γ선 세 가지뿐이다.

2-07B. AM111. α입자 산란 실험

러더포드가 α 입자 산란 실험을 통해 발견한 사실은?

① 원자는 음전하를 띤 입자를 포함한다.
② 어떤 원소에서는 α 입자가 방출된다.
③ 원자는 전기적으로 중성이다.
④ 원자에서 양전하는 원자 전체에 구름처럼 퍼져있다.
⑤ 원자에는 원자의 질량과 양전하가 집중된 중심이 있다.

2-08A. AM112. 원자의 구조

원자에 대한 다음 설명 중 옳지 않은 것은?

① 원자핵의 크기는 원자 자체의 크기에 비해 매우 작다.
② 원자핵에는 원자의 질량 거의 전부가 집중되어있다.
③ 양성자는 +1의 전하를 띤다.
④ 중성자는 전하를 가지지 않는다.
⑤ 전자는 질량을 가지지 않는다.

2-09A. AM113. 원자의 종류★★

주어진 원자가 어떤 원소인지를 결정하는 요인은?

① 양성자 수에 의해서만 결정된다.
② 양성자 수와 전자 수 모두에 의해 결정된다.
③ 중성자 수에 의해서만 결정된다.
④ 양성자 수와 중성자 수의 합에 의해서 결정된다.
⑤ 전자 수에 의해서만 결정된다.

2-10A. AM114. 원자의 성질★

다음 중 원자에 대한 설명으로 옳지 않은 것은?

① 원자는 전자를 얻고 음이온이 될 수 있다.
② 원자는 전자를 잃고 양이온이 될 수 있다.
③ 원자는 양성자를 잃고 음이온이 될 수 있다.
④ 화학 반응 전 후에 양성자의 수는 변하지 않는다.
⑤ 화학 반응 전 후에 중성자의 수는 변하지 않는다.

2-11A. AM115. 원자의 기호 표기

다음 원소 기호 중 옳지 않게 표기된 것은?

① $^{12}_{6}C$
② $^{23}_{11}Na$
③ $^{35}_{17}Cl$
④ $^{16}_{7}O$
⑤ $^{15}_{7}N$

2-12B. AM116. 원자의 기호 표기

어떤 원자에서 양성자 수는 11, 중성자 수는 12, 전자 수는 10이다. 이 원자를 옳게 표현한 것은?

① $^{23}_{11}Na^{+}$
② $^{12}_{11}Na^{+}$
③ $^{12}_{11}Na^{-}$
④ $^{23}_{12}Mg^{+}$
⑤ $^{23}_{11}Mg^{+}$

2-13B. AM117. 원자의 기호 표기

원자 번호가 9이고 질량수가 19, 전자 수가 9인 원자를 옳게 표현한 것은?

① $_9^{10}F$

② $_9^{19}F$

③ $_9^{19}F^-$

④ $_{10}^{19}Ne$

⑤ $_{17}^{35}Cl$

2-14B. AM118. 원자의 기호 표기

다음 설명 중 옳지 않은 것은?

① $_1^2H$와 $_1^3H$는 동위 원소 관계이다.

② $_6^{13}C$ 원자는 $_6^{12}C$ 원자보다 무겁다.

③ ^{235}U 원자 하나는 중성자 143개를 갖는다.

④ 중성 상태에서 8개의 전자를 가지는 원자는 산소(O)이다.

⑤ 질소−13은 7개의 중성자를 갖는다.

2-15B. AM119. 화학 결합★

화학 결합에 대한 다음 설명 중 옳지 않은 것은?

① 원자끼리 각각의 전자를 공유하여 결합하는 방식을 공유 결합이라 한다.

② 분자(molecule)는 공유 결합으로 연결된 원자들의 집합체이다.

③ 양이온과 음이온의 정전기적 인력에 의한 결합을 이온 결합이라 한다.

④ Na^+와 Cl^-는 정전기적 인력으로 결합하여 $NaCl$ 분자를 형성한다.

⑤ Na^+와 Cl^-는 이온 결합을 통해 이온성 고체를 형성한다.

2-16B. AM120. 주기율표

다음 설명 중 옳지 않은 것은?

① 같은 족 원소는 비슷한 성질을 가진다.

② 같은 주기 원소는 비슷한 성질을 가진다.

③ 금속 원소들은 대부분 전자를 잃고 양이온을 형성하려는 경향이 있다.

④ 금속은 전기 전도성과 열 전도성이 높다.

⑤ 비금속 원소들은 대부분 전자를 얻어 음이온을 형성하려는 경향이 있다.

2-17A. AM121. 주기율표

다음 중 금속인 원소는?

① C

② N

③ O

④ Na

⑤ Cl

2-18A. AM122. 주기율표

다음 중 비금속인 원소는?

① Mg

② Ca

③ Pb

④ Cu

⑤ H

2-19A. AM123. 주기율표

다음 중 알칼리 금속이 아닌 것은?

① H
② Li
③ Na
④ K
⑤ Rb

2-20A. AM124. 주기율표

다음 중 할로젠 원소가 아닌 것은?

① F
② Cl
③ Br
④ I
⑤ Ne

2-21A. AM125. 주기율표

다음 중 비활성 기체가 아닌 것은?

① He
② Ne
③ Ar
④ Kr
⑤ Se

2-22B. AM126. 주기율표★

산소와 같은 족(family)이면서 4주기인 원소는?

① S
② Se
③ N
④ C
⑤ Ne

2-23A. AM127. 주기율표★★

다음 원자가 가장 안정한 이온을 형성할 때, 전자 2개를 얻는 것은?

① F
② O
③ Na
④ Mg
⑤ Al

2-24A. AM128. 주기율표★★

다음 원자 번호의 원자가 가장 안정한 이온을 형성할 때, 전자 2개를 잃는 것은?

① Li
② O
③ Ca
④ Br
⑤ K

2-25B. AM129. 주기율표

다음 원자 번호에 해당하는 원소가 알칼리 토금속인 것은?

① 17
② 20
③ 18
④ 26
⑤ 14

2-26B. AM129-1 주기율표

그림은 주기율표를 나타낸 것이다. 다음 중 주족 원소가 아닌 것은? (단, A~E는 임의의 원소 기호이다.)

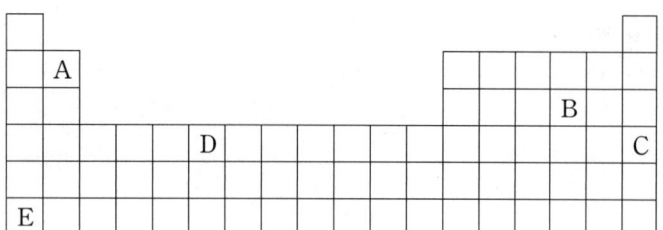

① A
② B
③ C
④ D
⑤ E

2-27B. AM129-2 주기율표

그림은 주기율표를 나타낸 것이다. 다음 중 4주기 전이 금속은? (단, A~E는 임의의 원소 기호이다.)

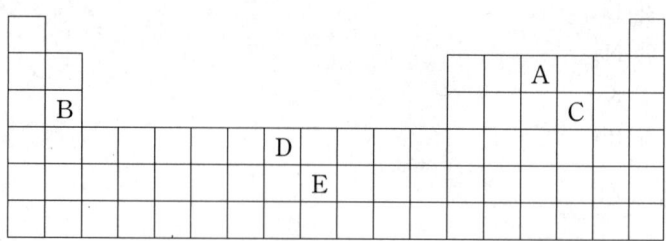

① A
② B
③ C
④ D
⑤ E

2-28B. AM130 이온 화합물의 명명법★★

다음 이온 화합물의 화학식과 이름이 옳게 짝지어지지 않은 것은?

① NaCl−염화 소듐
② $CaCl_2$−염화 칼슘
③ KI−아이오딘화 포타슘
④ $MgCl_2$−이염화 마그네슘
⑤ CaO−산화 칼슘

2-29B. AM131 이온 화합물의 명명법★

다음 화합물의 화학식과 이름이 옳게 짝지어지지 않은 것은?

① CuCl−염화 구리(Ⅰ)
② $CuCl_2$−염화 구리(Ⅱ)
③ HgO−산화 수은(Ⅱ)
④ Fe_2O_3−산화 철(Ⅱ)
⑤ $PbCl_2$−염화 납(Ⅱ)

2-30B. AM132 이온 화합물의 명명법

다음 화합물의 화학식과 이름이 옳게 짝지어지지 않은 것은?

① $CoBr_2$−브로민화 코발트(Ⅱ)
② $CaCl_2$−염화 칼슘(Ⅱ)
③ Al_2O_3−산화 알루미늄
④ $CrCl_3$−염화 크로뮴(Ⅲ)
⑤ KBr−브로민화 포타슘

2-31B. AM132-1 이온 화합물의 명명법★

다음 중 명명법에 대한 화학식이 옳지 않은 것은?

① 질소화 주석(Ⅱ) Sn_3N_2
② 아이오딘화 코발트(Ⅲ) CoI_3
③ 산화 수은(Ⅱ)   HgO
④ 염화아연(Ⅱ) $ZnCl_2$
⑤ 황화 알루미늄 Al_2S_3

2-32B. AM133 다원자 이온★★★

다음의 다원자 이온에 대한 이름이 옳지 않은 것은?

① NH_4^+ − 암모니아 이온
② NO_3^- − 질산 이온
③ SO_4^{2-} − 황산 이온
④ OH^- − 수산화 이온
⑤ CO_3^{2-} − 탄산 이온

2-33B. AM134 다원자 이온★★

다음의 다원자 이온에 대한 이름이 옳지 않은 것은?

① CN^- − 사이안화 이온
② ClO_3^- − 염소 이온
③ NO_2^- − 아질산 이온
④ SO_3^{2-} − 아황산 이온
⑤ ClO_2^- − 아염소산 이온

2-34B. AM135 이온 화합물의 명명법★★

다음 화합물의 화학식이 옳지 <u>않은</u> 것은?

① Na_2SO_4 − 황산 소듐
② KCN − 시안화 포타슘
③ $Fe(NO_3)_3$ − 질산 철(Ⅱ)
④ $Ca(OH)_2$ − 수산화 칼슘
⑤ Na_2CO_3 − 탄산 소듐

2-35B. AM135-1 이온 화합물의 명명법★

다음 화합물의 화학식이 옳지 않은 것은?

① 탄산 크로뮴(Ⅲ) $Cr_2(CO_3)_3$
② 염소산 포타슘 $KClO_4$
③ 인산 수소 포타슘 K_2HPO_4
④ 아황산 암모늄 $(NH_4)_2SO_3$
⑤ 황산 수소 알루미늄 $Al(HSO_4)_3$

2-36B. AM136 공유 화합물의 명명법

다음 화합물의 화학식이 옳지 않은 것은?

① N_2O−일산화 이질소
② NO−일산화 일질소
③ NO_2−이산화 질소
④ N_2O_3−삼산화 이질소
⑤ N_2O_5−오산화 이질소

2-37B. AM137 공유 화합물의 명명법

다음 화합물의 화학식이 옳지 않은 것은?

① SF_6−육플루오린화 황
② PCl_3−삼염화 인
③ SO_2−이산화 황
④ SO_3−삼산화 황
⑤ CO−산화 탄소

2-38C. AM302. 원자론★

Dalton의 원자론으로 설명할 수 없는 사실은?

① 물을 구성하는 수소와 산소의 질량비는 항상 1 : 8 이다.
② 화학 반응에서 반응 전후의 질량의 합은 각각 일정하다.
③ 수소 2 부피와 산소 1부피가 반응하면 수증기 2 부피가 된다.
④ 물과 과산화수소에서 일정량의 수소와 결합하는 산소의 질량비는 1 : 2 이다.
⑤ 특정 화합물에서 원소들의 질량비는 항상 일정하다.

2-39C. AM301-1. 원자 실험

Dalton의 원자설 중 중성자의 발견으로 수정된 항목은?

① 원자는 물질의 기본단위 입자이다.
② 원자는 더 이상 작은 부분들로 쪼개지지 않는다.
③ 화학반응은 원자의 재배열을 포함하며 어떤 원자도 생성되거나 소멸되지 않는다.
④ 화합물을 구성하는 원자들은 간단한 정수 비로 결합되어 있다.
⑤ 같은 종류의 원자는 서로 같은 질량을 갖는다.

2-40B. AM304. 원자 실험

원자는 거의 빈 공간이고 중심에 양전하를 띤 핵이 존재한다는 사실을 밝힌 실험은 무엇인가?

① 톰슨의 음극선 실험
② 밀리컨의 기름방울 실험
③ 러더포드의 알파 입자 산란 실험
④ 드브로이의 물질파 실험
⑤ 아인슈타인의 광전효과 실험

2-41B. AM305. 원자기호

^{35}Cl 원자는 몇 개의 양성자와 중성자, 전자로 이루어졌는가?

① 17, 17, 18
② 18, 17, 18
③ 18, 17, 17
④ 17, 18, 17
⑤ 17, 17, 17

2-42B. AM306. 원자기호

^{46}Sc 원자에는 얼마나 많은 중성자가 있는가?

① 45
② 21
③ 24
④ 23
⑤ 25

2-43A. AM307. 원자기호

다음의 이온 $^{23}_{11}Na^+$ 에는 양성자, 중성자, 전자가 각각 몇 개씩인가?

① 양성자 23개, 중성자 11개, 전자 22개
② 양성자 23개, 중성자 11개, 전자 21개
③ 양성자 11개, 중성자 12개, 전자 10개
④ 양성자 11개, 중성자 12개, 전자 11개
⑤ 양성자 11개, 중성자 11개, 전자 10개

2-44B. AM308. 원자기호

$^{202}_{80}Hg^{2+}$ 이온의 양성자 수, 중성자 수, 전자 수를 순서대로 나열한 것은?

① 80, 202, 78
② 80, 122, 78
③ 78, 202, 82
④ 80, 122, 80
⑤ 80, 202, 80

2-45A. AM309. 상식

원자량을 결정하는 가장 중요한 두 가지는 무엇인가?

① 전자 수, 양성자 수
② 전자 수, 중성자 수
③ 양성자 수, 중성자 수
④ 양성자 수, 중간자 수
⑤ 중성자 수, 중간자 수

2-46A. AM310. 상식

다음 중 원자질량단위(amu)의 기준이 되는 원소는?

① ^1H

② ^{12}C

③ ^{14}N

④ ^{16}O

⑤ ^4He

2-47B. AM311. 동위원소★

어떤 원소는 84.7 amu 25 %, 85.7 amu 30.0 %, 그리고 86.7 amu 45.0 %인 동위원소로 이루어져 있다. 이 원소의 평균 원자량은?

① 85.7

② 85.8

③ 85.9

④ 86.0

⑤ 86.1

2-48B. AM312-1. 동위원소

브롬(Br)의 평균 원자량은 79.904이며, 두 가지 동위원소를 지닌다. 한 가지 Br 동위원소의 원자질량이 78.9440 amu이고 존재 비는 50.57 %이다. 나머지 동위원소인 Br의 원자질량은 얼마인가?

① 80.88 amu

② 81.63 amu

③ 82.57 amu

④ 82.69 amu

⑤ 89.32 amu

2-49B. AM315. 명명법

다음 중 정확한 이름을 표기한 것은?

① $CuBr_2$: copper dibromide

② PbO_2 : lead(IV) oxide

③ $SnCl_4$: tin(II) chloride

④ Fe_2O_3 : diiron(II) trioxide

⑤ $CaCl_2$: calcium(II) chloride

2-50B. AM316-1. 명명법

다음 화합물의 명명이 올바른 것은?

① $CaCl_2$: calcium dichloride

② $MgCl_2$: magnesium(II) chloride

③ N_2O : nitrogen dioxide

④ CO : carbon monoxide

⑤ NO : nitrogen oxide

2-51B. AM319. 명명법

ClO^-의 올바른 명명법은?

① 염소산 이온

② 과염소산 이온

③ 염화산소산 이온

④ 차아염소산 이온

⑤ 아염소산 이온

2-52B. AM320-1. 명명법

다음 각 화합물에 대한 영어식 명명법이 옳지 않은 것은?

① $HClO_3$: hydroperchloric acid
② $FeCl_3$: iron(III) chloride
③ $NaHCO_3$: sodium bicarbonate
④ SO_3 : sulfur trioxide
⑤ CO : carbon monoxide

2-53B. AM321-1. 명명법

OCN^- 이온의 명명은?

① cyanate ion
② cyanide ion
③ nitric oxide ion
④ nitrous oxide
⑤ thiocyanate ion

2-54B. AM322-1. 원자 실험

Millikan의 기름방울 실험에서는 다음 중 어느 것이 측정되는가?

① 비율 e/m 의 값
② K 궤도함수 속의 전자 수
③ 전자의 전하값
④ Planck 상수값
⑤ 아보가드로 수

2-55B. AM329. 명명법

다음 중 명칭과 화학식이 옳게 짝지어진 것은?

① potassium perchlorate : $KClO_3$
② sodium dichromate : $Na_2Cr_2O_7$
③ magnesium phosphate : $MgPO_4$
④ copper oxide : CuO
⑤ sodium carbonate : $NaHCO_3$

2-56B. AM330. 명명법

$KHCO_3$ 에 대한 정확한 명명은?

① potassium tricarbonate
② potassium trioxide
③ potassium carbonate
④ potassium hydrogen carbon trioxide
⑤ potassium bicarbonate

2-57B. AM332-1. 상식

러더포드의 α입자 산란 실험으로 발견한 사실은?

① 방사선이 존재한다.
② 전자의 전하량 측정.
③ 원자핵은 원자의 크기에 비해 매우 작으며 양전하를 띠고 있다.
④ 핵의 바깥에는 전자가 있다.
⑤ 원자에는 음전하를 띤 입자가 존재한다.

2-58B. AM342. 상식

다음 중 분자식이 아닌 것은?

① CO_2

② CH_4

③ CCl_4

④ NaCl

⑤ NH_3

2-59B. AM350-1. 상식

$FeCl_2$ 와 $FeCl_3$ 는 어떤 법칙을 설명하고 있는가?

① 배수 비례의 법칙

② 질량불변의 법칙

③ 일정 성분비의 법칙

④ 기체 반응의 법칙

⑤ 게이 뤼삭의 법칙

2-60C. AMB46-1 동위원소 (변리사 기출)★

그림은 원자번호가 35인 브롬(Br) 원자의 질량 스펙트럼이다.

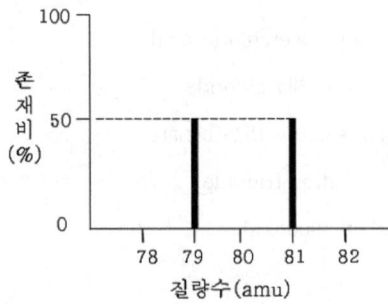

브롬 분자(Br_2)에 대한 설명으로 옳은 것만을 〈보기〉에서 있는 대로 고른 것은?

〈보 기〉

ㄱ. Br_2의 평균 분자량은 160g/mol이다.

ㄴ. 분자량이 다른 두 종류의 Br_2가 존재한다.

ㄷ. 분자량이 가장 큰 Br_2와 분자량이 가장 작은 Br_2의 중성자수 차이는 2이다.

① ㄱ   ② ㄴ   ③ ㄷ

④ ㄱ, ㄴ   ⑤ ㄱ, ㄷ

2-61C. AMB53 동위원소 (변리사 기출)

그림은 동위원소 ^{x}A와 ^{y}A로 구성된 A_2의 전자 이온화 질량 스펙트럼을 나타낸 것이다.

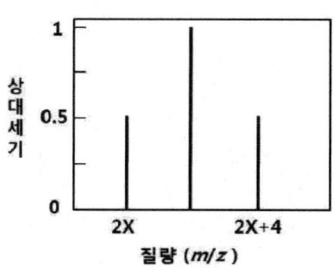

A의 평균 원자량은? (단, 자연계에 존재하는 A의 동위원소는 ^{x}A와 ^{y}A 뿐이다.)

① $x+0.5$ ② $x+1$ ③ $x+1.5$

④ $x+2$ ⑤ $x+2.5$

2-62C. AMB55 동위원소 (변리사 기출)

그림은 이원자 분자 A_2의 전자 이온화 질량스펙트럼 중 어미 피크 (parent peak) 부분을 나타낸 것이다. 이 때, M은 질량수가 작은 동위원소 A의 원자량이다.

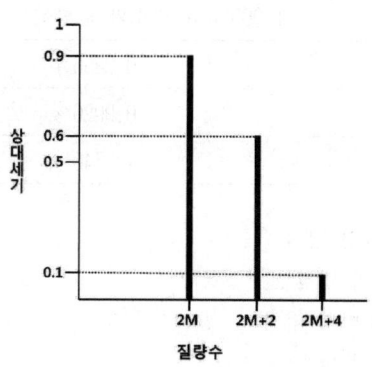

이 질량스펙트럼에 관한 설명으로 옳지 않은 것은?

① A의 동위원소는 2가지이다.

② A의 동위원소 중 자연계 존재량이 많은 것은 질량수가 작은 동위원소이다.

③ A의 평균 원자량은 $\left\{ M \times \dfrac{3}{4} + (M+2) \times \dfrac{1}{4} \right\}$이다.

④ A의 동위원소 간 질량수 차는 2이다.

⑤ $(2M+2)$에 해당하는 피크는 질량수가 같은 A의 동위원소에서 발생한 것이다.

2-63C. AM352-1 화학법칙

염소와 산소는 다음과 같은 3 개의 이성분 화합물을 만든다. 다음 자료로부터 가장 잘 설명할 수 있는 법칙은 다음 중 어느 것인가?

화합물	1.000 g의 염소와 결합된 산소의 질량
A	0.2256 g
B	0.9026 g
C	1.3540 g

① 부피 결합의 법칙
② 배수비례의 법칙
③ 일정 성분비의 법칙
④ 질량보존의 법칙
⑤ 게이-뤼삭의 법칙

2-64C. AM323-1 화학법칙

다음 표는 원소 X와 Y로 이루어진 화합물 (가)와 (나)에 대한 자료이다. (가)의 화학식이 XY_2일 때, (나)의 화학식은?

화합물	X의 질량비(%)	Y의 질량비(%)
(가)	50	50
(나)	40	60

① X_2Y
② XY
③ X_2Y_3
④ XY_3
⑤ X_3Y_2

2-65B. AMP105 동위원소★

구리(Cu)의 원자량은 63.546이다. 구리는 자연에서 ^{63}Cu와 ^{65}Cu 두 가지 동위원소로 존재한다. 자연에 존재하는 ^{63}Cu의 양에 가장 가까운 것은?

① 15%
② 35%
③ 55%
④ 75%
⑤ 95%

2-66C. AMP1013 화학법칙

게이뤼삭(Gay-Lussac)의 기체결합부피의 법칙은 돌턴의 원자론으로 설명할 수 없었다. 그 이유로 옳은 것은?

① 돌턴은 같은 종류의 원자들로 이루어진 이원자분자들(예: O_2, N_2 등)의 존재를 인정하지 않았기 때문이다.
② 돌턴의 원자론은 기체들 사이의 화학반응에는 적용할 수 없었기 때문이다.
③ 돌턴의 원자론은 기체에 관한 물리적인 법칙들에만 근거하여 이루어졌기 때문이다.
④ 돌턴은 같은 종류의 원자들로 이루어진 이원자분자들의 존재는 인정하였지만 물과 암모니아의 화학식들을 각각 HO와 NH로 받아들였기 때문이다.
⑤ 돌턴은 동위원소가 존재한다는 것을 몰랐기 때문이다.

문제번호	정답	문제번호	정답
1	1	41	4
2	1	42	5
3	3	43	3
4	5	44	2
5	1	45	3
6	5	46	2
7	5	47	3
8	5	48	1
9	1	49	2
10	3	50	4
11	4	51	4
12	1	52	1
13	2	53	1
14	5	54	3
15	4	55	2
16	2	56	5
17	4	57	3
18	5	58	4
19	1	59	1
20	5	60	1
21	5	61	2
22	2	62	5
23	2	63	2
24	3	64	4
25	2	65	4
26	4	66	1
27	4		
28	4		
29	4		
30	2		
31	4		
32	1		
33	2		
34	3		
35	2		
36	2		
37	5		
38	3		
39	5		
40	3		

03

화학양론

해설 링크 모음

03. 화학양론 핵심 써머리

1. 화학 양론

1) 화학 반응에서 소비되거나 생성되는 물질의 양을 다룬다.

2) 시료의 질량 측정 $\xrightarrow{\text{몰질량}}$ 시료의 입자 수 측정

2. 몰

3) 정의: 12g의 순수한 ^{12}C에 포함된 원자 수

2) 물질 1mol = 물질 6.02×10^{23}단위 (아보가드로 수: $N_A = 6.02 \times 10^{23}$)

3) 원자량이 a :

→ 원자 1mol의 질량 = ag

→ ag/mol

3. 몰질량

1) 화합물 또는 원소 1mol의 질량(g)

2) 화합물의 몰질량 : 구성 원자의 원자량의 합

4. 조성 백분율(질량 백분율)

1) 화합물에서 각 원소가 차지하는 질량 백분율

2) 질량 백분율 $= \dfrac{\text{물질 1mol 중 원소 질량}}{\text{물질 1몰의 질량}} \times 100(\%)$

3) 질량 백분율로부터 실험식을 구할 수 있다.

5. 실험식

1) 화합물에 포함된 각 원자의 가장 간단한 정수비

2) 질량 백분율로부터 실험식을 구할 수 있다.

3) 연소분석으로 질량 백분율을 알 수 있다.

연소분석 → 질량 백분율 → 실험식 $\xrightarrow{\text{몰질량}}$ 분자식

6. 화학식

1) 분자성 물질

(1) 분자 1개를 구성하는 원자의 종류와 수를 나타냄

(2) 분자식 = (실험식)×정수

2) 이온성 물질

(1) 물질을 구성하는 원소들의 최소 정수비(실험식)로 화학식을 나타낸다.

7. 화학 반응

1) 반응물은 화살표 왼쪽에, 생성물은 화살표 오른쪽에 표시

2) 반응물에 포함된 모든 원자는 생성물에도 보존된다. (질량 균형)

3) 반응물의 전하 총합=생성물의 전하 총합 (전하 균형)

8. 화학반응식의 특징

1) 반응물과 생성물 사이의 정수 관계를 알 수 있다.

2) 모든 양론 계산의 중심

9. 화학양론적 계산

1) 소비되는 반응물의 양과 생성되는 생성물의 양은 균형 반응식으로부터 구할 수 있다.

2) 한계 시약: 가장 먼저 소비되는 반응물, 생성물의 양을 결정

3) $\dfrac{mol\,수}{계수}$가 가장 작은 반응물이 한계 반응물

10. 수득량

1) 이론적 수득량: 한계 시약으로부터 얻을 수 있는 최대량

2) 실제 수득량: 실제로 얻은 생성물의 양

3) 퍼센트 수득률: $\dfrac{실제\,수득량}{이론적\,수득량}\times100(\%)$

3-01A. ST102. 무게 측정으로 개수 세기★★★

어떤 알약 500개의 질량이 250g이다. 이 알약 1200개에 해당하는 질량은?

① 700g

② 600g

③ 400g

④ 300g

⑤ 500g

3-02A. ST103. 무게 측정으로 개수 세기★★

물 분자 6.02×10^{23}개의 질량은 18.0g이다. 물 100mL에 포함된 물 분자의 개수는? (단, 물의 밀도는 1.00g/mL이다.)

① $\dfrac{6.02}{18.0} \times 10^{23}$

② 6.02×10^{23}개

③ $\dfrac{6.02}{18.0} \times 10^{25}$개

④ 100개

⑤ $\dfrac{100}{18}$개

3-03A. ST114. 몰★

탄소의 원자량은 12이다. 탄소 시료 20g에 포함된 탄소 원자는 몇 몰인가?

① $\dfrac{20}{12}$몰

② $\dfrac{12}{20}$몰

③ 12몰

④ 20몰

⑤ 1몰

3-04A. ST115. 몰

탄소의 원자량은 12이다. 탄소 시료 20g에 포함된 탄소 원자의 수는?

① $\dfrac{20}{12} \times 6.02 \times 10^{23}$개

② 12개

③ 20개

④ $\dfrac{12}{20} \times 6.02 \times 10^{23}$개

⑤ 6.02×10^{23}개

3-05A. ST139. 실험식

다음 중 실험식이 같은 화합물끼리 짝지은 것은?

① CH_2O C_2H_6O

② CO CO_2

③ NO_2 N_2O_4

④ C_2H_6 C_2H_4

⑤ NH_3 N_2H_4

3-06A. ST140. 실험식과 분자식

어떤 화합물의 실험식은 CH_3이고, 몰질량은 30이다. 이 물질의 분자식은?

① CH_3

② C_2H_6

③ C_3H_9

④ C_2H_4

⑤ CH_4

3-07B. ST141. 실험식과 조성 백분율

탄화 수소는 탄소와 수소만으로 이루어진 화합물이다. 어떤 탄화 수소 시료 100g 중 탄소의 질량은 80g이다. 이 탄화 수소의 실험식은?

① CH
② CH_2
③ CH_3
④ CH_4
⑤ C_2H_5

3-08B. ST142. 실험식과 조성 백분율

탄소와 수소만으로 이루어진 화합물에서 탄소의 질량 백분율이 80%이고, 분자량은 30이다. 이 물질의 분자식은?

① CH
② CH_2
③ CH_3
④ C_2H_6
⑤ C_2H_5

3-09B. ST143. 실험식과 조성 백분율

탄소와 수소만으로 이루어진 화합물에서 탄소의 질량 백분율이 75%이다. 이 물질의 실험식은?

① CH
② CH_2
③ CH_3
④ CH_4
⑤ C_2H_5

3-10B. ST144. 실험식과 조성 백분율★

C, H, O로만으로 이루어진 어떤 화합물에서 C와 H의 질량 백분율은 각각 40%, $\frac{20}{3}$%이다. 이 화합물의 실험식은?

① CHO
② CH_2O
③ CH_2O_2
④ C_2HO_2
⑤ CH_3O

3-11B. ST146. 연소 분석과 실험식★★

다음은 연소 분석 장치이다.

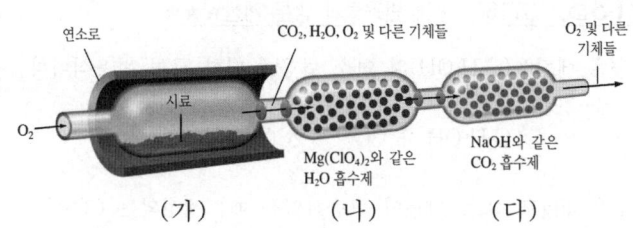

(가)에 들어있는 어떤 탄화 수소 시료를 과량의 산소로 완전 연소시켰다. 이 때, 생성된 모든 H_2O는 (나)에서 흡수되었고, 생성된 모든 CO_2는 (다)에서 흡수되었다. 연소 후 (나)와 (다)의 질량은 각각 27mg, 132mg이 증가하였을 때, 이 탄화 수소의 실험식은?

① CH_2
② CH
③ CH_3
④ C_2H
⑤ C_2H_3

3-12B. ST147. 연소 분석과 실험식

C, H, O로만 이루어진 어떤 물질 23g을 연소 분석했을 때, 생성된 CO_2와 H_2O의 질량이 각각 44g, 27g이었다. 이 화합물의 실험식은?

① C_2H_3O

② C_2H_6O

③ CH_2O

④ CH_3O

⑤ C_2H_2O

3-13B. ST158. 한계 반응물과 양론 계산★★★

다음은 에탄올(C_2H_5OH)의 연소 반응에 대한 균형 반응식이다.

$$C_2H_5OH + 3O_2 \rightarrow 2CO_2 + 3H_2O(l)$$

에탄올 46g과 산소 200g이 반응하였을 때, 생성되는 CO_2의 최대 질량은? (단, C, H, O의 원자량은 각각 12, 1, 16이다.)

① 22g

② 44g

③ 88g

④ 18g

⑤ 27g

3-14B. ST159. 한계 반응물과 양론 계산★★

일산화 질소(NO)는 산소 기체와 반응하여 진한 갈색 기체인 이산화 질소(NO_2)를 생성한다.

$$2NO(g) + O_2(g) \rightarrow 2NO_2(g)$$

NO 0.20mol과 O_2 12g을 혼합하여 반응시켰을 때, 생성되는 NO_2의 이론적 수득량은 몇 g인가? (단, N과 O의 원자량은 각각 14, 16이다.)

① 9.2g

② 4.8g

③ 1.2g

④ 2.4g

⑤ 3.6g

3-15A. ST208. 실험식과 분자식

글루코스(포도당, $C_6H_{12}O_6$)의 실험식은?

① CHO

② CH_2O

③ $C_2H_3O_2$

④ $C_2H_6O_2$

⑤ $C_6H_{12}O_6$

3-16A. ST211. 몰질량

다음 중 분자 1개의 질량이 가장 큰 것은?

① H_2O

② NH_3

③ CO_2

④ C_2H_5OH

⑤ H_2SO_4

3-17B. ST212. 몰질량★★

다음 중 가장 많은 수의 분자를 포함하는 것은?

① 1g CO_2

② 1g H_2O

③ 1g O_2

④ 1g NH_3

⑤ 1g H_2

3-18A. ST213. 원자량을 이용한 입자 수 계산

100g의 순수한 알루미늄(Al) 시료에 포함된 Al 원자의 몰수는? (단, Al의 원자량은 27이다.)

① $\frac{27}{100}$ 몰

② 2700몰

③ $\frac{100}{27}$ 몰

④ $\frac{27}{100} \times 6.02 \times 10^{23}$ 몰

⑤ 100몰

3-19A. ST214. 원자량을 이용한 입자 수 계산

질량이 100g인 알루미늄 시료에 들어있는 알루미늄 원자의 수는? (단, Al의 원자량은 27이다.)

① $\frac{27}{100} \times 6.02 \times 10^{23}$ 개

② $\frac{100}{27} \times 6.02 \times 10^{23}$ 개

③ 27개

④ $\frac{100}{27} \times 6.02 \times 10^{25}$ 개

⑤ $\frac{100}{27}$ 개

3-20A. ST217. 몰질량을 이용한 입자 수 계산

아스피린($C_9H_8O_4$)의 몰질량은 176g/mol이다. 500mg의 아스피린이 포함된 정제에 들어있는 아스피린 몰수는? (단, C, H, O의 원자량은 각각 12, 1, 16이다.)

① $\frac{1}{2 \times 176}$ 몰

② $\frac{1}{176}$ 몰

③ $\frac{3}{2 \times 176}$ 몰

④ $\frac{5}{2 \times 176}$ 몰

⑤ $\frac{5}{176}$ 몰

3-21B. ST218. 분자식과 실험식

실험식이 CH_2O인 어떤 화합물의 분자량이 180이다. 이 화합물의 분자식은?

① CH_2O

② $C_2H_4O_2$

③ $C_4H_6O_4$

④ $C_6H_{12}O_6$

⑤ CH_6O_2

3-22B. ST220. 몰질량을 이용한 입자 수 계산★

화합물 PCl_5 52.0g에 들어있는 염소(Cl) 원자의 몰수는? (단, PCl_5의 분자량은 208g/mol이다.)

① 0.25몰

② 0.5몰

③ 0.75몰

④ 1.0몰

⑤ 1.25몰

3-23B. ST221. 몰질량을 이용한 입자 수 계산

탄산 칼슘($CaCO_3$) 5.0g에 포함된 산소의 질량은?
(단, Ca, C, O의 원자량은 각각 40, 12, 16이다.)

① 1.6g

② 0.8g

③ 2.4g

④ 3.6g

⑤ 4.2g

3-24B. ST222. 몰질량을 이용한 입자 수 계산

황산(H_2SO_4) 49g에 포함된 산소의 질량은?
(단, H, S, O의 원자량은 각각 1, 32, 16이다.)

① 18g

② 20g

③ 32g

④ 16g

⑤ 8g

3-25B. ST223. 원소의 질량 백분율

메테인(CH_4)에서 탄소(C)의 질량 백분율은? (단, C와 H의 원자량은 각각 12, 1이다.)

① 15%

② 20%

③ 25%

④ 50%

⑤ 75%

3-26B. ST224. 원소의 질량 백분율

아크릴산($C_3H_4O_2$)에서 탄소의 질량 백분율은?
(단, $C_3H_4O_2$의 몰질량은 72g/mol이다.)

① 16%

② 32%

③ 48%

④ 50%

⑤ 12%

3-27B. ST227-1. 질량 백분율과 실험식★

어떤 탄화 수소에서 H의 질량 백분율은 25%이다. 이 화합물의 실험식은?

① CH_2

② CH_3

③ CH_4

④ CH_2O

⑤ CHO

3-28B. ST228. 질량 백분율과 실험식

C, H, O로만으로 이루어진 어떤 화합물에서 C와 H의 질량 백분율은 각각 $\frac{75}{2}$%, $\frac{25}{2}$%이다. 이 화합물의 실험식은?

① CH_2O

② CH_4O

③ CHO

④ CH_5O_2

⑤ CH_6O_2

3-29B. ST232. 연소 분석★★

C, H, O로만 구성된 화합물 X 6.0g을 과량의 산소로 완전히 연소시켰을 때 CO_2 8.8g과 H_2O 3.6g이 생성되었다. X의 분자량이 180일 때, X의 분자식은?

① CH_2O
② $C_2H_4O_4$
③ $C_3H_6O_6$
④ $C_4H_8O_4$
⑤ $C_6H_{12}O_6$

3-30B. ST233. 연소 분석

화합물 Y는 C, H, O로만 구성 되어있고 분자량은 46이다. Y 23.0g을 과량의 산소로 완전히 연소시켰을 때 CO_2 44.0g과 H_2O 27.0g이 생성되었다. 화합물 Y의 분자식은?

① C_2H_6O
② $C_4H_{12}O_2$
③ $C_2H_4O_2$
④ $C_2H_6O_2$
⑤ $C_2H_6O_3$

3-31B. ST237. 균형 반응식과 양론 계산★★★

메테인(CH_4) 25.0g을 완전히 연소시키기 위해 필요한 산소 기체(O_2)의 질량은? (단, C, H, O의 원자량은 각각 12, 1, 16이다.)

① 75g
② 80g
③ 84g
④ 100g
⑤ 120g

3-32B. ST238. 균형 반응식과 양론 계산★

에탄올(C_2H_5OH) ag이 과량의 산소와 반응하여 완전히 연소되었을 때 생성되는 이산화 탄소(CO_2)의 최대 질량은?
(단, C, H, O의 원자량은 각각 12, 1, 16이다.)

① $a \times \dfrac{22}{23}$ g

② $a \times \dfrac{44}{23}$ g

③ $a \times \dfrac{23}{22}$ g

④ $\dfrac{44}{a \times 23}$ g

⑤ $\dfrac{23}{a \times 22}$ g

3-33B. ST239. 한계 반응물★★

NH_3는 O_2와 반응하여 NO와 H_2O를 생성한다. 초기에 NH_3와 O_2가 각각 10몰씩 들어있는 용기가 있다. 반응이 완결된 후 반응 용기에 존재하는 모든 분자 수의 총합은?

① 21mol
② 22mol
③ 23mol
④ 24mol
⑤ 25mol

3-34B. ST241. 한계 반응물과 양론 계산★★

암모니아(NH_3)는 다음 반응식에 의해 질소(N_2)와 수소(H_2)로부터 생성된다.

$$N_2(g) + 3H_2(g) \rightarrow 2NH_3(g)$$

200g의 N_2와 60g의 H_2 혼합물로부터 생성되는 NH_3의 이론적 수득량은?

① 200g

② $\dfrac{1500}{7}$g

③ $\dfrac{1600}{7}$g

④ $\dfrac{1700}{7}$g

⑤ $\dfrac{1700}{6}$g

3-35B. ST242. 퍼센트 수득률★★

메탄올(CH_3OH)은 일산화탄소(CO)와 수소(H_2)를 반응시켜 만든다. CO 10g과 H_2 10g을 반응시켜 메탄올 8g을 얻었다면 이 반응에서 퍼센트 수득률은?

① 40%

② 50%

③ 60%

④ 70%

⑤ 80%

3-36C. ST247. 한계 반응물 추론★

다음은 A와 B가 반응하여 C를 생성하는 균형 반응식이다.

$$2A + B \rightarrow 2C$$

그림은 일정량의 B에 A의 양을 달리하여 반응시켰을 때, 생성되는 C의 최대 질량을 나타낸 것이다.

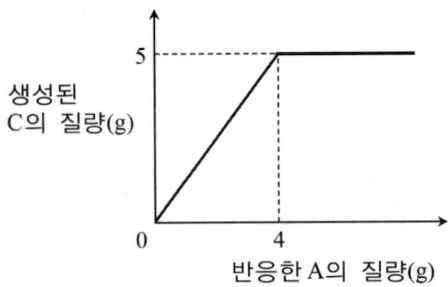

$\dfrac{\text{C의 몰질량}}{\text{B의 몰질량}}$은?

① 0.5

② 1

③ 2

④ 2.5

⑤ 5

3-37A. ST302-1.화학법칙

물은 항상 수소와 산소의 질량비가 1 : 8 이다. 이를 설명하는 자연법칙은?

① 질량보존의 법칙

② 일정 성분비의 법칙

③ 배수비례의 법칙

④ 원자설

⑤ 주기성

3-38A. ST303. 화학법칙

Hg_2Cl_2 와 $HgCl_2$ 로 설명할 수 있는 화학 법칙은?

① 배수비례의 법칙
② 질량보존의 법칙
③ 일정 성분비의 법칙
④ 기체 반응의 법칙
⑤ 아보가드로의 법칙

3-39C. ST305. 화학법칙★★★

화합물 PCl_5 4.83 mol에는 염소원자 몇 개가 존재하는가? (단, 아보가드로 수는 6.02×10^{23}이다.)

① 1.45×10^{24}
② 2.91×10^{23}
③ 2.91×10^{24}
④ 1.45×10^{25}
⑤ 1.51×10^{21}

3-40C. ST309. 입자수 계산★★

14.5 g의 CCl_4에 들어있는 Cl 원자 수는? (Cl : 35.5)

① 1.42×10^{22}
② 2.55×10^{25}
③ 5.68×10^{22}
④ 2.27×10^{23}
⑤ 6.02×10^{23}

3-41B. ST310. 입자수 계산

다음 화합물 중 가장 적은 수의 분자를 포함하는 것은?

① 1 g COF_2
② 1 g CO_2
③ 1 g O_2
④ 1 g C_2H_2
⑤ 1 g C_4H_{10}

3-42B. ST311. 질량백분율

어떤 화합물을 구성하고 있는 탄소, 산소, 칼륨(원자량 39)의 조성 백분율이 각각 12.12 % , 48.43 % , 39.45 %이다. 이 화합물의 실험식은?

① KCO
② KCO_3
③ K_2CO_3
④ KCO_2
⑤ KC_2O_2

3-43C. AM324-1. 질량백분율★

철과 산소로 이루어진 이성분 화합물 중에서 철의 질량 백분율이 72.4 %인 화합물은 다음 중 어느 것인가? (원자량 Fe=55.85, O=16.0)

① Fe_3O_4
② Fe_2O_5
③ Fe_2O_3
④ FeO_2
⑤ FeO

3-44C. ST312-1. 질량 백분율

탄소, 수소, 염소, 산소 원자를 포함하는 화합물 1.00 g을 연소시키면 1.407 g의 이산화탄소, 0.134 g의 물, 0.5228 g의 염소기체가 생성된다. 이 화합물에서 산소의 질량 백분율은 얼마인가? (단, H, C, O, Cl의 원자량은 각각 1, 12, 16, 35.5이다.)

① 2.17%
② 7.87%
③ 12.82%
④ 27.24%
⑤ 34.81%

3-45B. ST313. 질량 백분율★

C, H, O로 구성된 화합물이 있다. 연소 분석에 의해서 52.2 %의 C와 13.0 %의 H의 분석값을 얻었다. 이 화합물의 실험식은 무엇인가? (원자량 C=12.0, O=16.0, H=1.0)

① C_4H_8O
② CH_2O
③ C_2H_6O
④ $C_3H_5O_7$
⑤ C_3H_8O

3-46C. ST314. 질량 백분율

어떤 물질 25.0g이 6.64g의 K (원자량 39.1 g/mol), 8.84 g의 Cr (원자량 52.0 g/mol) 그리고 9.52g의 O (원자량 16.0 g/mol)로 이루어져 있다면 이 물질의 실험식은 무엇인가?

① $KCrO_4$
② $K_2Cr_2O_7$
③ KCr_2O_7
④ K_2CrO_7
⑤ $K_2Cr_2O_4$

3-47B. ST319. 질량 백분율

질소와 산소로 이루어진 화합물의 조성은 질소가 1.52 g과 산소 3.47 g이다. 이 화합물의 몰 질량은 90 g과 95 g 사이로 알려져 있다. 이 화합물의 몰질량은 얼마인가?

① 91.02 g
② 92.04 g
③ 93.45 g
④ 94.24 g
⑤ 96.72 g

3-48B. ST320-1. 질량 백분율

원소 X는 질량비로 75.5 %의 Cl을 포함하는 XCl_4를 만들었다. X의 원자량에 가장 가까운 것은? (Cl의 원자량은 35.5)

① 16
② 27
③ 36
④ 46
⑤ 63

3-49B. ST321. 균형 반응식

충분한 산소가 공급되는 조건하에서 프로판(C_3H_8)이 연소될 때 균형 잡힌 화학 반응식의 계수의 총합은?

① 6
② 11
③ 13
④ 15
⑤ 17

3-50B. ST322. 균형 반응식★

충분한 산소 공급하에서 butane을 연소시킬 때, 균형 화학 반응식의 계수의 총합은?

① 4
② 17
③ 21
④ 33
⑤ 26

3-51C. ST325. 균형 반응식과 양론

28.46 g의 decane($C_{10}H_{22}$)이 완전히 연소되어 물과 이산화탄소가 생성되었다. 산소 몇 g이 필요한가?

① 50 g
② 75 g
③ 100 g
④ 150 g
⑤ 200 g

3-52B. ST326. 균형 반응식과 양론

C_8H_{18} 22.8 g은 완전히 연소하여 물과 이산화탄소를 생성한다. 산소는 몇 g 소모될까?

① 20.0 g
② 40.0 g
③ 80.0 g
④ 120.0 g
⑤ 240.0 g

3-53B. ST327. 균형 반응식과 양론

2.8 mol의 C_8H_{18} 이 완전히 연소하는데 필요한 산소의 몰수는?

① 2.8
② 5.6
③ 35
④ 22.4
⑤ 12.5

3-54B. ST329. 균형 반응식과 양론

1몰의 에틸렌(C_2H_4)을 완전 연소시킬 때 필요한 산소의 몰수는?

① 2몰
② 3몰
③ 4몰
④ 5몰
⑤ 6몰

3-55B. ST332. 균형 반응식과 양론★★

자동차 에어백의 작동은 다음의 화학반응을 이용한다.

$$6NaN_3(s) + Fe_2O_3(s) \rightarrow 3Na_2O(s) + 2Fe(s) + 9N_2$$

1 mol의 N_2기체를 발생시키는데 필요한 NaN_3(몰질량 65 g/mol)의 질량을 구하시오.

① 20 g
② 43 g
③ 65 g
④ 130 g
⑤ 292.5 g

3-56B. ST333. 균형 반응식과 양론★★

Haber 공정의 화학식은 다음과 같다.

$$N_2 + 3H_2 \rightarrow 2NH_3$$

2 몰의 N_2와 9.0 g의 H_2를 반응시켜 얻을 수 있는 암모니아의 최대 질량은?

① 17 g
② 34 g
③ 51 g
④ 68 g
⑤ 85 g

3-57B. ST337. 균형 반응식과 양론★★

공업적으로 아세트산(CH_3COOH)은 메탄올과 일산화탄소를 직접 반응시켜 만든다.

$$CH_3OH(l) + CO(g) \rightarrow CH_3CO_2H(l)$$

만약 수율이 88 %라면, 5.0 g의 아세트산을 얻기 위하여 과량의 일산화탄소와 반응시킬 메탄올은 몇 g이 필요한가?

① 1.7 g
② 2.0 g
③ 2.5 g
④ 3.0 g
⑤ 4.2 g

3-58B. ST338. 한계 반응물★

$O_2(g) + 2H_2(g) \rightarrow 2H_2O(g)$ 의 반응에서 산소가 한계 반응물인 반응은 다음 중 무엇인가?

① 산소 분자 20 개와 수소 분자 30 개가 반응
② 산소 16 g과 수소 0.7 g이 반응
③ 산소 분자 12.04×10^{22}개와 수소 1.0 g이 반응
④ 산소 3 mol과 수소 2.0 mol이 반응
⑤ 산소 32 g과 수소 1.5 mol이 반응

3-59B. ST339-1. 한계 반응물

질소 10.0 g과 수소 3.00 g이 반응하여 암모니아를 생성하였다. 수득률이 100%일 때, 몇 g의 암모니아가 얻어질까?

① 17.0
② 12.1
③ 6.07
④ 4.36
⑤ 3.00

3-60B. ST340. 균형 반응식과 양론

만약 1.00 g의 $KClO_3$를 가열하였을 때 0.21 g의 산소기체가 방출되었다면 이 반응의 수율(yield)은? (F.W. $KClO_3$ = 122.5 g/mol)

$$2KClO_3(s) \rightarrow 2KCl(s) + 3O_2(g)$$

① 54 %
② 21 %
③ 39 %
④ 61 %
⑤ 12 %

3-61B. ST353-1. 몰질량★

어떤 풍선 속의 기체 O_2가 1.00 g이었다. 다른 풍선 속에는 기체 X_2O가 1.38 g 존재하였다면 이 때 X의 원자량은? (두 풍선의 온도, 압력, 부피는 같다고 가정한다.)

① 8
② 14
③ 16
④ 19
⑤ 35.5

3-62B. ST355-1. 한계 반응물★

$O_2(g) + 2H_2(g) \rightarrow 2H_2O(g)$의 반응에서 산소 48.0g과 수소 5.0g이 반응하였다. 반응하지 않고 남아있는 반응물의 질량은?

① 1.2g
② 4.0g
③ 3.5g
④ 8.0g
⑤ 9.6g

3-63C. ST361-1. 한계 반응물

수용액 중의 탄산나트륨 21.2 g과 과염소산 45.2 g을 다음과 같이 반응시킬 때 반응하지 않고 남은 반응물의 양(g)을 계산하시오. (단, 나트륨과 염소의 원자량은 각각 23.0과 35.5이다)

$$2HClO_4(aq) + Na_2CO_3(aq)$$
$$\rightarrow 2NaClO_4(aq) + CO_2(g) + H_2O(l)$$

① 3.0 g
② 3.5 g
③ 4.5 g
④ 5.0 g
⑤ 5.5 g

3-64B. ST481-1 질량 백분율

폼알데하이드(CH_2O)에서 탄소(C)의 질량 백분율은?

① 10%

② 20%

③ 30%

④ 40%

⑤ 50%

3-65B. ST485 실험식

탄소, 수소, 그리고 산소로만 구성된 어떤 화합물에 질량으로 48.64%의 C와 8.16%의 H가 포함되어 있다. 이 물질의 실험식을 구하라.

① CH_2O_2

② CH_2O_2

③ CH_2O

④ $C_3H_6O_2$

⑤ $C_3H_2O_2$

3-66B. ST401M 한계 반응물

다음은 수소의 연소 균형 반응식이다.

$$2H_2(g) + O_2(g) \rightarrow 2H_2O(g)$$

다음의 각 반응 혼합물에서 H_2가 한계 시약인 것을 모두 고른 것은?

───〈보 기〉───

ㄱ. H_2 100분자와 O_2 40분자

ㄴ. H_2 0.80mol과 O_2 0.75mol

ㄷ. H_2 1.0g과 O_2 0.40mol

① ㄱ   ② ㄴ   ③ ㄱ, ㄴ

④ ㄴ, ㄷ   ⑤ ㄱ, ㄴ, ㄷ

문제번호	정답	문제번호	정답
1	2	41	1
2	3	42	2
3	1	43	1
4	1	44	2
5	3	45	3
6	2	46	2
7	3	47	2
8	4	48	4
9	4	49	3
10	2	50	4
11	2	51	3
12	2	52	3
13	3	53	3
14	1	54	2
15	2	55	2
16	5	56	3
17	5	57	4
18	3	58	3
19	2	59	2
20	1	60	1
21	4	61	2
22	5	62	4
23	3	63	4
24	3	64	4
25	5	65	4
26	4	66	4
27	3		
28	2		
29	5		
30	1		
31	4		
32	2		
33	2		
34	4		
35	4		
36	4		
37	2		
38	1		
39	4		
40	4		

04

화학 반응의 종류와
용액의 화학양론

해설 링크 모음

04. 용액의 화학양론 핵심 써머리

1. 전해질

1) 강전해질: 100%해리되어 이온으로 완전히 분리됨

2) 약전해질: 용해된 분자 중 일부만 이온으로 분리됨

3) 비전해질: 녹아있는 물질이 이온으로 분리되지 않음

2. 산과 염기

1) 아레니우스 산염기 모형

   (1) 산: 물에 녹아 H^+ 생성

   (2) 염기: 물에 녹아 OH^- 생성

2) 브뢴스테드-로우리 모형

   (1) 산: H^+ 주개

   (2) 염기: H^+ 받개

3) 강산: H^+와 음이온으로 완전히 분리

4) 약산: 일부만 이온화됨

3. 몰농도

1) 몰농도(M)=$\dfrac{\text{용질의 mol수}}{\text{용액의 부피(L)}}$

2) 표준 용액: 정확한 몰농도를 아는 용액

4. 묽힘

1) 용매를 더해 몰농도를 감소시키는 것

2) 묽히기 전 용질의 몰수 = 묽힌 후 용질의 몰수

   $M_1 V_1 = M_2 V_2$

5. 용액 반응을 나타내는 반응식의 종류

1) 화학식 반응식: 모든 반응물, 생성물을 완전한 화학식으로 표시

2) 완전 이온 반응식: 센 전해질에서 해리된 모든 이온을 표시

3) 알짜 이온 반응식: 완전 이온 반응식에 구경꾼 이온을 제외

6. 용해도 규칙

1) 실험 관찰에 근거한 규칙

2) Na^+, K^+, Li^+, NH_4^+, NO_3^-를 포함하는 이온 화합물은 항상 강전해질

3) 대표적인 침전

   (1) $AgCl$, $AgBr$, AgI(노란색), Ag_2CrO_4(붉은색),

   (2) $BaSO_4$, $BaCO_3$, $CaCO_3$, $CaSO_4$, CaF_2

   (3) Hg_2Cl_2, $Mg(OH)_2$, $Al(OH)_3$, $Pb(OH)_2$

   (4) MgO, Al_2O_3, PbO, NiS, PbS, Ag_2S, CuS, MnS

7. 중요한 용액 반응의 유형

1) 산-염기 반응: 물질 사이에 H^+ 이온의 이동

2) 침전 반응: 이온끼리 결합하여 불용성 고체 형성

3) 산화-환원 반응: 물질 사이에 전자의 이동

8. 적정

1) 시료 용액에 들어있는 물질과 반응하는 데 필요한 표준 용액(적정 시약)의 부피를 측정

2) 종말점: 지시약이 변색하는 시점

3) 당량점: 분석하려고 하는 물질과 정확히 반응할 수 있을 만큼 적정시약이 가해진 시점

4) 종말점은 대개 당량점과 매우 가까움

9. 산화-환원 반응

1) 산화수 규칙 등을 사용하여 전자의 이동을 추적

2) 산화: 전자를 잃음(산화수 증가)

3) 환원: 전자를 얻음(산화수 감소)

4) 산화제: 다른 물질을 산화시킴, 스스로는 전자를 얻음

5) 환원제: 다른 물질을 환원시킴, 스스로는 전자를 잃음

6) 산화-환원 반응 균형 맞추는 방법

(1) 산화수법

(2) 반쪽 반응법

(3) mix 방법(산화수법과 반쪽반응법의 장점을 합친 방법)

심화주제 4-1: 대표적인 산화제와 환원제

산화제	생성물
MnO_4^-	산성: Mn^{2+},
	염기성: $MnO_2(s)$
$Cr_2O_7^{2-}$	
CrO_4^{2-}	Cr^{3+}
CrO_3	
H_2O_2	H_2O
HNO_3	NO, NO_2
ClO^-	Cl^-
ClO_3^-	Cl^-
BrO_3^-	Br^-
O_2	H_2O
O_3	H_2O
Cl_2	Cl^-
Br_2	Br^-
$I_2 = I_3^-$	I^-
$S_2O_8^{2-}$	SO_4^{2-}

환원제	생성물
Na	Na^+
K	K^+
Li	Li^+
H_2	H^+
Sn^{2+}	Sn^{4+}
Cl^-	Cl_2
I^-	$I_2 = I_3^-$
Zn	Zn^{2+}
Fe^{2+}	Fe^{3+}
H_2O_2	O_2
$H_2C_2O_4$	CO_2
$S_2O_3^{2-}$	$S_4O_6^{2-}$
아스코르브산	–

심화주제 4-2: 다양한 이온화합물의 용해도

〈수용액에서 용해도 규칙, 위로 갈수록 우선순위↑〉

가용성(soluble)	불용성(insoluble)
알칼리 금속, NH_4^+	X
Cl^-, Br^-, I^-	예외 → Ag^+, Hg_2^{2+}, Pb^{2+}
NO_3^-, ClO_4^-, HCO_3^-, CH_3COO^-, ClO_3^-	X
SO_4^{2-}	예외 → Sr^{2+}, Ba^{2+}, Hg_2^{2+}, Pb^{2+}, Ca^{2+}, Ag^+
X	CO_3^{2-}, PO_4^{3-}, CrO_4^{2-}, S^{2-}
Ca^{2+}, Sr^{2+}, Ba^{2+} ← 예외	OH^-

〈물에서 이온화합물의 용해도〉

Solubilities of Ionic Compounds in Water			
Anion	**Soluble[†]**	**Slightly Soluble**	**Insoluble**
NO_3^- (nitrate)	All	—	—
CH_3COO^- (acetate)	Most	—	$Be(CH_3COO)_2$
ClO_3^- (chlorate)	All	—	—
ClO_4^- (perchlorate)	Most	$KClO_4$	—
F^- (fluoride)	Group I, AgF, BeF_2	SrF_2, BaF_2, PbF_2	MgF_2, CaF_2
Cl^- (chloride)	Most	$PbCl_2$	$AgCl$, Hg_2Cl_2
Br^- (bromide)	Most	$PbBr_2$, $HgBr_2$	$AgBr$, Hg_2Br_2
I^- (iodide)	Most	—	AgI, Hg_2I_2, PbI_2, HgI_2
SO_4^{2-} (sulfate)	Most	$CaSO_4$, Ag_2SO_4, Hg_2SO_4	$SrSO_4$, $BaSO_4$, $PbSO_4$
S^{2-} (sulfide)	Groups I and II, $(NH_4)_2S$	—	Most
CO_3^{2-} (carbonate)	Group I, $(NH_4)_2CO_3$	—	Most
SO_3^{2-} (sulfite)	Group I, $(NH_4)_2SO_3$	—	Most
PO_4^{3-} (phosphate)	Group I, $(NH_4)_3PO_4$	—	Most
OH^- (hydroxide)	Group I, $Ba(OH)_2$	$Sr(OH)_2$, $Ca(OH)_2$	Most

심화주제 4-3: 활동도 계수

1. 활동도

1) 활동도(activity)는 활동도 계수(activity coefficient)가 포함된 농도이다.

$$a_A = [A]\gamma_A$$

a_A: A의 활동도, [A]: A의 몰농도, γ_A: A의 활동도 계수

2) 한 화학종의 활동도는 그 화학종의 유효농도의 척도이다.

3) 화학종 A의 활동도와 활동도 계수는 이온세기에 따라 변하는데. 평형상수 식에 [A]대신 a_A를 사용하면 평형상수 값은 이온세기에 무관하다.

2. 이온세기

1) 용액의 이온세기 $\mu = \dfrac{1}{2}\sum c_i z_i^2$

c_i: i 화학종의 몰농도, z_i: i 화학종의 전하

3. Debye-Huckel(디바이 휘켈) 식

1) 전해질 용액에서 이온들의 활동도 계수를 계산하는 식

$$\log\gamma = \frac{-\alpha z^2\sqrt{\mu}}{1+\beta r\sqrt{\mu}} = \frac{-0.51z^2\sqrt{\mu}}{1+(\alpha\sqrt{\mu}/305)}\ (25℃)$$

α: 유효수화반경

4. 활동도 계수의 성질

1) 활동도 계수는 이상적인 값에서 벗어나는 거동의 척도이며, 활동도 계수가 1이면 이상적인 거동이다.

2) 이온세기가 증가하면 활동도 계수는 감소한다.

   (1) 이온세기가 높아질수록 이온 간의 상호작용이 증가하여 활동도 계수가 감소한다.

   (2) 이로 인해, 용액이 이상적인 상태에서 벗어나게 된다.

   (3) 무한히 묽은 용액에서 활동도 계수는 1이고 보통 용액에서 $\gamma < 1$이다.

3) 이온의 전하가 증가할수록 활동도 계수는 작아지지만 그 부호에는 무관하다.

4) 전하를 가지지 않는 중성분자의 활동도 계수는 이온세기에 따라 변하지 않고 거의 1이다.

5) 대부분의 기체에 대해서 활동도 계수는 1이다.

6) 이온의 전하수가 같은 경우 수화반경이 작을수록 활동도 계수가 작아진다.

   (1) 이온의 반지름이 작고, 전하가 클수록 수화반경이 크다.

     ① 이온 반지름이 작을수록 이온이 물 분자에 의해 더 강하게 둘러싸여 수화반경이 커진다.

   (2) 수화반경의 크기

     ① $Li^+ > Na^+ > K^+ > Rb^+$

     ② $F^- > Cl^- > Br^- > I^-$

     ③ $Sn^{4+} > In^{3+} > Cd^{2+} > Rb^+$

4-01A. LR201. 강전해질의 종류★

다음 중 강전해질이 <u>아닌</u> 것은?

① Na_2CO_3
② NH_4Cl
③ $AgNO_3$
④ $BaSO_4$
⑤ K_2CrO_4

4-02A. LR202. 강산의 종류★

다음 중 강산이 <u>아닌</u> 것은?

① HCl
② $HClO_4$
③ H_2SO_4
④ HNO_3
⑤ HF

4-03A. LR203. 강염기의 종류★

다음 중 강염기가 <u>아닌</u> 것은?

① $NaOH$
② KOH
③ $Ba(OH)_2$
④ $Ca(OH)_2$
⑤ $Mg(OH)_2$

4-04A. LR204. 강전해질, 약전해질, 비전해질

다음 물질의 0.10M 수용액의 전기 전도도가 가장 작은 것은?

① HI
② HCl
③ KOH
④ CH_3COOH (아세트산)
⑤ C_2H_5OH (에탄올)

4-05A. LR206. 다원자 이온

다음 강전해질 1몰을 충분한 물에 녹였을 때 해리되는 입자 수가 가장 큰 것은?

① 과염소산 포타슘
② 인산 소듐
③ 질산 철(II)
④ 염소산 소듐
⑤ 탄산 소듐

4-06A. LR207. 부피 측정 기구

다음 중 액체의 부피를 측정하는 기구가 <u>아닌</u> 것은?

① 눈금 실린더
② 피펫
③ 뷰렛
④ 부피 플라스크
⑤ 분별 깔때기

4-07A. LR208. 부피 측정 기구

다음 중 특정 값의 부피만 정확히 측정할 수 있는 기구는?

① 눈금 실린더
② 부피 플라스크
③ 뷰렛
④ 눈금 피펫
⑤ 둥근 플라스크

4-08B. LR209. 몰농도 계산

12.0g의 NaOH(s)를 물에 녹여 600mL의 용액을 만들었다. 이 용액에서 NaOH의 몰농도는? (단, NaOH의 몰질량은 40g/mol이다.)

① 0.10M
② 0.20M
③ 0.30M
④ 0.40M
⑤ 0.50M

4-09B. LR210. 몰농도 계산

0.20M NaOH 용액 50mL에 들어있는 NaOH의 질량은?
(단, NaOH의 몰질량은 40이다.)

① 0.3g
② 0.4g
③ 0.5g
④ 0.6g
⑤ 1.0g

4-10B. LR211. 몰농도 계산

CaCl$_2$(s) 5.50g을 녹여 250mL 수용액을 만들었다. 이 용액 중 Cl$^-$의 농도는? (단, CaCl$_2$의 몰질량은 110g/mol이다.)

① 0.20M
② 0.40M
③ 0.80M
④ 0.10M
⑤ 0.12M

4-11B. LR212. 용액의 희석★

15M의 진한 황산 xmL를 희석하여 0.30M 황산 표준 용액 1.0L를 만들고자 한다. x는?

① 10
② 20
③ 30
④ 40
⑤ 50

4-12B. LR213. 용액의 희석

50g의 NaOH(s)를 증류수에 녹여 용액 1.0L를 만들었다. 이 용액 xmL를 피펫으로 취하여 삼각 플라스크에 넣은 후, 증류수로 희석하여 0.10M NaOH 수용액 500mL를 만들었다. x는? (단, NaOH의 몰질량은 40이다.)

① 40
② 48
③ 60
④ 200
⑤ 150

4-13B. LR214. 용액의 혼합

0.10M NaCl 수용액 500mL와 0.20M NaNO₃ 수용액 500mL를 혼합한 용액에서 Na^+의 농도는?

① 0.15M

② 0.25M

③ 0.3M

④ 0.2M

⑤ 0.01M

4-14B. LR215. 용액의 혼합

0.10M NaCl 수용액 200mL와 0.10M CaCl₂ 수용액 300mL를 혼합한 용액에서 Cl^-의 농도는?

① 0.10M

② 0.12M

③ 0.15M

④ 0.16M

⑤ 0.20M

4-15B. LR216. 용액의 혼합

0.10M HCl 50mL와 HNO₃ 0.04몰을 혼합한 후, 증류수를 첨가하여 150mL로 만든 용액에서 H^+ 이온의 농도는?

① 0.1M

② 0.2M

③ 0.3M

④ 0.4M

⑤ 0.5M

4-16A. LR217. 용액의 화학 반응식★

다음 반응식에 대한 설명으로 옳지 <u>않은</u> 것은?

$$K_2CrO_4(aq) + Ba(NO_3)_2(aq) \rightarrow BaCrO_4(s) + 2KNO_3(aq)$$

① 침전 형성 반응이다.

② NO_3^-는 구경꾼 이온이다.

③ K^+는 구경꾼 이온이다.

④ Ba^{2+}는 구경꾼 이온이다.

⑤ 알짜 이온 반응식은 $Ba^{2+}(aq)+CrO_4^{2-}(aq) \rightarrow BaCrO_4(s)$이다.

4-17B. LR218. 침전 형성 반응

다음 두 용액을 혼합했을 때 침전이 형성되지 <u>않는</u> 것은?

① $KNO_3(aq) + BaCl_2(aq)$

② $Na_2SO_4(aq) + Pb(NO_3)_2(aq)$

③ $KOH(aq) + Fe(NO_3)_3(aq)$

④ $AgNO_3(aq) + NaCl(aq)$

⑤ $CaCl_2(aq) + NaF(aq)$

4-18B. LR219. 침전 형성 반응

다음 두 용액을 혼합했을 때 침전이 형성되지 <u>않는</u> 것은?

① 황산 암모늄 + 질산 바륨

② 질산 납(II) + 염화 소듐

③ 인산 소듐 + 질산 포타슘

④ 질산 은 + 크로뮴산 소듐

⑤ 염화 구리(II)와 수산화 소듐

4-19B. LR220. 침전 양론 계산

$Ag_2CrO_4(s)$는 불용성 침전이다. 0.10M $AgNO_3$ 80mL에 들어있는 Ag^+ 이온을 모두 침전시키기 위해 필요한 0.2M Na_2CrO_4의 부피 (mL)는?

① 80
② 40
③ 20
④ 160
⑤ 120

4-20B. LR221. 침전 적정

$CaF_2(s)$는 불용성 침전이다. 2.1g의 $NaF(s)$를 녹여 만든 수용액 40mL에 xM $Ca(NO_3)_2$ 50mL를 가했을 때 당량점에 도달하였다. x 는? (단, NaF의 몰질량은 42g/mol이다.)

① 0.25
② 0.5
③ 1.0
④ 0.48
⑤ 0.60

4-21B. LR222. 침전 양론 계산

0.14M $AgNO_3$ 100.0mL와 1.0M NaBr 20.0mL를 혼합하여 AgBr (s)이 생성되었다. 반응이 완결된 후, 혼합 용액에서 Br^-의 농도(M) 는?

① 0.010
② 0.020
③ 0.030
④ 0.040
⑤ 0.050

4-22B. LR223. 산-염기 반응

다음 중 산-염기 반응이 <u>아닌</u> 것은?

① $2HClO_4(aq) + Mg(OH)_2(s) \rightarrow 2H_2O(l) + Mg(ClO_4)_2(aq)$
② $HCN(aq) + NaOH(aq) \rightarrow H_2O(l) + NaCN(aq)$
③ $3HNO_3(aq) + Al(OH)_3(s) \rightarrow 3H_2O(l) + Al(NO_3)_3(aq)$
④ $Zn(s) + 2HCl(aq) \rightarrow ZnCl_2(aq) + H_2(g)$
⑤ $Ca(OH)_2(aq) + 2HCl(aq) \rightarrow 2H_2O(l) + CaCl_2(aq)$

4-23B. LR224. 산염기 적정

0.20M의 NaOH 용액 40.0mL를 중화하는 데 필요한 0.10M HCl 용 액의 부피(mL)는?

① 20
② 40
③ 60
④ 80
⑤ 100

4-24B. LR225. 산-염기 반응

0.20M HNO_3 50.0mL와 0.30M KOH 50.0mL를 혼합하였다. 중 화 반응 후 용액에 남아있는 OH^-의 몰농도는?

① 0.01M
② 0.02M
③ 0.03M
④ 0.04M
⑤ 0.05M

4-25B. LR226. 산염기 적정

다음은 황산(H_2SO_4)과 수산화 소듐(NaOH)의 중화 반응식이다.

$$H_2SO_4(aq) + 2NaOH(aq) \rightarrow Na_2SO_4(aq) + 2H_2O(l)$$

0.10M H_2SO_4 용액 50mL를 완전히 중화시키는데 필요한 0.2M NaOH 표준 용액의 부피는?

① 20mL
② 25mL
③ 50mL
④ 100mL
⑤ 150mL

4-26B. LR227. 산염기 적정

1.0g의 일양성자산 HX를 완전히 중화시키는데 0.10M NaOH(aq) 50mL가 소모되었다. HX의 몰질량(g/mol)은?

① 25
② 50
③ 100
④ 200
⑤ 150

4-27B. LR228. 산염기 적정

이양성자산 H_2Y 시료 6.0g을 완전히 중화시키는 데 0.50M NaOH 용액 150mL가 필요하다. H_2Y의 몰질량(g/mol)은?

① 120
② 80
③ 160
④ 180
⑤ 200

4-28B. LR149. 산-염기 적정 실험★

다음은 산−염기 적정 실험이다.

〈실험 과정〉
(가) 삼각 플라스크에 농도를 모르는 HCl 수용액 25.00mL를 넣는다.
(나) (가)의 용액에 페놀프탈레인 지시약을 2~3 방울 넣는다.
(다) 뷰렛에 0.100M NaOH 표준 용액을 넣는다.
(라) 지시약이 변색할 때까지 NaOH 표준 용액을 적정한다.

〈실험 결과〉
○ 종말점까지 가한 NaOH(aq)의 부피는 50.00mL였다.

(가)에서 HCl 수용액의 초기 농도(M)는?

① 0.10M
② 0.20M
③ 0.25M
④ 0.30M
⑤ 0.50M

4-29A. LR229. 산화수★★

다음 중 밑줄 친 원소의 산화수가 가장 큰 것은?

① $\underline{O}_2$
② Na$\underline{Cl}$
③ $\underline{S}F_6$
④ $\underline{C}O_2$
⑤ $\underline{N}H_3$

4-30B. LR230. 산화수

다음 중 밑줄 친 원소의 산화수가 가장 큰 것은?

① $\underline{Pb}O_2$
② $\underline{N}O_3^-$
③ $\underline{P}_4$
④ $H_2\underline{S}O_4$
⑤ $Na_2\underline{O}_2$

4-31B. LR231. 산화수

다음 중 염소(Cl)의 산화수가 가장 큰 물질은?

① Cl_2
② HCl
③ $HClO$
④ $NaClO_3$
⑤ $KClO_4$

4-32B. LR232. 산화수

다음 중 밑줄 친 원소의 평균 산화수가 옳은 것은?

① $\underline{K}O_2$ $(+4)$
② $I\underline{Cl}_2^-$ (-1)
③ $H_2\underline{O}_2$ $(+2)$
④ $\underline{O}F_2$ (-2)
⑤ $\underline{I}_3^-$ $(-1/3)$

4-33B. LR233. 산화수

다음 중 밑줄 친 원소의 산화수가 옳지 <u>않은</u> 것은?

① $K\underline{Mn}O_4$ $(+7)$
② $\underline{Cr}_2O_7^{2-}$ $(+6)$
③ $Na_2\underline{S}_2O_3$ $(+2)$
④ $Ba\underline{O}_2$ $(+2)$
⑤ $\underline{S}_2O_8^{2-}$ $(+7)$

4-34B. LR234. 산화 환원 반응

다음 중 산화−환원 반응이 <u>아닌</u> 것은?

① $(NH_4)_2Cr_2O_7(s) \rightarrow N_2(g) + 4H_2O(l) + Cr_2O_3(s)$
② $Ni(CO)_4(g) \rightarrow Ni(s) + 4CO(g)$
③ $CH_3CHO(l) + H_2(g) \rightarrow CH_3CH_2OH(l)$
④ $2Fe^{2+}(aq) + Cl_2(g) \rightarrow 2Fe^{3+} + 2Cl^-(aq)$
⑤ $2H_2O_2(l) \rightarrow 2H_2O(l) + O_2(g)$

4-35B. LR237. 산화제와 환원제

다음의 각 반응에서 밑줄 친 물질이 환원제가 <u>아닌</u> 것은?

① $\underline{CH_4}(g) + H_2O(l) \rightarrow CO(g) + 3H_2(g)$
② $\underline{Zn}(s) + HCl(aq) \rightarrow ZnCl_2(aq) + H_2(g)$
③ $\underline{I_2}(s) + 4Cl_2(g) \rightarrow 2ICl_4(l)$
④ $\underline{CH_4}(g) + 4S(s) \rightarrow CS_2(l) + 2H_2S(g)$
⑤ $\underline{CaC_2}(s) + 2H_2O(l) \rightarrow Ca(OH)_2(aq) + C_2H_2(g)$

4-36B. LR238. 산화수법

다음 불균형 반응식의 균형을 맞췄을 때, H_2O의 계수는?

$$PbO(s) + NH_3(g) \rightarrow N_2(g) + H_2O(l) + Pb(s)$$

① 3
② 4
③ 5
④ 6
⑤ 7

4-37B. LR239. 산화수법

다음 불균형 반응식의 균형을 맞췄을 때, Cl^-의 계수는?

$$Cl_2(g) + Al(s) \rightarrow Al^{3+}(aq) + Cl^-(aq)$$

① 3
② 4
③ 5
④ 6
⑤ 7

4-38B. LR240. 산화수법

다음 불균형 반응식의 균형을 맞췄을 때, O_2의 계수는?

$$PbS(s) + O_2(g) \rightarrow PbO(s) + SO_2(g)$$

① 3
② 4
③ 5
④ 6
⑤ 7

4-39B. LR241. 산화수법

다음은 산화－환원 균형 반응식이다. ($a \sim d$는 계수)

$$aS_2O_3^{2-} + bI_2 \rightarrow cS_4O_6^{2-} + dI^-$$

$a+b+c+d$는?

① 3
② 4
③ 5
④ 6
⑤ 7

4-40B. LR243-1. 반쪽 반응법 (산성 용액)★★★

다음은 산성 수용액에서 일어나는 반응의 불균형 반응식이다.

$$MnO_4^- + Fe^{2+} + H^+ \rightarrow Mn^{2+} + Fe^{3+} + H_2O$$

균형을 맞추었을 때, H_2O의 계수는?

① 2
② 4
③ 6
④ 8
⑤ 16

4-41B. LR244. 반쪽 반응법 (산성 용액)★

다음은 산성 수용액에서 일어나는 반응의 불균형 반응식이다.

$$H^+(aq) + Cr_2O_7^{2-}(aq) + C_2H_5OH(l)$$
$$\rightarrow Cr^{3+}(aq) + CO_2(g) + H_2O(l)$$

균형을 맞추었을 때, H^+의 계수는?

① 2
② 4
③ 6
④ 8
⑤ 16

4-42B. LR245. 반쪽 반응법 (산성 용액)★

다음은 산성 수용액에서 일어나는 반응의 불균형 반응식이다.

$$I^-(aq) + IO_3^-(aq) \rightarrow I_3^-(aq)$$

균형을 맞추었을 때, H^+의 계수는?

① 3
② 4
③ 5
④ 6
⑤ 7

4-43B. LR247-1. 반쪽 반응법 (염기성 용액)★

다음은 염기성 수용액에서 진행되는 반응의 불균형 반응식이다.

$$MnO_4^- + I^- + H_2O \rightarrow I_2 + MnO_2 + OH^-$$

균형을 맞추었을 때, H_2O의 계수는?

① 4
② 6
③ 7
④ 8
⑤ 9

4-44B. LR248. 반쪽 반응법 (염기성 용액)★

다음은 염기성 수용액에서 진행되는 반응의 불균형 반응식이다.

$$Al(s) + MnO_4^-(aq) \rightarrow MnO_2(s) + Al(OH)_4^-(aq)$$

균형을 맞추었을 때, H_2O의 계수는?

① 1

② 2

③ 3

④ 4

⑤ 5

4-45B. LR249. 반쪽 반응법 (염기성 용액)★

다음은 염기성 수용액에서 진행되는 반응의 불균형 반응식이다.

$$MnO_4^-(aq) + CN^-(aq) \rightarrow CNO^-(aq) + MnO_2(s)$$

균형을 맞추었을 때, OH^-의 계수는?

① 2

② 4

③ 6

④ 8

⑤ 16

4-46B. LR250. 산화-환원 적정★

0.10M $SnCl_2$ 500mL를 0.20M $KMnO_4$ 표준 용액으로 적정하여 다음 반응을 진행시킬 때, 당량점까지 가해야 하는 $KMnO_4$ 용액의 부피는?

$$16H^+(aq) + 2MnO_4^-(aq) + 5Sn^{2+}(aq) \rightarrow$$
$$2Mn^{2+}(aq) + 5Sn^{4+}(aq) + 8H_2O(l)$$

① 40mL

② 50mL

③ 80mL

④ 100mL

⑤ 120mL

4-47B. LR251. 산화-환원 적정

다음은 산성 용액에서 중크롬산 포타슘(K_2CrO_7)과 철(II) 이온의 산화-환원 균형 반응식이다.

$$14H^+(aq) + Cr_2O_7^{2-}(aq) + 6Fe^{2+}(aq) \rightarrow$$
$$2Cr^{3+}(aq) + 6Fe^{3+}(aq) + 7H_2O(l)$$

농도를 모르는 Fe^{2+} 용액 480mL를 완전히 적정하는데 0.10M 중크롬산 포타슘 표준 용액 20mL가 소모되었다. 초기 Fe^{2+} 용액의 농도는?

① 0.025M

② 0.50M

③ 0.10M

④ 0.25M

⑤ 0.030M

4-48B. LR252. 산염기 적정★

실험식이 CH_2O인 어떤 일양성자 산 X 1.2g을 완전히 중화시키는 데
0.50M NaOH 40mL가 소모되었다. X의 분자식은?

① CH_2O

② $C_2H_4O_2$

③ $C_3H_6O_3$

④ C_3H_2O

⑤ $C_3H_5O_2$

4-49B. LR253. 산화 환원 적정

다음은 산성 용액에서 옥살산 이온($C_2O_4^{2-}$)과 과망간산 이온
(MnO_4^-)의 산화-환원 불균형 반응식이다. xM $Na_2C_2O_4$ 40mL를
당량점까지 적정하는데 0.10M $KMnO_4$ 120mL가 소모되었다. x는?

$$H^+(aq) + MnO_4^-(aq) + C_2O_4^{2-}(aq) \rightarrow$$
$$Mn^{2+}(aq) + CO_2(g) + H_2O(l)$$

① 0.50

② 0.75

③ 0.90

④ 1.0

⑤ 1.25

4-50B. LR254. 산염기 역적정★

다음은 옥살산($H_2C_2O_4$)과 수산화 소듐(NaOH)의 균형 반응식이다.

$$H_2C_2O_4(aq) + 2NaOH(aq) \rightarrow Na_2C_2O_4(aq) + 2H_2O(l)$$

xM $H_2C_2O_4(aq)$ 100mL에 0.20M NaOH(aq) 50.0mL를 가하여 반응
시켰을 때, 용액에는 과량의 OH^- 이온이 남았다. 과량의 OH^- 이온
을 중화시키는 데 0.10M HCl 20mL가 소모되었을 때, x는?

① 0.010

② 0.020

③ 0.030

④ 0.040

⑤ 0.050

4-51B. LR255. 산화 환원 적정

다음은 산성 수용액에서 일어나는 두 가지 균형 반응식이다.

$$6H^+ + IO_3^- + 8I^- \rightarrow 3I_3^- + 3H_2O$$
$$2S_2O_3^{2-} + I_3^- \rightarrow S_4O_6^{2-} + 3I^-$$

산성 조건에서 0.0010mol의 $KIO_3(s)$을 과량의 KI(aq)와 반응시켜
I_3^-를 생성시켰다. 생성된 I_3^-를 모두 소모시키는데 0.1M $Na_2S_2O_3$
(aq) xmL가 소모되었다. x는?

① 15

② 20

③ 45

④ 60

⑤ 90

4-52A. LR302. 농도계산

32.0 g의 HCl(분자량 : 36.46 g)을 2.50 L 용액으로 만들면 몇 M 인가?

① 12.8 M

② 0.35 M

③ 0.0128 M

④ 0.0035 M

⑤ 0.12 M

4-53B. LR303. 농도계산

0.683M 용액 250mL를 제조하는데 필요한 Na_2SO_4(MW = 142.1g)의 질량(g)은 얼마인가?

① 4.86

② 2.43

③ 24.3

④ 48.6

⑤ 42.3

4-54B. LR304 농도계산

0.25 M KCl 용액 125 mL 만들려면 KCl 몇 g이 필요한가? (단, KCl의 몰질량은 74.5로 한다.)

① 0.32

② 2.33

③ 0.032

④ 0.23

⑤ 1.12

4-55B. LR305. 농도계산

0.2M $CaCl_2$ 용액 250 mL를 만들기 위해서 무수 $CaCl_2$ 몇 g이 필요한가? (단, $CaCl_2$의 몰질량은 110이다.)

① 2.8 g

② 5.6 g

③ 9.1 g

④ 18.2 g

⑤ 4.6 g

4-56B. LR307. 농도계산

어느 실험에서 반응 도중 수용액에 0.4g의 NaOH를 더 넣어야 될 필요가 생겼다. 반응기 안에 0.2 M NaOH 용액 몇 mL를 더하면 되는가? (NaOH의 분자량 = 40.0 g/mol)

① 12 mL

② 25 mL

③ 50 mL

④ 75 mL

⑤ 100 mL

4-57B. LR308. 농도계산

0.1 M NaCl 수용액 0.5 L와 0.1 M KCl 수용액 0.5 L를 섞은 다음 물을 가하여 부피를 2 L로 할 때 Cl^-의 농도는?

① 0.05 M

② 0.10 M

③ 0.15 M

④ 0.20 M

⑤ 0.25 M

4-58B. LR309-1. 농도계산

다음 중 몰농도가 가장 높은 용액은? (Na : 23 g/mol , Cl : 35.5 g/mol)

① 20 g의 NaOH를 증류수에 녹여 2 L로 만든 용액
② 3 mol NaOH를 증류수에 녹여 5 L로 만든 용액
③ 58.5 g의 NaCl을 증류수에 녹여 2 L로 만든 용액
④ 2 L에 HCl 73 g이 녹아있는 용액
⑤ 1 mol의 HCl을 증류수에 녹여 3 L로 만든 용액

4-59A. LR310. 침전의 종류

다음 이온 화합물중 물에 난용성인 것은?

① $(NH_4)_2SO_4$
② Na_2CO_3
③ $PbCl_2$
④ KBr
⑤ Li_2S

4-60B. LR311. 침전의 종류

다음 용액들을 섞었을 때 침전이 일어나지 않는 반응은 어느 것인가?

① 질산수은(Ⅰ)과 염산
② 황화암모늄과 수산화칼륨
③ 질산은과 탄산리튬
④ 황산알루미늄과 수산화스트론튬
⑤ 질산납과 황화소듐

4-61C. LR312-1. 침전의 종류

다음 각 물질의 수용액을 혼합할 때 이중 치환반응이 일어나지 않는 것은?

① Na_2CO_3와 HCl
② $BaCl_2$와 Na_2SO_4
③ KCl과 $NaNO_3$
④ $AgNO_3$와 NaCl
⑤ $Pb(NO_3)_2$와 NaCl

4-62C. LR313. 침전반응 양론

염소(Cl)를 포함하는 미지시료 0.5662g을 물에 녹여 과량의 $AgNO_3$로 처리하였다. 생성된 침전물 AgCl 질량이 1.0882 g이면 초기 미지 시료 중 Cl의 질량 백분율은? (단, Cl과 Ag의 원자량은 각각 35.45와 107.9이다.)

① 47.51 %
② 74.02 %
③ 7.42 %
④ 26.90 %
⑤ 62.82 %

4-63B. LR314-1. 산화수

다음 중에서 탄소 원자의 산화상태가 가장 높은 화합물은?

① CH_3OH
② CH_2O
③ CH_4
④ HCOOH
⑤ $C_6H_{12}O_6$

4-64A. LR317-1. 산화수

다음 화합물 중 산소(O)의 산화수가 +2인 것은?

① Cl_2O_6

② BrO_2

③ $HClO_2$

④ F_2O

⑤ H_2O_2

4-65A. LR318. 산화수

다음 중 어떤 염소(Cl)가 가장 높은 산화 상태를 가지겠는가?

① Cl_2

② HCl

③ $HClO$

④ $NaClO_3$

⑤ $KClO_4$

4-66B. LR319. 산화수★

다음 중 질소(N)의 산화수가 −3인 화합물을 모두 고른 것은?

a. NH_3 b. Li_3N c. $(NH_4)_2HPO_4$ d. NO_3^-

① a, b, c, d

② a, b

③ a, c

④ a, b, c

⑤ a, c

4-67A. LR321. 산화수

$Cr_2O_7^{2-}$에서 Cr 원자의 산화수는 얼마인가?

① +6

② +5

③ +4

④ +3

⑤ +2

4-68B. LR322. 산화수

$K_4[Fe(CN)_6]$에서 Fe의 산화수는?

① +5

② +4

③ +3

④ +2

⑤ +1

4-69B. LR323-1. 산화수

다음 반응에서 크로뮴(Cr)의 산화수 변화량은?

$$2H^+(aq) + 2CrO_4^{2-}(aq) \rightarrow Cr_2O_7^{2-}(aq) + H_2O(l)$$

① +1 증가

② +2 증가

③ +3 증가

④ +4 증가

⑤ 변화 없음

4-70B. LR324-1. 산화수

다음의 반응에서 각 원소의 산화수 변화를 옳게 나타낸 것은?

$$14HCl + K_2Cr_2O_7 \rightarrow 2KCl + 2CrCl_3 + 3Cl_2 + 7H_2O$$

① Cr : +7 → +3
② Cl : -1 → 0
③ Cr : +2 → +3
④ O : -2 → -1
⑤ H : +1 → -1

4-71B. LR326. 산화-환원 반응

다음 중 산화-환원 반응이 아닌 것은?

① $(NH_4)_2Cr_2O_3(s) \rightarrow N_2(g) + 4H_2O(g) + Cr_2O_3(s)$
② $Ni(CO)_4(l) \rightarrow Ni(s) + 4CO(g)$
③ $CH_3CHO(l) + H_2(g) \rightarrow CH_3CH_2OH$
④ $2Fe^{2+}(aq) + Cl_2(g) \rightarrow 2Fe^{3+}(aq) + 2Cl^-(aq)$
⑤ $2H_2O_2(l) \rightarrow 2H_2O(l) + O_2(g)$

4-72B. LR327. 산화-환원 반응

주어진 반응 중 산화-환원 반응은?

① $2NaCl(s) + H_2SO_4(l) \rightarrow Na_2SO_4(s) + 2HCl(g)$
② $CaC_2(s) + 2H_2O(l) \rightarrow Ca(OH)_2(aq) + C_2H_2(g)$
③ $MgSO_4(s) \rightarrow MgO(s) + SO_3(g)$
④ $NaCl(aq) + AgNO_3(aq) \rightarrow AgCl(s) + NaNO_3(aq)$
⑤ $2Mg(s) + O_2(g) \rightarrow 2MgO(s)$

4-73A. LR339. 전해질

다음 중에서 가장 강한 전해질을 골라라.

① H_2O
② H_2SO_4
③ $C_6H_{12}O_6$ (글루코스)
④ CH_3COOH (아세트산)
⑤ $CO(NH_2)_2$ (요소)

4-74A. LR340. 전해질

다음 중 물에 대한 용해도가 가장 큰 물질은?

① FeS
② $NaNO_3$
③ $PbSO_4$
④ $Mg(OH)_2$
⑤ $Al(OH)_3$

4-75B. LR342. 침전의 종류★

다음 이온들을 포함하는 용액이 있다.

$$Ag^+, Hg_2^{2+}, Al^{3+}, Cd^{2+}, Sr^{2+}$$

이 용액에 묽은 염산을 가할 때 나타나는 침전을 모두 고른 것은?

① AgCl
② $AgCl, CdCl_2, SrCl_2$
③ $AgCl_3, CdCl_2$
④ $AgCl_3, CdCl_2$
⑤ $AgCl, Hg_2Cl_2$

4-76B. LR343. 침전의 종류

주어진 화학 반응식 중에서 반응이 일어나지 않을 것으로 예상되는 것은?

① $Pb(NO_3)_2 + 2KI \rightarrow PbI_2 + 2KNO_3$

② $2HCl + Na_2CO_3 \rightarrow 2NaCl + H_2CO_3$

③ $NaCl + KNO_3 \rightarrow NaNO_3 + KCl$

④ $HBr + KOH \rightarrow KBr + H_2O$

⑤ $Cl_2 + 2KI \rightarrow I_2 + 2KCl$

4-77B. LR344-1. 상식

다음 중 반응 과정이 완결되었다고 말할 수 없는 현상은 무엇인가?

① 약산의 해리반응
② 기체 생성반응
③ 킬레이트 형성반응
④ 강산과 강염기의 중화반응
⑤ 침전 형성반응

4-78B. LR345. 농도 계산★

0.1 N $AgNO_3$ 용액 500 mL를 0.1 N KCl 용액 500 mL에 넣었다. 혼합결과 질산이온의 농도는 다음 중 어느 것인가?

① 0.05 N
② 0.1 N
③ 0.2 N
④ 0.01 N
⑤ 0.3 N

4-79A. LR346. 농도 계산

0.200M HNO_3 용액 20.00 mL를 중화하는데 필요한 0.400 M $Ca(OH)_2$ 용액의 mL 수는?

① 5.0
② 10.0
③ 15.0
④ 20.0
⑤ 40.0

4-80A. LR350-1. 산화수

다음 화합물 중에서 산소의 산화 상태가 '+2'인 것은?

① Cl_2O_6
② BrO_2
③ $HClO$
④ OF_2
⑤ Na_2O_2

4-81A. LR351. 산화수

다음 중 산화수가 가장 큰 금속을 포함하는 화학종은?

① $SrBr_2$
② $CoCl_6^{3-}$
③ $Fe(CN)_6^{4-}$
④ CrO_4^{2-}
⑤ MnO_2

4-82A. LR352. 산화-환원 반응

다음 반응에서 SO_2의 역할은 무엇인가?

$$SO_2 + 2H_2O + Cl_2 \rightarrow H_2SO_4 + 2HCl$$

① 산화제
② 촉매
③ 용매
④ 환원제
⑤ 중화제

4-83B. LR354. 산화-환원 반응 균형 맞추기

산성 용액에서 일어나는 다음 반응의 균형 화학 반응식(balanced chemical equation)을 완결하였을 때 H^+의 계수는?

$$Cr_2O_7^{2-}(aq) + Fe^{2+}(aq) \rightarrow Cr^{3+}(aq) + Fe^{3+}(aq)$$

① 6
② 7
③ 8
④ 11
⑤ 14

4-84C. LR357. 산화-환원 반응(당량수)

$KMnO_4$ 1 mol은 염기성 용액 중에서는 몇 화학당량에 해당하는가?

① 3
② 5
③ 1
④ 7
⑤ 2

4-85B. LR359. 산화수

아래의 질소 산화물을 질소원자의 산화상태가 증가하는 순으로 잘 배열한 것은?

a. NO	b. NO_2	c. N_2O	d. N_2O_3	e. N_2O_5

① a-b-c-d-e
② a-c-d-b-e
③ c-a-b-d-e
④ c-a-d-b-e
⑤ d-a-c-e-b

4-86B. LR361. 산화수

다음 각 경우에서 밑줄 친 원소의 산화수가 +5인 화합물은?

① $\underline{Fe}_2O_3$
② $Na\underline{Cl}O_3$
③ $\underline{C}_2H_5OH$
④ $\underline{Cl}O_2^-$
⑤ $\underline{Cr}_2O_7^{2-}$

4-87B. LR362. 산화-환원 반응

산화-환원 반응에 속하는 것은?

① $BaCl_2 + H_2SO_4 \rightarrow BaSO_4 + 2HCl$
② $NaCl + AgNO_3 \rightarrow NaNO_3 + AgCl$
③ $2Na + Cl_2 \rightarrow 2NaCl$
④ $CuSO_4 \cdot 5H_2O \rightarrow CuSO_4 + 5H_2O$
⑤ $Ag^+ + Cl^- \rightarrow AgCl$

4-88B. LR363. 산화-환원 반응

다음 중 산화-환원 반응이 아닌 것은?

① $TiO_2 + C + 2Cl_2 \rightarrow TiCl_4 + CO_2$

② $CF_2Cl_2 + 2Na_2C_2O_4 \rightarrow 2NaF + 2NaCl + C + 4CO_2$

③ $NiCO_3 + 2HCl \rightarrow NiCl_2 + H_2O + CO_2$

④ $4Cr + 3O_2 \rightarrow 2Cr_2O_3$

⑤ $Fe + 2HCl \rightarrow FeCl_2 + H_2$

4-89B. LR364. 산화-환원 반응

아래의 설명 가운데 옳은 것은?

① $SO_3 + H_2O \rightarrow H_2SO_4$의 반응에서 황(S)은 산화되었다.

② $CH_3Br + Mg \rightarrow CH_3MgBr$ 반응에서 Mg는 산화되고 탄소는 환원되었다.

③ $TiO_2(s) + C(s) + 2Cl_2(g) \rightarrow TiCl_4(l) + CO_2(g)$에서 Ti는 환원되고 탄소는 환원되었다.

④ $H_2(g) + CuO(s) \rightarrow Cu(s) + H_2O(g)$에서 수소의 산화 상태는 변화 없다.

⑤ $Fe(s) + H_2SO_4(aq) \rightarrow FeSO_4(aq) + H_2(g)$에서 수소의 산화상태는 변화 없다.

4-90B. LR365. 산화수

다음 반응 중에서 탄소의 산화상태가 변하지 않는 것은?

① $2HCO_2H + O_2 \rightarrow 2CO_2 + 2H_2O$

② $H_2CO + H_2 \rightarrow CH_3OH$

③ $CO_2 + H_2O \rightarrow H_2CO_3$

④ $CO + 2H_2 \rightarrow CH_3OH$

⑤ $CH_4 + 2O_2 \rightarrow CO_2 + 2H_2O$

4-91C. LR367. 상식

다음 중 산화-환원 반응이 관여하는 것은?

───────〈보 기〉───────
ㄱ. 표백제로 섬유를 표백시켰다.
ㄴ. dimercaprol을 근육주사하여 비소를 해독시켰다.
ㄷ. 납 축전지를 충전시켰다.
ㄹ. 산과 염기를 중화시켰다.

① ㄱ   ② ㄱ, ㄷ   ③ ㄴ, ㄷ
④ ㄱ, ㄴ, ㄷ   ⑤ ㄱ, ㄴ, ㄷ, ㄹ

4-92B. LR368. 침전의 종류

다음 각각의 수용액에서 알짜 이온반응이 일어나지 않는 것은?

① $Na_2CO_3 + CaCl_2$

② $NiSO_4 + 2NaOH$

③ $BaCl_2 + Na_2SO_4$

④ $2NaCl + Fe(NO_3)_2$

⑤ $Na_2CO_3 + 2HCl$

4-93C. LR369. 상식

다음에 제시된 화학반응 중 어느 하나는 가역적으로 진행된다. 가역적으로 진행되는 반응을 골라라.

① $Pb(NO_3)_2 + 2KI \rightarrow PbI_2 + 2KNO_3$

② $KNO_3 + NaCl \rightarrow KCl + NaNO_3$

③ $2Na + 2CH_3OH \rightarrow 2NaOCH_3 + H_2$

④ $Na_2SO_3 + 2HCl \rightarrow 2NaCl + H_2O + SO_2$

⑤ $Fe + 2HCl \rightarrow FeCl_2 + H_2$

4-94C. LR370-1. 상식

다음 중 산-염기 반응을 모두 고른 것은?

─────〈보 기〉─────
ㄱ. 위산과다에 제산제를 투여한다.
ㄴ. 벌에 쏘였을 때 암모니아수를 바른다.
ㄷ. 생선에 레몬즙을 뿌려 비린내를 없앤다.
ㄹ. 취수장에서 수산화칼슘과 황산알루미늄을 투입한다.

① ㄱ, ㄴ   ② ㄴ, ㄷ   ③ ㄴ, ㄷ, ㄹ

④ ㄱ, ㄴ, ㄷ   ⑤ ㄱ, ㄴ, ㄷ, ㄹ

4-95B. LR373. 침전의 종류★★

어떤 염 용액이 들어있는 비이커에 소량의 질산은 용액이나 묽은 황산 용액을 떨어뜨리면 침전 반응이 일어난다. 비이커 속 용액의 용질로 가장 가능성이 높은 것은?

① KCN

② $BaCl_2$

③ CaI_2

④ $MgBr_2$

⑤ NaCl

4-96C. LR374. 침전반응 양론계산

수산화나트륨(NaOH)과 질산 제2철[$Fe(NO_3)_3$]의 수용액이 혼합되었을 때 적색의 젤라틴 모양 침전이 생성되었다. 0.2M의 NaOH 수용액 50mL와 0.125M $Fe(NO_3)_3$수용액 30.0 mL가 혼합되었을 때 생성되는 침전의 양은? (단, $Fe(OH)_3$의 몰질량은 106.87이다.)

① 0.153 g

② 0.356 g

③ 0.712 g

④ 0.424 g

⑤ 0.544 g

4-97B. LR376. 침전반응 양론계산

0.100 M 질산은 용액 25.0 mL와 0.0300 M 염화칼슘 용액 25.0 mL를 혼합하였을 때 생성되는 염화은(화학식량 : 143.3) 침전의 양은?

① 0.107 g

② 0.215 g

③ 0.358 g

④ 0.466 g

⑤ 0.124 g

4-98B. LR378. 산 염기반응 양론계산

1.25g의 일양성자 산 HA를 완전히 중화시키는데 0.25 M $Ba(OH)_2$ 25 mL가 필요하였다. HA의 몰질량은 얼마인가?

① 25 g/mol
② 50 g/mol
③ 100 g/mol
④ 200 g/mol
⑤ 75 g/mol

4-99A. LR379. 산 염기반응 양론계산

0.200 M HNO_3 용액 20.00 mL를 중화하는데 필요한 0.400 M $Ca(OH)_2$ 용액의 mL 수는?

① 5.0
② 10.0
③ 15.0
④ 20.0
⑤ 40.0

4-100C. LR381. 산화 환원 반응 양론계산★

산성 용액에서 2N $KMnO_4$용액 1L를 제조하고자 한다. 필요한 $KMnO_4$의 g 수는 얼마인가? ($KMnO_4 = 158$)

$$MnO_4^- + 8H^+ + 5e^- \rightarrow Mn^{2+} + 4H_2O$$

① 3.16
② 31.6
③ 316
④ 6.32
⑤ 63.2

4-101B. LR382. 산화 환원 반응 양론계산

아래의 산화-환원 반응식에 따라 0.1M $SnCl_2$용액 500mL로 $KMnO_4$용액 100mL를 산화-환원 적정하였다면, $KMnO_4$의 농도는 몇 mol/L인가?

$$2MnO_4^- + 5Sn^{2+} + 16H^+$$
$$\rightarrow 2Mn^{2+} + 5Sn^{4+} + 8H_2O$$

① 0.1
② 0.2
③ 0.5
④ 0.8
⑤ 1.25

4-102B. LR383-1. 산화 환원 반응 양론계산

산성에서 0.2N Fe^{2+}용액 20mL를 적정하는데 MnO_4^-용액 10mL가 소비되었다면 MnO_4^-용액의 몰농도는 얼마인가?

① 0.4
② 0.04
③ 2.0
④ 0.08
⑤ 0.8

4-103B. LR384. 산화 환원 반응 양론계산

중크롬산칼륨의 황산 산성 용액은 다음과 같은 산화작용을 한다.

$$Cr_2O_7^{2-} + 14H^+ + 6e^- \rightarrow 2Cr^{3+} + 7H_2O$$

1몰의 염화제일주석($SnCl_2$)을 염화제이주석($SnCl_4$)으로 산화시키는데 필요한 $K_2Cr_2O_7$의 몰 수는?

① 6 몰
② 3 몰
③ 1/3 몰
④ 1/6 몰
⑤ 1/2 몰

4-104B. LR449-1. 침전의 종류★

다음 중 물에 난용성 또는 불용성인 화합물의 개수는?

○ 질산 알루미늄
○ 염화 마그네슘
○ 수산화 니켈(Ⅱ)
○ 황화 납(Ⅱ)
○ 수산화 마그네슘
○ 인산 철(Ⅲ)

① 1
② 2
③ 3
④ 4
⑤ 5

4-105B. LR450-1. 침전의 종류★

다음 중 물에 난용성 또는 불용성인 화합물의 개수는?

○ 질산 납(Ⅱ)
○ 황산 납(Ⅱ)
○ 아이오딘화 소듐
○ 탄산 마그네슘
○ 탄산 암모늄

① 1
② 2
③ 3
④ 4
⑤ 5

4-106B. LR451-1. 침전의 종류★

다음의 용액들을 혼합했을 때, 침전물이 생기지 않는 것은?

① $FeSO_4(aq) + KCl(aq)$
② $Al(NO_3)_3(aq) + Ba(OH)_2(aq)$
③ $CaCl_2(aq) + Na_2SO_4(aq)$
④ $K_2S(aq) + Ni(NO_3)_2(aq)$
⑤ $Ni(NO_3)_2(aq) + Ca(OH)_2(aq)$

4-107B. LR457-1. 침전의 종류★

다음 수용액들을 혼합했을 때, 아무런 반응이 일어나지 않는 것은?

① 황산 암모늄과 질산 바륨
② 질산 납(Ⅱ)과 염화 소듐
③ 인산 소듐과 질산 포타슘
④ 염화 구리(Ⅱ)와 수산화 소듐
⑤ 염화 아연과 황화 암모늄

4-108B. LR459-1. 침전의 종류★

미지의 물에 녹는 이온 결합 화합물의 용액 각각을 KCl, Na_2SO_4, 및 NaOH와 반응시켰다. Na_2SO_4를 가했을 때만 침전이 형성되었다. 미지의 물에 녹는 이온 결합 화합물에 존재할 수 있는 양이온은 무엇인가?

① Pb^{2+}
② Ca^{2+}
③ Hg_2^{2+}
④ K^+
⑤ Na^+

4-109C. LR460-1. 침전의 종류★

어떤 시료에 다음 이온들 중 일부 또는 전부가 들어 있다.

$$Hg_2^{2+}, \ Ba^{2+}, \ Mn^{2+}$$

시료 용액에 NaCl 수용액을 넣었을 때 침전이 생기지 않았다.
시료 용액에 Na_2SO_4 수용액을 넣었을 때 침전이 생기지 않았다.
시료 용액을 NaOH로 염기성을 띠게 하였을 경우에는 침전물이 생겼다. 시료 용액에 들어 있는 이온을 모두 고른 것은?

① Hg_2^{2+}
② Ba^{2+}
③ Mn^{2+}
④ $Hg_2^{2+}, \ Ba^{2+}$
⑤ $Ba^{2+}, \ Mn^{2+}$

4-110C. LR483. 산염기 양론계산

농도를 모르는 프탈산 수소 포타슘($KHC_8H_4O_4$, KHP라고도 함)을 적정하는 데 0.1000M NaOH 용액 20.46mL가 필요하다. KHP (몰질량=204.22g/mol)는 한 개의 산성 수소를 가진다. 수산화 소듐으로 적정(완전히 반응)된 KHP의 그램 수는?

① 0.1178g
② 0.2178g
③ 0.3178g
④ 0.4178g
⑤ 0.5178g

4-111B. LR489-1. 산화 환원 반응

다음 중 산화-환원 반응이 아닌 것은?

① $SiCl_4(l) + 2Mg(s) \rightarrow 2MgCl_2(s) + Si(s)$

② $Al(OH)_4^-(aq) \rightarrow AlO_2^-(aq) + 2H_2O(l)$

③ $CH_4(g) + H_2O(g) \rightarrow CO(g) + 3H_2(g)$

④ $2AgNO_3(aq) + Cu(s) \rightarrow Cu(NO_3)_2(aq) + 2Ag(s)$

⑤ $Zn(s) + 2HCl(aq) \rightarrow ZnCl_2(aq) + H_2(g)$

4-112B. LR491-1. 산화환원반응 균형 맞추기

산성 용액에서 일어나는 다음 산화-환원 반응의 균형을 최소 정수가 되도록 맞추었을 때, H_2O의 계수는?

$$I^-(aq) + ClO^-(aq) \rightarrow I_3^-(aq) + Cl^-(aq)$$

① 1
② 2
③ 3
④ 4
⑤ 5

4-113B. LR491-2. 산화환원반응 균형 맞추기

산성 용액에서 일어나는 다음 산화-환원 반응의 균형을 최소 정수가 되도록 맞추었을 때, H_2O의 계수는?

$$Br^-(aq) + MnO_4^-(aq) \rightarrow Br_2(l) + Mn^{2+}(aq)$$

① 4
② 5
③ 6
④ 7
⑤ 8

4-114B. LR492-1. 산화환원반응 균형 맞추기

산성 용액에서 일어나는 다음 산화-환원 반응의 균형을 최소 정수가 되도록 맞추었을 때, H_2O의 계수는?

$$Cu(s) + NO_3^-(aq) \rightarrow Cu^{2+}(aq) + NO(g)$$

① 1
② 2
③ 3
④ 4
⑤ 5

4-115B. LR492-2. 산화환원반응 균형 맞추기

산성 용액에서 일어나는 다음 산화−환원 반응의 균형을 최소 정수
가 되도록 맞추었을 때, H_2O의 계수는?

$$Cr_2O_7^{2-}(aq) + Cl^-(aq) \rightarrow Cr^{3+}(aq) + Cl_2(g)$$

① 4
② 5
③ 6
④ 7
⑤ 8

4-116B. LR493-1. 산화환원반응 균형 맞추기

염기성 용액에서 일어나는 다음 산화−환원 반응의 균형을 최소 정
수가 되도록 맞추었을 때, H_2O의 계수는?

$$NO_2^-(aq) + Al(s) \rightarrow NH_3(g) + AlO_2^-(aq)$$

① 1
② 2
③ 3
④ 4
⑤ 5

4-117B. LR494-1. 산화환원반응 균형 맞추기

염기성 용액에서 일어나는 다음 산화−환원 반응의 균형을 최소 정
수가 되도록 맞추었을 때, H_2O의 계수는?

$$CN^-(aq) + MnO_4^-(aq) \rightarrow CNO^-(aq) + MnO_2(s)$$

① 1
② 2
③ 3
④ 4
⑤ 5

4-118C. LR686-1 상식

다음 중 가장 강한 산화제는?

① H_2SO_4
② $CuSO_4$
③ $NaOH$
④ Br_2
⑤ Na_2SO_3

4-119C. LR686-2 상식

다음 중 가장 강한 환원제는?

① $KMnO_4$
② $FeCl_3$
③ Na_2SO_3
④ Cl_2
⑤ $KBrO_3$

4-120C. LR687-1 상식

다음 중 산화제와 환원제로 겸하여 쓰이는 것은?

① H_2SO_4
② Na_2SO_4
③ HNO_3
④ $CuCl_2$
⑤ H_2O_2

4-121C. LR687-2 상식

다음 중 산화제와 환원제로 겸해서 사용되는 것은?

① HNO_3
② I_2
③ HNO_2
④ $FeSO_4$
⑤ H_2SO_4

4-122C. LR688-1 상식

KI의 H_2SO_4 산성용액에 어느 것을 가하면 I_2가 유리되겠는가?

① KOH
② $KMnO_4$
③ HCl
④ $FeSO_4$
⑤ $Na_2S_2O_3$

4-123C. LR688-2 상식

$Bi(OH)_3$에 어느 것을 가하면 흑색의 Bi가 석출되겠는가?

① $SnCl_4$
② $FeCl_3$
③ Na_2SnO_2
④ $KMnO_4$
⑤ Br_2

4-124C. LR692 상식

다음은 pH 측정기에 대한 설명이다.
이에 대한 설명으로 옳은 것만을 〈보기〉에서 있는 대로 고른 것은?

〈보 기〉
ㄱ. 일반적으로 H^+에 매우 선택적인 유리를 전극으로 사용한다.
ㄴ. 용액 중에 Na^+가 높은 농도로 공존하면 실제 pH보다 낮게 나타난다.
ㄷ. 수소이온의 활동도에 감응한다.
ㄹ. 사용 후에는 전극을 반드시 건조하여 보관한다.

① ㄱ, ㄴ ② ㄴ, ㄷ ③ ㄹ
④ ㄱ, ㄴ, ㄷ ⑤ ㄱ, ㄴ, ㄷ, ㄹ

4-125D. LR69 활동도

Debye-Hückel 식이 의미하는 것으로 적절하지 않은 것은?

① 활동도는 이온강도에 의해 영향을 받는다.
② 활동도는 이온의 수화반경 크기에 의해 차이가 생긴다.
③ 이온의 전하가 커지면 활동도를 감소시킨다.
④ 매우 묽은 용액에서는 농도와 활동도를 동일하게 사용할 수 있다.
⑤ 이온 강도가 매우 작은 용액에서 활동도는 0에 가깝다.

4-126D. LR616 활동도

활동도 계수에 대한 설명으로 옳은 것이 모두 조합된 것은?

<보 기>
ㄱ. 같은 이온 세기에서도 이온의 전하가 증가할수록 활동도 계수가 감소하는데 이 경향은 음이온의 경우 더 크게 나타난다.
ㄴ. 매우 묽은 용액에서의 활동도 계수는 1에 가까워진다.
ㄷ. 이온세기가 증가하면 그에 비례하여 증가한다.
ㄹ. 용액 중의 중성분자, 기체, 순수한 용매, 순수한 고체 등의 활동도 계수는 1로 간주해도 무방하다.

① ㄱ, ㄴ   ② ㄴ, ㄷ   ③ ㄴ, ㄹ
④ ㄱ, ㄴ, ㄷ   ⑤ ㄱ, ㄴ, ㄷ, ㄹ

4-127D. LR67-1 활동도

다음은 활동도 계수에 대한 설명이다. 이에 대한 설명으로 옳은 것만을 〈보기〉에서 있는 대로 고른 것은?

<보 기>
ㄱ. 이온세기가 증가하면 활동도계수는 감소한다.
ㄴ. 이온의 전하가 증가할수록 활동도계수는 감소한다.
ㄷ. 전하를 가지지 않는 중성분자의 활동도계수는 1이다.
ㄹ. 무한히 묽은 용액에서 활동도계수는 1이다.

① ㄱ, ㄴ   ② ㄴ, ㄷ   ③ ㄹ
④ ㄱ, ㄴ, ㄷ   ⑤ ㄱ, ㄴ, ㄷ, ㄹ

4-128C. LRP10125 상식

다음 중 산화제로 사용될 수 있는 산화물은?

① Cu_2O
② CuO
③ CaO
④ MgO
⑤ Li_2O

4-129C. LRP10156 상식

다음 화합물 중 환원제로 흔히 사용될 수 있는 것은 어느 것인가?

① $SnCl_4$

② HF

③ $KMnO_4$

④ Cl_2

⑤ $SnCl_2$

4-130B. LRB43. 산화 환원 반응 (변리사 기출)

대기오염 물질인 오존은 다음과 같이 요오드화칼륨과 반응하여 I_3^- 이온을 생성하고, 생성된 I_3^- 이온을 정량하면 오존의 양을 알 수 있다.

$$aO_3(g) + bI^-(aq) + cH_2O(l)$$
$$\rightarrow dO_2(g) + eI_3^-(aq) + fOH^-(aq)$$

위 화학식에서 계수 a가 1일 때, 계수 e와 f의 값이 바르게 짝지어진 것은? (단, a, b, c, d, e, f는 완결된 화학 반응식의 각 화학종에 대한 계수를 의미한다.)

① $e=1 \; f=1$

② $e=1 \; f=2$

③ $e=1 \; f=3$

④ $e=2 \; f=2$

⑤ $e=3 \; f=1$

4-131B. LRB44. 산화 환원 반응 (변리사 기출)

혈중 알코올(C_2H_5OH)의 양을 측정하는 방법 중 하나는 알코올을 Ce^{4+} 이온을 포함하는 용액으로 적정하는 것이며, 그 반응식은 아래와 같다. 혈장시료 10.0mL를 적정하는데 1.2M의 Ce^{4+} 용액 10.0mL가 필요하다면 시료 속 알코올의 몰농도는 얼마인가?

$$C_2H_5OH(aq) + 12Ce^{4+}(aq) + 3H_2O(l) \rightarrow$$
$$2CO_2(g) + 12Ce^{3+}(aq) + 12H^+(aq)$$

① 0.0100M

② 0.100M

③ 1.00M

④ 10.0M

⑤ 100M

4-132B. LRB45. 산화 환원 반응 (변리사 기출)

다음은 산화·환원 반응의 화학반응식이다.

$$aMn^{2+}(aq) + bBiO_3^-(aq) + cH^+(aq)$$
$$\rightarrow dMnO_4^-(aq) + eBi^{3+}(aq) + fH_2O(l)$$

완결된 위 반응식에서 c와 a의 비(c/a)로 옳은 것은? (단, $a \sim f$는 반응물과 생성물의 계수이다.)

① 3   ② 5   ③ 6

④ 7   ⑤ 9

4-133B. LRB46. 산화 환원 반응 (변리사 기출)

다음은 중크롬산 이온으로 철 이온을 적정하는 산화−환원 반응식이다.

$$Cr_2O_7^{2-}(aq) + aFe^{2+}(aq) + bH^+(aq)$$
$$\rightarrow cCr^{3+}(aq) + dFe^{3+}(aq) + eH_2O(l)$$

이 산화∼환원 반응에 대한 설명으로 옳은 것은?

① $Cr_2O_7^{2-}$는 환원제이다.
② Fe^{2+}는 산화제이다.
③ H^+는 환원제이다.
④ $c:d=1:3$이다.
⑤ $(a+b)$값은 $(c+d+e)$값보다 작다.

4-134B. LRB49. 산화 환원 반응 (변리사 기출)

다음은 산화·환원 반응에 대한 불균형 화학반응식이다.

$$HNO_3 + H_3AsO_3 \rightarrow NO + H_3AsO_4 + H_2O$$

균형 화학반응식을 완성하였을 때, 반응물의 반응 계수합(A)과 생성물의 반응 계수합(B)의 비(A:B)는?

① 1 : 2 ② 2 : 3 ③ 3 : 4
④ 4 : 5 ⑤ 5 : 6

4-135C. LRB55. 산화 환원 반응 (변리사 기출)

다음은 에탄올(C_2H_5OH)이 분해되는 반응의 반쪽 반응식이다.

반응 1: $C_2H_5OH(aq) + 3H_2O(l)$
$$\rightarrow 2CO_2(g) + 12H^+(aq) + 12e^-$$

반응 2: $Cr_2O_7^{2-}(aq) + H^+(aq) + e^-$
$$\rightarrow Cr^{3+}(aq) + H_2O(l)$$

혈장 시료 50.0g에 함유된 C_2H_5OH을 적정하는 데, 0.050M $K_2Cr_2O_7$ 40mL가 소모되었다. 혈장 시료 속의 C_2H_5OH 무게 %는? (단, 이 적정에서 반응 1과 2만 고려하며, 반응 2는 균형이 이루어지지 않았다. 반응 온도는 일정하고, 에탄올의 분자량은 46.0g/mol이다.)

① 0.023
② 0.046
③ 0.069
④ 0.092
⑤ 0.13

4-136B. LRB58. 산화 환원 반응 (변리사 기출)

다음의 산화·환원 반응을 염기성 용액에서 균형을 맞추었을 때 $OH^-(aq)$의 반응 계수는 a, $H_2O(l)$의 반응 계수는 b이다. $\dfrac{b}{a}$는?

$$Cl_2O_7(aq) + H_2O_2(l) \rightarrow ClO_2^-(g) + O_2(g)$$

① $\dfrac{3}{2}$

② 2

③ $\dfrac{5}{2}$

④ 3

⑤ $\dfrac{7}{2}$

4-137B. LRB59. 산화-환원 반응 (변리사 기출)

다음은 산성 수용액에서 산화 환원 반응의 균형 화학 반응식이다. $a \sim d$는 반응 계수이다.

$$a\,Fe^{2+}(aq) + b\,H_2O_2(aq) + 2H^+(aq) \rightarrow c\,Fe^{3+}(aq) + d\,H_2O(l)$$

이에 관한 설명으로 옳은 것만을 〈보기〉에서 있는 대로 고른 것은?

─〈보 기〉─
ㄱ. $a+b < c+d$
ㄴ. O의 산화수는 증가한다.
ㄷ. Fe^{2+} 1mol이 반응할 때 전자 2mol을 잃는다.

① ㄱ   ② ㄴ   ③ ㄷ

④ ㄱ, ㄴ   ⑤ ㄱ, ㄷ

4-138D. LRS734 산화환원 적정

다음은 아스코르브산($C_6H_8O_6$) 수용액의 미지 농도를 분석하기 위한 실험이다.

〈관련 반응식〉

○ $IO_3^-(aq) + aI^-(aq) + bH^+(aq)$
$\rightarrow cI_3^-(aq) + dH_2O(l)$ ($a \sim d$: 반응 계수)

○ $C_6H_8O_6(aq) + I_3^-(aq) \rightarrow C_6H_6O_6(aq) + 2H^+(aq) + 3I^-(aq)$

○ $I_3^-(aq) + 2S_2O_3^{2-}(aq) \rightarrow 3I^-(aq) + S_4O_6^{2-}(aq)$

〈실험 과정〉

(가) 아스코르브산 수용액 10mL를 250mL 플라스크에 넣는다.

(나) 3M $H_2SO_4(aq)$ 10mL를 첨가한다.

(다) KI(s) 3g을 첨가하여 완전히 녹인다.

(라) 0.020M $KIO_3(aq)$ 50mL를 가한다.

(마) 1% 녹말 지시약 10방울 정도 가한다.

(바) 종말점까지 0.01M $Na_2S_2O_3(aq)$를 가한다.

〈실험 결과〉

○ (바)에서 종말점까지 들어간 $Na_2S_2O_3(aq)$는 60mL였다.

이에 대한 설명으로 옳은 것만을 〈보기〉에서 있는 대로 고른 것은? (단, 온도는 25℃로 일정하다.)

〈보 기〉

ㄱ. $\dfrac{b}{a} = \dfrac{3}{4}$이다.

ㄴ. (라)에서 IO_3^-는 환원된다.

ㄷ. 아스코르브산 수용액의 농도는 0.20M이다.

---

① ㄱ   ② ㄴ   ③ ㄱ, ㄴ

④ ㄴ, ㄷ   ⑤ ㄱ, ㄴ, ㄷ

문제번호	정답	문제번호	정답
1	4	41	5
2	5	42	4
3	5	43	1
4	5	44	2
5	2	45	1
6	5	46	4
7	2	47	1
8	5	48	2
9	2	49	2
10	2	50	4
11	2	51	4
12	1	52	2
13	1	53	3
14	4	54	2
15	3	55	2
16	4	56	3
17	1	57	1
18	3	58	4
19	3	59	3
20	2	60	2
21	5	61	3
22	4	62	1
23	4	63	4
24	5	64	4
25	3	65	5
26	4	66	4
27	3	67	1
28	2	68	4
29	3	69	5
30	4	70	2
31	5	71	2
32	5	72	5
33	5	73	2
34	2	74	2
35	5	75	5
36	1	76	3
37	4	77	1
38	1	78	1
39	4	79	1
40	2	80	4

문제번호	정답	문제번호	정답
81	4	121	3
82	4	122	2
83	5	123	3
84	1	124	4
85	4	125	5
86	2	126	3
87	3	127	5
88	3	128	2
89	2	129	5
90	3	130	2
91	2	131	2
92	4	132	4
93	2	133	4
94	4	134	5
95	2	135	4
96	2	136	3
97	2	137	1
98	3	138	3
99	1		
100	5		
101	2		
102	4		
103	3		
104	4		
105	2		
106	1		
107	3		
108	2		
109	3		
110	4		
111	2		
112	1		
113	5		
114	4		
115	4		
116	1		
117	1		
118	4		
119	3		
120	5		

05

기체

해설 링크 모음

05. 기체 핵심 써머리

1. 기체 상태

1) 기체는 4가지 변수로 표현된다.

　(1) 압력(P), 부피(V), 온도(T), 몰수(n)

2) 압력의 단위

　(1) 1torr = 1mmHg

　(2) 1atm(1기압) = 760torr

2. 기체 법칙

1) 보일의 법칙: 압력과 부피는 반비례

2) 샤를의 법칙: 부피는 절대 온도에 정비례

3) 아보가드로의 법칙: 부피는 몰수에 정비례, 입자 종류와 무관

4) 이상 기체 법칙:

　(1) $PV = nRT$ (P, V, n, T 중 특정값을 구할 때 주로 이용)

　(2) $\dfrac{P_1 V_1}{n_1 T_1} = \dfrac{P_2 V_2}{n_2 T_2}$ (두 기체의 P, V, n, T 상대 비율을 구할 때 주로 이용)

5) 돌턴의 부분압 법칙: 혼합 기체의 전체 압력= 각 성분의 부분 압력의 합

　(1) 부분압: 혼합 기체에서 어떤 특성 성분만이 나타내는 압력

3. 분자 운동론

1) 이상 기체의 거동을 설명하는 모형

2) 분자 운동론의 가정

　(1) 기체 입자의 부피는 0이다.

　(2) 입자간 상호작용은 없다.

　(3) 입자들은 일정한 운동을 하며, 용기 벽에 충돌하여 압력을 나타낸다.

　(4) 기체 입자의 평균 운동 에너지는 절대온도에 정비례한다.

3) 기체 입자는 일정 범위의 속도 분포를 갖는다.

4) 기체의 제곱평균근 속력(v_{rms})= $\sqrt{\dfrac{3RT}{M}}$

5) 확산(diffusion): 둘 이상 기체의 자발적 혼합 (확산 속도: 거리/시간)

6) 분출(efffusion): 작은 구멍을 통해 빈 공간으로 빠져나감 (분출 속도: 입자수/시간)

7) 일정한 온도와 압력에서 확산 속도와 분출 속도는 분자량의 제곱근에 반비례 (그레이엄의 법칙)

8) 분자-단위면적 벽면과의 충돌 빈도(Z)는 단위부피당 분자 수($\dfrac{N}{V}$)와 분자의 평균 속도(v_{rms})의 곱에 비례한다.

$$Z \propto \dfrac{N}{V} v_{rms}$$

4. 실제기체의 거동

1) 실제기체는 분자간의 인력, 분자의 크기를 가진다. → 이상기체 거동과 편차가 나타남

2) 실제기체는 높은 온도, 낮은 압력일수록 이상적으로 거동한다.

3) 반데르발스 식: 실제 기체의 거동을 묘사하는 식, 이상기체 방정식에 분자간 인력과 분자의 크기를 보정하여 얻음

$$(P+a(\frac{n}{V})^2)\times(V-bn)=nRT$$

   (1) a: 분자간 인력 크기에 비례하는 반데르발스 상수

   (2) b: 분자 입자 크기에 비례하는 반데르발스 상수

4) 압축인자($Z=\dfrac{PV}{nRT}=\dfrac{V_{실제기체}}{V_{이상기체}}$): 실제기체와 이상기체의 거동 편차를 나타내는 척도

   (1) $Z<1$: 인력이 반발력보다 우세

   (2) $Z>1$: 반발력이 인력보다 우세

   (3) $Z=1$: 인력과 반발력 상쇄, 이상기체처럼 거동

심화주제 5-1: 기체의 속력 종류

1) 가장 잦은 속력(most probable speed): $v_{mp}=\sqrt{\dfrac{2RT}{M}}$ (M : 몰질량)

2) 평균 속력(average speed): $v_{av}=\sqrt{\dfrac{8RT}{\pi M}}$

3) 평균 제곱 속력(제곱 평균근 속력, root-mean-square speed): $v_{rms}=\sqrt{\dfrac{3RT}{M}}$

4) $v_{mp}<v_{av}<v_{rms}$

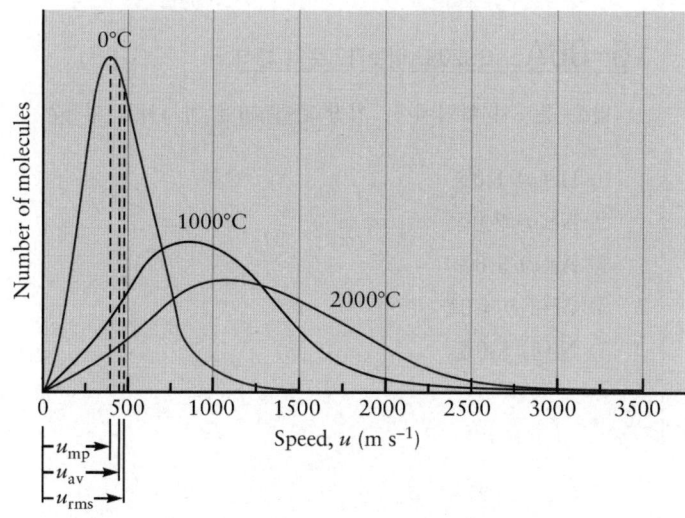

5-01A. GS201. STP 조건

다음 중 STP 조건(표준 온도와 압력 조건)은?

① 0℃, 1atm
② 0℃, 22.4L
③ 25℃, 1atm
④ 298K, 760torr
⑤ 298K, 1atm

5-02A. GS204. 이상 기체의 성질

이상 기체의 성질에 대한 설명으로 옳지 <u>않은</u> 것은?

① 분자의 크기는 0이다.
② 분자 사이에 인력을 가지지 않는다.
③ 일정한 온도에서 기체의 부피는 압력에 반비례한다.
④ 일정한 압력에서 기체의 부피는 섭씨온도(℃)에 정비례한다.
⑤ 일정한 온도와 압력에서 기체의 부피는 입자 수에 비례한다.

5-03A. GS205. 보일의 법칙

3기압에서 부피가 2.0L인 이상 기체 시료가 있다. 일정한 온도에서 압력이 2기압으로 변했을 때 이 기체의 부피는?

① 3.0L
② 2.0L
③ 4.0L
④ 5.0L
⑤ 1.0L

5-04A. GS206. 샤를의 법칙

200K, 1atm에서 어떤 기체의 부피가 4.0L이다. 300K, 1atm에서 이 기체의 부피는?

① 5.0L
② 6.0L
③ 7.0L
④ 3.0L
⑤ 2.0L

5-05A. GS207. 샤를의 법칙

−73℃, 1기압에서 어떤 기체의 부피가 4.0L이다. 27℃, 760torr에서 이 기체의 부피는?

① 3.0L
② 4.0L
③ 5.0L
④ 6.0L
⑤ 8.0L

5-06A. GS208. 아보가드로의 법칙

같은 온도와 압력에서, 가장 큰 부피를 차지하는 것은?

① He(g) 1.0몰
② Ne(g) 2.0몰
③ Ar(g) 3.0몰
④ CH$_4$(g) 4.0몰
⑤ N$_2$(g) 5.0몰

5-07A. GS209. 아보가드로의 법칙

같은 온도와 압력에서, 가장 많은 분자를 포함하는 것은?

① He(g) 1.0L
② Ne(g) 2.0L
③ Ar(g) 3.0L
④ CH$_4$(g) 4.0L
⑤ N$_2$(g) 5.0L

5-08B. GS210. 아보가드로의 법칙

1atm, 300K에서 Ar(g) 0.6몰의 부피는 15L이다. 같은 온도와 압력에서 He(g) 4g의 부피는? (단, He의 원자량은 4이다.)

① 25L
② 30L
③ 35L
④ 40L
⑤ 50L

5-09B. GS212. 이상 기체 방정식

32℃에서, 내부 압력이 2.0기압이고 부피가 50.0L인 타이어에 들어있는 기체의 몰수는? (단, 32℃에서 $RT=25$L·atm/mol이다.)

① 1.0mol
② 2.0mol
③ 3.0mol
④ 4.0mol
⑤ 5.0mol

5-10B. GS213. 이상 기체 방정식

STP 조건에서 100mL 기체 시료에 들어있는 분자 수는? (단, 0℃에서 $RT=22.4$L·atm/mol이다.)

① $\frac{1}{22.4}$ mol
② $\frac{1}{224}$ mol
③ 224mol
④ 22.4mol
⑤ 1mol

5-11B. GS214. 이상 기체의 밀도

300K, 3.0기압에서 어떤 기체 시료 X(g)의 밀도는 6.0g/L이다. X의 분자량은? (단, 300K에서 $RT=25$L·atm/mol이다.)

① 20
② 30
③ 50
④ 60
⑤ 120

5-12B. GS215. 이상 기체의 밀도

실험식이 C$_2$H$_5$인 기체 화합물 1.0g이 1atm, 80℃에서 500mL 플라스크를 가득 채우고 있다. 이 화합물의 분자식은? (단, 80℃에서 $RT=29$L·atm/mol이다.)

① C$_2$H$_5$
② C$_4$H$_5$
③ C$_3$H$_5$
④ C$_4$H$_{10}$
⑤ C$_6$H$_{15}$

5-13B. GS216. 이상 기체 방정식★★

240K, 1.2기압에서 어떤 헬륨 시료의 부피가 4.0L이다. 온도와 압력을 각각 300K, 2.0기압으로 변화시켰을 때 기체의 부피는?

① 2.0L

② 2.4L

③ 3.0L

④ 3.6L

⑤ 7.2L

5-14B. GS217. 이상 기체 방정식★

300K, 1기압에서 $Ne(g)$ 시료가 3.6L의 부피를 차지한다. 400K, 3기압에서 같은 질량의 $He(g)$ 시료가 차지하는 부피는? (단, Ne과 He의 원자량은 각각 20과 4이다.)

① 4.0L

② 5.0L

③ 6.0L

④ 7.0L

⑤ 8.0L

5-15B. GS219. 부분압

온도와 부피가 일정한 용기에 $CH_4(g)$과 $He(g)$을 같은 질량으로 넣은 혼합 기체가 2.0기압을 나타낸다. 혼합 기체에서 He의 부분압은? (단, C, H, He의 원자량은 각각 12, 1, 4이다.)

① 0.4기압

② 1.6기압

③ 1.0기압

④ 1.5기압

⑤ 2.0기압

5-16B. GS221. 부분압★★

온도와 부피가 일정한 강철 용기에서 N_2, O_2, H_2의 혼합 기체가 1.2기압을 나타낸다. 혼합 기체 중 N_2의 부분압은 0.5기압, O_2의 몰분율은 0.25, H_2의 몰수는 0.8몰이다. 이에 대한 설명으로 옳지 <u>않은</u> 것은?

① N_2는 1몰이다.

② O_2는 0.6몰이다.

③ H_2의 부분압은 0.4기압이다.

④ N_2의 몰분율은 0.4이다.

⑤ H_2의 몰분율은 $\frac{1}{3}$이다.

5-17B. GS222. 부분압★

그림은 콕으로 연결된 두 플라스크에 He과 Ne이 각각 들어있는 상태를 나타낸 것이다. 콕을 열었을 때, 혼합 기체의 압력은? (단, 온도는 일정하다.)

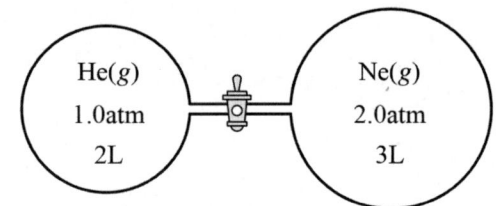

① 3.0atm

② 1.5atm

③ 1.6atm

④ 0.4atm

⑤ 0.3atm

5-18B. GS226. 기체의 양론★★★

소듐 아자이드(NaN_3, 몰질량: 65g/mol)는 다음 반응에 의해 매우 빠른 속도로 질소 기체(N_2)를 생성한다.

$$2NaN_3(s) \rightarrow 2Na(s) + 3N_2(g)$$

27℃에서 1.8atm, 41L의 에어백을 채우기 위해 필요한 NaN_3의 질량은? (단, $R=0.082$L·atm/mol·K이다.)

① 130g

② 65g

③ 260g

④ 195g

⑤ 200g

5-19B. GS227. 기체의 양론★

탄산 칼슘($CaCO_3$ 몰질량: 100g/mol)은 높은 온도에서 다음과 같이 생석회(CaO)와 이산화탄소(CO_2)로 분해된다.

$$CaCO_3(s) \rightarrow CaO(s) + CO_2(g)$$

150g의 $CaCO_3$가 열분해하여 생성된 CO_2가 STP 조건에서 나타내는 부피는? (단, STP 조건에서 이상기체 1몰의 부피는 22.4L이다.)

① 11.2L

② 22.4L

③ 33.6L

④ 75L

⑤ 50L

5-20B. GS228. 기체의 양론★

$H_2(g)$ 2g과 $O_2(g)$ 32g를 혼합하여 완전히 반응시켰다. 반응 후 혼합 기체를 488K, 1기압으로 유지했을 때, 부피는? (단, 488K에서 RT는 40L·atm/mol이다. 모든 반응물과 생성물은 이상기체로 가정한다.)

① 10L

② 15L

③ 20L

④ 60L

⑤ 80L

5-21B. GS229. 기체의 양론 (일정 압력)★

그림은 488K, 대기압 1기압에서, 피스톤이 달린 실린더에 $H_2(g)$ 1g과 $O_2(g)$의 혼합 기체가 들어있는 초기 상태를 나타낸 것이다.

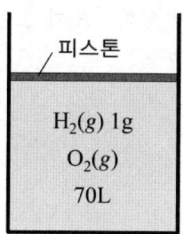

H_2가 모두 완전 연소된 후, 혼합 기체에서 O_2의 부분압은? (단, H의 원자량은 1이다. 온도는 일정하다. 피스톤의 무게와 마찰은 무시한다. 488K에서 RT는 40L·atm/mol이다. 모든 반응물과 생성물은 이상기체이다.)

① $\frac{1}{4}$　　② $\frac{2}{3}$　　③ $\frac{1}{3}$　　④ 1　　⑤ $\frac{1}{2}$

5-22B. GS230. 기체의 양론 (일정 압력)★

다음은 A(g)와 B(g)의 균형 반응식이다.

$$2A(g) + B(g) \rightarrow 2C(g)$$

일정한 온도에서 전체 압력이 1기압으로 유지되는 용기에 A와 B가 각각 0.6기압, 0.4기압의 부분압으로 혼합되어 10L를 차지하고 있다. 반응이 완결된 후 C의 부분압(기압)은?

① 0.6

② $\dfrac{6}{7}$

③ $\dfrac{1}{7}$

④ 0.7

⑤ 1

5-23B. GS231. 기체의 양론 (일정 압력)★

A$_2$(g)와 B$_2$(g)는 완전히 반응하여 AB$_3$(g)를 생성한다. 일정한 온도에서 1기압이 유지되는 용기에 0.2기압의 A$_2$와 1.2몰의 B$_2$가 혼합되어 10L를 차지하고 있다. A$_2$가 모두 소모되어 반응이 완결된 후 AB$_3$(g)의 부분압은?

① 0.4

② 0.6

③ $\dfrac{2}{3}$

④ $\dfrac{1}{3}$

⑤ 1

5-24B. GS232. 기체의 양론 (일정 부피)★

다음은 A(g)와 B(g)의 균형 반응식이다.

$$2A(g) + B(g) \rightarrow 2C(g)$$

온도와 부피가 일정하게 유지되는 강철 용기에 A와 B가 각각 0.4기압, 0.6기압의 부분압으로 혼합되어 있다. 반응이 완결된 후 C의 부분압은?

① 0.2기압

② 0.3기압

③ 0.4기압

④ 0.5기압

⑤ 0.6기압

5-25B. GS233. 기체의 양론 (일정 부피)★

A$_2$(g)와 B$_2$(g)는 완전히 반응하여 AB$_2$(g)를 생성한다. 콕을 열어 반응이 완결된 후, 혼합 기체에서 AB$_2$(g)의 부분압은? (단, 온도는 일정하다.)

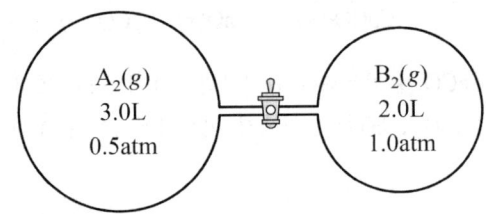

① 0.1기압

② 0.2기압

③ 0.3기압

④ 0.4기압

⑤ 0.5기압

5-26B. GS234. 기체의 양론 (일정 부피)

다음은 기체 A_2와 B_2가 강철 용기에 들어있는 초기 상태를 나타낸 것이다. 콕을 열어 A_2가 모두 반응하여 AB_3를 생성한 후 남아있는 B_2의 부분압력이 0.4기압이었다. x는? (단, 온도는 일정하다.)

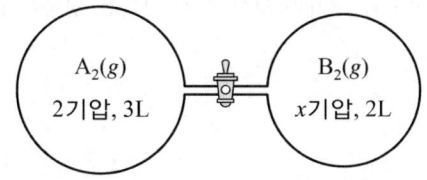

① 2
② 4
③ 5
④ 8
⑤ 10

5-27A. GS152. 기체 분자 운동론

다음은 이상 기체의 성질을 기체 분자 운동론의 관점에서 설명한 것이다. 옳지 않은 것은?

① 기체 입자의 부피는 0이다.
② 입자 간 인력이나 척력 등의 상호 작용이 없다.
③ 입자들은 무작위적으로 운동하며, 용기의 벽과 충돌하여 압력이 발생된다.
④ 기체 입자의 평균 운동 에너지는 기체의 절대 온도에 정비례한다.
⑤ 기체 입자의 평균 운동 속도는 기체의 절대 온도에 정비례한다.

5-28B. GS153. 제곱평균근 속도

기체 분자의 제곱평균근 속도(v_{rms})는 다음과 같이 계산된다.

$$v_{rms} = \sqrt{\frac{3RT}{M}}$$

$\dfrac{1000\text{K에서 Ne의 } v_{rms}}{200\text{K에서 He의 } v_{rms}}$ 는? (단, He과 Ne의 원자량은 각각 4와 20이다.)

① 1
② 2
③ 3
④ 4
⑤ 5

5-29B. GS242. 기체 분자 운동론

다음 중 기체의 평균 속도가 가장 큰 것은?

① 400K, 1기압에서 $H_2(g)$
② 400K, 1기압에서 $He(g)$
③ 400K, 2기압에서 $O_2(g)$
④ 1600K, 5기압에서 $CH_4(g)$
⑤ 300K, 0.1기압에서 $CO_2(g)$

5-30B. GS154. 제곱평균근 속도

그림은 300K에서 A(g)와 B(g)의 속력 분포를 나타낸 것이다. $\dfrac{B의\ 분자량}{A의\ 분자량}$은?

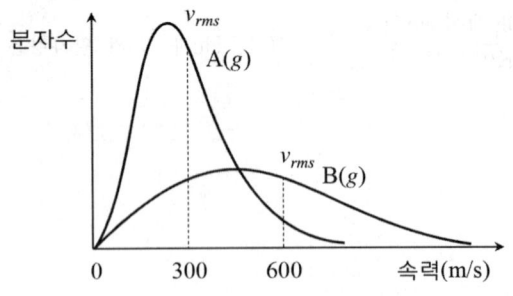

① 1   ② 2   ③ 4

④ $\dfrac{1}{2}$ ⑤ $\dfrac{1}{4}$

5-31B. GS243. 기체 분자 운동론★

(가)는 300K에서 A(g)와 B(g)의 속력 분포를, (나)는 피스톤이 달린 실린더에 같은 질량의 A와 B가 함께 들어있는 상태를 나타낸 것이다. (나)에서 A의 부분압은? (단, 피스톤의 무게와 마찰은 무시한다. v_{rms}는 제곱 평균근 속도이다.)

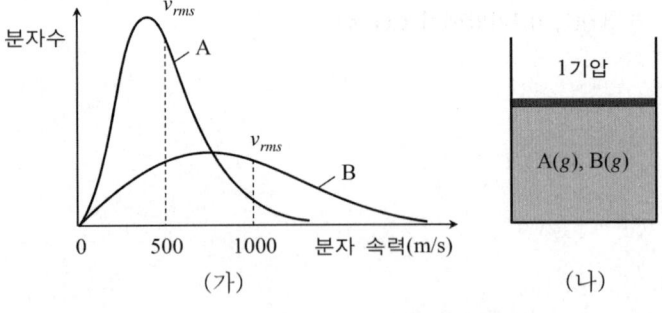

① 0.1   ② 0.2   ③ 0.4

④ 0.5   ⑤ 0.8

5-32B. GS157. 그레이엄의 분출 법칙

두 개의 동일한 강철 용기에 O$_2$(g)와 H$_2$(g)가 각각 1몰씩 들어있다. 용기에 작은 구멍을 뚫었을 때, $\dfrac{H_2의\ 분출속도}{O_2의\ 분출속도}$는? (단, H와 O의 원자량은 각각 1과 16이다. 각 기체의 온도와 압력은 일정하게 유지된다. 구멍의 크기는 같고 용기 바깥은 진공이다.)

① 1

② 2

③ 3

④ 4

⑤ 5

5-33B. GS241. 기체 분자 운동론★

온도와 부피가 일정한 밀폐된 용기에 H$_2$(g)과 O$_2$(g)가 0.1mol씩 함께 혼합되어 있다. 이에 대한 설명으로 옳지 <u>않은</u> 것은?

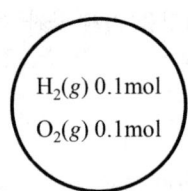

① 원자 당 평균 병진 운동 에너지는 H$_2$와 O$_2$가 같다.

② $\dfrac{H_2분자간\ 평균\ 거리}{O_2분자간\ 평균거리}$ = 1이다.

③ $\dfrac{H_2의\ 평균\ 속도}{O_2의\ 평균\ 속도}$ = 4이다.

④ 단위 면적의 용기 벽에 충돌하는 빈도는 H$_2$와 O$_2$가 같다.

⑤ 용기에 작은 구멍을 뚫었을 때, 단위 시간 당 구멍을 빠져나오는 입자 수는 H$_2$가 O$_2$보다 크다.

5-34B. GS158. 실제 기체★

다음은 이상 기체와 실제 기체의 특성을 벤 다이어그램으로 나타낸 것이다. (다)에 해당하는 특성은?

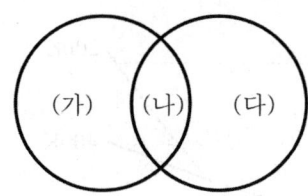

(가) : 이상 기체만의 특성
(다) : 실제 기체만의 특성
(나) : 이상 기체와 실제 기체의 공통 특성

① 분자 사이의 인력이 있고, 분자 자체의 크기를 가진다.
② 분자 사이의 인력이 없다.
③ 분자의 크기가 없다.
④ 무작위적으로 날아다니며 벽과 충돌한다.
⑤ 질량을 가진다.

5-35A. GS159. 실제 기체

다음 중 실제 기체가 이상 기체와 가깝게 거동하는 조건은?

① 높은 온도, 높은 압력
② 낮은 온도, 낮은 압력
③ 높은 온도, 낮은 압력
④ 낮은 온도, 높은 압력
⑤ 낮은 온도, 높은 밀도

5-36B. GS244. 이상 기체와 실제 기체

다음 중 실제 기체에 대한 설명으로 옳지 <u>않은</u> 것은?

① 온도가 높고 압력이 낮을수록 실제 기체는 이상 기체에 가깝게 거동한다.
② 실제 기체는 분자 사이에 인력을 가진다.
③ 실제 기체는 높은 압력에서 분자 간 반발력을 가진다.
④ 일정한 압력에서 실제 기체의 부피는 절대 온도에 정비례한다.
⑤ STP 조건에서 He은 Ar보다 이상 기체에 가깝게 거동한다.

5-37B. GS245. 반데르발스 식★★

다음은 반데르발스 식이다. 이에 대한 설명으로 옳지 <u>않은</u> 것은?

$$\left(P + a\left(\frac{n}{V}\right)^2\right) \times (V - bn) = nRT$$

① a의 크기는 CH_4가 H_2보다 크다.
② b의 크기는 N_2가 H_2보다 크다.
③ P는 실제로 측정되는 기체의 압력이다.
④ V는 용기의 부피이다.
⑤ 실제 기체의 부피는 같은 조건에 있는 이상 기체의 부피보다 항상 작다.

5-38B. GS245-1. 반데르발스 식

다음은 200K에서 압력에 따른 N_2와 H_2의 압축 인자 Z ($\frac{PV}{nRT}$)를 나타낸 것이다. 이에 대한 설명으로 옳지 <u>않은</u> 것은?

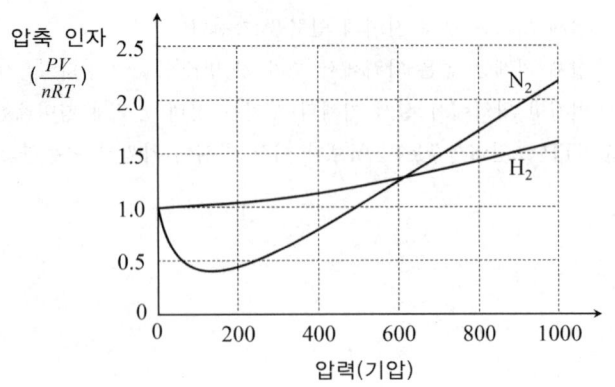

① 200K, 200기압에서 N_2 1몰의 부피는 이상 기체 1몰의 부피보다 작다.
② 200K, 200기압에서 N_2 분자 간 인력은 분자 간 척력보다 우세하다.
③ H_2는 압력이 낮을수록 이상 기체에 가깝게 거동한다.
④ 분자 간 인력의 크기는 N_2가 H_2보다 크다.
⑤ 반데르발스 상수 a의 크기는 H_2가 N_2보다 크다.

5-39B. GS245-2. 반데르발스 식

그림은 서로 다른 두 온도 200K와 400K에서 압력에 따른 $A(g)$의 압축 인자 Z ($\frac{PV}{nRT}$)를 나타낸 것이다.

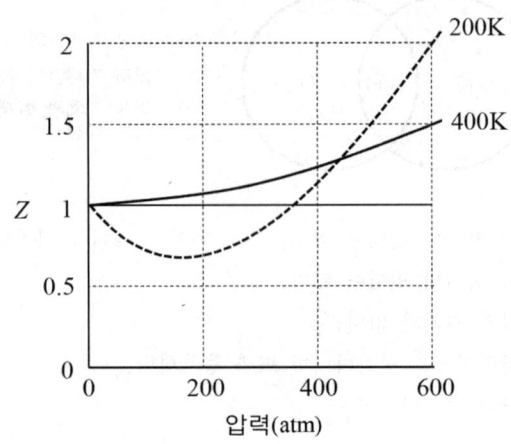

$\dfrac{400\text{K, }600\text{기압에서 }A(g)\text{ 1mol의 부피}}{200\text{K, }600\text{기압에서 }A(g)\text{ 1mol의 부피}}$ 는?

① 1   ② 2   ③ $\dfrac{3}{2}$ ④ $\dfrac{1}{2}$ ⑤ $\dfrac{4}{3}$

5-40A. GS303. 이상기체 법칙

이상기체 법칙이 제일 잘 성립하는 상태는?

① 낮은 온도, 높은 압력
② 높은 온도, 낮은 압력
③ 낮은 온도, 낮은 압력
④ 높은 온도, 높은 압력
⑤ 강한 분자간 힘, 높은 압력

5-41A. GS306. 이상기체와 실제기체

Van der Waals 기체상태 방정식을 설명하는 것 중 틀린 것은?

① 기체간의 인력을 보정하였다.
② 기체의 유효부피를 보정하였다.
③ 매우 높은 압력에 대해서도 잘 맞는다.
④ 매우 낮은 압력에서는 이상기체 방정식에 가까워진다.
⑤ 매우 높은 온도에서는 이상기체 방정식에 가까워진다.

5-42B. GS308. 이상기체와 실제기체★

다음 중 반데르발스 상태 방정식 $(P + a(\frac{n}{V})^2)(V - nb) = nRT$ 에 대한 설명 중 틀린 것은?

① 이상기체 법칙에 분자간의 인력과 분자자체 부피를 보정한 식이다.
② b는 분자 몰당 배제된 부피를 나타내는 상수이다.
③ a는 인력의 세기에 비례하는 양의 상수이다.
④ b의 단위는 $atm \cdot L^2/mol^2$ 이다.
⑤ (V−nb)는 기체가 자유롭게 날아다닐 수 있는 유효부피이다.

5-43B. GS309. 이상기체 법칙

Ne 기체의 부피가 24 ℃, 780 mmHg에서 2.50L이다. 네온의 원자 수는?

① 6.02×10^{23}
② 5.72×10^{24}
③ 6.32×10^{22}
④ 4.81×10^{25}
⑤ 8.12×10^{26}

5-44B. GS310. 이상기체 법칙

27 ℃, 3 기압에서 82L의 강철 실린더에 들어 있는 수소 기체의 몰(mole)수는? (단, 기체 상수 = 0.082 기압·L / 몰·K)

① 1 몰
② 10 몰
③ 100 몰
④ 1000 몰
⑤ 500 몰

5-45B. GS311. 이상기체 법칙

다음 중 가장 많은 산소 원자를 함유하는 시료는?

① H_2SO_4 2.0 몰
② 0 ℃, 1 기압에서 44.8 L의 O_2 기체
③ 산소 32 g
④ CO_2 3 몰
⑤ H_2O 36.0 g

5-46B. GS312-1. 이상기체 법칙

STP에서 2.150 L 기체 X의 질량이 4.480 g이다. X의 분자량은?

① 9.362 g/mol
② 10.76 g/mol
③ 46.70 g/mol
④ 112.8 g/mol
⑤ 215.9 g/mol

5-47B. GS314. 이상기체 법칙

$C_2H_3X_3(g)$ 시료 1.58 g은 769 mmHg , 35 ℃에서 297 mL의 부피를 갖는다. 원소 X는 무엇인가?

① N
② O
③ Cl
④ S
⑤ Br

5-48B. GS316. 이상기체 법칙

암모니아 기체 24 ℃, 738 torr의 밀도는?

① 0.677 g/L
② 1.48 g/L
③ 0.836 g/L
④ 5.14 g/L
⑤ 8.38 g/L

5-49B. GS317-1. 이상기체 법칙

0.85 기압, 20 ℃에서 어떤 기체가 1.0 L의 플라스크에 들어 있다. 이 기체의 밀도는 1.13 g/L이다. 어떤 기체일까?

① H_2
② He
③ O_2
④ CH_4
⑤ CO_2

5-50B. GS318-1. 이상기체 법칙

0 ℃, 1 기압에서 $O_2(g)$의 밀도는 x g/L이고, $ZO_3(g)$의 밀도는 $2x$ g/L이다. Z의 원자량은 얼마인가?

① 16
② 32
③ 64
④ 128
⑤ 4

5-51B. GS321. 이상기체 법칙

273 ℃, 2 기압의 수소 기체 2 L를 온도 819 ℃, 4 기압으로 하면 부피는 얼마가 되는가?

① 0.5 L
② 1 L
③ 2 L
④ 4 L
⑤ 5 L

5-52B. GS324. 이상기체 법칙

28 ℃에서 0.75 mol의 산소 기체의 부피는 2.8 L이다. 같은 온도, 압력에서 16 g의 산소 기체를 더 첨가한다면 부피(L)는?

① 4.7
② 1.7
③ 3.3
④ 4.4
⑤ 5.2

5-53B. GS326. 기체의 화학양론★

100 ℃, 2.0 기압에서 10 L의 CO를 충분한 양의 NO와 반응시켜서 CO_2와 N_2를 생성하였다. 여기서 얻어진 N_2를 분리하여 10 L의 강철용기에 넣고 온도를 473 ℃로 올리면 압력은 얼마가 되겠는가?

① 2.0 기압
② 2.5 기압
③ 3.0 기압
④ 4.0 기압
⑤ 5.0 기압

5-54B. GS327. 기체의 화학양론

STP에서 측정된 3.5 L의 CH_4기체를 연소시켰다. 772 mmHg, 26 ℃에서 소모된 산소 기체의 부피는?

① 7.00 L
② 7.55 L
③ 84.6 L
④ 1.75 L
⑤ 3.78 L

5-55B. GS328. 기체의 화학양론

온도와 압력이 일정할 때, 25.0 L의 NH_3를 얻기 위해 반응시켜야 할 수소 기체의 부피는?

① 25.0 L
② 37.5 L
③ 50.0 L
④ 62.5 L
⑤ 75.0 L

5-56B. GS331. 기체의 화학양론

200 ℃, 1 atm에서 다음과 같은 기체 반응이 일어났다. 100 mL의 CS_2와 500 mL의 O_2를 반응시킬 때, 다음 중 옳은 설명은?

$$CS_2(g) + 3O_2(g) \rightarrow CO_2(g) + 2SO_2(g)$$

① 반응물의 부피가 600 mL 소모된다.
② 생성물의 부피가 700 mL이다.
③ 반응 후 산소 기체가 400 mL 남는다.
④ 생성물의 전체 부피는 300 mL이다.
⑤ 소모된 기체 부피는 100 mL이다.

5-57B. GS332. 기체의 화학양론

황산암모늄 비료는 암모니아와 황산이 반응하여 아래 반응처럼 제조된다. 20℃, 82.0 기압에서 196 kg의 황산(분자량 98)과 반응하는 암모니아(분자량 17)의 부피는 얼마인가? (암모니아는 이상기체라고 가정하고, 기체 상수는 0.082L·atm/mol·K 이다.)

$$2NH_3(g) + H_2SO_4(aq) \rightarrow (NH_4)_2SO_4(aq)$$

① 1172 L
② 586 L
③ 80 L
④ 40 L
⑤ 22.4 L

5-58B. GS333. 기체의 화학양론

수산화리튬(LiOH)은 우주선이나 잠수함에서 사람의 호흡으로부터 배출되는 이산화탄소를 흡수하여 공기를 다시 사용할 수 있게 해준다.

$$2LiOH(s) + CO_2(g) \rightarrow Li_2CO_3(s) + H_2O(l)$$

27 ℃, 1 기압에서 48 g의 LiOH(s)가 흡수하는 이산화탄소의 부피는 얼마인가? (LiOH의 몰질량은 24 g/mol이고 기체 상수 R은 0.082L·atm/mol·K 이다.)

① 49.2 L
② 24.6 L
③ 2.2 L
④ 4.4 L
⑤ 12.3 L

5-59B. GS336-1. 부분압력

CO, C_2H_4, N_2 기체가 한 용기 안에 각각 1 g씩 섞여있다. 전체 압력이 1.95 atm일 때, 각 기체의 부분압력을 비교한 것으로 옳은 것은?

① $P_{CO} = P_{C_2H_4} = P_{N_2}$

② $P_{N_2} < P_{CO} = P_{C_2H_4}$

③ $P_{N_2} < P_{CO} < P_{C_2H_4}$

④ $P_{CO} = P_{C_2H_4} < P_{N_2}$

⑤ $P_{CO} < P_{N_2} < P_{C_2H_4}$

5-60B. GS337. 부분압력

전체 압력이 10 atm인 용기 내에서 다음과 같은 여러 기체들이 섞여 있다. 전체 압력에 가장 많이 기여하는 기체는?

① 6.0 g H_2
② 12.04 × 10^{23} 개의 He
③ 1.5 mol O_2
④ 42.0 g N_2
⑤ 3.0 g He

5-61B. GS339. 부분압력

여름철 습도가 높을 때에, 25 ℃ 공기 중에 있는 기체 H_2O(수증기)의 몰분율은 0.0287이다. 전체 압력이 0.977 atm이라 하면, 공기 중에 있는 H_2O의 부분 압력은 몇 atm인가?

① 0.0280 atm
② 0.0340 atm
③ 0.0400 atm
④ 0.0460 atm
⑤ 0.977 atm

5-62C. GS341. 부분압력★

25 ℃, 1 기압에서 어떤 기체를 수상 치환으로 포집하였더니 집기병 내의 기체의 부피가 75 mL였다. 25 ℃에서 물의 증기압이 25 mmHg일 때, 포집된 기체의 몰수는? (R=0.082L·atm/mol·K)

① 3.0×10^{-3} mol

② 2.0×10^{-3} mol

③ 5.0×10^{-3} mol

④ 4.0×10^{-3} mol

⑤ 8.0×10^{-3} mol

5-63A. GS342-1. 기체분자 운동론

온도와 압력이 일정할 때, 산소 기체의 분출 속도는 수소 기체의 분출 속도의 몇 배인가?

① 16

② 4

③ 2

④ 0.25

⑤ 0.1

5-64B. GS343-1. 기체분자 운동론★

산소와 수소로 각각 채워진 동일한 부피의 풍선이 있다. 산소로 채워진 풍선의 부피가 1/2로 줄어드는데 1 시간이 소요되었다면 수소 풍선의 부피가 1/2로 되는 데는 얼마의 시간이 걸리겠는가? (단, 온도와 압력은 일정하다. 풍선의 초기 부피, 재질은 동일하다. 외부에서 풍선 안으로 어떤 기체도 확산되지 않는다.)

① 2 시간

② 4 시간

③ 30 분

④ 15 분

⑤ 10 분

5-65B. GS344. 기체분자 운동론

동일한 온도에서 $\dfrac{N_2의\ 평균\ 속도}{H_2의\ 평균\ 속도}$ 는?

① 3.7

② 0.38

③ 0.27

④ 0.071

⑤ 14

5-66B. GS345-1. 기체분자 운동론

Graham의 법칙에 의하면 같은 온도에서 $\dfrac{H_2의\ 평균\ 속도}{O_2의\ 평균\ 속도}$ 는 얼마인가?

① 4 배

② 6 배

③ 16 배

④ 2 배

⑤ 32 배

5-67B. GS346. 기체분자 운동론

미지의 기체가 같은 온도, 압력에서 산소 분자 분출속도의 0.5 배로 분출한다면 이 기체 분자의 분자량은 얼마인가?

① 128 g/mol

② 138 g/mol

③ 148 g/mol

④ 158 g/mol

⑤ 64 g/mol

5-68B. GS347-1. 기체분자 운동론

298K에서 다음 기체 중 가장 큰 평균 병진 운동에너지를 갖는 것은?

① H_2

② O_2

③ NH_3

④ SO_2

⑤ 모두 같음

5-69C. GS351. 기체의 양론★

기체 화합물 0.312g은 25.0℃, 745 mmHg에서 185 mL의 부피를 차지하고 있다. 이 화합물은 85.6 % C와 14.4 %H의 질량으로 이루어져 있다. 분자식은 무엇인가? (R=0.082L·atm/mol·K)

① C_3H_6

② C_3H_8

③ C_2H_6

④ C_2H_4

⑤ CH_2

5-70B. GS353. 기체의 양론

과량의 산소가 존재할 때, 에탄올(C_2H_5OH)은 연소하여 $CO_2(g)$와 $H_2O(g)$를 생성한다. 200 K, 1 atm에서 0.25 mol의 에탄올이 완전히 연소할 때 생성되는 $CO_2(g)$의 부피는?

① 4.1 L

② 8.2 L

③ 10.0 L

④ 16.4 L

⑤ 10.5 L

5-71B. GS357. 기체의 양론

다음은 수소 기체와 산소 기체가 반응하여 수증기가 합성될 때의 화학 반응식을 나타낸 것이다.

$$2H_2(g) + O_2(g) \rightarrow 2H_2O(g)$$

0 ℃, 1 기압에서 수소 기체 1 몰을 공기 중에서 완전히 연소시킬 때, 필요한 공기의 부피는 약 몇 L인가? (단, 공기의 20 %정도가 산소이다.)

① 11.2 L

② 22.4 L

③ 56.0 L

④ 112 L

⑤ 8.14 L

5-72B. GS358. 기체의 양론

같은 몰수의 다음 금속들을 과량의 염산과 반응시켰다. 가장 많은 수소 기체를 발생시키는 것은?

① Al (원자량 27)

② Mg (원자량 24)

③ K (원자량 39)

④ Zn (원자량 65)

⑤ Cu (원자량 65)

5-73B. GS359. 부분압력

같은 질량의 수소, 질소, 산소 기체를 한 용기에 채워 전체 압력이 3 기압을 나타내었다. 각 기체의 분압의 크기를 옳게 비교한 것은?

① $P_{수소} > P_{질소} > P_{산소}$

② $P_{수소} = P_{산소} = P_{질소}$

③ $P_{수소} < P_{질소} < P_{산소}$

④ $P_{수소} < P_{산소} = P_{질소}$

⑤ $P_{수소} = P_{산소} < P_{질소}$

5-74B. GS360. 부분압력

세 가지 기체 혼합물의 전체 압력은 298 K에서 1560 mmHg이다. 이 혼합물에는 1.50 mol의 Ne, 2.65 mol의 Ar, 1.75 mol의 Xe이 들어 있다. Xe의 부분 압력을 구하라.

① 463 mmHg
② 225 mmHg
③ 396 mmHg
④ 701 mmHg
⑤ 821 mmHg

5-75B. GS363-1. 기체분자 운동론

298 K에서 산소 분자의 v_{rms}를 계산하라.

① $482 ms^{-1}$
② $380 ms^{-1}$
③ $252 ms^{-1}$
④ $159 ms^{-1}$
⑤ $88 ms^{-1}$

5-76B. GS364. 기체분자 운동론

어떤 온도에서 수소 기체의 평균 분자운동속도(root−mean−square speed)가 2000 m/s이다. 같은 온도에서 산소 기체의 평균 분자운동 속도는 얼마인가?

① 125 m/s
② 250 m/s
③ 500 m/s
④ 1000 m/s
⑤ 800 m/s

5-77A. GS366-1. 이상기체와 실제기체

이상기체와 실제기체의 차이점을 설명한 것으로 옳은 것은?

① 이상기체의 분자들은 운동에너지를 가지지 않는다.
② 이상기체의 분자들은 질량을 가지지 않는다.
③ 이상기체의 분자들 사이에는 인력이 없다.
④ 실제기체의 분자들 사이에는 척력이 없다.
⑤ 낮은 온도와 높은 압력에서 실제기체는 이상기체와 비슷한 거동을 한다.

5-78B. GS371-1. 기체법칙

다음 설명 중 옳은 것은?

① 일정한 부피에서, 기체의 압력은 온도와는 무관하다.
② 일정한 온도에서, 기체의 부피를 감소시키면 압력이 증가한다.
③ 일정한 압력에서, 기체의 부피는 절대온도에 반비례한다.
④ 일정한 온도에서, 기체를 압축하면 밀도와 무게가 증가한다.
⑤ 일정한 온도에서, 기체를 압축하면 용기벽과의 충돌빈도가 감소한다.

5-79B. GS372-1. 기체법칙

이상기체에 대하여 다음의 두 변수 사이의 관계를 그래프로 나타낼 때 직선이 아닌 것? (단, 제시된 변수 이외의 다른 변수들은 일정하게 유지된다.)

① V 대 T
② T 대 P
③ P 대 1/V
④ n 대 1/T
⑤ n 대 1/P

5-80C. GS373. 기체법칙

다음 중 이상기체에 관한 설명 중 틀린 것은?

① 기체의 절대온도가 2 배 증가하면 그 기체의 부피도 2 배 증가한다.
② 일정한 온도에서 기체의 부피는 가해준 압력에 반비례한다.
③ 일정한 온도와 압력에서 두 기체의 부피가 같아도 기체의 종류에 따라 두 기체의 분자 수는 달라진다.
④ 기체의 온도를 1℃ 올리면 그 기체의 부피는 0℃일 때 부피의 1/273만큼 증가한다.
⑤ 온도를 낮추어도 액체로 응축하지 않는다.

5-81B. GS374. 기체법칙★★

25 ℃, 740 mmHg에서 이상기체 1 몰의 부피를 옳게 표현한 것은?

① $22.4 \times 740/760 \times 298/273$ L
② $22.4 \times 760/740 \times 298/273$ L
③ $22.4 \times 740/760 \times 273/298$ L
④ $22.4 \times 760/740 \times 273/298$ L
⑤ $22.4 \times 760/740 \times 1/273$ L

5-82C. GS375. 기체법칙

25 ℃, 0.247 atm에서 F_2 기체의 밀도는 얼마인가?
(F_2의 몰질량 38.0 g/mol, R = 0.082 L·atm mol^{-1}K^{-1})

① 0.38 g/cm^3
② 3.8×10^{-4} g/cm^3
③ 0.46 g/cm^3
④ 0.0016 g/cm^3
⑤ 0.0038 g/cm^3

5-83C. GS376-1. 기체법칙★

25℃, 2.50 L 강철 용기에 $N_2(g)$ 12.0 g과 $O_2(g)$ 12.0 g이 혼합되어 있다. 혼합 기체의 압력은?

① 7.87 atm
② 6.62 atm
③ 5.44 atm
④ 10.0 atm
⑤ 8.82 atm

5-84B. GS377. 기체법칙

질소 14 g, 수소 0.4 g, 산소 16 g을 27 ℃에서 1 L 용기에 혼합하면 용기 속 기체의 전체 압력은 몇 atm인가?

① 2.66
② 5.31
③ 9.84
④ 29.52
⑤ 11.2

5-85B. GS378-1. 기체법칙★

23 ℃, 750 mmHg에서 0.200 L의 $O_2(g)$ 시료가 수상치환법에 의해 포집되었다. 포집된 기체 중 수증기의 질량 퍼센트는 얼마인가?
(23 ℃에서 물의 수증기압 = 25.0 mmHg)

① 4.9 %
② 3.9 %
③ 2.9 %
④ 1.9 %
⑤ 0.9 %

5-86B. GS378-2수상치환법★★

50mL 기체 X를 수상치환법으로 포집하였다. 만약 물의 증기압을 무시하고 기체 X의 분자량을 계산하였다면 계산값은 참값과 비교하여,

① 수증기의 질량이 포함되었으므로 크다.
② 증기압을 무시했으므로 큰 값이 나온다.
③ 수증기의 질량이 포함되었으므로 작다.
④ 증기압을 무시했으므로 작은 값이 나온다.
⑤ 참값과 동일하게 나온다.

5-87B. GS382. 기체법칙

어떤 기체 화합물의 실험식이 CF_2이다. 만약 이 화합물 1.55 g이 표준 온도, 압력 조건 하에서 0.174 L의 부피를 차지한다면 이 화합물의 분자식은 무엇인가? (원자량 C : 12   F : 19)

① CF_2
② C_2F_4
③ C_3F_6
④ C_4F_8
⑤ C_5F_{10}

5-88B. GS383. 기체의 양론

기체 화합물 0.312 g은 25.0 ℃, 745 mmHg에서 185 mL의 부피를 차지하고 있다. 이 화합물의 질량 백분율은 C: 85.6 %와 H: 14.4 %일 때, 분자식은? (기체 상수, R = 0.082L·atm/mol·K)

① C_3H_6
② C_3H_8
③ C_2H_6
④ C_2H_4
⑤ CH_2

5-89B. GS384. 기체의 양론

아연 1.2 g을 0.30 M HCl용액 100 mL와 반응시켰을 때 27 ℃, 0.1 atm에서 생성되는 수소 기체의 부피는 몇 L인가? (단, 아연의 원자량은 65이다.)

① 3.69
② 0.369
③ 4.551
④ 0.4551
⑤ 2.829

5-90A. GS385. 기체의 양론

0 ℃, 1 atm에서 아연 13 g과 과량의 황산의 반응에서 생성된 H_2의 부피는 몇 L인가? (Zn = 65)

① 4.48
② 2.28
③ 22.8
④ 44.8
⑤ 11.2

5-91B. GS386. 기체의 양론

불순물이 섞여 있는 탄화칼슘(CaC_2) 96 g이 다음과 같이 물과 완전히 반응하여 0℃, 1 atm에서 11.2 L의 C_2H_2기체가 발생하였다. CaC_2의 순도는 약 몇 %(w/w)인가? (단, Ca의 원자량은 40.0이다.)

$$CaC_2(s) + 2H_2O(l) \rightarrow Ca(OH)_2(s) + C_2H_2(g)$$

① 17 %
② 25 %
③ 33 %
④ 50 %
⑤ 67 %

5-92B. GS389. 기체의 양론

1 기압, 0℃, 2.24 L의 펜테인(C_5H_{12})을 완전 연소시키기 위해 필요한 O_2의 질량은?

① 2.24 g
② 7.20 g
③ 11.2 g
④ 25.6 g
⑤ 32.0 g

5-93B. GS393-1. 기체의 양론★

C_2H_2(아세틸렌)과 C_2H_4(에틸렌)의 혼합 기체 1 L에 1.2 L의 H_2를 반응시켜 C_2H_6(에테인)을 얻었다. 초기 혼합 기체에서 C_2H_2와 C_2H_4의 몰 비는 얼마인가? (단, 온도와 압력은 일정하다.)

① 3 : 1
② 1 : 4
③ 1 : 1
④ 1 : 2
⑤ 1 : 3

5-94B. GS394. 기체의 양론★

자동차 에어백에 사용되는 sodium azide(NaN_3)는 매우 빠른 속도로 분해되어 질소기체를 발생시킨다. 27 ℃에서 41 L의 에어백을 2 atm의 질소 기체로 채우려고 할 때 필요한 NaN_3의 g수는? (단, 기체 상수는 0.082 L·atm/mol·K , NaN_3 = 65)

$$2NaN_3(s) \rightarrow 2Na(s) + 3N_2(g)$$

① 143g
② 243g
③ 343g
④ 43g
⑤ 82g

5-95A. GS397. 이상기체와 실제기체

이상기체에 관한 다음 설명 중 옳은 것은?

① 이상기체의 내부에너지는 절대온도에 비례한다.
② 이상기체 간에 인력(당기는 힘)은 존재하지 않으나 척력(미는 힘)은 존재한다.
③ 이상기체에 큰 압력을 가하면 액화된다.
④ 이상기체의 부피는 압력에 정비례한다.
⑤ 이상기체는 질량을 가지고 있지 않다.

5-96A. GS3100. 이상기체

이상기체 분자의 운동과 관련한 기본 가정이다. 잘못 기술된 것은?

① 기체는 임의적으로 직선 방향으로 움직이는 분자로 구성된다.
② 기체 분자들은 서로 멀리 떨어져 있어서 기체는 대체로 빈 공간이다.
③ 충돌의 순간 이외에는 분자간에 아무런 힘도 존재하지 않는다.
④ 개별 분자는 충돌에 의해서 에너지를 얻거나 잃지만, 일정 온도에서 분자 전체의 총에너지는 일정하다.
⑤ 기체 분자들의 평균 병진 운동에너지는 Kelvin온도의 제곱에 비례한다.

5-97B. GS3104-1. 기체 분자 운동론

크기가 5.00 L이고, 온도가 27 ℃인 용기에 Ne 기체 3.5 몰과 염소 기체 3.9 몰이 섞여 있다. 다음 중 옳지 않은 것은?

① 몰당 평균 운동에너지는 Ne과 Cl_2이 같다.
② 부분압력은 Cl_2가 Ne보다 크다.
③ 몰분율은 Cl_2가 Ne보다 크다.
④ 분출속도는 Cl_2가 Ne보다 빠르다.
⑤ 분자 사이의 평균 거리는 Ne이 Cl_2보다 크다.

5-98A. GS3105-1. 기체 분자 운동론

기체 분자의 분출속도에 대한 설명으로 옳지 않은 것은?

① 구멍의 단면적이 클수록 증가
② 단위 부피 속의 분자 수가 클수록 증가
③ 평균 분자 속도가 빠를수록 증가
④ 분자량의 제곱근에 비례
⑤ 온도가 높을수록 증가

5-99B. GS3109. 실제기체★

반데르 발스(Van der Waals) 상태방정식에 관한 설명 중 틀린 것은?

① 실제기체의 상태방정식이다.
② 실제기체에서는 분자간 인력이 존재하므로 같은 조건하의 이상기체보다 실제기체가 나타내는 압력은 크다.
③ 기체 분자가 움직일 수 있는 실제 부피는 기체 분자들이 배제하는 부피(excluded volume)에 비례해 감소한다.
④ 온도가 높거나 몰 부피가 커지면 이상기체 상태방정식에 가까워진다.
⑤ 분자간 인력이 클수록 반데르발스 상수 a가 크다.

5-100B. GS3112. 실제기체

이상기체의 상태방정식을 Van der Waals의 실제 기체방정식으로 유도할 때 보정항은 어느 것인가?

① 부피항만 보정하면 된다.
② 압력과 부피항 모두 동시에 보정한다.
③ 온도항만 보정하면 된다.
④ 부피항만 보정하면 된다.
⑤ 온도와 부피항을 동시에 보정하면 된다.

5-101A. GS3116. 실제기체

다음 중 STP 조건에서 가장 이상기체에 가깝게 거동하는 기체는?

① Ar
② N_2
③ Ne
④ He
⑤ Xe

5-102A. GS437 실제기체

다음 중 기체의 van der Waals 상수 a값이 가장 큰 것은?

① H_2
② CO_2
③ N_2
④ CH_4
⑤ CCl_4

5-103A. GS438 실제기체

다음 중 기체의 van der Waals 상수 b 값이 가장 큰 것은?

① H_2
② N_2
③ CH_4
④ C_2H_6
⑤ C_3H_8

5-104B. GS448 이상기체 법칙

풍선이 20.0℃에서 7.00×10^2mL의 부피로 채워져 있다. 이때 1.00×10^2K의 온도로 냉각된다면 풍선의 부피는 얼마인가?

① 239mL

② 439mL

③ 639mL

④ 139mL

⑤ 39mL

5-105A. GS450 이상기체 법칙

$2NO_2(g) \rightarrow N_2O_4(g)$ 반응에서 25.0mL의 NO_2기체가 같은 조건 하에서 완전히 N_2O_4로 되었다면, N_2O_4의 부피는 얼마인가?

① 5.0mL

② 12.5mL

③ 50.0mL

④ 20.0mL

⑤ 10.0mL

5-106B. GS455 이상기체 법칙

부피가 75.0mL인 철제 통 열량계 안에 22℃, 14.5atm의 산소기체를 채웠다. 이 열량계 안의 산소의 몰수를 계산하라.

① 0.0149mol

② 0.0249mol

③ 0.0449mol

④ 0.149mol

⑤ 1.449mol

5-107B. GS456 이상기체 법칙

온도 22℃에서 5.0L 플라스크에 0.60g의 산소가 있다면, 플라스크 안의 압력(atm)은 얼마인가?

① 0.091atm

② 0.051atm

③ 0.011atm

④ 0.91atm

⑤ 0.41atm

5-108B. GS471 기체의 양론

다음과 같은 반응에서

$$4Al(s) + 3O_2(g) \rightarrow 2Al_2O_3(s)$$

어떤 알루미늄 시료와 완전히 반응하기 위해 STP에서 2.00L의 순수한 산소가 필요하다면 반응한 알루미늄의 질량은 얼마인가? (단, Al의 원자량: 26.98g/mol)

① 1.21g

② 3.21g

③ 0.21g

④ 22.1g

⑤ 12.4g

5-109C. GS484 이상기체 법칙

실험식이 CHCl인 기체 화합물이 373K와 750.torr 상태에서 256mL 플라스크에 0.800g이 들어 있다. 이 화합물의 분자식은? (단, C, H, Cl의 원자량은 각각 12, 1, 35.5이다.)

① CHCl

② $C_2H_2Cl_2$

③ CH_2Cl_2

④ $C_3H_3Cl_3$

⑤ CH_4Cl

5-110C. GS499 기체의 양론

실험실에서 금속 아연에 염산 수용액을 부어 소량의 수소 기체를 얻을 수 있다.

$$Zn(s) + 2HCl(aq) \rightarrow ZnCl_2(aq) + H_2(g)$$

전형적으로 수소 기체는 수상 치환하여 포집하는데, 이 때 수증기도 수소와 함께 존재한다. 30.℃에서 수소 기체 240.mL를 포집했는데 포집된 기체의 압력이 1.032atm이었다. 이 만큼의 수소 기체를 얻는 데 몇 그램의 아연이 필요한가? (단, Zn의 원자량은 65.38이고, 30℃에서 수증기압은 32torr이다)

① 0.125g

② 0.225g

③ 0.425g

④ 0.625g

⑤ 1.25g

5-111B. GS4111 기체분자 운동론

273K에서 $CH_4(g)$의 제곱 평균근 속도(v_{CH_4})와 546K과 $H_2(g)$의 제곱 평균근 속도(v_{H_2})의 비율 $\dfrac{v_{H_2}}{v_{CH_4}}$은?

① 1

② 2

③ 3

④ 4

⑤ 8

5-112B. GS4120 기체분자 운동론

어떤 기체의 분출 속도를 측정하였더니 24.0mL/min이었다. 동일한 조건에서 순수한 메테인(CH_4) 기체의 분출 속도는 47.8mL/min이다. 미지 기체의 몰질량은 얼마인가?

① 16
② 32
③ 64
④ 18
⑤ 4

5-113B. GS4122 기체분자 운동론

헬륨 1.0L를 구멍을 통해 분출시키는 데 4.5분이 걸린다. 같은 온도와 압력 조건에서 Cl_2 기체 1.0L를 분출시키는 데 얼마나 걸리겠는가? (단, He와 Cl_2의 분자량은 각각 4와 71이다.)

① 4.5분
② 9
③ 19
④ 32
⑤ 3.2

5-114B. GS514 기체법칙

일정한 압력 하에서 4.00 L 기체 시료의 섭씨온도가 20.0℃에서 40.0℃로 2배 증가했다. 부피는 얼마로 변하는가?

① 4.27L
② 2.27L
③ 8.00L
④ 1.00L
⑤ 10.00L

5-115B. GS516-1 기체법칙

27℃의 기체를 일정한 압력에서 냉각시켰더니, 부피가 6.0L에서 5.0L로 감소하였다. 최종 온도는?

① −23℃
② −18℃
③ −53℃
④ −3℃
⑤ 13℃

5-116D. GS3111-1 실제기체

실제기체 1 mol에 대한 상태 방정식으로 적절한 것은? (단, a, b, B, C는 상수)

① $(P - \dfrac{a^2}{V})(V - nb) = nRT$

② $PV = nRT$

③ $\dfrac{PV}{RT} = 1 + \dfrac{B}{V} + \dfrac{C}{V^2}$

④ $(P + a\dfrac{n^2}{V^2})(V + nb) = nRT$

⑤ $\dfrac{PV}{RT} = 1 + \dfrac{B}{P} + \dfrac{C}{P^2}$

5-117B. GSN44 이상기체의 법칙★

그림은 같은 질량의 3가지 기체 A~C의 상태를 나타낸 것이다.

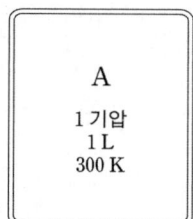

이에 대한 설명으로 옳은 것만을 〈보기〉에서 있는 대로 고른 것은? (단, 모든 기체는 이상 기체와 같은 거동을 한다.)

─〈보 기〉─

ㄱ. 몰수는 A가 C의 4배이다.
ㄴ. 분자 간 평균 거리는 B가 C보다 크다.
ㄷ. 분자량은 A가 B의 2배이다.

① ㄱ   ② ㄴ   ③ ㄱ, ㄴ
④ ㄴ, ㄷ   ⑤ ㄱ, ㄴ, ㄷ

5-118B. GSN55. 기체분자 운동론★

(가)는 300K에서 A(g)와 B(g)의 속력 분포를, (나)는 피스톤이 달린 실린더에 같은 질량의 A와 B가 함께 들어있는 상태를 나타낸 것이다.

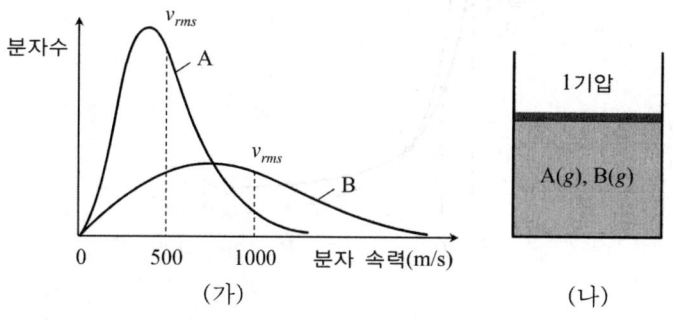

이에 대한 설명으로 옳은 것만을 〈보기〉에서 있는 대로 고른 것은? (단, 기체는 이상기체이며, 피스톤의 무게와 마찰은 무시한다.)

─〈보 기〉─

ㄱ. 몰질량은 B<A이다.
ㄴ. 300K에서 분자 당 평균 운동 에너지는 A<B이다.
ㄷ. (나)에서 A의 부분압은 0.2기압이다.

① ㄱ   ② ㄴ   ③ ㄱ, ㄷ
④ ㄴ, ㄷ   ⑤ ㄱ, ㄴ, ㄷ

5-119B. GSN63. 압축인자

그림은 일정한 온도에서 같은 몰수의 이상 기체와 기체 X에 대하여 압력에 따른 부피를 나타낸 것이다.

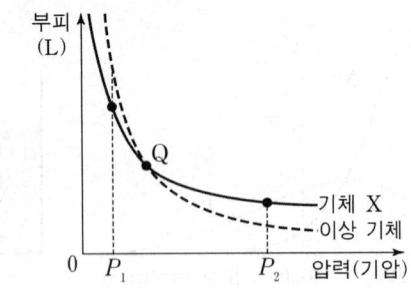

이에 대한 설명으로 옳은 것만을 〈보기〉에서 있는 대로 고른 것은?

―〈보 기〉―

ㄱ. P_1에서 분자 간 인력이 반발력보다 우세하다.

ㄴ. Q에서 X는 이상 기체 상태 방정식을 만족한다.

ㄷ. 압축인자 Z의 값은 P_1에서가 P_2에서보다 작다.

① ㄱ ② ㄴ ③ ㄱ, ㄴ
④ ㄴ, ㄷ ⑤ ㄱ, ㄴ, ㄷ

5-120C. GSS21기체의 양론/ 밀도 조성

그림은 절대온도 T에서 강철 용기에 H_2와 O_2가 혼합되어 있는 초기 상태를 나타낸 것이다. 반응 전, 혼합 기체의 전체 압력은 10기압이고, 밀도는 5g/L이다.

$H_2(g)$, $O_2(g)$
10atm, 5g/L

H_2가 완전히 연소된 후, 남아있는 O_2의 부분압(atm)은? (단, 온도는 T로 일정하다. T에서 $RT=40$Latm/mol이다. H와 O의 원자량은 각각 1과 16이다. 모든 기체는 이상기체와 같이 거동한다.)

① 1 ② 2 ③ 3 ④ 4 ⑤ 5

5-121B. GSS28 실제 기체★

다음은 기체 X 1몰의 $\dfrac{PV}{RT}$를 온도와 압력에 따라 나타낸 도표이다.

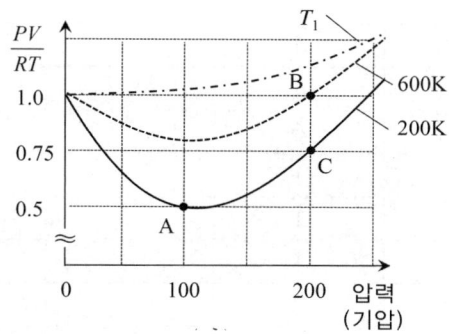

이에 대한 설명으로 옳지 <u>않은</u> 것은?

① $600K < T_1$이다.

② A에서 분자 간 인력은 척력보다 우세하다.

③ B에서 X는 이상 기체 방정식을 만족한다.

④ A, B, C에서 X(g)의 부피는 4 : 12 : 3이다.

⑤ A와 C에서 X(g)의 밀도는 3 : 2이다.

5-122B. GSS710 기체양론

그림 (가)는 실린더에서 혼합 기체의 부분압을, (나)는 (가)의 모든 SO_2가 SO_3가 되도록 완전히 연소시킨 후의 상태를 나타낸 것이다.

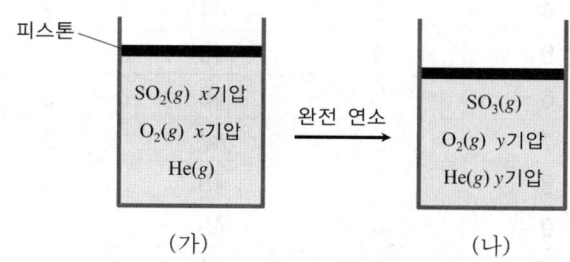

$\dfrac{y}{x}$는? (단, 대기압은 1기압이다. 온도는 일정하다. 피스톤의 무게와 마찰은 무시한다. 모든 기체는 이상 기체로 거동하며 응축하지 않는다.)

① $\dfrac{4}{7}$　② $\dfrac{5}{8}$　③ $\dfrac{5}{4}$　④ $\dfrac{4}{5}$　⑤ $\dfrac{6}{5}$

문제번호	정답	문제번호	정답
1	1	41	3
2	4	42	4
3	1	43	3
4	2	44	2
5	4	45	1
6	5	46	3
7	5	47	3
8	1	48	1
9	4	49	3
10	2	50	1
11	3	51	3
12	4	52	1
13	3	53	1
14	5	54	2
15	2	55	2
16	4	56	4
17	3	57	1
18	1	58	2
19	3	59	1
20	4	60	1
21	2	61	1
22	2	62	1
23	3	63	4
24	3	64	4
25	4	65	3
26	5	66	1
27	5	67	1
28	1	68	5
29	1	69	1
30	5	70	2
31	2	71	3
32	4	72	1
33	4	73	1
34	1	74	1
35	3	75	1
36	4	76	3
37	5	77	3
38	5	78	2
39	3	79	5
40	2	80	3

문제번호	정답	문제번호	정답
81	2	121	5
82	2	122	2
83	1		
84	4		
85	4		
86	4		
87	4		
88	1		
89	1		
90	1		
91	3		
92	4		
93	2		
94	1		
95	1		
96	5		
97	4		
98	4		
99	2		
100	2		
101	4		
102	5		
103	5		
104	1		
105	2		
106	3		
107	1		
108	2		
109	2		
110	4		
111	4		
112	3		
113	3		
114	1		
115	1		
116	3		
117	1		
118	3		
119	5		
120	4		

06

열화학

해설 링크 모음

06 열화학 핵심 써머리

1. 에너지 (E)

1) 일을 하거나 열을 발생시킬 수 있는 능력

2) 에너지는 보존되며(열역학 제1법칙), 상태함수이다.

3) 한 가지 형태에서 다른 형태로 바뀔 수 있다.

   (1) 퍼텐셜 에너지(위치 에너지) : 위치, 조성에 저장된 에너지

   (2) 운동 에너지 : 물체의 운동에 따른 에너지

4) 계의 내부 에너지: 계의 모든 에너지의 총합

5) 내부 에너지 변화($\triangle E$) $= E_{나중} - E_{처음}$

6) 계의 내부 에너지는 열과 일에 의해 변화한다.

$$\triangle E = q + w$$

7) 열과 일은 계와 주위 사이의 에너지 전달 방식임

   (1) $\triangle E < 0$: 반응계의 내부 에너지가 감소하여 주위로 열의 형태로 에너지를 잃는다. (발열 과정)

   (2) $\triangle E > 0$: 주위로부터 열의 형태로 에너지를 흡수하여 반응계의 내부 에너지가 증가한다. (흡열 과정)

2. 일(w)

1) 일반적인 일의 정의: 힘과 이동 거리의 곱

2) 화학에서의 일: 팽창 일(PV일)=팽창하는 기체에 의한 일

$$w = -P\triangle V \text{ (일정 압력 조건)}$$

3) 일은 경로함수

3. 열(q)

1) 온도 차이에 의한 자발적 에너지 흐름 방식

2) 발열 과정: 계로부터 열이 흘러나가 에너지를 잃음

3) 흡열 과정: 계로 열이 흘러들어와 에너지를 얻음

4) 열은 경로함수

5) 화학 반응에서의 열은 열량계로 측정

   (1) 일정 압력 열량계(커피컵 열량계)

   (2) 일정 부피 열량계(통 열량계)

4. 엔탈피 (H)

1) $H = E + PV$

2) $\triangle H = q_p$, $\triangle E = q_V$

3) 엔탈피는 에너지의 한 종류

   (1) $\triangle H < 0$: 발열 과정

   (2) $\triangle H > 0$: 흡열 과정

4) 엔탈피는 상태함수

5) Hess의 법칙: 엔탈피 변화량은 반응 경로와 무관하다.

6) 표준 생성 엔탈피($\triangle H_f^0$)는 반응 엔탈피($\triangle H_{반응}^0$)를 구할 때 사용할 수 있다.

    $\triangle H_{반응}^0 =$(생성물의 $\triangle H_f^0$ 총합)$-$(반응물의 $\triangle H_f^0$ 총합)

7) 연소 엔탈피: 어떤 물질 1몰이 완전히 연소될 때의 $\triangle H$

8) 중화 엔탈피: 산과 염기가 중화되어 $H_2O(l)$ 1mol을 생성할 때의 $\triangle H$

5. △E와 △H의 변환

1) $\triangle E$와 $\triangle H$를 변환하기 위해 다음의 두 공식 중 하나를 이용할 수 있다.

   (1) $\triangle E = \triangle H - P \triangle V$ (일정압력)

   (2) $\triangle E = \triangle H - \triangle nRT$ (일정온도, $\triangle n$:기체 계수총합 변화량)

심화주제 6-1: 이상기체 열역학

1. 이상기체의 열역학적 척도 (상전이나 화학 반응이 없는 단원자 이상기체)

1) 이상기체의 내부 에너지는 오직 절대 온도에 의해서만 변한다.

$$\triangle E = \frac{3}{2}nR\triangle T$$

2) 내부 에너지의 변화는 열 또는 일의 형태로 일어난다.

$$\triangle E = q + w$$

3) 일정한 압력에서 내부 에너지 변화와 엔탈피 변화는 주위에 한 일만큼 차이난다.

$$\triangle E = \triangle H - P\triangle V$$

4) 내부 에너지 변화는 일정 부피에서의 열의 양과 같다.

$$\triangle E = q_v = c_v \triangle T = \frac{3}{2}nR\triangle T$$

5) 엔탈피 변화는 일정 압력에서의 열의 양과 같다.

$$\triangle H = q_p = \triangle E + P\triangle V = c_p \triangle T = \frac{5}{2}nR\triangle T$$

6) 엔탈피 변화는 오직 절대 온도에 의해서만 변한다.

$$\triangle H = \frac{5}{2}nR\triangle T$$

7) 일의 양은 PV곡선 아래의 면적과 같다.

$$w = -\int P_{외부}dV$$

8) 일정한 온도에서 $\triangle S_{계}$는 절대온도에 반비례하고, 계가 받은 열에 비례한다.

$$\Delta S_{계} = \frac{q_{계}}{T} \text{ (일정 온도)}$$

9) 일정한 온도에서 $\triangle S_{주위}$는 절대온도에 반비례하고, 주위가 받은 열에 비례한다.

$$\Delta S_{주위} = \frac{q_{주위}}{T} = \frac{-q_{계}}{T} \text{ (일정 온도)}$$

2. 이상기체의 등온 가역 팽창

1) 가역 과정은 변수의 무한소 변화에 의해서 반대로도 진행될 수 있는 과정이다.

2) 모든 가역 과정에서 우주의 엔트로피 변화는 0이다.

3) 이상기체가 등온 가역 팽창 할 때 기체는 등온 곡선을 따라 팽창한다.

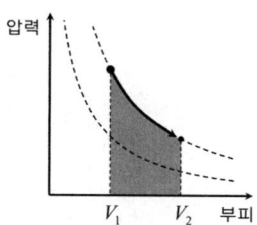

$$\Delta E = 0 \qquad\qquad \Delta S = nR \ln \frac{V_2}{V_1}$$

$$\Delta H = 0$$

$$w = -nRT \ln \frac{V_2}{V_1} \qquad \Delta G = -nRT \ln \frac{V_2}{V_1}$$

$$q = nRT \ln \frac{V_2}{V_1} \qquad \Delta S_{우주} = 0$$

3. 이상기체의 등온 자유 팽창

1) 자유 팽창은 진공 속으로 기체가 퍼지는 과정이다.

2) 등온 자유 팽창 과정에서 기체가 하는 일의 양은 0이다.

3) 등온 자유 팽창 과정에서 $\triangle E$, $\triangle H$, $\triangle S$, $\triangle G$는 등온 가역 과정에서의 값과 같다. (상태함수)

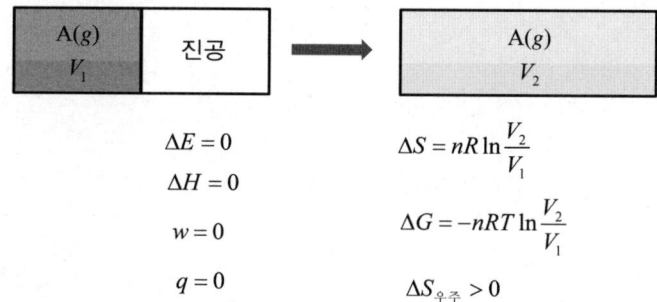

$$\Delta E = 0 \qquad\qquad \Delta S = nR \ln \frac{V_2}{V_1}$$

$$\Delta H = 0$$

$$w = 0 \qquad\qquad \Delta G = -nRT \ln \frac{V_2}{V_1}$$

$$q = 0 \qquad\qquad \Delta S_{우주} > 0$$

4. 이상기체의 등온 비가역 팽창

1) 비가역 과정은 변수의 무한소 변화에 의해서 진행 방향을 바꿀 수 없는 과정이다.

2) 모든 비가역 과정은 자발적 과정이다.

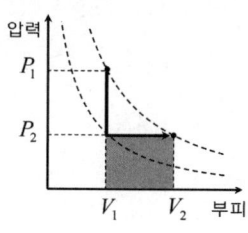

$$\Delta E = 0 \qquad\qquad \Delta S = nR \ln \frac{V_2}{V_1}$$

$$\Delta H = 0$$

$$w = -P_2 \Delta V \qquad \Delta G = -nRT \ln \frac{V_2}{V_1}$$

$$q = P_2 \Delta V \qquad\qquad \Delta S_{우주} > 0$$

5. 이상기체의 혼합과정 (일정 온도, 일정 압력)

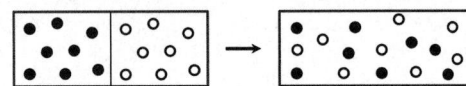

1) 이상기체의 혼합 과정에서 기체의 엔트로피는 증가한다.

2) 이상기체의 혼합 과정에서 기체의 자유 에너지는 감소한다.

3) 이상기체의 혼합 과정에서 전체 $\triangle S$는 각 기체의 $\triangle S$의 합과 같다.

4) 이상기체의 혼합 과정에서 전체 $\triangle G$는 각 기체의 $\triangle G$의 합과 같다.

5) 일정한 온도에서 이상기체가 혼합될 때 내부 에너지와 엔탈피는 변하지 않는다.

6. 단열 가역 과정

1) 단열 과정은 계와 주위 사이에 열교환 없이 일어나는 과정이다. ($q = 0$)

2) 단열 가역 팽창 과정에서 기체는 주위에 일을 하며 내부 에너지가 감소하고 온도가 내려간다.

3) 단열 가역 팽창 과정에서 기체의 내부 에너지와 엔탈피는 감소한다.

4) 단열 가역 과정에서 기체의 엔트로피는 변하지 않는다. (등엔트로피 과정)

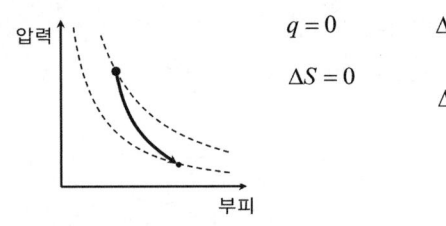

$$q = 0 \qquad \Delta E = \frac{3}{2}nR\Delta T$$

$$\Delta S = 0 \qquad \Delta H = \frac{5}{2}nR\Delta T$$

$$w = \frac{3}{2}nR\Delta T$$

7. 등압 과정

1) 등압 과정에서 기체의 압력은 일정하게 유지된다.

2) 등압 팽창 과정에서 기체는 주위에 일을 하며 내부 에너지가 증가한다.

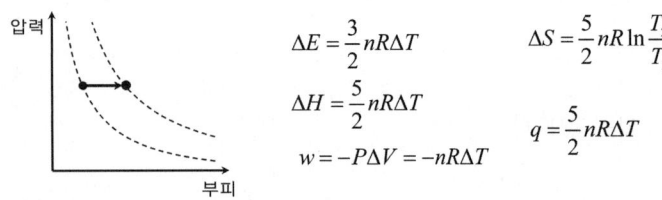

$$\Delta E = \frac{3}{2}nR\Delta T \qquad \Delta S = \frac{5}{2}nR\ln\frac{T_2}{T_1}$$

$$\Delta H = \frac{5}{2}nR\Delta T$$

$$w = -P\Delta V = -nR\Delta T \qquad q = \frac{5}{2}nR\Delta T$$

8. 등적 과정

1) 등적 과정에서 기체의 부피는 일정하게 유지된다.

2) 등적 과정에서 기체가 주위에 하는 PV 일의 크기는 0이다.

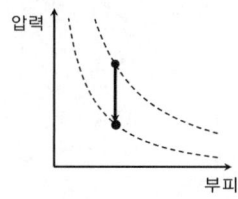

$$\Delta E = \frac{3}{2}nR\Delta T \qquad \Delta S = \frac{3}{2}nR\ln\frac{T_2}{T_1}$$

$$\Delta H = \frac{5}{2}nR\Delta T \qquad q = \frac{3}{2}nR\Delta T$$

$$w = 0$$

9. 카르노 열기관

1) 모든 과정이 이상적이고 가역적으로 진행되는 가상적인 열기관

2) 카르노 사이클을 순환하며 열에너지의 일부를 역학적에너지로 바꾼다.

3) 카르노 사이클:

   (1) 등온 팽창 – 고온으로 유지되는 열저장체에서 기체가 열을 흡수한다.

   (2) 단열 팽창 – 기체가 팽창되면서 온도가 낮아진다.(등엔트로피 과정)

   (3) 등온 압축 – 저온으로 유지되는 열저장체에서 기체가 열을 버린다.

   (4) 단열 압축 – 기체가 압축되면서 온도가 올라간다.

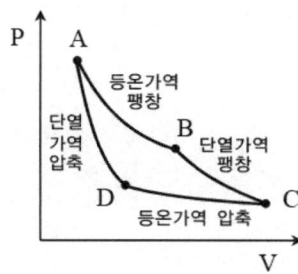

4) 카르노 기관의 효율: $\dfrac{T_h - T_c}{T_h}$ (T_h:고온부 온도, T_c:저온부 온도)

   (1) 카르노 기관의 효율은 항상 1보다 작음

   (2) 고온부와 저온부 사이의 온도차가 클수록 효율이 높음

   (3) 어떠한 열기관도 카르노 기관의 효율보다 높을 수 없음 (열기관 효율의 이론적 상한선)

심화주제 6-2: 기체 종류별 몰 열용량

1) c_V : 일정 부피에서 1몰의 열용량

2) c_P : 일정 압력에서 1몰의 열용량

3) $\triangle U = q_V = nc_V \triangle T$: 내부에너지 변화는 일정 부피에서의 열과 같다.

4) $\triangle H = q_P = nc_P \triangle T$: 엔탈피 변화는 일정 압력에서의 열과 같다.

이상기체	c_V	c_P	$c_P - c_V$
단원자 기체	$\dfrac{3}{2}R$	$\dfrac{5}{2}R$	R
2원자 또는 선형 다원자 기체	$\dfrac{5}{2}R$	$\dfrac{7}{2}R$	R
비선형 다원자 기체	$3R$	$4R$	R

심화주제 6-3: 단열 가역과정에서의 공식

1) c_V : 일정 부피에서 1몰의 열용량

2) c_P : 일정 압력에서 1몰의 열용량

3) $c_P - c_V = R$ (모든 이상기체)

4) $\gamma = \dfrac{c_P}{c_V}$ 일 때, 단열 가역과정에서 다음의 식이 성립한다.

① $T_1 V_1^{\gamma-1} = T_2 V_2^{\gamma-1}$: 단열 과정에서의 온도와 부피의 관계

② $P_1 V_1^{\gamma} = P_2 V_2^{\gamma}$: 단열 과정에서의 압력과 부피의 관계

6-01A. HA201. 에너지

에너지에 대한 다음 설명 중 옳지 <u>않은</u> 것은?

① 에너지는 일을 하거나 열을 발생시킬 수 있는 능력이다.
② 에너지의 SI 단위는 J(주울)이다.
③ 에너지는 변환되거나 전달될 수 있지만, 생성되거나 소멸되지 않는다.
④ 계(system)와 주위(surroundings)의 에너지 총합은 항상 일정하다.
⑤ 우주의 에너지 총합은 시간이 지남에 따라 점점 감소한다.

6-02A. HA202. 에너지의 종류

다음 중 질량을 가진 물체의 움직임에 의한 에너지는?

① 운동 에너지
② 위치 에너지
③ 화학적 에너지
④ 퍼텐셜 에너지
⑤ 복사 에너지

6-03A. HA203. 에너지의 종류

다음 중 물체의 위치에 따른 에너지는?

① 운동 에너지
② 퍼텐셜 에너지
③ 열 에너지
④ 빛 에너지
⑤ 전기 에너지

6-04A. HA204. 에너지의 종류

다음 중 '무질서한 분자의 운동 에너지'는?

① 운동 에너지
② 위치 에너지
③ 열 에너지
④ 빛 에너지
⑤ 전기 에너지

6-05A. HA205. 내부 에너지

다음 어떤 계를 이루고 있는 모든 입자의 운동 에너지와 퍼텐셜 에너지의 총합은?

① 내부 에너지(E)
② 엔탈피 (H)
③ 자유 에너지 (G)
④ 열 (q)
⑤ 일 (w)

6-06A. HA206. 상태 함수★

다음 중 상태 함수가 <u>아닌</u> 것은?

① 내부 에너지 (U)
② 엔탈피 (H)
③ 엔트로피 (S)
④ 열 (q)
⑤ 부피 (V)

6-07A. HA207. 화학적 에너지

다음 중 원자나 전자의 상대적인 위치, 배열과 관련된 에너지는?

① 운동 에너지
② 화학적 에너지
③ 열 에너지
④ 빛 에너지
⑤ 전기 에너지

6-08A. HA208. 화학적 에너지★

다음 중 화학적 에너지에 대한 설명으로 가장 적합한 것은?

① 반응물과 생성물의 퍼텐셜 에너지 차이에 의한 에너지
② 반응물과 생성물의 운동 에너지 차이에 의한 에너지
③ 반응물과 생성물의 열 에너지 차이에 의한 에너지
④ 반응물과 생성물의 온도 차이에 의한 에너지
⑤ 반응물과 생성물의 압력 차이에 의한 에너지

6-09A. HA211. 반응열★

다음 중 발열 과정이 <u>아닌</u> 것은?

① 수소(H_2) 가스를 연소시킨다.
② 철(Fe)이 산소(O_2)와 반응하여 산화철(Fe_2O_3)을 생성한다.
③ 드라이아이스($CO_2(s)$)가 승화한다.
④ HCl과 NaOH가 혼합되어 중화 반응이 진행된다.
⑤ 수증기가 응축한다.

6-10A. HA212. 내부 에너지★

다음 중 반응물의 내부 에너지 총합이 생성물의 내부 에너지 총합보다 큰 것은? (단, 온도는 일정하다.)

① $N_2(g) \rightarrow 2N(g)$
② $H_2O(l) \rightarrow H_2O(g)$
③ $Cl_2(g) \rightarrow 2Cl(g)$
④ $Na(s) \rightarrow Na(g)$
⑤ $2H_2(g) + O_2(g) \rightarrow 2H_2O(g)$

6-11A. HA213. 내부 에너지, 일, 열

계는 주위로부터 15kJ의 열을 받았고, 이 과정에서 계는 주위에 5kJ의 일을 했다. 계의 내부 에너지 변화량($\triangle E$)은?

① 10kJ
② -10kJ
③ 15kJ
④ -15kJ
⑤ 0

6-12A. HA215. 내부 에너지, 일, 열★

외부 압력이 1.0atm으로 일정할 때, 기체의 부피가 40L에서 60L로 팽창하였다. 이 과정에서 $P\triangle V$와 w의 값이 모두 옳은 것은? (단, 1L·atm=100J이다.)

	$P\triangle V$	w
①	2kJ	2kJ
②	-2kJ	-2kJ
③	2kJ	-2kJ
④	20kJ	-20kJ
⑤	20kJ	20kJ

6-13B. HA216. 내부 에너지, 일, 열

600K, 1기압으로 유지되는 피스톤이 달린 실린더에서 1몰의 염화암모늄($NH_4Cl(s)$)이 $NH_3(g)$와 $HCl(g)$로 완전히 분해되었다. 이 과정에서 계의 최종 부피와 w가 모두 옳은 것은? (단, 600K에서 $RT=50L \cdot atm/mol$이고, $1L \cdot atm=100J$이다. 고체상의 부피는 무시한다.)

	최종 부피	w
①	100L	−10kJ
②	100L	10kJ
③	50L	5kJ
④	50L	−5kJ
⑤	100L	−5kJ

6-14B. HA217. 엔탈피와 내부 에너지★★

다음 설명 중 옳지 **않은** 것은?

① 내부 에너지 변화량은 일정 부피에서의 열과 같다. ($\triangle E = q_V$)

② 엔탈피 변화량은 일정 압력에서의 열과 같다. ($\triangle H = q_P$)

③ 일정한 압력에서 열(q)은 상태 함수이다.

④ 일과 열의 합($q+w$)은 경로 함수이다.

⑤ 일정한 부피에서 열(q)은 상태 함수이다.

6-15B. HA218. 엔탈피★

다음 중 생성물의 엔탈피 총합이 반응물의 엔탈피 총합보다 큰 것은?

① $H_2O(g) \rightarrow H_2O(l)$

② $2H_2(g) + O_2(g) \rightarrow 2H_2O(l)$

③ $2Na(s) + Cl_2(g) \rightarrow 2NaCl(s)$

④ $H^+(aq) + OH^-(aq) \rightarrow H_2O(l)$

⑤ $NaCl(s) \rightarrow Na^+(g) + Cl^-(g)$

6-16A. HA219. 엔탈피

다음 과정이 일정 온도에서 진행될 때 주위의 엔탈피가 증가하는 것은?

① $H_2O(g) \rightarrow H_2O(l)$

② $2H_2O(l) \rightarrow 2H_2(g) + O_2(g)$

③ $2NaCl(s) \rightarrow 2Na(s) + Cl_2(g)$

④ $H_2O(l) \rightarrow H^+(aq) + OH^-(aq)$

⑤ $NaCl(s) \rightarrow Na^+(g) + Cl^-(g)$

6-17A. HA221. 반응 엔탈피

프로페인($C_3H_8(g)$)의 연소 엔탈피는 −2200kJ/mol이다. 일정한 압력에서 프로페인 1.0g이 과량의 산소에 의해 완전 연소될 때 방출되는 열 에너지는? (단, 프로페인의 몰질량은 44이다.)

① 10kJ

② 20kJ

③ 30kJ

④ 40kJ

⑤ 50kJ

6-18A. HA224. $\triangle E$와 $\triangle H$★

일정한 온도, 1기압에서 3몰의 산소(O_2)가 2몰의 오존(O_3)으로 변할 때, 계는 주위로부터 286kJ의 열을 흡수하고 부피는 25L 감소하였다. $3O_2(g) \rightarrow 2O_3(g)$에 대한 $\triangle E$와 $\triangle H$가 모두 옳은 것은? (단, $1L \cdot atm=100J$이다.)

	$\triangle E$	$\triangle H$
①	288.5kJ	286kJ
②	288.5kJ	−286kJ
③	283.5kJ	−286kJ
④	286kJ	286kJ
⑤	288.5kJ	288.5kJ

6-19B. HA225. △E와 △H★

일정한 온도와 압력에서 다음 반응이 진행될 때 $\triangle H > \triangle E$인 것은?

① $2HF(g) \rightarrow H_2(g) + F_2(g)$
② $N_2(g) + 3H_2(g) \rightarrow 2NH_3(g)$
③ $N_2(g) + O_2(g) \rightarrow 2NO(g)$
④ $SO_3(g) + H_2O(l) \rightarrow H_2SO_4(aq)$
⑤ $CaC_2(s) + 2H_2O(l) \rightarrow Ca(OH)_2(aq) + C_2H_2(g)$

6-20B. HA226. △E와 △H★

다음 발열 반응 중 일정한 압력 조건에서보다 일정한 부피 조건에서 더 많은 열을 방출하는 것은?

① $2SO_2(g) + O_2(g) \rightarrow 2SO_3(g)$
② $SO_3(g) + H_2O(l) \rightarrow H_2SO_4(aq)$
③ $S(s) + O_2(g) \rightarrow SO_2(g)$
④ $2C(s) + O_2(g) \rightarrow 2CO(g)$
⑤ $C(s) + O_2(g) \rightarrow CO_2(g)$

6-21B. HA227. △E와 △H★

다음은 300K에서 철이 연소되어 산화철(III)을 생성하는 열화학 반응식이다.

$$4Fe(s) + 3O_2(g) \rightarrow 2Fe_2O_3(s) \quad \triangle H^0 = -1650kJ$$

300K에서 이 반응의 $\triangle E^0$는? (단, 300K에서 $RT = 2.5kJ/mol$이다. 고체상의 부피는 무시한다.)

① $-1650kJ$
② $-1657.5kJ$
③ $-1655kJ$
④ $-1642.5kJ$
⑤ $-1645kJ$

6-22B. HA228. △E와 △H★

다음은 300K에서 질소(N_2)와 수소(H_2)가 반응하여 암모니아(NH_3)를 생성하는 반응의 열화학 반응식이다.

$$N_2(g) + 3H_2(g) \rightarrow 2NH_3(g) \quad \triangle H = -92kJ$$

300K에서 이 반응의 $\triangle E$는? (단, 300K에서 $RT = 2.5kJ/mol$이다.)

① $-89.5kJ$
② $-94.5kJ$
③ $-97kJ$
④ $-87kJ$
⑤ $-92kJ$

6-23A. HA229. 비열

은(Ag)의 비열은 $0.24J/g \cdot ℃$이다. $Ag(s)$ 50g을 273K에서 293K까지 올리는데 필요한 에너지는?

① 240J

② 24kJ

③ 12kJ

④ 24J

⑤ 100J

6-24A. HA230. 비열, 몰열용량

열용량이 $200J/℃$인 열량계의 온도를 25℃에서 30℃까지 올리는데 필요한 에너지는?

① 200J

② 400J

③ 500J

④ 1000J

⑤ 2000J

6-25B. HA231. 열량계

100℃의 금속 시료 70g을 20℃의 물 100g에 넣어 열평형에 도달하였을 때, 물의 온도는 40℃였다. 이 금속 시료의 비열은? (단, 물의 비열은 $4.2J/g \cdot ℃$이며, 열의 손실은 없다.)

① $1.0J/g \cdot ℃$

② $2.0J/g \cdot ℃$

③ $3.0J/g \cdot ℃$

④ $4.0J/g \cdot ℃$

⑤ $5.0J/g \cdot ℃$

6-26B. HA232. 일정 압력 열량계★

일정 압력 열량계에서 LiBr 10.0g을 물 150g에 용해시키는 과정 중 용액의 온도는 $a℃$ 상승하였다. LiBr의 몰질량이 bg/mol이고, 용액의 비열이 $cJ/℃ \cdot g$일 때 LiBr의 용해 엔탈피는? (단, 열량계에서 열의 손실은 없다.)

① $abc \times 0.016kJ/mol$

② $-abc \times 0.016kJ/mol$

③ $-abc \times 0.015kJ/mol$

④ $abc \times 15kJ/mol$

⑤ $\dfrac{16ab}{c}kJ/mol$

6-27B. HA233. 일정 압력 열량계

일정 압력 열량계에 1.0M NaOH 100mL와 1.0M HCl 100mL를 혼합하였다. 혼합 용액의 초기 온도는 25℃이고 최종 온도는 $(25+a)℃$였다. NaOH와 HCl의 중화 엔탈피는? (단, 용액의 밀도는 d g/mL이고 비열은 $cJ/℃ \cdot g$이다. 열량계에서 열의 손실은 없다.)

① $acd kJ/mol$

② $\dfrac{2c}{ad}kJ/mol$

③ $-\dfrac{2a}{cd}kJ/mol$

④ $-2acd kJ/mol$

⑤ $-\dfrac{2ac}{d}kJ/mol$

6-28B. HA234. 일정 부피 열량계★

열용량이 aJ/K인 통 열량계에서 메테인(CH_4) 4.0g을 충분한 산소로 연소시켰을 때, 열량계의 온도는 b℃ 상승하였다. 메테인의 연소 반응에 대한 $\triangle E$는? (단, CH_4의 분자량은 16이다.)

① $\dfrac{ab}{250}$kJ/mol

② $-\dfrac{ab}{250}$kJ/mol

③ $\dfrac{ab}{1000}$kJ/mol

④ $-\dfrac{ab}{1000}$kJ/mol

⑤ $\dfrac{b}{1000a}$kJ/mol

6-29A. HA153. 헤스의 법칙

다음은 질소(N_2)와 산소(O_2)가 반응하여 이산화 질소(NO_2)가 생성되는 반응에 대한 엔탈피 도표이다. x는?

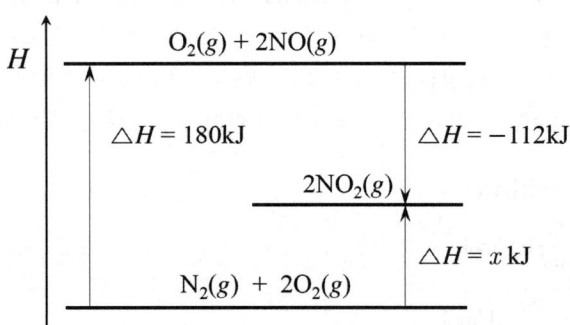

① +68

② −68

③ +180

④ −180

⑤ +112

6-30A. HA235. 헤스의 법칙★★

다음은 메테인(CH_4)이 연소될 때 생성되는 물이, $H_2O(g)$ 또는 $H_2O(l)$일 때의 반응 엔탈피 자료이다. 이로부터 구한 물의 증발 엔탈피는?

$$CH_4(g) + 2O_2(g) \rightarrow CO_2(g) + 2H_2O(g) \qquad \triangle H = -803\,\text{kJ}$$
$$CH_4(g) + 2O_2(g) \rightarrow CO_2(g) + 2H_2O(l) \qquad \triangle H = -891\,\text{kJ}$$

① 88kJ/mol

② 44kJ/mol

③ 176kJ/mol

④ 22kJ/mol

⑤ −44kJ/mol

6-31B. HA236. 헤스의 법칙

$C(s, 흑연)$의 연소 엔탈피는 −390kJ/mol이고, $CO(g)$의 연소 엔탈피는 −280kJ/mol이다. 이 자료로부터 구한 다음 반응의 $\triangle H$는?

$$2C(s, 흑연) + O_2(g) \rightarrow 2CO(g)$$

① −110kJ

② 110kJ

③ 220kJ

④ −220kJ

⑤ 55kJ

6-32B. HA237. 헤스의 법칙

다음은 각 반응의 엔탈피 자료이다.

$$2O_3(g) \to 3O_2(g) \qquad \triangle H = a\,kJ$$
$$O_2(g) \to 2O(g) \qquad \triangle H = b\,kJ$$
$$NO(g) + O_3(g) \to NO_2(g) + O_2(g) \qquad \triangle H = c\,kJ$$

$NO(g) + O(g) \to NO_2(g)$의 $\triangle H$는?

① $\dfrac{2c-a-b}{2}\,kJ$

② $\dfrac{2c+a-b}{2}\,kJ$

③ $(2c-a-b)\,kJ$

④ $(a+b-2c)\,kJ$

⑤ $\dfrac{a+b-2c}{2}\,kJ$

6-33B. HA238. 결합 엔탈피

다음은 결합 엔탈피 자료이다.

결합	결합 엔탈피(kJ/mol)
H−H	432
Cl−Cl	218
H−Cl	427

다음 반응의 $\triangle H$는?

$$H_2(g) + Cl_2(g) \to 2HCl(g)$$

① 223kJ/mol

② 204kJ/mol

③ −204kJ/mol

④ −102kJ/mol

⑤ −223kJ/mol

6-34B. HA239. 결합 엔탈피

다음은 결합 엔탈피 자료이다.

결합	결합 엔탈피(kJ/mol)
C−H	413
C−F	485
F−F	154
H−H	432

다음 반응의 $\triangle H$는?

$$CH_4(g) + F_2(g) \to CH_2F_2(g) + H_2(g)$$

① 422kJ/mol

② 322kJ/mol

③ −422kJ/mol

④ −222kJ/mol

⑤ −322kJ/mol

6-35B. HA240. 결합 엔탈피

다음 중 생성물의 결합 엔탈피 총합이 반응물의 결합 엔탈피 총합보다 큰 것은?

① $2O_3(g) \to 3O_2(g)$ $\qquad \triangle H = -427kJ/mol$

② $NO_2(g) + O_2(g) \to NO(g) + O_3(g)$ $\qquad \triangle H = 199kJ/mol$

③ $2F_2O(g) \to 2F_2(g) + O_2(g)$ $\qquad \triangle H = 43kJ/mol$

④ $Cl_2(g) \to 2Cl(g)$ $\qquad \triangle H = 242kJ/mol$

⑤ $2H_2O(g) \to 2H_2(g) + O_2(g)$ $\qquad \triangle H = 484kJ/mol$

6-36A. HA241. 표준 상태★

표준 상태에 대한 설명으로 옳은 것은?

① 대기 중 산소 기체는 표준 상태에 있다.
② 표준 상태는 STP 조건과 같다.
③ 표준 상태의 온도는 298K이다.
④ 1M NaCl 수용액 중 Na^+ 이온은 표준 상태에 있다.
⑤ 1M $CaCl_2$ 수용액에서 Cl^- 이온은 표준 상태에 있다.

6-37A. HA242. 표준 생성 엔탈피

다음 중 25℃에서 가장 안정한 원소가 <u>아닌</u> 것은?

① $H_2(g)$
② $O_2(g)$
③ $Na(g)$
④ $Cl_2(g)$
⑤ $S(s, 사방황)$

6-38A. HA243. 표준 생성 엔탈피($\triangle H_f^0$)★★

그림은 25℃에서 H_2O와 관련된 반응의 엔탈피 도표이다. $H_2O(l)$의 표준 생성 엔탈피(kJ/mol)는?

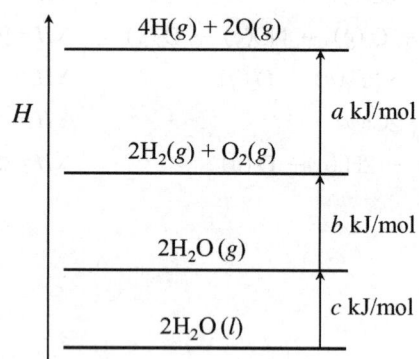

① $-b$
② $-b-c$
③ $\dfrac{-b-c}{2}$
④ $\dfrac{b+c}{2}$
⑤ $a+b+c$

6-39A. HA167. 표준 생성 엔탈피★

그림은 25℃에서 NH_3와 관련된 반응의 엔탈피 도표이다. 25℃에서 $NH_3(g)$의 표준 생성 엔탈피(kJ/mol)는?

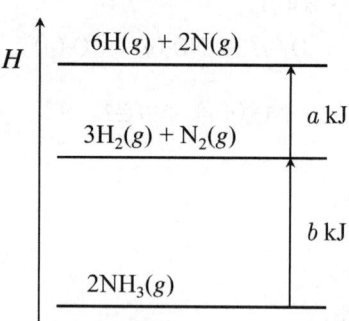

① a
② $-a$
③ b
④ $-b$
⑤ $-\dfrac{b}{2}$

6-40B. HA244. 표준 생성 엔탈피★

다음은 25℃에서 히드라진(N_2H_4)과 암모니아(NH_3)에 대한 열화학 반응식이다. 이로부터 구한 25℃에서 $NH_3(g)$의 표준 생성 엔탈피는?

$$N_2(g) + 2H_2(g) \rightarrow N_2H_4(g) \qquad \triangle H = 95kJ$$
$$N_2H_4(g) + H_2(g) \rightarrow 2NH_3(g) \qquad \triangle H = -185kJ$$

① 280kJ/mol
② −90kJ/mol
③ −45kJ/mol
④ 140kJ/mol
⑤ −140kJ/mol

6-41A. HA245. 표준 생성 엔탈피

$C_6H_6(l)$와 $C_2H_2(g)$의 표준 생성 엔탈피는 각각 50kJ/mol과 230kJ/mol이다. 다음 반응의 $\triangle H^0$는?

$$C_6H_6(l) \rightarrow 3C_2H_2(g)$$

① 180kJ/mol
② −180kJ/mol
③ −640kJ/mol
④ 640kJ/mol
⑤ 280kJ/mol

6-42B. HA247. 표준 생성 엔탈피★

다음은 결합 엔탈피 자료이다.

결합	결합 엔탈피
H−H	a
Cl−Cl	b
H−Cl	c

298K에서 HCl(g)의 표준 생성 엔탈피는?

① $a+b-c$
② $\dfrac{a}{2}+\dfrac{b}{2}-c$
③ $2a+2b-c$
④ $2a+2b-2c$
⑤ $c-a-b$

6-43B. HA248. 표준 생성 엔탈피

25℃에서 측정한 다음 자료를 이용한 설명으로 옳지 않은 것은?

$H_2(g)$의 연소 엔탈피	−286kJ/mol
C(s,흑연)의 연소 엔탈피	−394kJ/mol
Cl_2의 결합 엔탈피	240kJ/mol
Na의 승화 엔탈피	108kJ/mol

① $H_2O(l)$의 $\triangle H_f^0$는 −286kJ/mol이다.
② $CO_2(g)$의 $\triangle H_f^0$는 −394kJ/mol이다.
③ Cl(g)의 $\triangle H_f^0$는 240kJ/mol이다.
④ Na(g)의 표준 생성 엔탈피는 108kJ/mol이다.
⑤ Na(l)의 표준 생성 엔탈피는 108kJ/mol보다 작다.

6-44B. HA249. 표준 생성 엔탈피★★

다음은 298K에서 표준 생성 엔탈피 자료이다.

- $H_2O(l)$의 표준 생성 엔탈피는 akJ/mol이다.
- $H_2O(l)$의 기화 엔탈피는 bkJ/mol이다.
- H−H의 결합 에너지는 ckJ/mol이다.
- O−H의 결합 에너지는 dkJ/mol이다.

이 자료로부터 구한 $O_2(g)$의 결합 에너지(kJ/mol)는?

① $2a+2b-2c+4d$
② $2a-2b-2c+4d$
③ $2a+2b+2c+4d$
④ $2a+2b-2c-4d$
⑤ $-2a+2b-2c+4d$

6-45B. HA250. 표준 생성 엔탈피

다음은 298K에서 각 물질의 표준 연소 엔탈피 자료이다.

물질	표준 연소 엔탈피(kJ/mol)
$C_2H_4(g)$	-1400
$C(s, 흑연)$	-390
$H_2(g)$	-290

298K에서 $C_2H_4(g)$의 표준 생성 엔탈피는?

① 40kJ/mol
② -40kJ/mol
③ -80kJ/mol
④ 80kJ/mol
⑤ 720kJ/mol

6-46B. HA251. 표준 생성 엔탈피

다음 자료를 이용하여 298K에서 $Mg(OH)_2(s)$의 표준 생성 엔탈피를 계산한 것으로 옳은 것은?

$$2Mg(s) + O_2(g) \rightarrow 2MgO(s) \qquad \triangle H^0 = -1200kJ$$
$$Mg(OH)_2(s) \rightarrow MgO(s) + H_2O(l) \qquad \triangle H^0 = +40kJ$$
$$2H_2(g) + O_2(g) \rightarrow 2H_2O(l) \qquad \triangle H^0 = -580kJ$$

① -850kJ/mol
② -930kJ/mol
③ -1490kJ/mol
④ -1740kJ/mol
⑤ -900kJ/mol

6-47A. HA301. 상식

일정량의 종이를 태우면 123kcal의 열이 발생한다. 이 열은 몇 kJ인가?

① 514.6 kJ
② 979 kJ
③ 1 kJ
④ 123 kJ
⑤ 29 kJ

6-48A. HA302. 비열

20.0 g의 수은을 10.0 ℃에서 20.0 ℃까지 올리는데 27.6 J의 에너지가 흡수되었다. 수은의 비열은 얼마인가?

① 0.726 J/g · ℃
② 0.138 J/g · ℃
③ 7.26 J/g · ℃
④ 1.38 J/g · ℃
⑤ 2.76 J/g · ℃

6-49A. HA305. △E와 △H

엔탈피 변화(△H)가 내부에너지 변화(△E)와 비슷하게 되는 경우는?

① 일정한 압력
② 기체 몰수가 증가하는 경우
③ P△V가 작을 경우
④ 압력이 매우 클 경우
⑤ 기체 몰수가 감소하는 경우

6-50B. HA306-1. △E와 △H

다음 반응의 ΔH°는 −175.9 kJ이다. 25℃에서 ΔE°는?

$$NH_3(g) \; + \; HCl(g) \; \rightarrow \; NH_4Cl(s)$$

① −164.8 kJ

② −170.9 kJ

③ −173.4 kJ

④ −180.9 kJ

⑤ 5134 kJ

6-51B. HA307-1. △E와 △H

27℃에서 1 mol의 염화암모늄이 분해될 때, $(q_p - q_v)$는?
(R=8 J/mol · K)

$$NH_4Cl(s) \; \rightarrow \; NH_3(g) \; + \; HCl(g)$$

① 4.8kJ

② 2.4kJ

③ 3.6kJ

④ −4.8kJ

⑤ −2.4kJ

6-52B. HA360-1. △E와 △H

$2CO(g) + O_2(g) \rightarrow 2CO_2(g)$ ΔH = −546 kJ이다.
25 ℃, 1 atm에서 내부에너지 변화(ΔE)는?

① −560.5 kJ

② −543.5 kJ

③ −541.5 kJ

④ −500 kJ

⑤ −546 kJ

6-53C. HA337-1. 열량계

열용량이 335 J/℃인 일정 압력 열량계에서 100 mL의 0.5 M HCl
용액이 100 mL의 0.5 M NaOH와 혼합되었다. HCl과 NaOH 용
액의 초기 온도는 22.50 ℃이며, 혼합된 용액의 최종 온도는 24.90
℃이다. 중화 엔탈피(ΔH중화)는? (열손실은 없으며 용액의 비열은
4.18J/g℃이다.)

① −50.6 kJ/mol

② −56.2 kJ/mol

③ 42.3 kJ/mol

④ 32.2 kJ/mol

⑤ −105 kJ/mol

6-54C. HA344. 열량계

100 g의 철조각을 300 ℃까지 가열한 후 비커에 넣었다. 비커에는
25 ℃의 1 L(밀도 =1.00 g/mL) 물이 담겨 있었다. 열적 평형에
도달한 후, 철과 물의 최종 온도는 몇 도인가?
(단, 물과 철 이외의 다른 에너지 이동은 없는 것으로 간주한다.
철의 비열=0.451 J/g·℃, 물의 비열=4.184J/g·℃)

① 25 ℃

② 28 ℃

③ 30 ℃

④ 32 ℃

⑤ 35 ℃

6-55C. HA345. 열량계

21.76 g의 구리 시료를 100 ℃로 가열하였다. 이것을 단열된 컵에
있는 28.00 g의 물에 담궜더니 온도가 25 ℃에서 30 ℃로 상승하였
다. 구리의 비열을 계산하시오. (단, 물의 비열은 4.184 J/g ℃이
다.)

① 0.173 J/g ℃

② 0.226 J/g ℃

③ 0.385 J/g ℃

④ 0.586 J/g ℃

⑤ 0.865 J/g ℃

6-56B. HA312. Hess의 법칙★★

다음은 세 가지 열화학 반응식이다.

$$\circ \ C_2H_5OH(l) + 3O_2(g) \ \rightarrow \ 2CO_2(g) + 3H_2O(l)$$
$$\Delta H° = -1367kJ$$
$$\circ \ H_2(g) \ + \ \frac{1}{2}O_2(g) \rightarrow \ H_2O(l) \qquad \Delta H° = -286kJ$$
$$\circ \ C(s) \ + \ O_2(g) \rightarrow CO_2(g) \qquad \Delta H° = -394kJ$$

이 자료로부터 구한 다음 반응의 $\Delta H°$는?

$$2C(s) \ + \ 3H_2(g) \ + \ \frac{1}{2}O_2(g) \ \rightarrow \ C_2H_5OH(l)$$

① +2047 kJ
② −279 kJ
③ +687 kJ
④ +279 kJ
⑤ +680 kJ

6-57B. HA313. Hess의 법칙

다음은 세 가지 열화학 반응식이다.

$$\circ \ CH_4(g) + 2O_2(g) \rightarrow CO_2(g) + 2H_2O(g) \qquad \Delta H = -802 \ kJ$$
$$\circ \ CH_4(g) + CO_2(g) \rightarrow 2CO(g) + 2H_2(g) \qquad \Delta H = 206 \ kJ$$
$$\circ \ CH_4(g) + H_2O(g) \rightarrow CO(g) + 3H_2(g) \qquad \Delta H = 247 \ kJ$$

이 자료로부터 구한 다음 반응의 $\Delta H°$는?

$$CH_4(g) \ + \ 1/2O_2(g) \ \rightarrow \ CO(g) + 2H_2(g)$$

① −116.3 kJ
② −25.5 kJ
③ −349.0 kJ
④ −143.2 kJ
⑤ −236.5 kJ

6-58B. HA314. 반응엔탈피

프로페인(propane)의 완전 연소식은 다음과 같다.

$$C_3H_8(g) + 5O_2(g) \rightarrow \ 3CO_2(g) + 4H_2O(g) \quad \Delta H = -2200 \ kJ$$

일정한 압력에서 1.00 g C_3H_8의 완전연소로 얼마나 많은 열에너지가 방출되나? (원자량 C = 12.0 , H = 1.0)

① 10.0 kJ
② 20.0 kJ
③ 30.0 kJ
④ 40.0 kJ
⑤ 50.0 kJ

6-59B. HA315. Hess의 법칙

다음의 반응엔탈피(ΔH)자료를 이용하여,

$$\circ \ 2SO_2(g) \ + O_2(g) \rightarrow 2SO_3(g)$$
$$\Delta H = -196.7 \ kJ/mol$$
$$\circ \ SO_3(g) \ + H_2O(l) \rightarrow H_2SO_4$$
$$\Delta H = -130.1 \ kJ/mol$$

다음 화학반응의 반응엔탈피에 해당하는 것을 계산하면?

$$2SO_2(g) \ + \ O_2(g) \ + \ 2H_2O(l) \ \rightarrow 2H_2SO_4(aq)$$

① 66.8 kJ
② −66.8 kJ
③ −326.7 kJ
④ −456.9 kJ
⑤ 125.5 kJ

6-60B. HA316. Hess의 법칙

다음 반응식을 참고로 하여 $2S(s) + 3O_2(g) \rightarrow 2SO_3(g)$에 대한 엔탈피 변화를 구하여라.

○ $S(s) + O_2(g) \rightarrow SO_2(g)$ $\Delta H = -300 \ kJ/mol$

○ $2SO_3(g) \rightarrow 2SO_2(g) + O_2(g)$ $\Delta H = +200 \ kJ/mol$

① $-100 \ kJ/mol$
② $100 \ kJ/mol$
③ $500 \ kJ/mol$
④ $-500 \ kJ/mol$
⑤ $-800 \ kJ.mol$

6-61B. HA317. Hess의 법칙

아래의 식들을 이용하여 $2B(s) + 3H_2(g) \rightarrow B_2H_6(g)$ 반응의 ΔH를 계산하여라.

○ $2B(s) + 3/2O_2(g) \rightarrow B_2O_3(s)$ $\Delta H = -1273 \ kJ$
○ $B_2H_6(g) + 3O_2(g) \rightarrow B_2O_3(s) + 3H_2O(g)$

   $\Delta H = -2035 \ kJ$
○ $H_2(g) + 1/2O_2(g) \rightarrow H_2O(l)$ $\Delta H = -286 \ kJ$
○ $H_2O(l) \rightarrow H_2O(g)$ $\Delta H = +44 \ kJ$

① $+36 \ kJ$
② $+520 \ kJ$
③ $+3066 \ kJ$
④ $-4034 \ kJ$
⑤ $-172 \ kJ$

6-62B. HA318-1. Hess의 법칙

다음은 암모니아가 생성되는 열화학 반응식이다.

$$N_2(g) + 3H_2 \rightarrow 2NH_3(g) \qquad \Delta H = -92.0 \ kJ$$

일정한 압력에서 수소 6 몰이 질소와 완전히 반응하여 암모니아를 생성할 때 발생하는 열량은 몇 kJ인가?

① $184 \ kJ$
② $368 \ kJ$
③ $92 \ kJ$
④ $46 \ kJ$
⑤ $54 \ kJ$

6-63B. HA311-1. 표준생성엔탈피

C_6H_6의 연소에 대한 열화학 반응식은 다음과 같다.

$$C_6H_6(l) + \frac{15}{2}O_2(g) \rightarrow 6CO_2(g) + 3H_2O(l) \quad \Delta H = -3267 \ kJ$$

CO_2와 H_2O의 생성엔탈피가 각각 $-393.5kJ/mol$, $-285.8 \ kJ/mol$일 때 벤젠의 생성엔탈피를 구하여라.

① $28.3kJ/mol$
② $-18.2kJ/mol$
③ $48.6kJ/mol$
④ $74.2kJ/mol$
⑤ $-72.6kJ/mol$

6-64B. HA320. 표준생성엔탈피

다음 반응을 이용하여 메탄과 암모니아로부터 HCN(g)의 생성열 ($\triangle H^0$)을 구하라.

○ $N_2(g) + 3H_2(g) \rightarrow 2NH_3(g)$　　ΔH = −92.2 kJ

○ $C(s) + 2H_2(g) \rightarrow CH_4(g)$　　ΔH = −74.7 kJ

○ $2C(s) + H_2(g) + N_2(g) \rightarrow 2HCN(g)$　ΔH = 270.3 kJ

① 163.7 kJ

② 170.5 kJ

③ 225.0 kJ

④ 256.0 kJ

⑤ 88 kJ

6-65B. HA321. 표준생성엔탈피

다음 중 $CO(NH_2)_2(s)$에 대한 표준 생성엔탈피와 관련된 열화학 반응식은?

① $CO(g) + 2NH_3(g) \rightarrow CO(NH_2)_2(s) + H_2(g)$

② $CO(g) + 2H_2(g) + N_2(g) \rightarrow CO(NH_2)_2(s)$

③ $C(s) + O(g) + 2H_2(g) + N_2(g) \rightarrow CO(NH_2)_2(s)$

④ $C(s) + 1/2O_2(g) + 2H_2(g) + N_2(g) \rightarrow CO(NH_2)_2(s)$

⑤ $C(s) + 1/2O_2(g) + 2NH_3(g) \rightarrow CO(NH_2)_2(s)$

6-66D. HA319. 표준생성엔탈피

25 ℃에서 수증기의 표준 생성엔탈피는 −241.82 kJ/mol이다. 100 ℃에서 $H_2O(g)$의 생성엔탈피는? (단, $H_2O(g)$, $H_2(g)$, $O_2(g)$의 몰열용량은 각각 33.58J/mol·℃, 28.84J/mol·℃, 29.37J/mol·℃이다.)

① −242.57 kJ/mol

② 242.57 kJ/mol

③ 24.2 kJ/mol

④ −24.2 kJ/mol

⑤ −141.82 kJ/mol

6-67C. HA323. 결합엔탈피

다음은 몇 가지 결합 해리에너지(D) 자료이다.

H−Cl	D = 432 kJ/mol	C=C	D = 720 kJ/mol
Cl−Cl	D = 243 kJ/mol	C−C	D = 350 kJ/mol
N−H	D = 390 kJ/mol	N−N	D = 240 kJ/mol

이 자료로부터 구한 아래 반응의 표준 엔탈피변화(ΔH°)는?

$$2NH_3(g) + Cl_2(g) \rightarrow N_2H_4(g) + 2HCl(g)$$

① −70 kJ

② −81 kJ

③ −327 kJ

④ −454 kJ

⑤ −124 kJ

6-68B. HA366. 반응엔탈피

1.0 M 농도의 HBr 용액 50 mL와 1.0 M 농도의 KOH 용액 50 mL를 혼합하였을 때 다음의 산−염기반응이 일어나 온도가 6.70 ℃만큼 상승한다면, 1.0 M의 HBr 용액 100 mL와 1.0 M의 KOH 용액 100 mL를 혼합할 때 온도가 얼마나 상승하겠는가?

$$HBr(aq) + KOH(aq) \rightarrow KBr(aq) + H_2O(l)$$

① 1.68 ℃

② 3.35 ℃

③ 6.70 ℃

④ 13.4 ℃

⑤ 5.2 ℃

6-69B. HA367. 결합엔탈피

다음 자료를 이용하여 구한 $CH_4(g)$에서 C−H 결합에너지는?

○ $\Delta H_f°[H(g)] = 218$ kJ/mol

○ $\Delta H_f°[C(g)] = 709$ kJ/mol

○ $\Delta H_f°[CH_4(g)] = -74$ kJ/mol

① 121 kJ/mol

② −250 kJ/mol

③ 414 kJ/mol

④ 820 kJ/mol

⑤ −340 kJ/mol

6-70B. HA371. 상식

다음의 반응들 중에서 흡열반응이 일어날 것이라고 추측되는 것은 어느 것인가?

① $2 Na(s) + 2H_2O(l) \rightarrow 2Na^+(aq) + 2OH^-(aq) + H_2(g)$

② $2 Mg(s) + O_2(g) \rightarrow 2 MgO(s)$

③ $2 NaCl(s) \rightarrow 2 Na(s) + Cl_2(g)$

④ $Na^+(g) + e^- \rightarrow Na(g)$

⑤ $H_2O(g) \rightarrow H_2O(l)$

6-71B. HA375-1. 상식★

아래의 공유결합 중에서 평균 결합 에너지가 가장 큰 것은?

① H−I

② H−Br

③ H−Cl

④ H−F

⑤ F−F

6-72B. HA377. 상식

아래 분자의 결합에너지의 크기를 정확히 나열한 것은?

a. H_2　　　b. HI　　　c. N_2

① a ＞ b ＞ c

② a ＞ c ＞ b

③ b ＞ a ＞ c

④ b ＞ c ＞ a

⑤ c ＞ a ＞ b

6-73A. HA327. 열역학 제1법칙

어떤 시스템이 주변에 213 kJ의 일을 하였고 79 kJ의 열을 주었다. 이 시스템의 내부 에너지 변화량(ΔE)을 계산하라.

① 292 kJ
② −292 kJ
③ 134 kJ
④ −134 kJ
⑤ 0

6-74B. HA303. 이상기체 열역학

일정 부피에서 2 몰의 단원자 이상기체를 1K 올리는데 필요한 열량은? (단, R은 기체 상수)

① R
② 2/3 R
③ 2 R
④ 3 R
⑤ 1/2 R

6-75B. HA303-1. 이상기체 열역학

일정 압력에서 2 몰의 단원자 이상기체를 1K 올리는데 필요한 열량은? (단, R은 기체 상수)

① R
② 2/3 R
③ 3 R
④ 5 R
⑤ 4 R

6-76C. HA303-2(B183). 이상기체 열역학

일정 부피에서 2 몰의 이원자 이상기체를 1K 올리는데 필요한 열량은? (단, R은 기체 상수)

① R
② 2/3 R
③ 3 R
④ 5 R
⑤ 4 R

6-77C. HA304. 이상기체 열역학★

단원자 이상기체에서 $C_P - C_V$ 의 값은?

① R/2
② 3R/2
③ R
④ 2R
⑤ 3R

6-78C. HA518-2(B183) 이상기체 열역학

다음은 기체의 몰열용량을 비교한 것이다. 옳지 않은 것은?

① He의 c_V < He의 c_P
② H_2 c_V < H_2의 c_P
③ He의 c_V < H_2의 c_V
④ He의 c_P < O_2의 c_P
⑤ CO_2의 c_P < O_2의 c_P

6-79B. HA330-1. 이상기체 열역학★

처음 0 ℃, 760 mmHg인 1 L의 수소가 등온가역적으로 팽창하여 2L로 되었을 때 한 일(work)의 크기에 가장 가까운 것은? (단, ln2=0.69이다.)

① 20 J
② 40 J
③ 50 J
④ 70 J
⑤ 120 J

6-80B. HA331-1. 이상기체 열역학★★

n몰의 단원자 이상기체가 초기 부피 V_1에서 최종 부피 V_2로 등온 가역 팽창하였다. 이 과정에 대한 설명으로 옳지 않은 것은?

① $w = -nRT \ln \dfrac{V_2}{V_1}$

② $q = nRT \ln \dfrac{V_2}{V_1}$

③ $\triangle E = 0$

④ $\triangle H = nRT \ln \dfrac{V_2}{V_1}$

⑤ $\triangle S = nR \ln \dfrac{V_2}{V_1}$

6-81B. HA331-2. 이상기체 열역학

n몰의 이상기체가 초기 부피 V_1에서 최종 부피 V_2로 등온 자유팽창 하였다. 이 과정에 대한 설명으로 옳지 않은 것은?

① $w = 0$
② $q = 0$
③ $\triangle E = 0$
④ $\triangle H = 0$
⑤ $\triangle S = 0$

6-82B. HA332-1. 이상기체 열역학

기체가 등온과정(isothermal process)이나 단열과정(adiabatic process)을 거쳐 초기부피 V_i에서 최종부피 V_f로 팽창하였다. 이에 대한 설명으로 옳지 않은 것은?

① 단열과정 동안에 기체는 외부로부터 열을 공급받지 않았다.
② 등온과정 도중에 기체는 외부로부터 열을 공급받았다.
③ 등온과정 동안에 기체의 내부에너지는 변하지 않았다.
④ 두 과정 모두 기체가 외부에 해준 일의 양은 $\displaystyle\int_{V_1}^{V_2} P\,dV$로 같은 양의 일을 해주었다.
⑤ 단열과정 동안에 기체가 외부에 해 준 일의 양만큼 기체의 내부에너지는 감소하였다.

6-83D. HA347. 이상기체 열역학

이상기체 방정식을 이용하여 열팽창계수(일정한 압력에서 온도 변화에 따른 부피 변화율)를 구한 결과는?
(열팽창계수 $\alpha = (1/V)(\partial V/\partial T)_p$ 이다.)

① 1/T
② nRT
③ PV/T
④ PV/nR
⑤ RT/P

6-84D. HA349. 이상기체 열역학

Joule−Thomson 계수는 어느 것인가?

① $\mu_{JT} = \left(\dfrac{\partial P}{\partial T}\right)_H$

② $\mu_{JT} = \left(\dfrac{\partial T}{\partial H}\right)_P$

③ $\mu_{JT} = \left(\dfrac{\partial T}{\partial P}\right)_U$

④ $\mu_{JT} = \left(\dfrac{\partial T}{\partial P}\right)_H$

⑤ $\mu_{JT} = \left(\dfrac{\partial P}{\partial H}\right)_T$

6-85B. HA350. 이상기체 열역학

단원자 이상기체의 $\gamma = C_p/C_v$ 를 계산하면?

① 5/3
② 7/3
③ 3/2
④ 5/2
⑤ 3/5

6-86B. HA352. 이상기체 열역학

2 mol의 이상기체가 등온(isothermally) 팽창하여 2atm에서 1atm이 되었다. 내부 에너지 변화량($\triangle U$)은?

① 2RT
② RT
③ 0
④ −2RT
⑤ 3RT

6-87B. HA353. 이상기체 열역학

0 ℃, 1 atm의 단원자 이상기체 1.00 L를 등온, 가역과정을 통하여 0.5 L로 압축하였을 때 기체가 주위로부터 받은 일(w)은? (단, R = 0.082 L·atm / K·mol, ln2=0.69)

① 1.00 L·atm
② 0.84 L·atm
③ 0.76 L·atm
④ 0.69 L·atm
⑤ 0.5 L·atm

6-88B. HA354-1. 이상기체 열역학

1 mol의 단원자 이상기체가 400 K에서 가역, 등온 팽창하여 3.0 L에서 6.0 L로 변화하였다. 이 과정에서 기체가 주위로부터 받은 열 (q)의 크기에 가장 가까운 값은? (단, R=8.314 J/ mol · K이고 ln2 = 0.7이다.)

① 120 J

② 240 J

③ 520 J

④ 2300 J

⑤ 1200 J

6-89B. GF354-2 이상기체 열역학

1mol의 단원자 이상기체가 400K에서 등온 가역 팽창하여 3.0L에서 6.0L가 되었다.

이에 대한 설명으로 옳은 것만을 〈보기〉에서 있는 대로 고른 것은?

┌─────〈보 기〉─────┐

ㄱ. $\triangle E = 0$

ㄴ. $q = R400\ln2$

ㄷ. $w = -R400\ln2$

ㄹ. $\triangle H = 0$

└─────────────────┘

① ㄱ, ㄴ   ② ㄴ, ㄷ   ③ ㄹ

④ ㄱ, ㄴ, ㄷ   ⑤ ㄱ, ㄴ, ㄷ, ㄹ

6-90B. HA355. 이상기체 열역학

일정한 온도에서 일어나는 이상기체의 가역팽창과정에서 구한 열역학적인 다음의 여러 값 중에서 틀린 것을 골라라.

① $w = -nRT \ln\dfrac{V_2}{V_1}$

② $q = nRT \ln\dfrac{V_2}{V_1}$

③ $\Delta E = (q + w) = 0$

④ $\Delta H = \Delta E + \Delta(nRT) = 0$

⑤ $w = -\displaystyle\int_{V_1}^{V_2} VdV$

6-91B. HA356-1. 이상기체 열역학

이상기체의 단열팽창(외압이 0이 아닌 경우)에 대한 다음 서술 중 틀린 것은?

① 기체는 일을 한다.

② 기체는 주위와 열의 교환이 없다.

③ 기체의 온도는 감소한다.

④ 기체의 내부 에너지는 변함이 없다.

⑤ 기체의 엔탈피는 감소한다.

6-92B. HAP1096-1 이상기체 열역학

인공눈은 약 20기압으로 압축된 공기−수증기 혼합물을 대기 중에 뿌림으로써 만들어진다. 인공눈이 생성되는 원리를 가장 잘 설명할 수 있는 법칙은?

① 열역학 제1 법칙
② 열역학 제2 법칙
③ 열역학 제3 법칙
④ 헨리의 법칙
⑤ 게이−뤼삭의 법칙

6-93B. HA357-2. 이상기체 열역학

일정한 온도에서 어떤 기체가 부피 2.0 L에서 5.0 L로 자유팽창하였다. 이 기체가 행한 일(w)은?

① $2RT$
② RT
③ 0
④ $-RT$
⑤ $-2RT$

6-94B. HA358-1. 이상기체 열역학

실린더에 들어있는 어떤 기체에 10 atm의 일정한 압력을 가하여 20L에서 2L로 압축하였다. 이 기체에 행하여진 일의 양을 계산한 것으로 가장 적절한 것은?

① 1.01×10^4 J
② -180 J
③ 1.81×10^4 J
④ -1.81×10^4 J
⑤ 180J

6-95C. HA328-1. 이상기체 열역학

다음은 카르노 순환의 네 과정을 나타낸 그림이다.

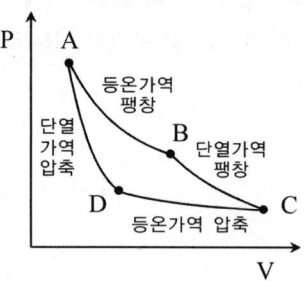

카르노 순환의 각 과정에 대하여 온도(T)에 대한 엔트로피(S) 변화를 옳게 나타낸 것은?

① 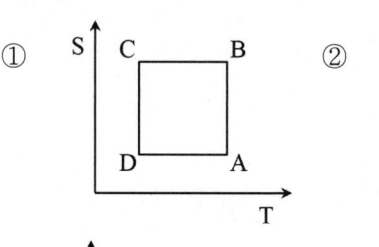 ②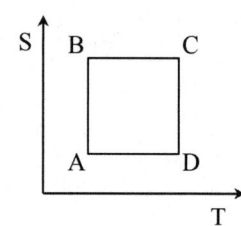

③ 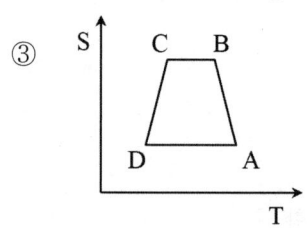 ④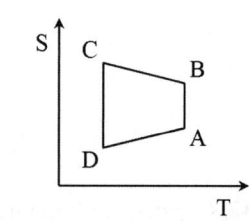

⑤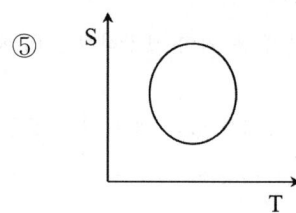

6-96C. HA328-1. 이상기체 열역학

300℃와 25℃ 사이에서 작동하는 카르노 열기관의 효율은 얼마인가?

① 32 %
② 50 %
③ 25 %
④ 48 %
⑤ 65 %

6-97D. HAM11 (미트물리 기출)

그림 (가)는 일정량의 이상 기체가 $A \to B \to C \to D \to A$를 따라 순환하는 열역학적 과정에서 기체의 상태를 압력 p와 부피 V로 나타낸 그래프이다. $A \to B$와 $C \to D$는 등온 과정이고, $B \to C$와 $D \to A$는 단열 과정이다. 그림 (나)는 (가)의 과정에서 기체의 상태를 엔트로피 S와 온도 T로 나타낸 그래프이다.

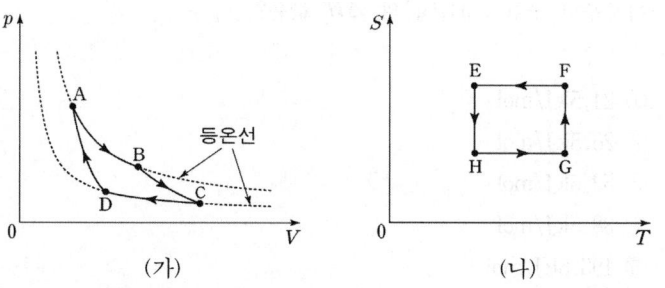

(가)　　　　　　(나)

이에 대한 설명으로 옳은 것만을 〈보기〉에서 있는 대로 고른 것은?

──────〈보 기〉──────

ㄱ. (가)의 $B \to C$ 과정은 (나)의 $F \to E$ 과정에 해당한다.

ㄴ. (나)의 $H \to G$ 과정에서 기체는 팽창한다.

ㄷ. (나)의 $G \to F$ 과정에서 흡수한 열량은 $E \to H$ 과정에서 방출한 열량과 같다.

① ㄱ　　　　② ㄴ　　　　③ ㄱ, ㄴ
④ ㄴ, ㄷ　　　⑤ ㄱ, ㄴ, ㄷ

6-98B. HA400 반응엔탈피

다음은 산화수은(II)이 수은(Hg)과 산소(O_2)로 분해되는 열화학 반응식이다.

$$HgO(s) \to Hg(l) + \frac{1}{2}O_2(g), \quad \Delta H = +90kJ$$

이에 대한 설명으로 옳은 것을 모두 고른 것은?

──────〈보 기〉──────

ㄱ. 이 반응에서 수은 1mol이 생성되는 데 필요한 열량은 90kJ 이다.

ㄴ. 이 반응에서 산소 1mol이 생성되는데 필요한 열량은 45kJ 이다.

ㄷ. $2Hg(l) + O_2(g) \to 2HgO(s)$의 $\Delta H = -180kJ$이다.

① ㄱ　　　　② ㄴ　　　　③ ㄱ, ㄴ
④ ㄱ, ㄷ　　　⑤ ㄱ, ㄴ, ㄷ

6-99D. HA443-1 이상기체 열역학

$0.0℃$, $1.00atm$에서 $39.1mol$의 헬륨으로 채워진 풍선의 부피가 $876L$였다. 압력이 일정할 때 풍선의 온도가 $38.0℃$로 증가됨에 따라 부피가 $998L$로 증가하였다. 풍선 속에 있는 헬륨의 내부 에너지 변화량($\triangle E$)을 계산한 값으로 가장 가까운 것은? (단, 일정압력에서 헬륨 기체의 몰열용량은 $20.8J/℃ \cdot mol$이다.)

① $+18.5kJ$

② $-18.5kJ$

③ $+37.0kJ$

④ $-37.0kJ$

⑤ $+5.5kJ$

6-100B. HA450 반응엔탈피

다음 반응에서 4.03g의 수소가 과량의 산소와 반응할 때 발생하는 열의 양은 얼마인가?

$$2H_2(g) + O_2(g) \rightarrow 2H_2O(l) \qquad \Delta H = -572kJ$$

① 286kJ

② 572kJ

③ 429kJ

④ 1144kJ

⑤ 52kJ

6-101B. HA478 Hess의 법칙

다음 자료를 이용하여

○ $2ClF(g) + O_2(g) \rightarrow Cl_2O(g) + F_2O(g)$ $\qquad \Delta H = 167.4kJ$

○ $2ClF_3(g) + 2O_2(g) \rightarrow Cl_2O(g) + 3F_2O(g)$ $\qquad \Delta H = 341.4kJ$

○ $2F_2(g) + O_2(g) \rightarrow 2F_2O(g)$ $\qquad \Delta H = -43.4kJ$

$ClF(g) + F_2(g) \rightarrow ClF_3(g)$반응의 ΔH를 계산한 것으로 옳은 것은?

① $-18.2kJ$

② $-108.7kJ$

③ $-46.3kJ$

④ $-808.7kJ$

⑤ $-20.2kJ$

6-102B. HA492 Hess의 법칙

다음은 298K에서 세 가지 열역학 자료이다.

○ $C_2H_4(g)$의 표준 연소 엔탈피: $-1411.1kJ/mol$

○ $CO_2(g)$의 표준 생성 엔탈피: $-393.5kJ/mol$

○ $H_2O(l)$의 표준 생성 엔탈피: $-285.8kJ/mol$

이로부터 구한 $C_2H_4(g)$의 ΔH_f° 값은?

① 24.5kJ/mol

② 26.5kJ/mol

③ 52.5kJ/mol

④ 88.5kJ/mol

⑤ 196.5kJ/mol

6-103A. HA4106 열과 일

다음 과정 중 일정한 온도와 압력에서 다음 과정이 각각 진행될 때, 계가 주위에 PV일을 하는 것은?

① $N_2(g) \rightarrow N_2(l)$

② $CO(g) + H_2O(g) \rightarrow H_2(g) + CO_2(g)$

③ $Ca_3P_2(s) + 6H_2O(l) \rightarrow 3Ca(OH)_2(s) + 2PH_3(g)$

④ $2CH_3OH(l) + 3O_2(g) \rightarrow 2CO_2(g) + 4H_2O(l)$

⑤ $I_2(g) \rightarrow I_2(s)$

6-104A. HAGF328. 열과 일

다음 중 주위에 대하여 팽창에 의한 일을 할 수 있는 반응은?

① $CH_4(g) + 2O_2(g) \rightarrow CO_2(g) + 2H_2O(g)$

② $CaCO_3(s) \rightarrow CaO(s) + CO_2(g)$

③ $2CO(g) + O_2(g) \rightarrow 2CO_2(g)$

④ $2NO(g) \rightarrow N_2(g) + O_2(g)$

⑤ $N_2(g) + 3H_2 \rightarrow 2NH_3(g)$

6-106B. HA4118 Hess의 법칙

다음 자료를 이용하여, $ICl(g)$의 표준 생성열을 구하라.

$Cl_2(g) \rightarrow 2Cl(g)$	$\Delta H° = 242.3kJ$
$I_2(g) \rightarrow 2I(g)$	$\Delta H° = 151.0kJ$
$ICl(g) \rightarrow I(g) + Cl(g)$	$\Delta H° = 211.3kJ$
$I_2(s) \rightarrow I_2(g)$	$\Delta H° = 62.8kJ$

① 16.8kJ/mol

② 32.5kJ/mol

③ 42.7kJ/mol

④ 46.8kJ/mol

⑤ 12.4kJ/mol

6-105B. HA401 이상기체 열역학★

다음은 이상기체의 2단계 순환 과정이다.

> ○ 1단계 : 45J의 열이 기체에 공급되면서 팽창이 일어나 10.J의 일을 하였다.
>
> ○ 2단계 : 기체가 압축되어 초기 온도로 되돌아가면서 60.J의 열이 방출되었다.

2단계의 압축과정에서의 일(w)은?

① +15J

② −20J

③ +25J

④ −30J

⑤ +35J

6-107D. HA518-1 이상기체 열역학

$H_2(g)$ 6몰이 2기압, 406K에서 100L를 차지한다. 2기압을 유지하며 50L가 될 때까지 냉각시켰다. 이 과정에서 $H_2(g)$의 내부 에너지 변화량(ΔU)은? (단, $H_2(g)$의 일정압력 몰열용량은 $29.3\,J\,K^{-1}\,mol^{-1}$이며, $H_2(g)$는 이상기체로 가정한다.)

① −15.6kJ

② −25.6kJ

③ 25.6kJ

④ −5.6kJ

⑤ 42.6kJ

6-108B. HA521-1 이상기체 열역학

100 L 용기 속에 들어 있는 6.00 몰의 아르곤 기체를 처음 300 K 에서 최종 온도가 450 K가 될 때까지 비가역 단열($q=0$) 압축시 켰을 때 기체에 가해지는 일의 크기는? (단, 기체상수 $R=$ 8.314J/molK이다.)

① 1.2kJ
② 5.2kJ
③ 11.2kJ
④ 22.4kJ
⑤ 51.5kJ

6-109B. HA522-1 이상기체 열역학

어떤 기체가 일정한 외부 압력 2.00 기압에 대해 부피가 6.00 L에 서 10.00 L까지 증가되었다. 이 과정 중에 500 J의 열을 주위에서 흡수하였다. 기체의 에너지 변화 (ΔU)는?

① −311 J
② −811 J
③ +311 J
④ +811 J
⑤ +500 J

6-110B. HA556-1 이상기체 열역학

400 K에서 아르곤 54.0 g이 가역 등온 압축하여 2.0기압에서 4.0 기압으로 압력이 증가할 때 기체에 행해진 일은? (단, Ar의 원자량 은 40이며 ln2=0.69이다.)

① 1.4kJ
② 2.2kJ
③ 0.4kJ
④ 3.1kJ
⑤ 12.2kJ

6-111C. HA557-1 이상기체 열역학★

2.00몰의 단원자 이상 기체가 $T=400$ K로부터 가역 단열 팽창하 여 계의 부피가 20.0 L에서 160.0 L로 변했다. 기체의 최종 온도 는?

① 100K
② 200K
③ 300K
④ 400K
⑤ 500K

6-112C. HA557-2 이상기체 열역학★

2.00몰의 단원자 이상 기체가 $T=400\,\mathrm{K}$로부터 가역 단열 팽창하여 계의 부피가 20.0 L에서 160.0 L로 변했다. 기체의 내부 에너지 변화량($\triangle U$)에 가장 가까운 것은?

① +7.5kJ

② −7.5kJ

③ +15kJ

④ −15kJ

⑤ −30kJ

6-113B. HA567-1 이상기체 열역학

2.00몰의 아르곤이 1.00기압, 398 K의 마찰 없이 움직일 수 있는 피스톤이 있는 실린더 안에서 298 K로 냉각되었다. 계의 엔탈피 변화량(ΔH)에 가장 가까운 것은?

① −4.16kJ

② +4.16kJ

③ −2.08kJ

④ +2.08kJ

⑤ −1.16kJ

6-114B. HAB49. 열화학 (변리사 기출)★

다음 열화학 반응식에 대한 설명으로 옳은 것만을 〈보기〉에서 있는 대로 고른 것은?

$N_2(g) + 2H_2(g) \rightarrow N_2H_4(g)$	$\triangle H_1 = 95\mathrm{kJ}$
$N_2H_4(g) + H_2(g) \rightarrow 2NH_3(g)$	$\triangle H_2 = -187\mathrm{kJ}$
$4NH_3(g)+O_2(g) \rightarrow 2N_2H_4(g)+2H_2O(g)$	$\triangle H_3 = -110\mathrm{kJ}$

〈보 기〉

ㄱ. $NH_3(g)$의 생성엔탈피는 −92kJ/mol이다.

ㄴ. $H_2O(g)$의 생성엔탈피는 −242kJ/mol이다.

ㄷ. $N_2H_4(l)$의 생성엔탈피는 95kJ/mol보다 작다.

① ㄱ

② ㄱ, ㄴ, ㄷ

③ ㄱ, ㄷ

④ ㄴ

⑤ ㄴ, ㄷ

6-115B. HAB56. 열화학 (변리사 기출)

다음은 25℃에서 산소에 대한 자료이다.

○ $O_2(g)$의 결합 엔탈피 : 498kJ/mol

○ $O_2(g) + O(g) \rightarrow O_3(g)$ $\triangle H^0 = -106\mathrm{kJ}$

이 자료로부터 구한 25℃에서의 $O_3(g)$의 표준 생성 엔탈피($\triangle H_f^0$, kJ/mol)는?

① 90

② 102

③ 143

④ 286

⑤ 392

6-116B. HAB54 열화학 (변리사 기출)★

표는 298K에서 진행되는 반응 $2A(g) \rightarrow B(g)$와 관련된 열화학 자료이다.

표준 반응 엔탈피($\triangle H^0$)	-110kJ/mol
$B(g)$의 표준 생성 엔탈피($\triangle H_f^0$)	-10kJ/mol
$A(g)$의 표준 연소 엔탈피($\triangle H_c^0$)	-750kJ/mol

298K에서 이에 대한 설명으로 옳은 것만을 〈보기〉에서 있는 대로 고른 것은? (단, q_P와 q_V는 각각 일정 압력과 일정 부피에서 진행되는 반응의 열이고, 기체는 이상기체로 거동한다.)

〈보 기〉
ㄱ. $A(g)$의 표준 생성 엔탈피는 50kJ/mol이다.
ㄴ. $B(g)$의 표준 연소 엔탈피는 -1390kJ/mol이다.
ㄷ. $A(g)$ 2몰이 등온 반응하여 $B(g)$ 1몰이 생성되었을 때 $q_P > q_V$이다.

① ㄱ   ② ㄴ   ③ ㄱ, ㄴ
④ ㄴ, ㄷ   ⑤ ㄱ, ㄴ, ㄷ

6-117B. HAN142 헤스의 법칙★

다음은 298K에서 4가지 화학 반응식과 열화학 자료이다. $\triangle H_1 \sim \triangle H_3$는 각각 $a \sim c$ 중 하나이며, $a < b < c$이다.

화학 반응식	표준 반응 엔탈피 ($\triangle H^0$)
$H_2O(l) \rightarrow H_2O(g)$	x
$H_2(g) + \frac{1}{2}O_2(g) \rightarrow H_2O(g)$	$\triangle H_1$
$H_2O(l) \rightarrow 2H(g) + O(g)$	$\triangle H_2$
$H_2(g) + \frac{1}{2}O_2(g) \rightarrow 2H(g) + O(g)$	$\triangle H_3$

x는?

① $-a-b+c$ ② $a+b-c$ ③ $-2a+b+c$
④ $a-b+c$ ⑤ $a-b-2c$

6-118B. HAN155 엔탈피의 관계★

A와 B는 분자식이 C_4H_8인 이성질체이다. 표는 25℃에서 관련 물질의 연소 엔탈피 자료이다.

물질	연소 엔탈피 (kJ/mol)
A(g)	−2710
B(g)	−2707
$H_2(g)$	−286
C(s, 흑연)	−394

이에 대한 설명으로 옳은 것만을 〈보기〉에서 있는 대로 고른 것은?

─〈보 기〉─

ㄱ. 결합 엔탈피의 총합은 B(g)가 A(g)보다 크다.

ㄴ. A의 표준 생성 엔탈피 ($\triangle H_f^0$)는 10kJ/mol이다.

ㄷ. A(g) → B(g)는 흡열 반응이다.

① ㄱ   ② ㄴ   ③ ㄱ, ㄷ

④ ㄴ, ㄷ   ⑤ ㄱ, ㄴ, ㄷ

6-119B. HAN78-1 결합 엔탈피

그림은 X_2, Y_2, XY에 대하여 핵간 거리에 따른 에너지를 나타낸 것이다. X와 Y는 임의의 원소 기호이다.

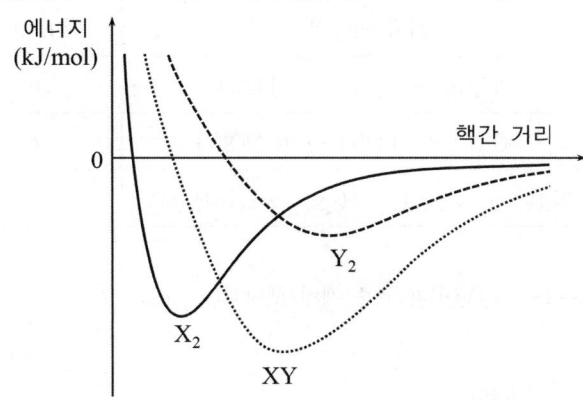

이에 대한 설명으로 옳은 것만을 〈보기〉에서 있는 대로 고른 것은?

─〈보 기〉─

ㄱ. 안정한 상태에서 원자핵 사이의 거리는 $Y_2 > X_2$이다.

ㄴ. 결합 에너지는 $Y_2 > X_2$이다.

ㄷ. $X_2(g) + Y_2(g) → 2XY(g)$는 발열반응이다.

① ㄱ   ② ㄴ   ③ ㄱ, ㄷ

④ ㄴ, ㄷ   ⑤ ㄱ, ㄴ, ㄷ

6-120B. HAS756 열화학

다음은 298K에서 3가지 화학 반응식과 표준 반응 엔탈피($\triangle H^0$)이다.

화학 반응식	$\triangle H^0$(kJ)
$2H_2(g) + O_2(g) \rightarrow 2H_2O(l)$	a
$N_2O_5(g) + H_2O(l) \rightarrow 2HNO_3(l)$	b
$N_2(g) + 3O_2(g) + H_2(g) \rightarrow 2HNO_3(l)$	c

298K에서 $N_2O_5(g)$의 표준 생성 엔탈피(kJ/mol)는?

① $-\dfrac{a}{2} - b + c$

② $-\dfrac{a}{2} + b + c$

③ $\dfrac{a}{2} - b - c$

④ $-a - \dfrac{b}{2} + c$

⑤ $\dfrac{a}{2} - b + \dfrac{c}{2}$

6-121B. HAM09 이상기체 열역학(미트물리)

그림은 1몰의 이상기체가 상태 a→b→c로 변하는 열역학적 과정에서 압력 P와 부피 V 사이의 관계를 나타내는 그래프이다.

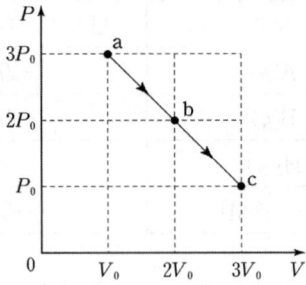

이에 대한 설명으로 옳은 것만을 〈보기〉에서 있는 대로 고른 것은?

──〈보 기〉──
ㄱ. a와 c에서 이상기체의 온도는 서로 같다.

ㄴ. a→c 과정에서 이상기체의 내부에너지는 b에서 가장 크다.

ㄷ. a→b 과정에서 이상기체가 외부로부터 받은 열은 $\dfrac{5}{2}P_0V_0$이다.

① ㄱ   ② ㄷ   ③ ㄱ, ㄴ

④ ㄴ, ㄷ   ⑤ ㄱ, ㄴ, ㄷ

6-122B. HAS211 이상기체 열역학

다음은 일정량의 단원자 이상기체의 상태가 A→B를 따라 변화할 때, 압력과 부피의 관계를 나타낸 것이다. A→B 과정에서 이 기체가 흡수한 열량(q)은?

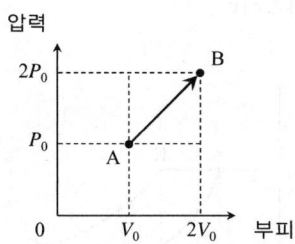

① $\frac{3}{2}P_0V_0$

② $3P_0V_0$

③ $\frac{9}{2}P_0V_0$

④ $\frac{11}{2}P_0V_0$

⑤ $6P_0V_0$

6-123C. HAM05 이상기체 열역학 (미트물리)

그림은 어떤 열기관을 모식적으로 나타낸 것이다. 이 열기관은 온도가 600 K인 열원 A로부터 500 J의 열을 흡수하여 200 J의 일을 하고, 온도가 300 K인 열원 B로 300 J의 열을 방출한다.

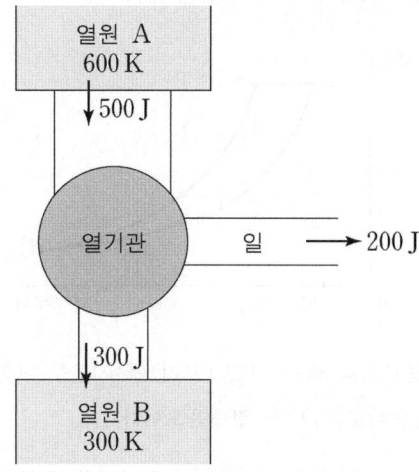

이에 대한 설명으로 옳은 것만을 〈보기〉에서 있는 대로 고른 것은?

─────〈보 기〉─────
ㄱ. 이 열기관의 열효율은 40%이다.

ㄴ. 열원 A와 열원 B의 엔트로피 변화량의 합은 0이다.

ㄷ. 열원 A와 열원 B 사이에서 작동하는 카르노 기관이 500 J의 열을 흡수하면 240 J의 일을 한다.
─────────────────

① ㄱ   ② ㄴ   ③ ㄷ

④ ㄱ, ㄴ   ⑤ ㄴ, ㄷ

6-124C. HAM08 이상기체 열역학 (미트물리)

그림은 1몰의 이상기체의 상태가 A→B→C→A를 따라 변화할 때 부피와 압력의 관계를 나타낸 것이다. A→B는 등압과정, B→C는 단열과정, C→A는 등온과정이다. A, B에서의 부피는 각각 V_0, $2V_0$이고, A에서의 온도는 T_0이다.

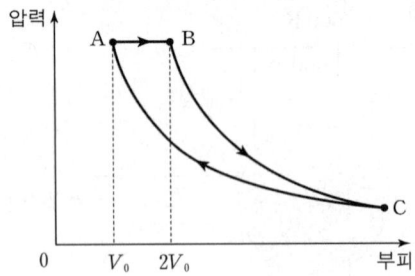

이에 대한 설명으로 옳은 것을 〈보기〉에서 모두 고른 것은? (단, R는 기체상수이고, T_0은 절대온도이다.)

─────〈보 기〉─────
ㄱ. B에서의 온도는 $2T_0$이다.

ㄴ. A→B 과정에서 기체는 열을 흡수한다.

ㄷ. B→C 과정에서 기체가 외부에 한 일은 $\frac{5}{3}RT_0$이다.

① ㄱ   ② ㄴ   ③ ㄷ
④ ㄱ, ㄴ   ⑤ ㄱ, ㄴ, ㄷ

6-125C. HAM10 이상기체 열역학 (미트물리)

그림은 1몰의 이상기체가 상태 A→B→C→D→A를 따라 순환하는 열역학적 과정에서 압력 p와 부피 V 사이의 관계를 나타낸 그래프이다. A→B는 등압 과정, C→D는 등적 과정, B→C와 D→A는 등온 과정이다.

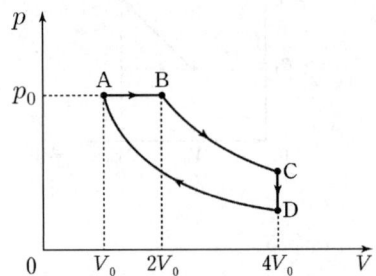

A→B→C→D→A의 과정 동안 기체가 한 일은?

① $p_0 V_0 \ln 2$

② $p_0 V_0$

③ $2 p_0 V_0 \ln 2$

④ $2 p_0 V_0$

⑤ $3 p_0 V_0 \ln 2$

6-126C. HAM14 이상기체 열역학 (미트물리)

그림은 1몰의 이상 기체의 상태가 A → B → C → D → A를 따라 순환하는 열역학적 과정의 압력과 부피를 나타낸 것이다. A → B 와 C → D는 등온 과정, B → C와 D → A는 정적 과정이다.

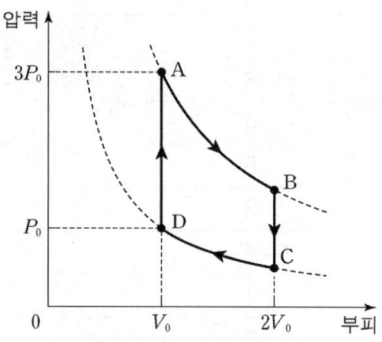

이에 대한 설명으로 옳은 것만을 〈보기〉에서 있는 대로 고른 것은?

─────〈보 기〉─────

ㄱ. B에서의 압력은 $2P_0$이다.

ㄴ. A → B 과정에서 기체가 한 일은 C → D 과정에서 기체가 방출한 열량의 2배이다.

ㄷ. B → C 과정에서 기체가 방출한 열량은 D → A 과정에서 기체가 흡수한 열량과 같다.

① ㄱ   ② ㄷ   ③ ㄱ, ㄴ

④ ㄴ, ㄷ   ⑤ ㄱ, ㄴ, ㄷ

문제번호	정답	문제번호	정답	문제번호	정답	문제번호	정답
1	5	41	4	81	5	121	3
2	1	42	2	82	4	122	5
3	2	43	3	83	1	123	1
4	3	44	1	84	4	124	4
5	1	45	1	85	1	125	2
6	4	46	2	86	3	126	2
7	2	47	1	87	4		
8	1	48	2	88	4		
9	3	49	3	89	5		
10	5	50	2	90	5		
11	1	51	1	91	4		
12	3	52	2	92	1		
13	1	53	2	93	3		
14	4	54	2	94	3		
15	5	55	3	95	1		
16	1	56	2	96	4		
17	5	57	2	97	1		
18	1	58	5	98	4		
19	5	59	4	99	1		
20	4	60	5	100	2		
21	4	61	1	101	2		
22	4	62	1	102	3		
23	1	63	3	103	3		
24	4	64	4	104	2		
25	2	65	4	105	3		
26	2	66	1	106	1		
27	4	67	2	107	2		
28	2	68	3	108	3		
29	1	69	3	109	1		
30	2	70	3	110	4		
31	4	71	4	111	1		
32	1	72	5	112	2		
33	3	73	2	113	1		
34	3	74	4	114	5		
35	1	75	4	115	3		
36	4	76	4	116	3		
37	3	77	3	117	4		
38	3	78	5	118	1		
39	5	79	4	119	3		
40	3	80	4	120	1		

07

원자 오비탈,
주기적 성질

해설 링크 모음

07 원자오비탈, 주기적 성질 핵심 써머리

1. 전자기 복사(빛)

1) 파장(λ), 진동수(ν), 속도(c)를 가짐 (파동성)

$$\lambda\nu = c$$

2) 개개의 광자는 $h\nu$의 에너지를 가진다. (입자성)

$$E = h\nu$$

2. 광전 효과

1) 빛을 금속 표면에 쪼일 때, 전자가 방출되는 현상

2) 전자기 복사를 광자의 흐름으로 볼 수 있는 증거

3. 수소의 선 스펙트럼

1) 수소의 선 스펙트럼 → 수소의 전자가 특정한 에너지를 가지고 있음을 의미

4. 보어의 수소 원자 모형

1) 전자가 양자화된 원형 궤도를 따라 돌고 있는 원자 모형 제안

2) n번째 궤도에서 전자의 에너지 준위 : $E_n = -k\dfrac{1}{n^2}$

3) 궤도 사이에서 전자 1개의 양자도약 → 광자 1개 흡수 또는 방출

4) 이후에 완전히 틀린 것임이 증명됨 (원형 궤도를 돌지 않음)

5. 파동(양자)역학 모형

1) 전자를 양자화된 정상파(파동함수=오비탈)로 기술한다.

2) 파동함수의 진폭의 제곱(Ψ^2)은 어떤 위치에서 전자가 발견될 확률 분포값을 의미한다.

3) 하이젠버그의 불확정성 원리: 어떤 입자(전자 포함)의 위치와 운동량을 동시에 정확히 알 수 없다.

$$\triangle x \times \triangle(mv) \geq \dfrac{h}{4\pi}$$

4) 확률 분포를 이용하여 오비탈의 모양을 정의한다.

5) 오비탈은 양자수 n, l, m_l에 의하여 특성화된다.

6. 전자 스핀

1) 전자는 스핀 양자수(m_s) $+\dfrac{1}{2}$ 또는 $-\dfrac{1}{2}$를 가질 수 있다.

2) 파울리의 배타 원리: 한 원자에서 어떤 두 원자도 n, l, m_l, m_s가 모두 같을 수는 없다.

7. 주기율표

1) 주기율표의 전체 모양은 양자역학 모형으로부터 얻은 오비탈들의 배치(쌓음 원리)를 이용하여 설명할 수 있다.

2) 주기적 성질: 원소의 몇 가지 성질은 주기율표에서의 상대적 위치와 밀접한 관련을 가진다.

    (1) 이온화 에너지

    (2) 전자 친화도

    (3) 원자 및 이온의 반지름

    (4) 유효 핵전하

심화주제 7-1: 광전효과

1. 광전효과

1) 금속에 자외선을 쪼여주었을 때 전자가 튀어나오는 현상을 말한다.

(1) 입자간의 충돌처럼 전자가 튀어나온다.

(2) 에너지와 운동량은 교환된다.

(3) 방출되는 광전자의 운동에너지는 0보다 크다 .

(4) 입사 복사선이 그의 진동수에 비례하는 에너지를 가진 광자로 되어 있다.

2) 아인슈타인은 광전효과를 분석하여 전자기 복사를 $h\nu$의 에너지를 가진 입자(광자)의 흐름으로 볼 수 있다고 제안하였다.

2. 실험적으로 밝혀진 광전효과의 특성

1) 쪼여주는 빛의 진동수가 각 금속의 고유한 어떤 문턱 값(문턱 진동수, ν_0)을 넘어야만 전자가 튀어나오며, 문턱 값 아래의 진동수에서는 아무리 센 빛을 쪼여주어도 전자가 튀어나오지 않는다.

2) 튀어나오는 전자의 운동 에너지는 쪼여주는 빛의 진동수에 따라 선형적으로 증가하며 전자의 운동에너지는 빛의 세기와 무관하다.

3) 진동수가 문턱 값을 넘어서면 빛의 세기가 약하더라도 전자가 순간적으로 튀어 나온다.

3. 광전자의 운동 에너지

1) 광자가 $h\nu$의 에너지를 가진 입자라면 에너지 보존법칙에 의해서 튀어나온 전자(광전자)는 다음과 같은 운동 에너지를 가져야 할 것이다.

$$E_k = \frac{1}{2}m_e v^2 = h\nu - \Phi, \qquad \Phi = h\nu_0 \ (\text{일함수})$$

(1) $h\nu > \Phi$ 이면 전자가 튀어나온다.

(2) $h\nu < \Phi$ 이면 전자가 튀어나오지 못한다. 광자의 에너지가 충분하지 못하기 때문이다.

(3) 튀어나온 전자의 운동 에너지는 빛의 진동수에 따라 선형적으로 증가한다.

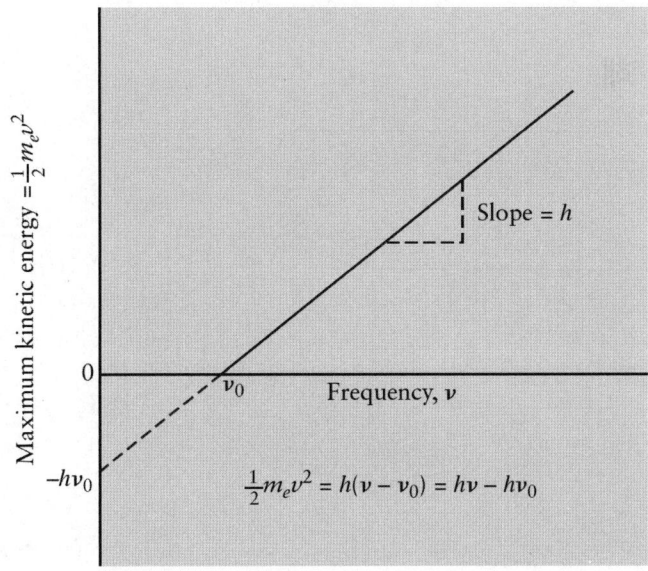

심화주제 7-2: 보어의 수소원자모형

1) 보어는 각운동량의 양자화를 가정하였다. (전자의 각운동량은 $\frac{h}{2\pi}$ 의 정수배)

$$L = m_e vr = n\frac{h}{2\pi} \qquad (n = 1, 2, 3, \cdots)$$

2) 이 관계와 고전적인 운동 방정식을 이용하여 원자번호가 Z인 단전자 원자의 에너지 준위를 정확하게 예측하였다.

$$E_n = \frac{-Z^2 e^4 m_e}{8\epsilon_0^2 n^2 h^2} = -(2.18 \times 10^{-18}\text{J})\frac{Z^2}{n^2} \qquad (n = 1, 2, 3, \cdots)$$

심화주제 7-3: 상자속 입자

1) 1차원 상자에서 입자의 에너지는 하나의 양자수에 의해 결정된다.

$$E_n = \frac{h^2 n^2}{8mL^2} \qquad (n = 1, 2, 3, \cdots)$$

2) 2차원 상자에서 입자의 에너지는 두 개의 양자수에 의해 결정된다.

$$E_{n_x, n_y} = \frac{h^2}{8m}\left[\frac{n_x^2}{L_x^2} + \frac{n_y^2}{L_y^2}\right] \qquad \begin{cases} n_x = 1, 2, 3 \cdots \\ n_y = 1, 2, 3 \cdots \end{cases}$$

3) 3차원 상자에서 입자의 에너지는 세 개의 양자수에 의해 결정된다.

$$E_{n_x, n_y, n_z} = \frac{h^2}{8m}\left[\frac{n_x^2}{L_x^2} + \frac{n_y^2}{L_y^2} + \frac{n_z^2}{L_z^2}\right] \qquad \begin{cases} n_x = 1, 2, 3 \cdots \\ n_y = 1, 2, 3 \cdots \\ n_z = 1, 2, 3 \cdots \end{cases}$$

심화주제 7-4: 단전자 원자에 대한 슈뢰딩거 방정식의 해

1) 허용되는 에너지 준위

$$E_n = -\frac{Z^2 e^4 m_e}{8\epsilon_0^2 n^2 h^2} \qquad (n = 1, 2, 3, \cdots)$$

2) 허용되는 각운동량 L

$$L^2 = l(l+1)\frac{h^2}{4\pi^2} \qquad (l = 0, 1, 2, \cdots, n-1)$$

3) 허용되는 z축 성분의 각운동량

$$L_z = m_l\frac{h}{2\pi} \qquad (m_l = -l, -l+1, \cdots, 0, \cdots, l-1, l)$$

심화주제 7-5: 항기호(term symbol)

항기호(term symbol)

1) 항기호는 전자배치만으로는 구분되지 않는 원자의 실제 상태(스핀·각운동량·에너지)를 간단히 나타내는 표기이다.

2) 항기호에서는 원자의 전자들이 만드는 전체 스핀(S), 전체 궤도각운동량(L), 전체 각운동량(J)을 함께 표시한다.

3) 항기호의 형식은 $^{2S+1}L_J$ 로 쓴다.

   (1) S : 스핀양자수(m_s)의 총합

   (2) 2S+1: 다중도(multiplicity) — 전체 스핀의 크기, 값이 클수록 평행 스핀이 많다.

   (3) L: 자기양자수(m_l)의 총합 — S(0), P(1), D(2), F(3), G(4) ⋯

   (4) J: 전체 각운동량

   ① 부껍질이 절반 이하로 채워졌다면 J=L−S

   ② 부껍질이 절반 이상으로 채워졌다면 J=L+S

   ③ 부껍질이 정확히 절반 채워지거나 모두 채워졌다면 J=S

4) 예시

   (1) 탄소(C, $2p^2$) → $^3P_0$

   (2) 산소(O, $2p^4$) → $^3P_2$

   (3) 질소(N, $2p^3$) → $^4S_{3/2}$

5) 항기호가 필요한 이유

   (1) 같은 전자배치라도 스핀·각운동량 조합에 따라 여러 에너지 상태가 생기기 때문

   (2) 원자의 스펙트럼 전이(선 스펙트럼)를 구분하기 위해

   (3) 원자의 자기적 성질(J, L, S로부터) 계산을 위해

   (4) 훈트의 규칙을 적용해 바닥상태를 정확히 결정하기 위해

7-01A. AO201. 주기율표-금속, 비금속

다음 중 금속 원소만으로 짝지어진 것은?

① Mg, Ca, Sr
② Li, Na, Xe
③ Co, Ni, F
④ O, S, Se
⑤ N, P, As

7-02A. AO202. 주기율표-금속, 비금속

다음 중 비금속 원소만으로 짝지어진 것은?

① C, Si, Ge
② F, Cl, Br
③ Te, I, Cs
④ Pb, Ba, Kr
⑤ Ca, As, Cl

7-03A. AO203. 주기율표-주족 원소, 전이 원소

다음 중 전이 원소가 <u>아닌</u> 것은?

① Ti
② Ni
③ Cr
④ Co
⑤ Rb

7-04A. AO204. 원자가 전자★

다음 중 원자가 전자의 수가 가장 큰 원소는?

① Li
② Mg
③ Al
④ Si
⑤ Br

7-05A. AO205. 전자 껍질

다음 중 전자 껍질의 수가 가장 큰 원소는?

① H
② O
③ S
④ Se
⑤ Te

7-06A. AO206. 빛의 성질★

다음 중 빛에 대한 설명으로 옳지 <u>않은</u> 것은?

① 진동수가 작을수록 파장은 길다.
② 광자의 에너지는 적외선보다 가시광선이 크다.
③ 진동수가 작은 빛일수록 속도가 느리다.
④ 빛은 파동이면서 동시에 입자로 행동한다.
⑤ 진동수의 단위는 헤르쯔(Hz)이다.

7-07A. AO207. 광자의 에너지

다음 중 광자 하나의 에너지가 가장 큰 것은?

① 적외선
② 가시광선
③ 마이크로파
④ 자외선
⑤ X선

7-08A. AO208. 광자의 에너지

다음 중 광자 하나의 에너지가 가장 작은 것은?

① 감마(γ)선
② 녹색 가시광선
③ 붉은색 가시광선
④ 마이크로파
⑤ 라디오파

7-09A. AO209. 광자의 에너지

파장이 λ인 광자 하나의 에너지는? (단, 플랑크 상수는 h, 광속은 c이다.)

① $\dfrac{hc}{\lambda}$

② $\dfrac{h\lambda}{c}$

③ $\dfrac{\lambda c}{h}$

④ $\dfrac{\lambda}{hc}$

⑤ $\dfrac{h}{c\lambda}$

7-10A. AO210. 광자의 에너지

파장이 660nm인 광자 하나의 에너지는? (단, 플랑크 상수는 6.6×10^{-34}J·s, 광속은 3.0×10^{8}m/s이다.)

① 3.0×10^{-17}J
② 3.0×10^{-18}J
③ 3.0×10^{-19}J
④ 3.0×10^{-20}J
⑤ 3.0×10^{-21}J

7-11A. AO211. 보어의 수소 원자 모형

보어의 수소 원자 모형에 대한 설명으로 옳지 <u>않은</u> 것은?

① 전자는 허용된 원형 궤도를 따라 원자핵 주위를 돈다.
② 전자의 에너지는 양자화 되어 있다.
③ 전자의 에너지는 연속적으로 변할 수 있다.
④ 원자핵으로부터 먼 궤도를 도는 전자일수록 위치 에너지가 높다.
⑤ 전자의 에너지 준위가 변할 때 그 에너지 차에 해당하는 광자가 방출되거나 흡수된다.

7-12A. AO212. 보어의 수소 원자 모형

보어의 수소 원자 모형에서 주양자수가 n인 전자의 에너지는? (단, 바닥 상태에 있는 전자의 에너지는 $-k$이다.)

① $\left(-k\times\dfrac{1}{n^2}\right)$

② $\left(-k\times\dfrac{1}{n}\right)$

③ $\left(-k\times\dfrac{2}{n^2}\right)$

④ $\left(\dfrac{k}{n^2}\right)$

⑤ $\left(-\dfrac{k}{n^3}\right)$

7-13A. AO213. 보어의 수소 원자 모형★

수소 원자의 스펙트럼에 대한 설명으로 옳지 <u>않은</u> 것은?

① 불연속적인 선 스펙트럼이 나타난다.

② $n = 1 \rightarrow n = 3$의 전이에서 수소 원자는 주위로부터 에너지를 흡수한다.

③ 발머 계열은 가시광선 영역에서 나타난다.

④ $n = 2 \rightarrow n = 1$의 전이는 라이먼 계열이다.

⑤ 방출되는 빛의 파장은 $n = 3 \rightarrow n = 1$에서가 $n = 2 \rightarrow n = 1$에서 보다 길다.

7-14B. AO214. 보어의 수소 원자 모형

수소 원자의 이온화 에너지가 k일 때, 전자 전이 ($n = 3 \rightarrow n = 2$)에서 방출되는 광자의 에너지는?

① $\frac{5}{36}k$

② $\frac{3}{4}k$

③ $\frac{9}{36}k$

④ $\frac{4}{9}k$

⑤ $\frac{1}{9}k$

7-15B. AO215. 보어의 수소 원자 모형★

수소 원자에서 다음 전자 전이 중 가장 큰 에너지를 방출하는 것은?

① $n = 1 \rightarrow n = 3$

② $n = 2 \rightarrow n = 1$

③ $n = 3 \rightarrow n = 2$

④ $n = 5 \rightarrow n = 2$

⑤ $n = \infty \rightarrow n = 3$

7-16B. AO214-1 보어의 수소원자 모형

그림은 보어의 수소 원자 모형에서 전자 전이 (가)~(다)를 나타낸 것이다. (가)~(다)에서 방출되는 광자의 에너지 크기 비교가 옳은 것은?

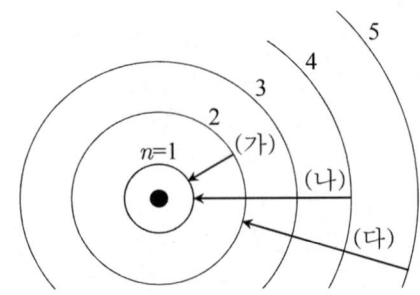

① (가) < (나) < (다)

② (가) < (다) < (나)

③ (다) < (가) < (나)

④ (가) < (나) = (다)

⑤ (다) < (나) < (가)

7-17B. AO216. 보어의 수소 원자 모형

수소 원자의 이온화 에너지는 k이다. 라이먼 계열 중 가장 파장이 긴 광자의 에너지는?

① $\frac{3}{4}k$

② $\frac{1}{4}k$

③ $\frac{1}{2}k$

④ $\frac{1}{9}k$

⑤ $\frac{8}{9}k$

7-18B. AO217. 보어의 수소 원자 모형

바닥 상태에 있는 수소의 이온화 에너지는 1311kJ/mol이다. 두 번째 들뜬 상태에 있는 수소의 이온화 에너지는?

① $\frac{1311}{2}$kJ/mol

② $\frac{1311}{3}$kJ/mol

③ $\frac{1311}{4}$kJ/mol

④ $\frac{1311}{9}$kJ/mol

⑤ $-\frac{1311}{3}$kJ/mol

7-19B. AO218. 양자역학★

양자 역학적 원자 모형에 대한 설명으로 옳지 <u>않은</u> 것은?

① 전자는 정해진 궤도 위에서 원운동을 한다.
② 전자의 에너지는 양자화 되어있다.
③ 전자의 위치는 확률적으로만 정의된다.
④ 전자의 위치와 운동량은 동시에 정확히 측정할 수 없다.
⑤ 양자역학을 이용하여 원자 내 전자에 대한 확률 분포와 에너지를 계산할 수 있다.

7-20B. AO219. 파동 함수

다음은 1차원 상자에 들어있는 전자에 대한 파동 함수 (가)와 (나)를 나타낸 것이다. 이에 대한 설명으로 옳지 <u>않은</u> 것은?

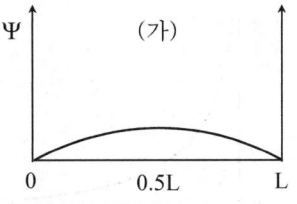
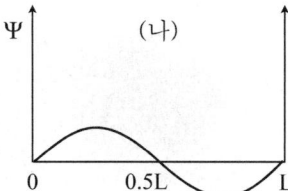

① 마디면의 수는 (가) < (나)이다.
② 전자의 에너지는 (가) < (나)이다.
③ 전자 1개의 파동함수가 (나)에서 (가)로 변할 때 광자 1개가 방출된다.
④ 바닥 상태에서 전자는 (가)에 들어있다.
⑤ 0.5L 위치에서 전자가 발견될 확률은 (가) < (나)이다.

7-21B. AO220. 파동 함수

다음 중 파동함수(ψ)에 대한 설명으로 옳지 <u>않은</u> 것은?

① 파동함수는 위상을 가진다.
② 파동함수에서 진폭의 제곱은 전자가 발견될 확률에 비례한다.
③ 양자 역학을 이용하여 전자의 정확한 위치와 속도를 계산할 수 있다.
④ 마디면에서는 전자가 발견되지 않는다.
⑤ 원자 내에서 양자화된 전자의 파동 함수를 궤도함수(orbital)라 부른다.

7-22B. AO221. 궤도함수

다음은 $1s$ 궤도 함수의 모양과 핵으로부터의 거리에 따른 파동 함수값을 나타낸 것이다. 이에 대한 설명으로 옳지 <u>않은</u> 것은?

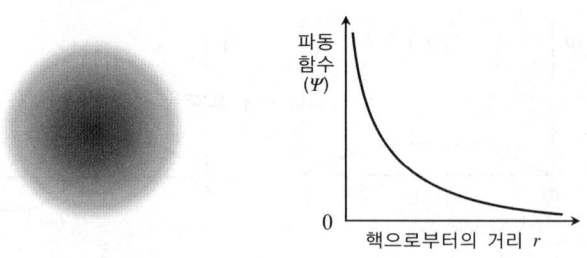

① 핵으로부터 멀리 떨어진 지점일수록 전자가 발견될 확률이 줄어든다.
② 전자는 원형 궤도를 따라 원자핵 주위를 회전한다.
③ 궤도 함수는 뚜렷한 경계를 가지지 않는다.
④ 전자가 발견될 확률은 방향과 무관하다.
⑤ 마디면을 가지지 않는다.

7-23B. AO222. 궤도함수★

다음은 $1s$ 궤도 함수의 모양과 핵으로부터의 거리에 따른 방사 방향 확률 분포를 나타낸 것이다. 이에 대한 설명으로 옳지 <u>않은</u> 것은?

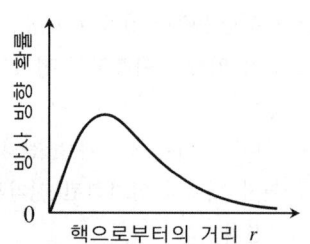

① 구형 마디면을 가진다.
② 모든 위치에서 파동함수의 위상은 동일하다.
③ 전자의 위치는 정확히 알 수 없다.
④ 전자의 속도는 정확히 할 수 없다.
⑤ 전자의 위치는 확률적으로만 표현할 수 있다.

7-24B. AO223. 궤도함수

다음은 $2s$ 궤도 함수의 모양과 핵으로부터의 거리에 따른 파동함수 값을 나타낸 것이다. 이에 대한 설명으로 옳지 <u>않은</u> 것은?

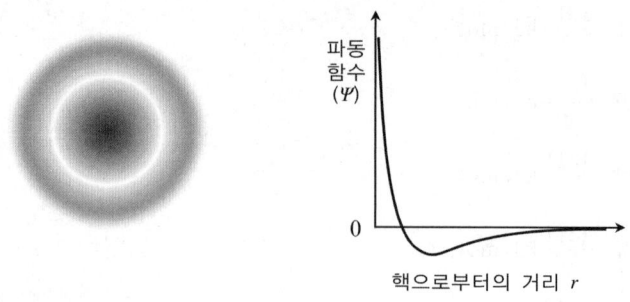

① 원자핵과 전자와의 평균 거리는 $1s < 2s$ 이다.
② 파동 함수의 에너지는 $1s < 2s$ 이다.
③ 구형 마디면을 가진다.
④ 마디면에서 전자가 발견될 확률은 0이다.
⑤ 모든 위치에서 파동 함수의 위상은 같다.

7-25B. AO224. 궤도함수★

다음은 $2s$ 궤도함수의 모양과 핵으로부터의 거리에 따른 방사 방향 확률 분포를 나타낸 것이다. 이에 대한 설명으로 옳지 <u>않은</u> 것은?

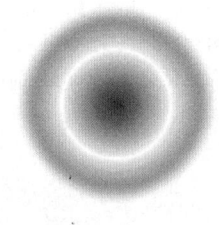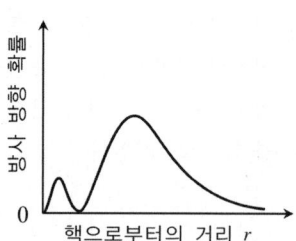

① 구형 마디면(방사상 마디, radial node)를 가진다.
② 모든 위치에서 파동함수의 위상은 동일하다.
③ 마디면을 경계로 파동 함수의 위상이 달라진다.
④ 마디면에서 확률 진폭은 0이다.
⑤ 마디면에서 전자가 발견될 확률은 0이다.

7-26B. AO225. 궤도함수

다음은 $2p_x$ 궤도 함수의 모양을 나타낸 것이다. 이에 대한 설명으로 옳지 <u>않은</u> 것은?

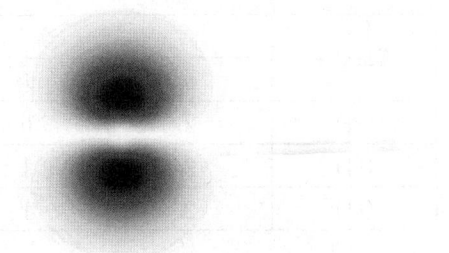

① 평면형 마디면(각마디, angular node)를 가진다.
② 방향에 따라 전자가 발견될 확률이 달라진다.
③ 마디면을 경계로 궤도 함수의 위상이 달라진다.
④ 궤도 함수의 두 로브(lobe)는 x축을 따라 놓여있다.
⑤ 방사상 마디를 가진다.

7-27B. AO226. 궤도함수

다음은 수소 원자의 궤도함수 (가)~(다)의 모양을 나타낸 것이다. (가)~(다)는 각각 $2s$, $2p$, $3d$ 궤도함수이다. 이에 대한 설명으로 옳지 <u>않은</u> 것은? (단, 수소의 이온화 에너지는 k이다.)

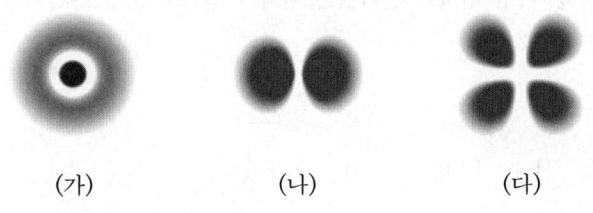

(가)   (나)   (다)

① 오비탈의 에너지 준위는 (가)와 (나)에서 같다.
② (가)와 (나)는 축퇴되어 있다.
③ (나)에 들어있는 전자의 에너지 준위는 $-\dfrac{k}{4}$이다.
④ (다)는 2개의 마디면을 가진다.
⑤ (다)에서 (나)로 전자가 이동할 때 자외선이 방출된다.

7-28B. AO227. 양자수

다음 중 양자수(quantum number)가 나타내는 궤도 함수의 성질을 설명한 것으로 옳지 <u>않은</u> 것은?

① 주양자수 n이 커질수록 궤도함수의 에너지가 높아진다.
② 주양자수 n이 커질수록 궤도함수의 크기가 커진다.
③ 각운동량 양자수 l은 궤도함수의 모양을 결정한다.
④ 자기 양자수 m_l은 궤도함수의 배향을 결정한다.
⑤ $l=0$인 궤도함수는 p 궤도함수이다.

7-29B. AO228. 양자수

다음 중 각운동량 양자수(l)와 그에 대응되는 사용 문자가 옳지 <u>않</u>은 것은?

	각운동량 양자수(l)	사용 문자
①	0	s
②	1	p
③	2	d
④	3	f
⑤	4	h

7-30B. AO229. 양자수★

다음 중 양자수에 대한 설명으로 옳지 <u>않은</u> 것은?

① 주양자수 n은 양의 정수 값만 가질 수 있다.
② 각운동량 양자수 l은 0에서 $n-1$까지의 정수 값을 갖는다.
③ 자기 양자수 m_l은 $-l$부터 $+l$까지의 정수 값을 가진다.
④ 한 원자에서 두 번째 껍질에 들어있는 궤도함수는 모두 4개이다.
⑤ $3d$ 부껍질에 들어있는 궤도함수는 모두 3개이다.

7-31B. AO230. 양자수

전자의 스핀 양자수(m_s)에 대한 설명으로 옳지 <u>않은</u> 것은?

① 하나의 전자는 $+\dfrac{1}{2}$ 또는 $-\dfrac{1}{2}$ 중 한 값만 가질 수 있다.

② 한 원자에서 어떠한 두 전자도 동시에 같은 값의 네 가지 양자수 (n, l, m_l, m_s)를 가질 수 없다.

③ 한 오비탈에는 오직 두 개의 전자만 들어갈 수 있고, 두 전자는 서로 반대 스핀을 가진다.

④ 한 오비탈에 두 개의 전자가 들어갈 때, 스핀 쌍 에너지가 발생한다.

⑤ 궤도함수의 위상이 다르면 스핀 양자수의 부호가 반대이다.

7-32B. AO231. 양자수

다음 중 주양자수 3, 각운동량 양자수 2, 자기 양자수 2인 궤도함수는?

① $2s$

② $2p$

③ $3d$

④ $3p$

⑤ $3s$

7-33B. AO232. 양자수

다음은 어떤 원자에 있는 궤도함수 (가)~(다)의 양자수를 나타낸 것이다. 이에 대한 설명으로 옳지 <u>않은</u> 것은?

궤도함수	양자수		
	n	l	m_l
(가)	2	0	a
(나)	2	1	0
(다)	2	1	+1

① (가)는 $2s$ 궤도함수이다.

② (나)는 $2p$ 궤도함수이다.

③ (가)와 (나)는 같은 껍질에 속한다.

④ (가)와 (나)는 같은 부껍질에 속한다.

⑤ (가)에서 $a = 0$이다.

7-34B. AO233. 양자수★

다음 중 어떤 원자에 들어있는 전자의 양자수 조합으로 가능하지 <u>않은</u> 것은?

	n	l	m_l	m_s
①	1	0	0	$+\dfrac{1}{2}$
②	2	0	0	$+\dfrac{1}{2}$
③	2	1	0	$-\dfrac{1}{2}$
④	2	1	-1	$+\dfrac{1}{2}$
⑤	3	2	3	$-\dfrac{1}{2}$

7-35B. AO234. 양자수

한 원자에서 다음의 양자수를 가질 수 있는 전자의 최대 수가 가장 큰 것은?

① $n=1$

② $n=2$, $l=1$

③ $n=3$, $l=2$, $m_l=-2$

④ $n=3$, $l=3$, $m_l=-1$, $m_s=+\dfrac{1}{2}$

⑤ $n=4$, $l=4$, $m_l=-2$, $m_s=+\dfrac{1}{2}$

7-36B. AO235. 전자 배치

다음 중 원자의 전자 배치에 대한 설명으로 옳지 <u>않은</u> 것은?

① 바닥 상태에서 에너지가 낮은 오비탈에 전자가 먼저 채워진다.

② 바닥 상태에서 홀전자가 최대가 되도록 배치된다.

③ 바닥 상태에서 홀전자의 스핀은 평행하다.

④ 하나의 오비탈에는 최대 2개의 전자가 반대 스핀으로 들어갈 수 있다.

⑤ 들뜬 상태에서 축조 원리, 훈트의 법칙, 파울리의 배타 원리는 위배될 수 있다.

7-37B. AO236. 전자 배치

다음 중 원자의 전자 배치에 대한 설명으로 옳지 <u>않은</u> 것은?

① H에서 $2s$ 궤도함수의 에너지는 $1s$ 궤도함수보다 높다.

② H에서 $2p$ 궤도함수의 에너지는 $2s$ 궤도함수보다 높다.

③ C에서 $2p$ 궤도함수의 에너지는 $2s$ 궤도함수보다 높다.

④ C의 바닥 상태에서 $2p$ 궤도함수에는 2개의 전자가 채워진다.

⑤ C는 바닥 상태에서 2개의 홀전자를 가진다.

7-38B. AO237. 전자 배치

다음 중 바닥 상태에 있는 황($_{16}$S)의 원자가 전자에 해당하는 양자수의 조합은?

	n	l	m_l
①	1	0	0
②	2	0	0
③	2	1	-1
④	3	1	1
⑤	3	2	-2

7-39B. AO238. 전자 배치

다음은 바닥 상태에 있는 어떤 질소($_7$N) 원자의 전자 배치에 대한 설명이다. 옳지 <u>않은</u> 것은?

① 3개의 홀전자를 가진다.

② $n=2$인 전자의 수는 5이다.

③ $l=1$인 전자의 수는 3이다.

④ $m_l=0$인 전자의 수는 5이다.

⑤ $l=m_l$인 전자의 수는 1이다.

7-40B. AO239. 마디면

다음 중 마디면의 수가 가장 많은 궤도함수는?

① $1s$

② $2s$

③ $2p$

④ $3s$

⑤ $4s$

7-41B. AO240. 마디면

다음 궤도함수의 각마디와 방사상 마디의 수가 옳지 <u>않은</u> 것은?

	각마디 수	방사상 마디 수
① $1s$	0	0
② $2s$	0	1
③ $2p$	1	0
④ $3p$	1	1
⑤ $3d$	0	2

7-42B. AO241. 마디면

주양자수가 3이고 방사상 마디 수가 1인 궤도함수는?

① $4s$
② $4p$
③ $4d$
④ $4f$
⑤ $3p$

7-43B. AO242. 마디면

다음 그림과 같은 확률 분포를 가지는 궤도함수는?

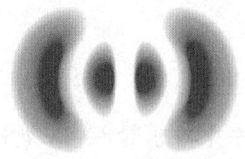

① $2p$
② $3p$
③ $4d$
④ $2s$
⑤ $4f$

7-44B. AO169-1. 전자 배치와 주기율표

그림은 주기율표를 나타낸 것이다. A~E 중 바닥 상태에서 홀전자 수가 가장 큰 원소는? (단, A~E는 임의의 원소 기호이다.)

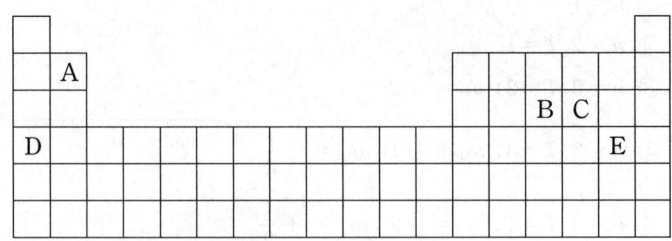

① A
② B
③ C
④ D
⑤ E

7-45B. AO169-2. 전자 배치와 주기율표

그림은 주기율표를 나타낸 것이다. A~E 중 바닥 상태에서 홀전자 수가 가장 큰 원소는? (단, A~E는 임의의 원소 기호이다.)

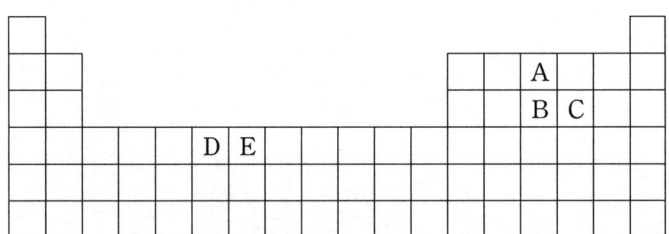

① A
② B
③ C
④ D
⑤ E

7-46B. AO169-3. 전자 배치와 주기율표

그림은 주기율표를 나타낸 것이다. 다음 중 바닥 상태에서 $3p$ 오비탈에 3개의 전자가 들어있는 원소는? (단, A~E는 임의의 원소 기호이다.)

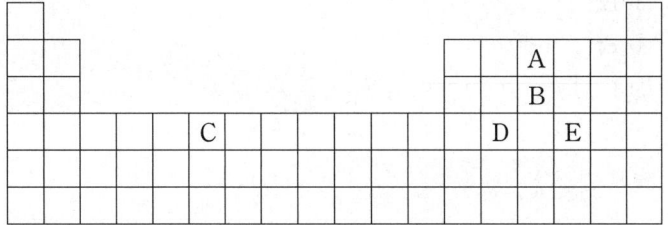

① A
② B
③ C
④ D
⑤ E

7-47B. AO243. 전자 배치

다음 중 바닥 상태에서 각 원자의 전자 배치가 옳지 <u>않은</u> 것은?

① $_7N$: $1s^2\,2s^2\,2p^3$

② $_{13}Al$: $1s^2\,2s^2\,2p^6\,3s^2\,3p^1$

③ $_{17}Cl$: $[Ne]\,3s^2\,3p^5$

④ $_{24}Cr$: $[Ar]\,4s^2\,3d^4$

⑤ $_{29}Cu$: $[Ar]\,4s^1\,3d^{10}$

7-48B. AO244. 전자 배치

다음 중 바닥 상태에서 홀전자 개수가 가장 큰 것은?

① Na^+
② S^{2-}
③ P
④ Cr^{2+}
⑤ Fe^{3+}

7-49B. AO245. 전자 배치

바닥 상태에서 최외각 전자 배치가 $ns^2\,np^2$인 원소들이 주기율표에서 속한 족은?

① 4족
② 14족
③ 4B족
④ 12족
⑤ 16족

7-50B. AO246. 주기적 성질

다음 중 주족 원소에 대한 주기적 성질의 일반적인 경향에 대한 설명으로 옳지 <u>않은</u> 것은?

① 원자가 전자의 유효 핵전하는 주기율표에서 오른쪽으로 갈수록 증가한다.
② 원자가 전자의 유효 핵전하는 주기율표에서 아래쪽으로 갈수록 증가한다.
③ 원자의 반지름은 주기율표에서 오른쪽으로 갈수록 증가한다.
④ 원자의 반지름은 주기율표에서 아래로 갈수록 증가한다.
⑤ 일차 이온화 에너지는 주기율표에서 아래로 갈수록 감소한다.

7-51B. AO247. 유효 핵전하

다음 중 원자가 전자의 유효 핵전하가 가장 큰 원소는?

① Li
② N
③ O
④ F
⑤ Cl

7-52B. AO248. 유효 핵전하★

다음 중 $1s$ 전자의 유효 핵전하가 가장 큰 것은?

① H
② He
③ Li
④ Be
⑤ B

7-53B. AO249. 유효 핵전하★★

다음 중 유효 핵전하의 크기 비교가 옳지 않은 것은?

① N의 원자가 전자 < O의 원자가 전자
② N의 원자가 전자 < P의 원자가 전자
③ H의 $1s$ 전자 < Li의 $1s$ 전자
④ C의 $2s$ 전자 < C의 $2p$ 전자
⑤ Na의 $2p$ 전자 < Na^+의 $2p$ 전자

7-54B. AO250. 반지름

다음 원자나 이온 중 반지름이 가장 작은 것은?

① Cl
② Cl^-
③ Br
④ Br^-
⑤ I^-

7-55B. AO251. 원자 반지름

다음 중 원자 반지름의 크기 비교가 옳은 것은?

① Al > Mg > K
② Li > Na > K
③ Li > Be > B
④ Ca > K > Mg
⑤ Cl > S > F

7-56B. AO252. 이온 반지름(등전자 계열)★

다음 중 반지름이 가장 큰 이온은?

① N^{3-}
② O^{2-}
③ F^-
④ Na^+
⑤ Mg^{2+}

7-57A. AO253. 이온화 에너지

다음 중 일차 이온화 에너지의 크기 비교가 옳지 <u>않은</u> 것은?

① Li < Be
② Be < B
③ C < N
④ O < N
⑤ K < Li

7-58B. AO254. 이온화 에너지

다음 중 일차 이온화 에너지의 크기 비교가 옳지 <u>않은</u> 것은?

① Na < Al < Mg
② Al < Si < P
③ P < S < Cl
④ S < O < F
⑤ Cl < F < He

7-59B. AO255. 순차적 이온화 에너지★

표는 어떤 3주기 원소의 순차적 이온화 에너지 자료이다. 이 원소는?

1차 이온화 에너지	738kJ/mol
2차 이온화 에너지	1450kJ/mol
3차 이온화 에너지	7730kJ/mol
4차 이온화 에너지	10500kJ/mol

① Na
② Mg
③ Al
④ Si
⑤ P

7-60B. AO256. 전자 친화도

다음 중 전자 친화도의 절대값이 가장 큰 원소는?

① Na
② Ne
③ F
④ Cl
⑤ Br

7-61B. AO257. 보어의 수소원자 모형

다음은 수소 원자의 선 스펙트럼 중 일부를 나타낸 것이다. a는 가시광선 영역 중 가장 긴 파장에 해당한다. $\dfrac{a}{d}$는?

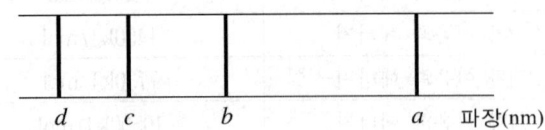

d c b a 파장(nm)

① $\dfrac{27}{20}$

② $\dfrac{5}{8}$

③ 2

④ $\dfrac{9}{5}$

⑤ $\dfrac{8}{5}$

7-62B. AO258. 원자 오비탈

다음은 수소 원자의 구형 궤도 함수 (가)와 (나)에서 거리에 따른 방사방향 확률 분포를 나타낸 것이다. 이에 대한 설명으로 옳지 않은 것은?

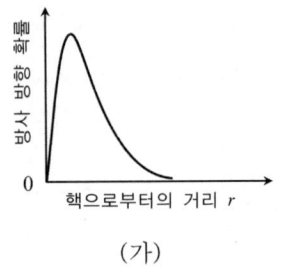

(가)

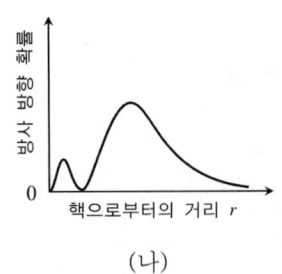

(나)

① 궤도함수의 에너지는 (가)<(나)이다.
② 전체 마디면의 수는 (가)<(나)이다.
③ 2p 궤도함수에서 (가)로 전자가 이동할 때 자외선을 방출한다.
④ (나)에서 3p 궤도함수로 전자가 이동할 때 적외선을 흡수한다.
⑤ 수소 원자의 바닥 상태에서 (나)는 비어있다.

7-63B. AO259. 양자수

다음은 어떤 탄소 원자의 전자 (가)~(다)의 양자수를 나타낸 것이다. 이에 대한 설명으로 옳지 않은 것은?

전자	양자수			
	n	l	m_l	m_s
(가)	1	0	a	$+\dfrac{1}{2}$
(나)	2	1	$+1$	$+\dfrac{1}{2}$
(다)	2	1	$+1$	b

① (가)는 마디면을 가지지 않는다.
② $a = 0$이다.
③ (가)는 탄소 원자의 핵심부 전자이다.
④ $b = -\dfrac{1}{2}$이다.
⑤ 탄소 원자는 바닥상태에 있다.

7-64B. AO260. 마디면

다음 그림과 같은 확률 분포를 가지는 궤도함수는?

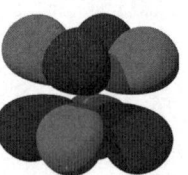

① 2p
② 3p
③ 4d
④ 3f
⑤ 4f

7-65A. AO303. 전자기복사

다음 전자기파 중 에너지가 가장 작은 것은?

① X선
② 자외선
③ 마이크로파
④ 적외선
⑤ 가시광선

7-66A. AO304. 전자기복사

다음 전자기 복사선 중 가장 큰 에너지를 갖는 것은?

① X-ray
② UV
③ Vis
④ IR
⑤ microwave

7-67B. AO305. 전자기복사

FM 라디오 방송국에서는 $9.83 \times 10^7 s^{-1}$ (97.3 MHz)의 진동수로 방송을 전파한다. 이 라디오파의 파장은?

① 1.08 m
② 2.08 m
③ 3.08 m
④ 4.08 m
⑤ 12.8 m

7-68C. AO305-1(B80). 상식

다음 중 고전역학적 개념으로는 정확히 설명할 수 없는 실험을 모두 고른 것은?

─────〈보 기〉─────
ㄱ. 흑체복사
ㄴ. 광전효과
ㄷ. 원자 및 분자의 불연속적인 선 스펙트럼
ㄹ. 매우 낮은 온도에서 물질의 열용량

① ㄱ, ㄴ   ② ㄴ, ㄷ   ③ ㄹ
④ ㄱ, ㄴ, ㄷ   ⑤ ㄱ, ㄴ, ㄷ, ㄹ

7-69B. AO307. 빛의 입자성

파장이 557.7 nm인 광자 한 개의 에너지는? (단, 플랑크 상수는 6.626×10^{-34} J·s 이며, 광속은 3.0×10^8 m/s이다.)

① 3.563×10^{-19} J
② 5.62×10^{-11} J
③ 3.562×10^{-16} J
④ 2.145×10^{-16} J
⑤ 2.145×10^{-2} J

7-70B. AO308. 빛의 입자성

진동수가 102.5 MHz인 FM 라디오파의 광자 1 mol이 지닌 에너지는 얼마인가? (단, 플랑크 상수는 6.626×10^{-34} J·s 이며, 광속은 3.0×10^8 m/s이다.)

① 6.792×10^{-26} J
② 6.792×10^{-26} kJ
③ 4.090×10^{-2} kJ
④ 4.090×10^{-5} kJ
⑤ 4.090×10^{-12} kJ

7-71B. AO309. 빛의 입자성

O_2의 결합 해리에너지는 496 kJ/mol이다. 산소 분자를 광분해시킬 수 있는 빛의 최대 파장(nm)은 얼마인가? (단, 플랑크 상수는 6.626×10^{-34} J·s이며, 광속은 3.0×10^8 m/s이다.)

① 241 nm

② 352 nm

③ 427 nm

④ 532 nm

⑤ 767 nm

7-72B. AO305-2(B80). 광전효과★

다음 중 광전효과에 대한 설명으로 옳은 것만을 〈보기〉에서 있는 대로 고른 것은?

─────〈보 기〉─────

ㄱ. 쬐어주는 빛의 진동수가 각 금속에 고유한 어떤 문턱값을 넘어서지 않는다면 아무리 센 빛을 쬐어 주어도 전자는 튀어나오지 않는다.

ㄴ. 튀어나오는 전자의 운동에너지는 쬐어주는 빛의 진동수에 선형으로 비례한다.

ㄷ. 튀어나오는 전자의 운동에너지는 쬐어주는 빛의 세기에 선형으로 비례한다.

① ㄱ   ② ㄴ   ③ ㄱ, ㄴ

④ ㄴ, ㄷ   ⑤ ㄱ, ㄴ, ㄷ

7-73B. AO305-3 광전효과★

그림은 금속 A와 B에 각각 빛을 쬐어줄 때, 금속으로부터 튀어 나오는 전자(광전자)의 최대 운동에너지와 쬐어준 빛의 진동수 사이의 상관관계를 나타낸 것이다.

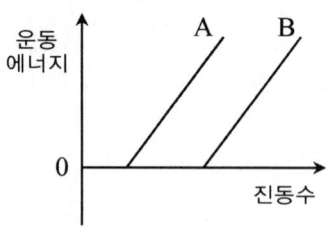

이에 대한 설명으로 옳은 것만을 〈보기〉에서 있는 대로 고른 것은?

─────〈보 기〉─────

ㄱ. 일함수의 크기는 A > B이다.

ㄴ. 두 직선의 기울기는 같다.

ㄷ. 광전자를 방출할 수 있는 빛의 최대 파장은 A > B이다.

① ㄱ   ② ㄴ   ③ ㄱ, ㄴ

④ ㄴ, ㄷ   ⑤ ㄱ, ㄴ, ㄷ

7-74C. AO310. 광전효과

파장이 656 nm인 빛을 금속 표면에 쪼였을 경우 그 금속으로부터 발생하는 광전자의 최대 운동에너지는 1.03×10^{-19} J이었다면 이 금속이 광전자를 방출할 수 있는 역치 주파수는 얼마인가? (h = 6.626×10^{-34} J·s)

① 2.0×10^{14} Hz

② 3.0×10^{14} Hz

③ 4.0×10^{14} Hz

④ 5.0×10^{14} Hz

⑤ 5.0×10^{12} Hz

7-75C. AO310-1(5160) 광전효과

파장이 400nm인 빛을 세슘 표면에 쪼일 때 전자들의 최대 운동 에너지는 1.54×10^{-19}J이었다. 세슘의 일함수(Φ)는? (단, 플랑크 상수는 6.626×10^{-34} J·s 이며, 광속은 3.0×10^8 m/s이다.)

① 1.23×10^{-16} J

② 3.21×10^{-18} J

③ 3.43×10^{-19} J

④ 6.21×10^{-20} J

⑤ 5.45×10^{-21} J

7-76B. AO315-1. 보어의 수소원자

보어(Bohr)의 수소원자 모형에서 주양자수 n과 궤도의 에너지 관계식으로 옳은 것은?

① $E = +R_H\left(\dfrac{1}{n}\right)$ ② $E = -R_H\left(\dfrac{1}{n}\right)$

③ $E = +R_H\left(\dfrac{1}{n^2}\right)$ ④ $E = -R_H\left(\dfrac{1}{n^2}\right)$

⑤ $E = +R_H\left(\dfrac{4}{n^2}\right)$

7-77A. AO318-1. 보어의 수소원자★

수소 원자의 전자전이 중 가장 큰 에너지를 방출하는 것은?

① n=1 → n=2

② n=2 → n=5

③ n=6 → n=3

④ n=4 → n=2

⑤ n=2 → n=1

7-78B. AO319. 보어의 수소원자

다음 수소 원자에 의해 적외선계열의 가장 짧은 파장의 빛이 방출되는 전자전이는 어느 것인가?

① n=2 → n=1

② n=3 → n=1

③ n=4 → n=3

④ n=5 → n=3

⑤ n=1 → n=4

7-79B. AO320. 보어의 수소원자

수소원자의 전자는 높은 에너지 준위에서 비어있는 낮은 에너지 준위로 전이하며 빛을 방출한다. 다음 중 가장 단파장의 빛을 방출하는 전이는?

① 3p → 1s

② 4s → 2p

③ 3p → 2s

④ 4p → 2s

⑤ 5d → 3p

7-80C. AO321. 보어의 수소원자

Bohr이론은 단전자의 계에 적용될 수 있다. $E_n = -\dfrac{Z^2 B}{n^2}$에서 Z 는 원자번호, $B = 2.25 \times 10^{-18}$ J이다. He^+이온에서 첫 번째 들뜬 상태에서 가장 낮은 상태로 전자의 전이가 일어날 때 방출하는 빛의 파장은 얼마인가? (단, 플랑크 상수는 6.626×10^{-34} J·s 이며, 광속은 3.0×10^8 m/s이다.)

① 5 nm
② 10 nm
③ 15 nm
④ 20 nm
⑤ 25 nm

7-81B. AO322. 양자역학 모형★

양자역학적 원자모형에 대한 설명 중 틀린 것은?

① 전자의 위치는 확률적으로 정의된다.
② 오비탈이란 확률밀도함수이다.
③ 전자는 정해진 공전궤도를 따라 원운동하고 있다.
④ 전자구름 모델이라고도 부른다.
⑤ 전자는 원자핵 주변 공간에서 파동적 거동을 보인다.

7-82B. AO325. 양자수

다음 중 전자가 가질 수 있는 가능한 양자수를 나타낸 것은?

① $n = 0$, $l = 0$, $m_l = 0$, $m_s = +\dfrac{1}{2}$

② $n = 1$, $l = 1$, $m_l = 0$, $m_s = +\dfrac{1}{2}$

③ $n = 1$, $l = 0$, $m_l = 0$, $m_s = +\dfrac{1}{2}$

④ $n = 2$, $l = 1$, $m_l = -2$, $m_s = +\dfrac{1}{2}$

⑤ $n = 3$, $l = 2$, $m_l = 2$, $m_s = 0$

7-83B. AO326. 양자수

다음 중 전자에 대하여 허용되지 않는 양자수 조합은?

① $n = 1$, $l = 1$, $m_l = 1$, $m_s = +\dfrac{1}{2}$

② $n = 1$, $l = 0$, $m_l = 0$, $m_s = -\dfrac{1}{2}$

③ $n = 2$, $l = 1$, $m_l = 1$, $m_s = +\dfrac{1}{2}$

④ $n = 2$, $l = 0$, $m_l = 0$, $m_s = +\dfrac{1}{2}$

⑤ $n = 3$, $l = 2$, $m_l = -2$, $m_s = +\dfrac{1}{2}$

7-84B. AO327. 양자수

일전자 원자에 허용되는 양자수의 조합들 중 가능하지 않는 것은?

① n=2, l=1, $m_l = -1$

② n=7, l=3, $m_l = +3$

③ n=2, l=1, $m_l = +1$

④ n=3, l=1, $m_l = -3$

⑤ n=1, l=0, $m_l = 0$

7-85A. AO328. 양자수

주양자수 2 , 궤도 각운동량양자수 1 , 자기양자수 0인 원자궤도함수는?

① 1s

② 2s

③ 2p

④ 2d

⑤ 3d

7-86B. AO329. 양자수

어떤 원자의 전자가 다음과 같은 양자수를 가질 때 이 전자가 들어 있는 오비탈은?

$$n = 3, \quad l = 2, \quad m_l = 1, \quad m_s = 1/2$$

① 2s

② 2p

③ 3p

④ 3d

⑤ 3s

7-87B. AO331. 양자수

4p 오비탈(부껍질)에 속한 오비탈의 수는 모두 몇 개인가?

① 2 개

② 3 개

③ 4 개

④ 5 개

⑤ 9 개

7-88B. AO335-1. 양자수

Li 원자의 최외각 전자의 양자수 n, l, m_l, m_s를 순서대로 옳게 표현한 것은?

① 2, 0, 0, 1/2

② 2, 0, 1, 1/2

③ 2, 0, -1, 1/2

④ 2, 1, 0, 1/2

⑤ 3, 1, 0, 1/2

7-89B. AO339. 전자배치★

다음 중 원자의 전자배치가 틀린 것은?

① $_{13}$Al : [Ne] $3s^2\, 3p^1$

② $_{17}$Cl : [Ne] $3s^2\, 3p^5$

③ $_{24}$Cr : [Ar] $4s^2\, 3d^4$

④ $_{29}$Cu : [Ar] $4s^1\, 3d^{10}$

⑤ $_{26}$Fe : [Ar] $4s^2\, 3d^6$

7-90B. AO340-1. 전자배치

바닥 상태 황(sulfur) 원자에서 전자가 들어있는 전자껍질 수는?

① 1
② 2
③ 3
④ 4
⑤ 5

7-91B. AO342. 전자배치

다음 중에서 전자배치가 나머지 네 개와 다른 것은?

① O^{2-}
② F^-
③ Mg^{2+}
④ Na
⑤ Ne

7-92A. AO343. 전자배치

K^+와 등전자인 것은?

① F^-
② Cl^-
③ Mg^{2+}
④ O^{2-}
⑤ Al^{3+}

7-93B. AO344. 전자배치

다음 원소 중 상자성인 것은?

① He
② Mg
③ Zn
④ Se
⑤ Xe

7-94B. AO345. 전자배치

다음 원자 중 상자성인 것을 고르시오

① He
② Be
③ N
④ Mg
⑤ Ne

7-95B. AO346. 전자배치

5 주기 원소 중에서 홀전자를 가지지 않는 비금속은 모두 몇 개인가?

① 0 개
② 1 개
③ 2 개
④ 3 개
⑤ 4 개

7-96B. AO347. 전자배치

Selenium원자의 valence−shell configuration으로 옳은 것은?

① $5s^2\ 5p^2$

② $4s^2\ 4p^4$

③ $6s^1\ 6p^3$

④ $5s^1\ 5p^3$

⑤ $3s^2\ 3p^4$

7-97B. AO348. 전자배치

바닥 상태의 전자배치가 $ns^2\ np^2$인 원소들이 주기율표에서 속한 족은?

① 2A 족

② 2B 족

③ 4A 족

④ 4B 족

⑤ 4 족

7-98B. AO351. 주기적 성질

다음 중 원자의 크기를 큰 것부터 감소하는 순서로 배열한 것은?

① Mg 〉 K 〉 Na 〉 Ar

② K 〉 Na 〉 Mg 〉 Ar

③ Ar 〉 K 〉 Na 〉 Mg

④ Ar 〉 Mg 〉 Na 〉 K

⑤ Na 〉 Mg 〉 Ar 〉 K

7-99B. AO352. 주기적 성질

원자 반지름의 크기 순서가 옳게 나열된 것은?

① Be 〉 N 〉 F

② Ba 〉 Be 〉 Ca

③ F 〉 Cl 〉 S

④ Ca 〉 K 〉 Mg

⑤ Mg 〉 Na 〉 K

7-100B. AO353. 주기적 성질

다음 중 반지름이 가장 작은 것은?

① Cl

② Cl^-

③ Br

④ K

⑤ Br^-

7-101B. AO355-1. 주기적 성질

원자나 이온의 크기가 증가하는 순서가 아닌 것은?

① $Ca^{2+} < K^+ < S^{2-}$

② $K^+ < S^{2-} < Se^{2-}$

③ $Fe^{3+} < Fe^{2+} < Fe$

④ $F < O < O^{2-}$

⑤ $Na < F < F^-$

7-102B. AO356. 주기적 성질

다음 이온들을 크기가 큰 것에서 작은 것 순서로 나타낸 것은?

① $P^{3-} > Cl^- > K^+ > Ca^{2+}$
② $Ca^{2+} > K^+ > Cl^- > P^{3-}$
③ $K^+ > Cl^- > Ca^{2+} > P^{3-}$
④ $K^+ > Cl^- > P^{3-} > Ca^{2+}$
⑤ $Cl^- > K^+ > Ca^{2+} > P^{3-}$

7-103B. AO357 주기적 성질

다음 중 반지름이 가장 작은 이온은?

① S^{2-}
② Cl^-
③ Ar
④ K^+
⑤ Ca^{2+}

7-104B. AO360. 상식

1초당 10^{16} 사이클의 주파수를 갖는 빛은 다음 중 어느 빛인가?

① 근적외선
② 원적외선
③ 자외선
④ 가시광선
⑤ 마이크로웨이브

7-105B. AO362. 빛의 입자성

O_2의 결합해리에너지는 496 kJ/mol이다. 산소 분자를 광해리시킬 수 있는 빛의 가장 긴 파장을 구하여라. (단, 플랑크 상수는 6.626×10^{-34} J·s 이며, 광속은 3.0×10^8 m/s이다.)

① 254 nm
② 241 nm
③ 237 nm
④ 278 nm
⑤ 480 nm

7-106B. AO363. 보어의 수소원자

수소 원자 스펙트럼에서 다음의 어느 전이에서 가장 긴 파장의 빛이 방출되겠는가?

① n=5 → n=2
② n=4 → n=3
③ n=6 → n=2
④ n=5 → n=4
⑤ n=4 → n=1

7-107B. AO368. 양자역학 모형

수소 원자에 대한 설명 중 틀린 것은?

① 수소 원자의 기저상태에서 전자의 각운동량은 0이다.
② 수소 원자의 기저상태에서 13.6 eV에 에너지를 받으면 전자는 핵의 영향으로부터 벗어나게 된다.
③ 수소 원자의 기저상태와 첫 번째 들뜬 상태와의 에너지 차이는 첫 번째 들뜬상태와 두번째 들뜬상태와의 에너지 차이보다 크다.
④ 수소 원자의 전자가 들뜬상태에서 기저상태로 전이할 때 가시광선을 발생할 수 있다.
⑤ 수소 원자의 양자 상태를 기술하기 위해서는 4개의 양자수 (quantum number)가 필요하다.

7-108B. AO366. 양자역학 모형

질량 m인 입자가 일차원 상자 속에 제한되어 있다. Schrodinger 방정식으로부터 에너지는 어떠해야 하는가?

① 양자화된다.
② 질량에 비례한다.
③ 연속적이다.
④ 어떠한 상태에서도 일정하다.
⑤ 에너지가 0이다.

7-109B. AO367. 물질파

금속 내부에서 어떤 전자가 10^6 m/sec의 속도로 움직이고 있다. 이 전자의 대략적인 물질파(matter wave) 파장은? (h= 6.626 × 10^{-34} J·s, 전자의 질량은 $9.11×10^{-31}$kg)

① 1 mm
② 10 μm
③ 100 nm
④ 1 nm
⑤ 10 pm

7-110B. AO369-1. 보어의 수소원자

수소 원자의 1s 전자의 에너지는 −13.6 eV이다. 이 전자가 가질 수 없는 에너지는?

① −6.80 eV
② −3.40 eV
③ −1.51 eV
④ −0.85 eV
⑤ +1.2 eV

7-111A. AO372. 마디면

다음 궤도함수들 중 어느 것이 마디(nodes)를 갖지 않는가?

① 2p
② 3d
③ 1s
④ 4f
⑤ 2s

7-112B. AO373. 마디면

수소 원자의 4d 전자궤도의 각마디(angular node)와 방사상 마디 (radial node)의 개수는 각각 몇 개인가?

① 0 , 3
② 2 , 1
③ 2 , 3
④ 3 , 2
⑤ 3 , 0

7-113B. AO375. 전자배치★

바닥상태에서 다음 원자의 전자배치가 잘못된 것은 어느 것인가?

① $_{23}$V $\quad 1s^2\ 2s^2\ 2p^6\ 3s^2\ 3p^6\ 3d^3\ 4s^2$

② $_{24}$Cr $\quad 1s^2\ 2s^2\ 2p^6\ 3s^2\ 3p^6\ 3d^4\ 4s^2$

③ $_{25}$Mn $\quad 1s^2\ 2s^2\ 2p^6\ 3s^2\ 3p^6\ 3d^5\ 4s^2$

④ $_{28}$Ni $\quad 1s^2\ 2s^2\ 2p^6\ 3s^2\ 3p^6\ 3d^8\ 4s^2$

⑤ $_{29}$Cu $\quad 1s^2\ 2s^2\ 2p^6\ 3s^2\ 3p^6\ 3d^{10}\ 4s^1$

7-114B. AO376. 전자배치

바닥상태에서 다음 원자 및 이온의 전자배치가 틀린 것은 어느 것인가?

① Cu : $[Ar]3d^9\ 4s^2$

② Zn^{2+} : $[Ar]3d^{10}\ 4s^0$

③ Fe : $[Ar]3d^6\ 4s^2$

④ Co^{3+} : $[Ar]3d^6\ 4s^0$

⑤ Cr : $[Ar]3d^5\ 4s^1$

7-115C. AOP10148 전자배치

Cu^+ 이온의 상자기성 크기는 다음 중 어느 것이 가장 가까운 값인가?

① 0 B.M.

② 3.88 B.M.

③ 2.83 B.M.

④ 6.18 B.M.

⑤ 1.41 B.M.

7-116D. AO378B100. 항기호

d^8 전자배치에 대한 바닥상태 항기호는 어떻게 주어지는가?

① ^3F

② ^5F

③ ^3D

④ ^4P

⑤ ^3S

7-117B. AO384. 보어의 수소원자

수소 원자의 라이만(Lyman)계열 선스펙트럼 중에서 제일 짧은 파장은 91.2 nm이다. 수소 원자의 라이만 계열 선스펙트럼 중에서 파장이 제일 긴 것은 얼마인가?

① 121.6 nm

② 136.8 nm

③ 182.4 nm

④ 273.6 nm

⑤ 456.0 nm

7-118B. AO385. 보어의 수소원자

다음 중 수소 원자의 선스펙트럼으로부터 알 수 있는 것은?

① 전자는 원자핵 주위를 원운동하고 있다.

② 수소 원자에는 3 가지 동위원소가 존재한다.

③ 수소 원자에는 한 가지의 에너지 상태만 존재한다.

④ 원자핵 주위를 원운동하는 전자는 빛을 방출한다.

⑤ 수소 원자에는 여러 가지 특정한 에너지를 가지는 상태가 있다.

7-119B. AO386. 보어의 수소원자

수소 원자의 Bohr 모형에 대한 설명 중 옳지 않은 것은?

① 전자는 핵 주위에서 원운동을 하고 있다.
② 전자는 허용된 반지름의 궤도에만 존재하며 특정한 에너지를 가진다.
③ 허용된 궤도의 반지름과 에너지는 주양자수에 각각 비례하여 증가한다.
④ 수소 원자의 선스펙트럼은 전자가 높은 에너지 상태의 궤도에서 낮은 에너지 상태로 이동할 때 얻어진다.
⑤ 전자의 궤도가 원자핵으로부터 멀수록 에너지 준위가 높다.

7-120B. AO388. 양자역학 모형

물질의 이중성에 대한 식은?

① $(\Delta p)(\Delta x) \geq h/4\pi$
② $E = h\nu$
③ $p\lambda = h$
④ $H\Psi = E\Psi$
⑤ $\sqrt{\nu} = a(Z-b)$

7-121B. AO389. 물질파

속도 7.3×10^6 m·s^{-1} 로 이동하는 전자의 드 브로이(de Broglie) 파장은 몇 Å인가? (h= 6.626×10^{-34} J·s, 전자의 질량은 9.11×10^{-31}kg)

① 1
② 1.5
③ 2
④ 2.5
⑤ 7.3

7-122B. AO390-1. 물질파

다음의 각 물체가 같은 속도로 진행하고 있다면 물질파의 파장이 가장 긴 것은 어느 것인가?

① 전자
② 중성자
③ 양성자
④ 알파입자(He^{2+})
⑤ 100 g의 야구공

7-123B. AO390-2. 불확정성 원리

다음은 Heisenberg 불확정성 원리를 나타내는 식이다.

$$\Delta x \cdot \Delta(mv) \geq \frac{h}{4\pi}$$

다음의 각 물체가 같은 속도로 진행하고 있다면 위치의 불확정도 (Δx)가 가장 큰 것은?

① 전자
② 중성자
③ 양성자
④ 알파입자
⑤ 145 g의 야구공

7-124B. AO394. 양자역학 모형★★

Schroedinger 파동방정식의 정확한 해를 구할 수 없는 것은?

① 조화 진동자
② 상자 속의 입자
③ 강체 회전자
④ 수소 원자
⑤ 헬륨 원자

7-125B. AO395-3. 상자 속 입자★

한 변의 길이가 L인 1차원 상자에 질량이 m인 입자 1개가 들어있다. 이 입자가 가질 수 있는 에너지 준위로 옳지 않은 것은?

① 0

② $\dfrac{h^2}{8mL^2}$

③ $\dfrac{4h^2}{8mL^2}$

④ $\dfrac{9h^2}{8mL^2}$

⑤ $\dfrac{16h^2}{8mL^2}$

7-126B. AO395-2. 상자 속 입자★

다음은 1차원 상자에 들어있는 전자에 대한 파동 함수 (가)와 (나)를 나타낸 것이다. (가)에서 (나)로 전자 1개가 양자 도약하기 위해 필요한 에너지는? (단, 전자의 질량은 m이고 플랑크상수는 h이다.)

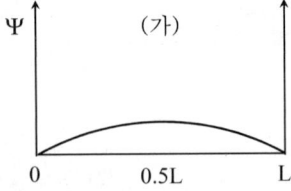
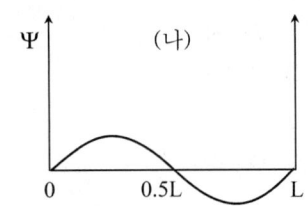

① $\dfrac{h^2}{8mL^2}$

② $\dfrac{2h^2}{8mL^2}$

③ $\dfrac{3h^2}{8mL^2}$

④ $\dfrac{4h^2}{8mL^2}$

⑤ $\dfrac{5h^2}{8mL^2}$

7-127D. AO395-1. 상자 속 입자

한 변의 길이가 L인 입방체 안에 질량 m인 헬륨 원자가 있다. 바닥 상태와 첫 번째 들뜬 상태의 에너지 차를 계산하는 식은? (h는 Planck 상수이다.)

① $\dfrac{h^2}{8mL^2}$

② $\dfrac{h^2}{4mL^2}$

③ $\dfrac{h^2}{2mL^2}$

④ $\dfrac{3h^2}{8mL^2}$

⑤ $\dfrac{3h^2}{4mL^2}$

7-128D. AO398. 슈뢰딩거 방정식

수소 원자의 1s 오비탈에서 파동함수는 다음과 같이 표현된다.

$$\Psi_{1s} = e^{-r/a_0}$$

여기서 a_0는 보어 반지름($a_0 = 5.3 \times 10^{-11}$ m)이고 r은 공간상의 한 점(전자)과 중심점(핵) 사이의 거리를 나타낸다. 전자가 가장 쉽게 발견되는(방사방향 확률분포 값이 최대인) 거리는?

① $0.5a_0$

② a_0

③ $1.5a_0$

④ $2a_0$

⑤ $5a_0$

7-129A. AO398. 전자배치

한 원자속에 있는 어느 두 전자도 4 개의 양자수가 모두 같을 수는 없다는 진술을 무엇이라 부르는가?

① Hund 규칙
② Heisenberg 불확정성 원리
③ Pauli 배타원리
④ de Broglie 가설
⑤ Bohr 모델

7-130A. AO3102-1. 전자배치

부껍질에 전자가 채워질 때 가장 낮은 에너지를 갖는 전자배치는 가능한 한 쌍을 이루지 않고 동일 스핀으로 서로 다른 궤도함수에 전자가 채워진다는 법칙(원리)은 어느 것인가?

① 축조 원리
② Hund 원리
③ Pauli 배타원리
④ Heisenberg 불확정성 원리
⑤ aufbau 원리

7-131A. AO3122. 전자배치

기체 상태, 바닥 상태에서 반자기성인 원자는?

① 마그네슘
② 황
③ 나트륨
④ 인
⑤ 염소

7-132B. AO3P02. 주기적 성질

다음 중 이온화 에너지가 가장 작은 것은?

① Mg
② Al
③ Si
④ Ar
⑤ B

7-133B. AO3P03. 주기적 성질

다음 중에서 가장 큰 이온화 에너지를 갖는 것은?

① K
② Na
③ Al
④ P
⑤ Cl

7-134B. AO3P04. 주기적 성질

다음 원소 중 가장 작은 첫 번째 이온화 에너지를 갖는 것은?

① Be
② Li
③ Mg
④ Na
⑤ Al

7-135B. AO3P05. 주기적 성질

다음 중 1차 이온화 에너지가 가장 낮은 원소는?

① 수소
② 리튬
③ 불소
④ 요오드
⑤ 세슘

7-136B. AO3P06. 주기적 성질

다음 중 어떤 원소가 가장 낮은 이온화 에너지를 가지겠는가?

① $_{20}Ca$
② $_{21}Sc$
③ $_{38}Sr$
④ $_{39}Y$
⑤ $_{36}Kr$

7-137B. AO3P07. 주기적 성질

다음 중 제1 이온화 에너지가 가장 큰 것은?

① N
② O
③ S
④ Li
⑤ Cs

7-138B. AO3P08. 주기적 성질

다음 중 가장 큰 이온화 에너지를 갖는 원소는?

① Si
② P
③ Ca
④ Al
⑤ S

7-139B. AO3P11. 주기적 성질

다음의 순차적 이온화 에너지(IE_n)를 가지는 원소는?

$$IE_1 = 899.4 \text{ kJ/mol}$$
$$IE_2 = 1,757.1 \text{ kJ/mol}$$
$$IE_3 = 14,848.3 \text{ kJ/mol}$$
$$IE_4 = 21,005.9 \text{ kJ/mol}$$

① Li
② Be
③ B
④ N
⑤ O

7-140B. AO3P15. 주기적 성질

다음 중 전자친화도의 절댓값이 가장 클 것으로 예상되는 원소의 전자배치는?

① $1s^2\,2s^2\,2p^5$

② $1s^2\,2s^2\,2p^6\,3s^1$

③ $1s^2\,2s^2\,2p^6\,3s^2\,3p^5$

④ $1s^2\,2s^2\,2p^6\,3s^2\,3p^4$

⑤ $1s^2\,2s^2\,2p^6\,3s^2\,3p^6\,4s^1$

7-141B. AO3P16. 주기적 성질

다음 중 전기음성도(electronegativity)가 가장 큰 원소는?

① $_7N$

② $_8O$

③ $_{13}Al$

④ $_{15}P$

⑤ $_{16}S$

7-142A. AO3P20. 상식

이온 화합물의 일반적인 설명 중 맞지 않는 것은?

① 단단하며 깨지기 쉽다.
② NaCl이 대표적인 예다.
③ 음이온과 양이온으로 구성되어 있다.
④ 녹는점과 끓는점이 높다.
⑤ 상온에서 전기를 잘 통한다.

7-143B. AO3P32. 격자에너지

다음에서 격자에너지가 증가하는 순서대로 맞게 나열한 것은?

① NaF 〈 NaCl 〈 NaBr 〈 NaI
② NaI 〈 NaBr 〈 NaCl 〈 NaF
③ NaF 〈 NaBr 〈 NaI 〈 NaCl
④ NaBr 〈 NaCl 〈 NaF 〈 NaI
⑤ NaBr 〈 NaI 〈 NaF 〈 NaCl

7-144B. AO3P38. 주기적 성질

다음의 각 항에 제시된 내용에 대하여 그 크기의 비교가 맞는 것은?

① 원자 반지름 : Li 〈 Be 〈 B
② 1차 이온화에너지 : O 〈 N 〈 F
③ 전자친화도 : O 〈 S 〈 Se
④ 원자가전자 수 : Be 〈 Mg 〈 Ca
⑤ 전기 음성도 : Na 〈 Al 〈 Mg

7-145A. AO3P44. 주기적 성질

다음 이온 중 이온반경이 가장 작은 것은?

① O^{2-}

② F^-

③ Na^+

④ Al^{3+}

⑤ Mg^{2+}

7-146B. AO3P45. 주기적 성질

다음 중 원자의 크기를 큰 것부터 감소하는 순서로 배열한 것은?

① Mg > K > Na > Ar
② K > Na > Mg > Ar
③ Ar > K > Na > Mg
④ Ar > Mg > Na > K
⑤ K > Ar > Na > Mg

7-147B. AO3P48. 주기적 성질

다음 이온들의 크기 순서대로 올바르게 표기한 것을 선택하시오.

① $K^+ < Cl^- < S^{2-} < P^{3-}$
② $K^+ < P^{3-} < S^{2-} < Cl^-$
③ $P^{3-} < S^{2-} < Cl^- < K^+$
④ $Cl^- < S^{2-} < P^{3-} < K^+$
⑤ $Cl^- < S^{2-} < K^+ < P^{3-}$

7-148B. AO3P50. 주기적 성질

3 주기에 속하는 어떤 원자의 순차적 이온화에너지가 다음과 같다.

$E_1 = 420$ kJ/mol,	$E_2 = 828$ kJ/mol
$E_3 = 4411$ kJ/mol	$E_4 = 6062$ kJ/mol

이 원자가 안정한 이온이 되었을 때 갖는 전체 전자 수는 몇 개인가?

① 8
② 10
③ 12
④ 18
⑤ 20

7-149B. AO3P53. 주기적 성질

다음 원자들의 제 1 이온화 에너지 크기를 정확히 나열한 것을 고르시오.

① He > Li > Be > N > O
② O > N > Be > Li > He
③ He > Li > Be > O > N
④ He > N > O > Be > Li
⑤ He > O > N > Be > Li

7-150B. AO3P54-1. 보어 모형

수소 원자의 이온화에너지는 13.6 eV이다. 수소 원자의 2s와 3p의 에너지 준위의 차이 값은 얼마인가?

① 1.4 eV
② 1.9 eV
③ 2.3 eV
④ 3.4 eV
⑤ 4.5 eV

7-151B. AO3P55-1. 보어 모형★

수소 원자의 이온화 에너지가 13.6 eV라면 He^+이온에 대한 이온화 에너지는 얼마인가?

① 13.6 eV
② 6.8 eV
③ 79 eV
④ 54.4 eV
⑤ 27.2 eV

7-152B. AO3P66. 격자 에너지

다음의 금속 할로겐 화합물 중에서 녹는점이 가장 높은 것은?

① AgF
② CsBr
③ KBr
④ BaF_2
⑤ AgCl

7-153B. AO3P69. 상식★

다음 중 알칼리 금속의 특징에 해당되지 않는 것은?

① 자연계에는 화합물로만 존재한다.
② 같은 주기 원소 중 이온화에너지가 가장 작다.
③ 산화제가 되기 쉽다.
④ 반응성 크기는 Li < Na < K 순이다.
⑤ 물과 반응하여 수소를 발생한다.

7-154C. AO3P70. 상식★

주기율표에서 2A족은 알칼리토금속이라 알려져 있다. 2A족 원소들의 특성이 아닌 것은?

① 물과 격렬히 반응한다.
② 1A족 금속 원소보다 반응성이 작다.
③ 전자를 잃고 M^{2+}이온을 형성하기 쉽다.
④ 우라늄의 핵분열에 의해 생성되는 방사선 동위원소가 있으며 이 원소는 생명체의 뼈에 침투하여 백혈병 등을 유발한다.
⑤ 인간의 뼈에 포함된 중요한 원소들을 포함한다.

7-155B. AO3P71. 상식★

다음 중 수소 기체가 발생하는 경우는 어느 것인가?

① 수산화나트륨 용액에 알루미늄을 넣는다.
② 구리 조각을 진한 황산에 넣는다.
③ 황화철에 묽은 염산을 넣고 가열한다.
④ 염화암모늄에 수산화칼슘을 넣고 가열한다.
⑤ 석회석에 묽은 염산을 넣는다.

7-156B. AO3P72. 상식★

물과 반응하여 가장 격렬하게 수소를 발생시키는 것은?

① Al
② Li
③ Mg
④ Na
⑤ P

7-157D. AO537-1. 상자 속 입자

한 변의 길이가 1.34 Å 인 1차원 상자에 전자 1개가 들어있다. 바닥상태의 전자를 첫 번째 들뜬 상태로 만드는데 필요한 빛의 파장으로 가장 적절한 것은? (단, 전자의 질량은 $9.109×10^{-31}kg$, $h = 6.626×10^{-34}J·s$, $c = 3.0×10^8 m/s$이다.)

① $2×10^{-8}m$
② $2×10^{-6}m$
③ $2×10^{-4}m$
④ $2×10^{-2}m$
⑤ $2m$

7-158B. AO4159-1 주기적 성질

미지의 원소에 대한 이온화 에너지는 다음과 같다.

$$I_1 = 580 \text{kJ/mol}$$
$$I_2 = 1815 \text{kJ/mol}$$
$$I_3 = 2740 \text{kJ/mol}$$
$$I_4 = 11600 \text{kJ/mol}$$
$$I_5 = 14842 \text{kJ/mol}$$

이 미지의 원소는 주기율표에서 어떤 족에 속하겠는가?

① 1족
② 2족
③ 3족
④ 12족
⑤ 13족

7-159B. AO4190-1 주기적 성질

다음은 바닥상태 원자 X~Z의 전자배치이다. 원자 반지름이 증가하는 순서대로 나열한 것은?

$$X : [\text{Kr}]5s^2 4d^{10} 5p^6$$
$$Y : [\text{Kr}]5s^2 4d^{10} 5p^1$$
$$Z : [\text{Kr}]5s^2 4d^{10} 5p^3$$

① X < Y < Z
② X < Z < Y
③ Y < Z < Y
④ Y < X < Z
⑤ Z < X < Y

7-160C. AO455-1 광전효과

리튬의 일 함수는 279.7kJ/mol이다. 리튬 금속의 표면에 있는 한 개의 원자로부터 한 개의 전자를 제거하는 데 필요한 빛의 최대 파장은 얼마인가? (단, $h = 6.626 \times 10^{-34}$ J·s , $c = 3.0 \times 10^8$ m/s이다.)

① 220nm
② 427nm
③ 220μm
④ 427μm
⑤ 520mm

7-161C. AO457-1 광전효과

철 원자에서 전자 한 개를 제거하는 데 드는 에너지는 7.21×10^{-19}J이다. 이 일을 할 수 있는 빛의 최대 파장은 얼마인가? (단, $h = 6.626 \times 10^{-34}$ J·s , $c = 3.0 \times 10^8$ m/s이다.)

① 276nm
② 42nm
③ 646nm
④ 820nm
⑤ 1240nm

7-162C. AO4147-1 빛의 입자성

변색 렌즈는 유리 속에 적은 양의 염화 은($AgCl$)을 포함한다. $AgCl$ 입자에 빛이 쪼이면 다음과 같은 반응이 일어난다.

$$AgCl \xrightarrow{h\nu} Ag + Cl$$

이 때 형성된 은 입자들이 렌즈의 색을 검게 만든다. 이 반응의 엔탈피 변화량은 $3.10 \times 10^2 kJ/mol$이다. 이 에너지가 전부 빛으로부터 제공된다고 가정할 경우, 이 반응을 일으킬 수 있는 최대 파장은 얼마일까? (단, $h = 6.626 \times 10^{-34}$ J·s , $c = 3.0 \times 10^8$ m/s이다.)

① 186nm

② 386nm

③ 686nm

④ 786nm

⑤ 986nm

7-163B. AON101. 원자 오비탈의 에너지 준위★

다음은 플루오린(F)의 원자 오비탈 (가)~(다)의 에너지 준위 자료이다. 바닥 상태에서 (가)~(다)에는 모두 전자가 들어있다.

원자 오비탈	에너지 준위(eV)
(가)	−689
(나)	−34
(다)	−12

이에 대한 설명으로 옳은 것은?

① (가)는 F의 원자가 전자이다.

② (나)는 1개의 방사상 마디를 가진다.

③ 각운동량 양자수는 (나) > (가)이다.

④ H의 $1s$ 오비탈의 에너지 준위는 −689eV보다 낮다.

⑤ 전자가 느끼는 유효 핵전하는 (다) > (나)이다.

7-164B. AON105. 원자의 전자 배치

표는 바닥 상태인 원자 (가)~(다)에 관한 자료이다.

원자	s 오비탈에 있는 전자 수	p 오비탈에 있는 전자 수	홀전자 수
(가)	a	6	1
(나)	4	3	b
(다)	3	c	d

이에 대한 설명으로 옳은 것만을 〈보기〉에서 있는 대로 고른 것은?

─〈보 기〉─

ㄱ. (가)에서 전자가 들어 있는 오비탈의 수는 4개이다.

ㄴ. $a + b + c + d = 9$이다.

ㄷ. (나)와 (다)는 같은 주기 원소이다.

① ㄱ

② ㄴ

③ ㄱ, ㄴ

④ ㄴ, ㄷ

⑤ ㄱ, ㄴ, ㄷ

7-165B. AON113-1. 유효 핵전하★★

다음 중 유효 핵전하의 크기 비교가 옳은 것의 개수는?

---

o N의 원자가 전자 > O의 원자가 전자

o N의 2s 전자 > P의 3s 전자

o N의 1s 전자 > N의 2s 전자

o O의 2s 전자 > O의 2p 전자

o H의 2s 전자 > H의 2p 전자

o H의 1s 전자 > F의 1s 전자

o Na의 2p 전자 > Na$^+$의 2p 전자

---

① 1   ② 2   ③ 3   ④ 4   ⑤ 5

7-166B. AON113-2. 유효 핵전하

다음 중 오비탈의 침투효과의 크기 비교가 옳은 것은? (단, 모든 오비탈은 동일한 원자에 속해있다.)

① 3s > 3p > 3d

② 3s > 3d > 3d

③ 3s > 3p > 3p

④ 3p > 3s > 3d

⑤ 3d > 3p > 3s

7-167B. AON113-3. 유효 핵전하

표는 바닥상태의 탄소(C) 원자에서 궤도 함수 (가), (나), (다)에 포함된 전자가 느끼는 유효 핵전하를 나타낸 것이다.

궤도 함수	유효 핵전하
(가)	5.67
(나)	3.14
(다)	3.22

이에 대한 설명으로 옳은 것만을 〈보기〉에서 있는 대로 고른 것은?

---〈보 기〉---

ㄱ. 궤도 함수의 에너지는 (가) < (나)이다.

ㄴ. 방사상 마디의 수는 (나) < (다)이다.

ㄷ. 각운동량 양자수 l의 크기는 (가) < (나)이다.

---

① ㄱ   ② ㄴ   ③ ㄱ, ㄴ

④ ㄴ, ㄷ   ⑤ ㄱ, ㄴ, ㄷ

7-168B. AON116. 이온화 에너지의 주기적 성질

그림은 원자 번호가 연속인 2~3주기 원소의 1차 이온화 에너지를 나타낸 것이다.

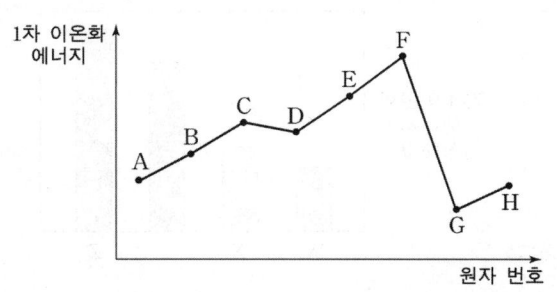

이에 대한 설명으로 옳은 것만을 〈보기〉에서 있는 대로 고른 것은? (단, A~H는 임의의 원소 기호이다.)

―――――〈보 기〉―――――
ㄱ. F와 G는 같은 주기 원소이다.
ㄴ. 원자가 전자의 유효 핵전하는 C가 D보다 크다.
ㄷ. 원자의 반지름은 H가 A보다 크다.
ㄹ. $2p$ 오비탈의 에너지 준위는 N에서가 O에서보다 낮다.

① ㄱ, ㄴ   ② ㄴ, ㄷ   ③ ㄷ
④ ㄱ, ㄴ, ㄷ   ⑤ ㄱ, ㄴ, ㄷ, ㄹ

7-169B. AON117. 순차적 이온화 에너지

그림은 임의의 3주기 원소 X의 순차적 이온화 에너지 자료이다.

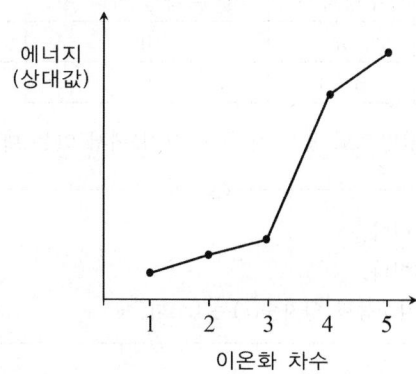

이에 대한 설명으로 옳은 것만을 〈보기〉에서 있는 대로 고른 것은?

―――――〈보 기〉―――――
ㄱ. X는 13족 원소이다.
ㄴ. IE_3은 $3p$ 오비탈에서 전자를 떼어내는데 필요한 에너지이다.
ㄷ. 2차 이온화 에너지는 소듐(Na)이 X보다 크다.

① ㄱ   ② ㄴ   ③ ㄱ, ㄷ
④ ㄴ, ㄷ   ⑤ ㄱ, ㄴ, ㄷ

7-170B. AON118. 순차적 이온화 에너지★

이온화 에너지에 대한 다음 설명 중 옳지 <u>않은</u> 것은?

① 1차 이온화 에너지는 F가 O보다 크다.
② 2차 이온화 에너지는 O가 F보다 크다.
③ $\dfrac{\text{2차 이온화 에너지}}{\text{1차 이온화 에너지}}$ 는 F가 O보다 크다.
④ 2차 이온화 에너지는 Al이 Mg보다 크다.
⑤ 3차 이온화 에너지는 Mg가 Al보다 크다.

7-171B. AOB58. 원자 오비탈 (변리사 기출)

표는 원자 X의 오비탈 A와 B에 관한 자료이다.

오비탈	주양자수	방사 방향 마디 수	각마디 수
A	n	0	x
B	$n+1$	0	2

이에 관한 설명으로 옳은 것만을 〈보기〉에서 있는 대로 고른 것은?

─〈보 기〉─

ㄱ. $x=1$이다.

ㄴ. $n=3$이다.

ㄷ. A의 각운동량 양자수(l)는 0이다.

① ㄱ

② ㄷ

③ ㄱ, ㄴ

④ ㄴ, ㄷ

⑤ ㄱ, ㄴ, ㄷ

7-172B. AOB54. 주기적 성질 (변리사 기출)

원자의 유효 핵전하에 관한 설명으로 옳은 것만을 〈보기〉에서 있는 대로 고른 것은?

─〈보 기〉─

ㄱ. $1s$ 전자의 유효 핵전하는 헬륨이 수소의 2배이다.

ㄴ. $2p$ 전자의 유효 핵전하는 산소가 질소보다 크다.

ㄷ. 플루오린에서 $1s$ 전자의 유효 핵전하는 $2p$ 전자의 유효 핵전하보다 크다.

① ㄱ

② ㄴ

③ ㄱ, ㄴ

④ ㄴ, ㄷ

⑤ ㄱ, ㄴ, ㄷ

7-173B. AOB58. 주기적 성질 (변리사 기출)

그림은 원자 W~Z의 제1 이온화 에너지(상댓값)를 나타낸 것이다. W~Z는 C, N, F, Na 중 하나이다.

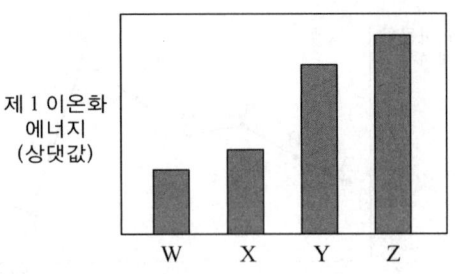

이에 관한 설명으로 옳은 것만을 〈보기〉에서 있는 대로 고른 것은? (단, W~Z는 임의의 원소 기호이다.)

─〈보 기〉─

ㄱ. 원자 반지름은 W > X이다.

ㄴ. $2p$ 전자의 유효 핵전하는 Y > Z이다.

ㄷ. 제2 이온화 에너지는 W > Z이다.

① ㄱ

② ㄴ

③ ㄱ, ㄷ

④ ㄴ, ㄷ

⑤ ㄱ, ㄴ, ㄷ

7-174C. AOM08 상자 속 입자 (미트 물리)

그림은 1차원 공간에 있는 질량 m인 입자의 퍼텐셜 에너지 U를 위치 x에 따라 나타낸 것이다. $-L < x < L$ 영역에서 $U = 0$이고, 그 외의 영역에서는 $U = \infty$이다.

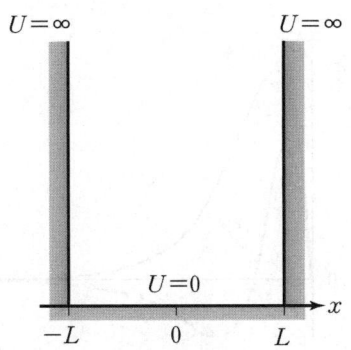

철수는 이 입자의 에너지 준위를 다음과 같은 계산 과정으로 구하였다.

〈계산 과정〉

(1) 입자의 물질파는 정상파(standing wave)를 이룬다고 가정한다.

(2) 입자의 물질파 파장을 λ라 할 때, 양자수 n인 상태에서 정상파를 이루는 조건은 $\lambda = \boxed{\text{(가)}}$이다.

($n = 1, 2, 3, \cdots$)

(3) λ와 운동량의 관계를 이용하여 양자수 n인 상태에 있는 입자의 에너지를 구하면 $E_n = \boxed{\text{(나)}}$이다.

(가)와 (나)에 들어갈 내용을 바르게 짝지은 것은? (단, h는 플랑크 상수이다.)

	(가)	(나)
①	$\dfrac{L}{n}$	$\dfrac{h^2}{8mL^2}n^2$
②	$\dfrac{2L}{n}$	$\dfrac{h^2}{16mL^2}n^2$
③	$\dfrac{2L}{n}$	$\dfrac{h^2}{32mL^2}n^2$
④	$\dfrac{4L}{n}$	$\dfrac{h^2}{16mL^2}n^2$
⑤	$\dfrac{4L}{n}$	$\dfrac{h^2}{32mL^2}n^2$

7-175B. AOS395 보어의 수소원자 모형

그림은 수소의 선스펙트럼에서 가시광선 영역과 자외선 영역을 모두 나타낸 것이고 표는 수소의 원자 오비탈 (가)~(다)에 대한 설명이다.

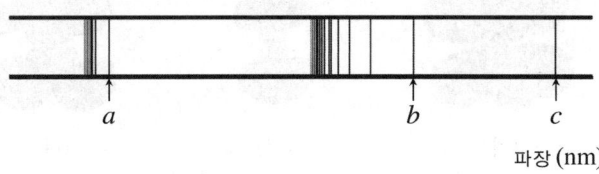

파장(nm)

○ 각마디 수는 (다) < (나) < (가)이다.

○ (가)→(나) 전자 전이에서 파장이 c nm인 빛이 방출된다.

○ (나)→(다) 전자 전이에서 파장이 a nm인 빛이 방출된다.

이에 대한 설명으로 옳은 것만을 〈보기〉에서 있는 대로 고른 것은?

〈보 기〉

ㄱ. (가)는 1개의 방사상 마디를 가진다.

ㄴ. $\dfrac{c}{b} = \dfrac{27}{20}$이다.

ㄷ. (다)에서 $3p$ 오비탈로 전자가 전이될 때 흡수하는 빛의 파장은 a nm보다 길다.

① ㄱ ② ㄴ ③ ㄱ, ㄴ
④ ㄴ, ㄷ ⑤ ㄱ, ㄴ, ㄷ

7-176B. AOS397 원자 오비탈의 모양

다음은 바닥 상태에 있는 수소 원자의 오비탈 (가), (나), (다)의 모양을 나타낸 것이다.

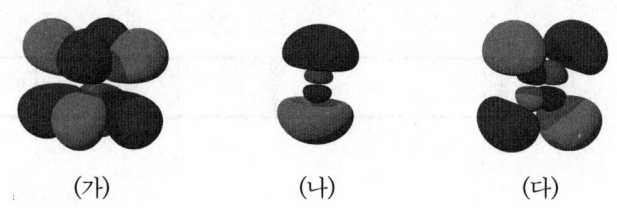

(가)　　　　　　(나)　　　　　　(다)

이에 대한 설명으로 옳지 <u>않은</u> 것은? (단, E_n은 주양자수 n인 오비탈의 에너지 준위, h는 플랑크 상수, c는 광속이다.)

① (가)와 (다)는 축퇴 되어있다.
② 방사상 마디의 수는 (나)와 (다)에서 같다.
③ 각운동량 양자수 (l)의 크기는 (가)가 (다)보다 크다.
④ (다)에서 (나)로 전자가 이동할 때 방출되는 빛의 파장은

$$\frac{hc}{E_4 - E_3}$$ 이다.

⑤ $2s$ 오비탈에서 (나)로 전자가 이동할 때 적외선 영역의 빛을 흡수한다.

7-177B. AOS396 원자 오비탈

그림은 수소 원자에서 각운동량 양자수(l)의 값이 1인 두 궤도함수 (가)와 (나)에 대하여 핵으로부터의 거리에 따른 파동 함수(ψ)를 나타낸 것이다.

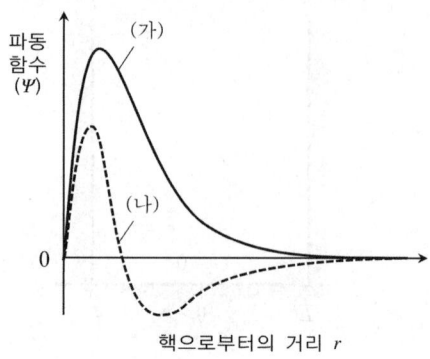

이에 대한 설명으로 옳은 것은?

① (가)는 방사상 마디를 가진다.
② (나)는 $2p$ 궤도 함수이다.
③ (가)와 (나)의 에너지 차는 수소의 이온화 에너지의 $\frac{5}{36}$ 배이다.
④ 유효 핵전하는 (가) > (나)이다.
⑤ (가)의 에너지 준위는 수소의 $2s$ 궤도 함수보다 높다.

7-178B. AOS754 원자 오비탈

그림은 수소(H) 원자 오비탈 (가)와 (나)에 대해 핵으로부터의 거리에 따른 방사 방향 파동함수 $R(r)$를 각각 나타낸 것이다. (가)와 (나)의 전체 마디 수는 각각 1과 2이다.

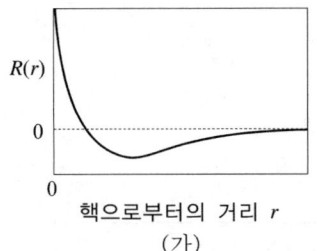

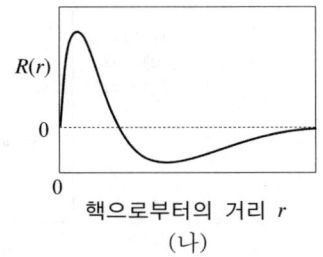

이에 대한 설명으로 옳은 것은? (단, 수소의 이온화 에너지는 k이다.)

① (가)의 주양자수(n)는 1이다.

② (나)의 자기 양자수(m_l)는 2이다.

③ (가)와 (나)의 에너지 차는 $\dfrac{3}{4}k$이다.

④ $1s \rightarrow$(나)의 전자 전이 과정에서 자외선을 흡수한다.

⑤ (가)에 들어있는 전자는 원형 궤도를 돈다.

7-179B. AOS674. 원자 오비탈

그림은 수소 원자(H)의 원자 궤도함수 (가)와 (나)에 대한 xy 평면에서의 단면 모양을 나타낸 것이다. (가)와 (나)의 각운동량 양자수(l)는 1이며, H의 에너지 준위(E_n)는 $-\dfrac{k}{n^2}$이며, k는 상수이다.

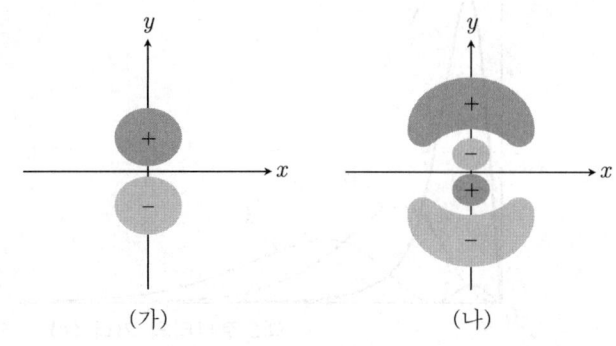

이에 대한 설명으로 옳지 <u>않은</u> 것은?

① 주양자수(n)는 (나)가 (가)보다 크다.

② (가)는 구형 마디면을 가진다.

③ (나)는 $3p_y$이다.

④ (나)에서 바닥 상태로 전자가 전이될 때 자외선 영역의 빛이 방출된다.

⑤ (가)와 (나)의 에너지 준위 차는 $\dfrac{5}{36}k$이다.

7-180B. AON99-1 원자 오비탈

그림은 수소(H) 원자에서 원자 오비탈 A~C의 방사방향 확률분포 함수 $f(r)$을 나타낸 것이다. A~C는 각각 $1s$, $2s$, $2p$ 중 하나이다.

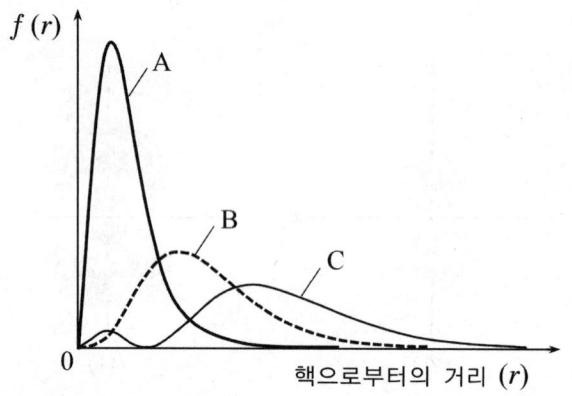

이에 대한 설명으로 옳은 것만을 〈보기〉에서 있는 대로 고른 것은?

──────〈보 기〉──────
ㄱ. 각운동량 양자수는 B>C이다.
ㄴ. C는 평면형 마디를 가진다.
ㄷ. 에너지 준위는 B>C>A이다.
──────────────────

① ㄱ   ② ㄴ   ③ ㄱ, ㄴ
④ ㄴ, ㄷ   ⑤ ㄱ, ㄴ, ㄷ

7-181C. AOS707 주기적 성질

그림은 2, 3주기 원소 W~Z에 대한 1차 이온화 에너지와 이온 반지름의 상댓값을 나타낸 것이다. W~Z의 이온은 모두 Ne의 전자 배치를 가지며 이온의 전하는 −3~+3이다.

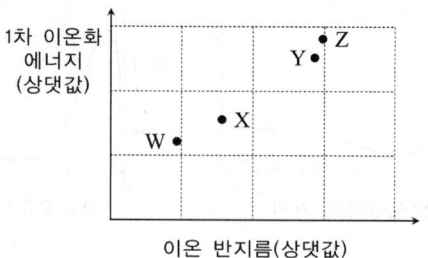

이에 대한 설명으로 옳지 <u>않은</u> 것은?

① $1s$ 오비탈의 에너지 준위는 Z > Y이다.
② $2s$ 전자가 느끼는 유효 핵전하는 Y보다 Y 이온에서 더 크다.
③ 원자 반지름은 X > Z 이다.
④ 원자가 전자가 느끼는 유효 핵전하는 W > X 이다.
⑤ 2차 이온화 에너지는 Y > Z이다.

7-182B. AOS691 주기적 성질

그림은 원자 W~Z의 제2 이온화 에너지를 나타낸 것이다. W~Z는 각각 F, Na, Mg, Al 중 하나이다.

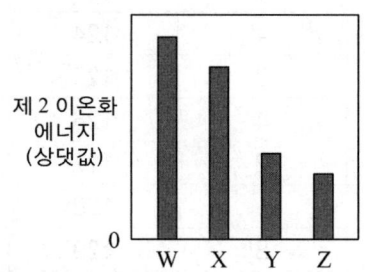

이에 대한 설명으로 옳지 <u>않은</u> 것은? (단, 모든 화학종은 바닥 상태에 있다.)

① Y와 Z는 3주기 원소이다.

② 원자 반지름은 Y>X이다.

③ $\dfrac{\text{제2 이온화 에너지}}{\text{제1 이온화 에너지}}$ 는 Y>Z이다.

④ Ne의 전자 배치를 가지는 이온의 반지름은 X>Z이다.

⑤ 전자가 채워진 오비탈의 수는 Z>W이다.

문제번호	정답	문제번호	정답
1	1	41	5
2	2	42	5
3	5	43	2
4	5	44	2
5	5	45	4
6	3	46	2
7	5	47	4
8	5	48	5
9	1	49	2
10	3	50	3
11	3	51	5
12	1	52	5
13	5	53	4
14	1	54	1
15	2	55	3
16	3	56	1
17	1	57	2
18	4	58	3
19	1	59	2
20	5	60	4
21	3	61	5
22	2	62	4
23	1	63	5
24	5	64	5
25	2	65	3
26	5	66	1
27	5	67	3
28	5	68	5
29	5	69	1
30	5	70	4
31	5	71	1
32	3	72	3
33	4	73	4
34	5	74	2
35	2	75	3
36	5	76	4
37	2	77	5
38	4	78	4
39	5	79	1
40	5	80	5

문제번호	정답	문제번호	정답
81	3	121	1
82	3	122	1
83	1	123	1
84	4	124	5
85	3	125	1
86	4	126	3
87	2	127	4
88	1	128	2
89	3	129	3
90	3	130	2
91	4	131	1
92	2	132	2
93	4	133	5
94	3	134	4
95	2	135	5
96	2	136	3
97	3	137	1
98	2	138	2
99	1	139	2
100	1	140	3
101	5	141	2
102	1	142	5
103	5	143	2
104	3	144	2
105	2	145	4
106	4	146	2
107	4	147	1
108	1	148	2
109	4	149	4
110	1	150	2
111	3	151	4
112	2	152	4
113	2	153	3
114	1	154	1
115	1	155	1
116	1	156	4
117	1	157	1
118	5	158	5
119	3	159	2
120	3	160	2

문제번호	정답	문제번호	정답
161	1		
162	2		
163	2		
164	4		
165	2		
166	1		
167	5		
168	3		
169	3		
170	3		
171	1		
172	4		
173	3		
174	5		
175	2		
176	5		
177	3		
178	4		
179	2		
180	1		
181	2		
182	5		

08

루이스 구조,
분자 오비탈

해설 링크 모음

08. 루이스 구조, 분자 오비탈 핵심 써머리

1. 화학 결합

1) 원자들의 한 그룹이 함께 묶여 있게 한다.

2) 원자들의 한 그룹이 함께 묶임으로써 에너지가 낮아질 때 일어난다.

3) 화학 결합의 유형

   (1) 이온 결합

   (2) 공유 결합: 극성을 띨 수도 있음

   (3) 금속 결합

4) 전기 음성도: 공유 전자를 끌어당기는 상대적 능력

5) 결합의 극성은 참여한 원자들의 전기 음성도 차에 의존한다.

6) 분자 내에서 극성 결합의 공간적인 배열이 분자의 극성 여부를 결정

2. 이온 결합

1) 이온의 크기는 중성 원자의 크기와 다르다.

   (1) 음이온 〉 중성 원자 〉 양이온

2) 격자 에너지: 이온성 고체를 기체상태의 각 이온으로 분리할 때 필요한 에너지 (출처에 따라 양수 또는 음수로 정의됨)

   (1) 이온의 전하가 크고 반지름이 작을수록 격자에너지의 절대값 증가

3. 결합 에너지

1) 공유 결합을 끊는 데 필요한 에너지

2) 공유 전자쌍의 수가 증가하면 결합 에너지도 증가

3) 화학 반응의 엔탈피 변화를 예측하는 데 이용할 수 있다.

4. 루이스 구조

1) 분자나 다원자 이온에서 전자쌍들이 어떻게 원자들 사이에 배열되었는지를 나타낸다.

2) 안정한 분자 내의 원자들은 일반적으로 원자가 오비탈이 채워져 있다.

   (1) 수소 원자는 이전자 규칙을 따른다.

   (2) 2주기 원소들은 팔전자 규칙을 따른다.

   (3) 3주기 이상의 원소들은 팔전자 규칙을 초과할 수 있다.

3) 루이스 구조 그리기 순서

   (1) 원자의 원자가 전자를 모두 더한다.

   (2) 원자끼리 단일 결합으로 연결한다.

   (3) 주변 원자의 팔전자계(H는 이전자계)를 먼저 만족시킨다.

   (4) 전자가 남으면 중심 원자에 배치한다.

   (5) 중심 원자의 팔전자계가 아직 만족되지 않았다면, 다중 결합을 만든다.

4) 공명구조: 한 분자에 대하여 두 가지 이상의 동등한 루이스 구조가 가능할 때, 이를 각각의 공명 구조라 한다.

5) 가장 타당한 공명구조의 조건

   (1) 각 원소의 형식 전하가 가장 0에 가깝다.

   (2) 음의 형식 전하는 전기음성도가 제일 큰 원소에 배치

5. VSEPR 모형

1) 중심 원자 주위에 있는 전자쌍들은 서로의 반발력을 최소화하는 방향으로 배열

2) 분자나 다원자 이온의 기하학적 구조 예측에 활용

6. 원자가 결합 이론

1) 분자 : 공유 결합으로 연결된 원자들의 집합체

2) 혼성 오비탈: 원자 오비탈들의 조합으로 생성, 분자 구조를 설명하는 데 사용

전자구역(SN) 수	혼성 오비탈	전자쌍의 기하구조
2	sp	선형
3	sp^2	삼각평면
4	sp^3	사면체
5	sp^3d	삼각이중피라미드
6	sp^3d^2	팔면체

7. 두 형태의 공유 결합

1) 시그마(σ) 결합: 두 원자의 핵간축 중심부 공간에서 전자쌍을 공유

2) 파이(π) 결합: 두 원자의 핵간축의 위와 아래의 공간에서 전자쌍을 공유

3) 다중결합: 한 개의 시그마 결합과 나머지 파이 결합

8. 분자 오비탈(MO) 모형

1) 분자 내의 전자들은 분자 오비탈에 있으며, 분자 오비탈(MO)은 원자 오비탈(AO)로부터 만들어진다.

   (1) 결합성 MO

   (2) 반결합성 MO

   (3) 비결합성 MO

2) 분자 오비탈 모형은 결합 차수, 자기성, 결합의 극성 등을 설명할 수 있다.

   (1) 상자기성: 홀전자를 가짐, 자석에 끌림

   (2) 반자기성: 홀전자를 가지지 않음, 자석에 약하게 밀림

심화주제 8-1: 결합각에 영향을 미치는 요인들

1. 전기음성도와 결합각

1) 중심 원자가 동일하면 바깥쪽 원자의 전기음성도가 클수록 결합각이 작아진다.

분자	X-P-X결합각(°)	분자	X-S-X 결합각(°)
PF_3	97.8	OSF_2	92.2
PCl_3	100.3	$OSCl_2$	96.9
PBr_3	101.4	$OSBr_2$	99.7

(1) 할로젠의 전기음성도가 증가함에 따라 할로젠은 전자쌍을 더 세게 끌어당긴다.

(2) 이 효과는 중심 원자 주위에 전자밀도를 감소시키고 고립 전자쌍이 널리 퍼지게 하며, 할로젠-중심 원자-할로젠 각도를 감소시킨다.

2) 바깥 원자가 동일하다면 중심 원자의 전기음성도가 클수록 결합각이 커진다.

(1) 중심 원자의 전기음성도가 클수록 중심원자는 결합 전자쌍을 자기 쪽으로 끌어당긴다.

(2) 이에 따라 중심 원자 주위에 결합 전자쌍 전자의 밀도가 증가하며, 중심 원자 주위의 전자쌍 간 반발이 증가하게 되며, 결합각은 증가한다.

분자	H-중심원자-H 결합각(°)	분자	Cl-중심원자-Cl 결합각(°)
H_2O	104.5	NCl_3	106.8
H_2S	92.1	PCl_3	100.3
H_2Se	90.6	$AsCl_3$	98.9

이온	O-X-O 결합각(°)	결합길이(pm)
ClO_3^-	107	149
BrO_3^-	104	165
IO_3^-	100	181

2. 크기 효과와 결합각

1) 크기도 결합각에 영향을 준다.
2) 더 큰 그룹은 더 큰 결합각을 가진다.

분자	C-N-C 결합각(°)
$N(CH_3)_3$	110.9
$N(CF_3)_3$	117.9

(1) VSEPR 만으로는 전기음성도가 더 큰 CF_3 그룹이 CH_3 그룹보다 전자를 더 세게 끌어당기기 때문에 더 작은 결합각을 보일 것으로 예측할 수 있으나, $N(CF_3)_3$에서 결합각은 실제로 $N(CH_3)_3$보다 7° 만큼 더 크다.

(2) 이 경우에는 더 큰 CF_3가 더 큰 공간을 요구한다.

3. 원자단의 전기음성도와 결합각

1) 중심원자에 원자와 원자단이 결합된 분자에서 전기음성도의 차이에 의하여 결합각에 영향을 준다.

2) 원자단의 전기음성도가 감소하는 순서는 다음과 같다.

$CF_3 > CHF_2 > CH_2F > CH_3$

$CF_3 > CCl_3$

$CH_3 > SiH_3$

$F > OH > NH_2 > CH_3 > BH_2 > BeH$

8-01A. CB201. 결합의 극성★

다음 중 극성 공유 결합을 포함하는 물질은?

① H_2
② K_3P
③ CF_4
④ NaI
⑤ Br_2

8-02A. CB202. 결합의 종류

다음 화합물 중 이온 결합과 공유 결합을 모두 가지고 있는 것은?

① $NaCl$
② $BaCl_2$
③ Na_2CO_3
④ H_2SO_4
⑤ $AlCl_3$

8-03A. CB203. 결합의 극성

표는 5가지 원소의 전기 음성도 자료이다.

H: 2.1	S: 2.5	Cl: 3.0	O: 3.5	F: 4.0

다음 중 극성이 가장 큰 결합은?

① H−H
② H−S
③ H−Cl
④ H−O
⑤ H−F

8-04A. CB204. 전기 음성도★

표는 5가지 원소의 전기 음성도 자료이다.

N: 3.0	O: 3.5	C: 2.5	Ca: 1.0	F: 4.0

다음 중 결합의 이온성이 가장 큰 것은?

① O−O
② C−N
③ C−O
④ N−F
⑤ Ca−F

8-05B. CB205. 결합의 종류

다음 중 용융되었을 때 전기 전도성을 가지는 물질이 <u>아닌</u> 것은?

① HCl
② $LiBr$
③ KF
④ NH_4Cl
⑤ Na_2SO_4

8-06B. CB206. 격자 에너지★

다음 중 이온 화합물의 격자 에너지 절대값을 비교한 것으로 옳지 <u>않은</u> 것은?

① $NaCl > KCl$
② $NaCl > NaF$
③ $MgO > MgCl_2$
④ $NaF > KCl$
⑤ $Al_2O_3 > CaO$

8-07B. CB207. 격자 에너지

다음 중 녹는점이 가장 높은 물질은?

① AgF

② CsBr

③ KBr

④ BaF_2

⑤ Al_2O_3

8-08B. CB208. 격자 에너지★

다음 자료를 이용하여 $KCl(s)$의 격자 에너지를 구한 것으로 옳은 것은?

KCl의 표준생성 엔탈피	$-410kJ/mol$
K의 이온화 에너지	$420kJ/mol$
Cl의 전자 친화도	$-350kJ/mol$
Cl_2의 결합 에너지	$240kJ/mol$
K의 승화 엔탈피	$90kJ/mol$

① $-290kJ/mol$

② $690kJ/mol$

③ $1090kJ/mol$

④ $-1090kJ/mol$

⑤ $410kJ/mol$

8-09B. CB209. 격자 에너지

다음 자료를 이용하여 $MgO(s)$의 표준 생성 엔탈피 구한 것으로 옳은 것은?

$MgO(s)$의 격자 에너지	$3920kJ/mol$
Mg의 1차 이온화 에너지	$740kJ/mol$
Mg의 2차 이온화 에너지	$1450kJ/mol$
$O^{2-}(g)$의 $\triangle H_f^0$	$980kJ/mol$
Mg의 승화 엔탈피	$150kJ/mol$

① $1920kJ/mol$

② $2920kJ/mol$

③ $-600kJ/mol$

④ $-4920kJ/mol$

⑤ $5920kJ/mol$

8-10B. CB210. 루이스 구조★

다음 화합물의 모양과 중심 원자의 혼성 오비탈의 대응이 옳지 않은 것은?

	분자모양	중심원자의 혼성 오비탈
① CO_2	선형	sp
② O_3	굽은형	sp^2
③ NO_2^-	굽은형	sp^2
④ NH_3	사면체	sp^3
⑤ BF_3	삼각평면	sp^2

8-11B. CB211. 루이스 구조★★

다음 화합물의 모양과 중심 원자의 혼성 오비탈의 대응이 옳지 않은 것은?

	분자모양	중심원자의 혼성 오비탈
① PF_5	삼각쌍뿔	sp^3d
② SF_4	시소	sp^3d
③ ClF_3	T모양	sp^3d
④ I_3^-	선형	sp^3d
⑤ TeF_4	사면체	sp^3

8-12B. CB212. 루이스 구조

다음 화합물의 모양과 중심 원자의 혼성 오비탈의 대응이 옳지 않은 것은?

	분자모양	중심원자의 혼성 오비탈
① SF_6	정팔면체	sp^3d^2
② ClF_5	사각 피라미드	sp^3d^2
③ XeF_4	평면사각	sp^3d^2
④ N_3^-	선형	sp
⑤ KrF_2	선형	sp^3d^2

8-13B. CB213. 공명구조

질산 이온(NO_3^-)에 대한 설명으로 옳지 않은 것은?

① N은 비공유 전자쌍을 가진다.
② 가장 안정한 루이스 구조에서 N의 형식전하는 +1이다.
③ 평면 구조이다.
④ 모든 N과 O의 결합 길이는 동일하다.
⑤ 이중극자 모멘트를 가지지 않는다.

8-14B. CB214. 가장 안정한 공명구조★

다음은 SCN^-의 세 가지 공명 구조 (가)~(다)의 구조를 나타낸 것이다. 이에 대한 설명으로 옳지 않은 것은? (단, (가)~(다)에서 모든 원자는 옥텟 규칙을 만족한다.)

$$\left[S = C = N \right]^- \qquad \left[S - C \equiv N \right]^- \qquad \left[S \equiv C - N \right]^-$$
$$\text{(가)} \qquad\qquad \text{(나)} \qquad\qquad \text{(다)}$$

① (가)에서 S의 형식전하는 0이다.
② (가)에서 N의 산화수는 −3이다.
③ (나)에서 S의 형식전하는 −1이다.
④ (다)에서 N의 형식전하는 −2이다.
⑤ SCN^-의 가장 타당한 공명구조는 (다)이다.

8-15B. CB215. 가장 안정한 공명구조

N_2O의 가장 안정한 공명 구조에 대한 설명으로 옳지 않은 것은?

① 중심 원자 N의 형식 전하는 0이다.
② O의 형식 전하는 −1이다.
③ N과 N의 결합차수는 3차이다.
④ 중심 원자 N의 혼성 궤도함수는 sp이다.
⑤ N_2O는 직선형 분자이다.

8-16B. CB216. 결합 길이 비교

다음 중 C와 O의 결합 길이가 가장 긴 화학종은?

① CO
② CO_2
③ CO_3^{2-}
④ $COCl_2$
⑤ $CH_3CO_2^-$

8-17B. CB217. 루이스 구조★★

다음 중 결합각이 가장 작은 것은?

① BeH_2
② BH_3
③ CH_4
④ NH_3
⑤ H_2O

8-18B. CB218. 결합길이

다음 중 분자의 모든 결합 길이가 동일한 물질은?

① SF_4
② ClF_3
③ ICl_4^-
④ BrF_5
⑤ IF_5

8-19B. CB219. 루이스 구조★★

다음 중 중심 원자의 혼성 궤도함수 중 s-성격이 가장 큰 것은?

① SO_3
② SO_3^{2-}
③ SO_4^{2-}
④ ClO_3^-
⑤ ClO_4^-

8-20B. CB220. 쌍극자 모멘트

다음 중 쌍극자 모멘트가 0인 화학종은?

① ClO_2^-
② PCl_2^-
③ PO_3^{3-}
④ XeO_4
⑤ $POCl_3$

8-21B. CB221. 쌍극자 모멘트

다음 다섯 분자 중 쌍극자 모멘트를 가지는 분자의 개수는?

OCl_2,	KrF_2,	TeF_4,	IF_3,	XeO_3

① 1
② 2
③ 3
④ 4
⑤ 5

8-22B. CB222. 결합각 비교

다음 중 O-N-O의 결합각 크기를 옳게 비교한 것은?

① $NO_2^- < NO_2 < NO_2^+$
② $NO_2^- < NO_2^+ < NO_2$
③ $NO_2 < NO_2^+ < NO_2^-$
④ $NO_2 < NO_2^- < NO_2^+$
⑤ $NO_2^+ < NO_2 < NO_2^-$

8-23B. CB223. 결합각 비교

다음 중 O-S-O의 결합각이 가장 큰 것은?
다음 중 결합각이 가장 큰 것은?

① SO_2
② SO_3
③ SO_3^{2-}
④ SO_4^{2-}
⑤ H_2SO_4

8-24B. CB224. σ결합과 π결합

다음은 1,3-dichloroallene의 구조를 나타낸 것이다. 이에 대한 설명으로 옳지 <u>않은</u> 것은?

$$\begin{matrix}Cl & & & & H\\ & C=C=C & \\ H & & & & Cl\end{matrix}$$

① 6개의 σ결합이 있다.
② 2개의 π결합이 있다.
③ C와 C의 σ결합은 sp^2오비탈과 sp오비탈이 중첩되어 생성된다.
④ C와 C의 π결합은 $2p$오비탈과 $2p$오비탈이 중첩되어 생성된다.
⑤ 쌍극자 모멘트는 0이다.

8-25B. CB225. 형식전하와 산화수

다음은 화학식이 CN_2H_2인 화합물 (가)와 (나)의 루이스 구조를 나타낸 것이다. 이에 대한 설명으로 옳지 <u>않은</u> 것은?

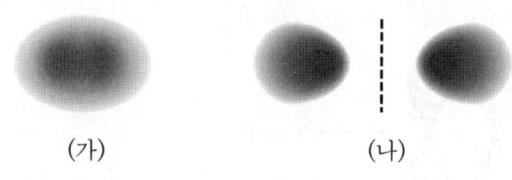

(가)   (나)

① (가)에서 두 N의 형식 전하는 서로 같다.
② (나)에서 두 N의 형식 전하는 서로 다르다.
③ (가)와 (나)에서 C의 산화수는 서로 같다.
④ (가)에서 두 N의 산화수는 모두 −3이다.
⑤ (나)에서 두 N의 산화수는 모두 −1이다.

8-26B. CB226. 분자 오비탈

그림은 두 H 원자의 $1s$ 오비탈로부터 형성된 H_2의 분자 오비탈 (가)와 (나)의 모양을 나타낸 것이다. 이에 대한 설명으로 옳지 <u>않은</u> 것은?

(가)   (나)

① (가)는 결합성 MO이다.
② (나)는 반결합성 MO이다.
③ 오비탈의 에너지는 (가)가 (나)보다 높다.
④ 바닥상태의 H_2에서 (가)에는 2개의 전자가 들어있다.
⑤ (나)는 H의 $1s$오비탈보다 에너지가 높다.

8-27B. CB227. 분자 오비탈

바닥상태에서 다음 화학종의 결합 차수가 대응된 것으로 옳지 않은 것은?

	화학종	결합 차수
①	H_2	1차
②	He_2^+	0.5차
③	Li_2	1차
④	Be_2	0.5차
⑤	Be_2^+	0.5차

8-28B. CB228. 분자 오비탈

그림은 O_2에서 두 개의 $2p$ 오비탈로부터 분자 오비탈 (가)~(라)가 형성되는 과정을 나타낸 것이다. 이에 대한 설명으로 옳지 않은 것은?

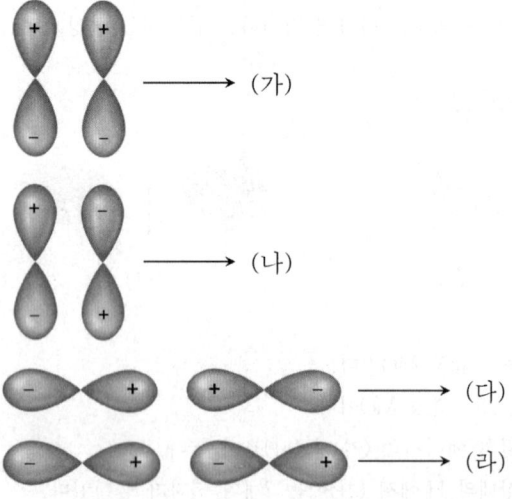

① (가)와 (다)는 결합성 분자 오비탈이다.
② (나)와 (라)는 반결합성 분자 오비탈이다.
③ 마디면의 수는 (다)<(라)이다.
④ 바닥상태에서 O_2의 결합차수는 2차이다.
⑤ 바닥상태에서 O_2는 반자기성이다.

8-29B. CB230. 분자 오비탈

다음 중 바닥 상태 N_2의 HOMO 모양으로 가장 적절한 것은? (단, HOMO는 전자가 채워진 분자 오비탈 중 가장 에너지 준위가 높은 분자 오비탈이다.)

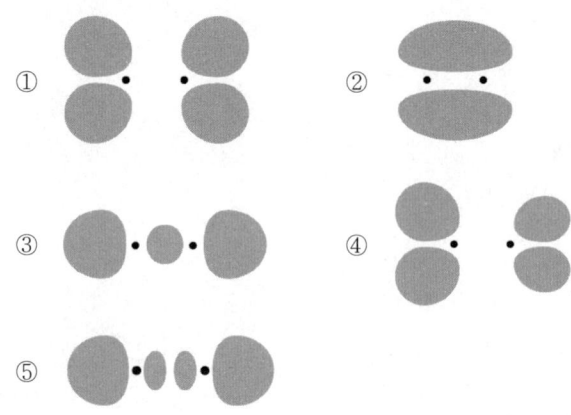

8-30B. CB229. 분자 오비탈의 형성 원리

O_2 분자에서 두 원자는 z축 위에 놓여있다. 표는 O_2의 분자 궤도함수 (가)~(다)를 형성할 때 각 원자 궤도함수가 중첩된 방식을 나타낸 것이다. 이에 대한 설명으로 옳지 않은 것은?

분자 궤도함수	중첩된 원자 궤도함수	중첩 방식
(가)	$2p_x$와 $2p_x$	결합성
(나)	$2p_y$와 $2p_y$	반결합성
(다)	$2p_z$와 $2p_z$	결합성

① 에너지는 (다) < (가)이다.
② 바닥상태의 O_2에서 (나)에는 2개의 전자가 들어있다.
③ (다)는 σ_{2p} 분자 궤도함수이다.
④ (가)에서 (나)로 전자 1개가 이동할 때 결합차수는 감소한다.
⑤ (다)에서 (나)로 전자 1개가 이동할 때 결합 길이는 증가한다.

8-31B. CB231. 분자 오비탈

다음 중 결합 길이가 가장 짧은 것은?

① F_2^{2-}

② F_2^-

③ F_2

④ F_2^+

⑤ F_2^{2+}

8-32B. CB232. 분자 오비탈

다음 중 바닥 상태에서 반자성인 것은?

① B_2

② O_2

③ C_2

④ He_2^+

⑤ N_2^+

8-33B. CB233. 분자 오비탈

다음 중 바닥 상태에서 결합 차수가 2.5인 화학종은?

① O_2

② NO^+

③ O_2^+

④ CN^-

⑤ CO

8-34B. CB234. 분자 오비탈

다음 중 이온화 에너지의 크기 비교가 옳지 않은 것은?

① $O < O^+$

② $N < N_2$

③ $O < O_2$

④ $N^- < N$

⑤ $O_2 < O_2^+$

8-35B. CB235-1-1. 분자 오비탈

다음은 NO에서 분자 오비탈의 에너지 준위를 나타낸 것이다.

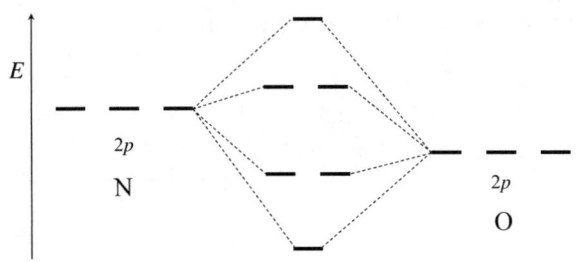

바닥 상태에서 NO의 결합 차수는?

① 0차

② 1차

③ 2.5차

④ 3차

⑤ 3.5차

8-36B. CB235. 분자 오비탈

다음은 NO의 분자 궤도함수 에너지 준위 일부를 나타낸 도표이다. 바닥상태에서 NO에 대한 설명으로 옳지 <u>않은</u> 것은?

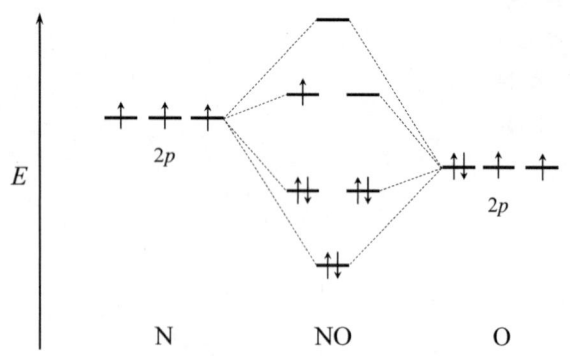

① NO의 결합 차수는 2.5차이다.
② σ_{2p} 분자 궤도함수에 대한 기여도는 O가 N보다 크다.
③ NO의 이온화 에너지는 N의 이온화 에너지보다 작다.
④ 결합성 전자의 밀도는 N보다 O쪽에서 더 크다.
⑤ 반결합성 전자의 밀도는 N보다 O쪽에서 더 크다.

8-37B. CB236. 분자 오비탈 (비결합성 MO)

그림은 HF의 분자 오비탈 에너지 준위 일부를 나타낸 것이다. 바닥 상태 HF에 대한 설명으로 옳지 <u>않은</u> 것은? (단, H와 F 원자는 z축 위에 있다.)

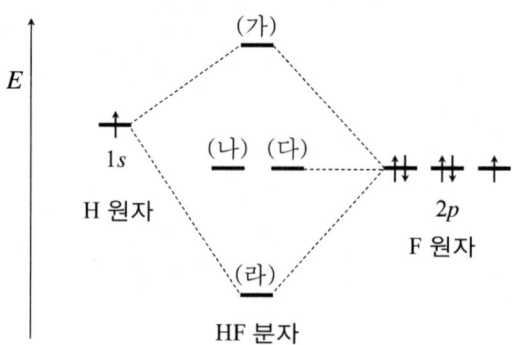

① (가)는 $1s$ 오비탈과 $2p_z$ 오비탈이 반결합성으로 중첩되어 생성된 분자 오비탈이다.
② (라)는 $1s$ 오비탈과 $2p_x$ 오비탈이 결합성으로 중첩되어 생성된 분자 오비탈이다.
③ (나)와 (다)는 비결합성 분자 오비탈이다.
④ HF는 반자기성이다.
⑤ HF의 결합 차수는 1차이다.

8-38B. CB237. 분자 오비탈 (비결합성 MO)

바닥 상태에서 $\dfrac{\text{HF}^+\text{의 결합차수}}{\text{HF}^-\text{의 결합차수}}$ 는?

① 0.5
② 1
③ 1.5
④ 2
⑤ 3

8-39B. CB238. 루이스 구조

다음은 중심 원자에 플루오린(F) 또는 산소(O)가 결합된 9가지 분자의 화학식이다.

KrF_2,	BeF_2,	SO_2
SO_3,	NF_3,	IF_3
CF_4,	SeF_4,	KrF_4

다음 자료는 루이스 구조, 원자가 껍질 전자쌍 반발 이론, 원자가 결합 이론에 근거하여 위의 분자를 분류한 것이다.

○ 결합의 길이가 모두 동일한 극성 분자 수는 a이다.
○ 중심 원자의 혼성 오비탈이 dsp^3이고 쌍극자 모멘트가 0인 분자 수는 b이다.

$a-b$는?

① -1 ② 0 ③ 1 ④ 2 ⑤ 3

8-40B. CB239. 가장 안정한 공명구조

OCN^-의 가장 안정한 공명구조에서 N의 형식전하는 a이고, CNO^-의 가장 안정한 공명구조에서 C의 형식전하가 b일 때, $a+b$는? (단, OCN^-와 CNO^-에서 중심 원자는 각각 C와 N이다.)

① -2
② -1
③ 0
④ 1
⑤ 2

8-41B. CB240. 루이스 구조

다음은 3주기 원소 X와 Y를 포함하는 이온 (가)와 (나)의 루이스 구조이다. 이에 대한 설명으로 옳지 <u>않은</u> 것은?]

$$\left[:\ddot{O}-\ddot{X}-\ddot{O}: \atop \quad\;\; :\ddot{O}: \right]^{-} \qquad \left[:\ddot{F}-Y{\ddot{O}: \atop \ddot{F}:} \right]^{2-}$$

(가)   (나)

① X는 Cl이다.
② X의 산화수는 +5이다.
③ (가)는 삼각뿔 모양이다.
④ (나)는 삼각 평면 구조이다.
⑤ Y는 황(S)이다.

8-42B. CB241. 분자 오비탈

분자 궤도함수 이론의 관점에서 CO에 대해 설명한 것으로 옳지 <u>않</u>은 것은?

① π_{2p}^*에 대한 기여도는 O보다 C가 크다.
② 바닥상태에서 결합 차수는 3차이다.
③ 첫 번째 들뜬 상태에서 결합차수는 2.5차이다.
④ 이온화 에너지는 CO가 C보다 크다.
⑤ 전자 친화도의 절대값은 CO가 O보다 작다.

8-43B. CB302. 상식★

다음 중에서 가장 효율적인 중첩이 일어나는 궤도함수의 조합은 어느 것인가?

① s−s
② p−p
③ sp−sp
④ $sp^2 - sp^2$
⑤ $sp^3 - sp^3$

8-44A. CB303 상식

다음의 과정에서 공유결합이 깨지는 경우는?

① 얼음이 녹는 과정
② I_2 결정이 승화되는 과정
③ CO_2가 C와 O_2로 분해되는 과정
④ 소금이 물에 녹는 과정
⑤ $CHCl_3$가 증발하는 과정

8-45B. CB304. 상식

다음 화합물 중 배위 결합을 할 수 있는 것은 무엇인가?

① CH_4
② CO_2
③ $BeCl_2$
④ H_2O
⑤ NaCl

8-46B. CB305. 상식

NH_4Cl에 포함되어 있는 화학 결합의 종류를 모두 쓴 것은?

① 배위결합, 공유결합
② 이온결합, 배위결합
③ 공유결합, 이온결합
④ 배위결합, 이온결합, 공유결합
⑤ 이온결합, 수소결합

8-47B. CB308. 루이스 구조

다음 중 밑줄 친 원자의 비공유 전자쌍의 수가 서로 다른 것끼리 짝지어진 것은?

① $\underline{Be}H_2$, $H_2\underline{O}$
② $CH_3\underline{O}H$, $H_2\underline{S}$
③ $\underline{N}H_3$, $H_3\underline{O}^+$
④ $CH_3\underline{Cl}$, $H\underline{Cl}$
⑤ $C\underline{O}_2$, $C\underline{S}_2$

8-48B. CB309. 루이스 구조

다음 공유화합물 중 octet rule에 적용되지 않는 Lewis 구조를 가지는 것은?

① PCl_3
② ClF_2
③ $COCl_2$
④ $SiCl_4$
⑤ OCl_2

8-49B. CB310. 루이스 구조

다음 중 팔전자 규칙(octet rule)에서 벗어나는 화학종은?

① SF_6
② PF_3
③ CO_3^{2-}
④ NH_3
⑤ CH_4

8-50B. CB314. 루이스 구조

다음 화합물 중 공명(resonance) 구조를 가지지 않는 것은?

① SO_3

② HI

③ CO_3^{2-}

④ NO_3^-

⑤ O_3

8-51B. CB316-1. 루이스 구조

옥텟규칙을 만족하는 Sulfur dioxide의 가장 안정한 공명구조에서 sulfur의 형식전하는?

① -1

② 0

③ $+1/2$

④ $+1$

⑤ $+2$

8-52B. CB317. 루이스 구조

팔전자계를 만족하는 가장 안정한 SO_4^{2-}의 루이스 구조에서 황의 형식전하를 표시한다면?

① -1

② 0

③ $+1$

④ $+2$

⑤ -2

8-53B. CB318. 루이스 구조

팔전자계를 만족하는 가장 안정한 황산의 Lewis 구조에서 황(S)의 형식전하는?

① $+1$

② $+2$

③ $+3$

④ $+4$

⑤ 0

8-54B. CB319. 루이스 구조

다음의 루이스 구조에서 질소 원자의 형식전하는?

$$[S-C\equiv N]^-$$

① -1

② 0

③ 1

④ 2

⑤ -3

8-55B. CB320. 루이스 구조

확장된 원자가 전자 껍질을 갖는 $POCl_3$의 루이스 구조에서 인(P)의 형식전하는 얼마인가?

① -1

② 0

③ $+1$

④ -2

⑤ $+2$

8-56B. CB321. 루이스 구조

N_2O의 가장 안정한 공명구조에서 산소 원자의 형식전하는?

① -2
② -1
③ 0
④ $+1$
⑤ $+2$

8-57B. CB324. 혼성 오비탈

다음 중 sp^3 혼성 오비탈을 포함하지 않는 화합물은?

① C_2H_2
② CH_4
③ C_2H_6
④ CH_3CN
⑤ CH_3CH_2OH

8-58B. CB326. 혼성 오비탈

SF_6분자에서 황(S)의 혼성 궤도함수(Orbital hybridization)로 맞는 것은?

① sp
② sp^2
③ sp^3
④ d^2sp
⑤ sp^3d^2

8-59B. CB327. 혼성 오비탈

다음 중 중심 원자의 혼성 궤도함수가 나머지 것과 다른 것은 어느 것인가?

① XeF_4
② ClF_3
③ SF_4
④ PCl_5
⑤ I_3^-

8-60B. CB328. 혼성 오비탈

다음 중 중심 원소의 혼성 궤도함수가 다른 것을 고르시오.

① SF_4
② PCl_5
③ ClF_3
④ I_3^-
⑤ XeF_4

8-61B. CB329. 혼성 오비탈

XeF_2 에서 중심 원자 Xe의 혼성궤도는 무엇인가?

① sp
② sp^2
③ sp^3
④ sp^3d
⑤ sp^3d^2

8-62B. CB330-1. 혼성 오비탈

다음에서 화합물과 중심 원자의 혼성화가 바르게 짝지어지지 않은 것은?

① PCl_5 : sp^3d

② I_3^- : sp

③ XeF_4 : sp^3d^2

④ NH_3 : sp^3

⑤ ClF_3 : sp^3d

8-63B. CB331. 혼성 오비탈

다음 분자 중 밑줄 친 원자의 혼성 궤도함수가 다른 것은?

① $\underline{Xe}F_2$

② $\underline{Cl}F_3$

③ $\underline{S}F_4$

④ $\underline{Br}F_5$

⑤ $\underline{I}_3^-$

8-64B. CB332. 혼성 오비탈

다음 분자 또는 이온의 중심 원자가 가지는 혼성궤도 중 나머지 네 개와 다른 것은?

① SF_4

② SO_4^{2-}

③ NH_3

④ $SiCl_4$

⑤ CH_4

8-65B. CB334. 혼성 오비탈

인산 (H_3PO_4)의 중심 원자 인(P)의 혼성 궤도함수는 무엇인가?

① sp^2

② sp^3d^2

③ sp^3d

④ sp^3

⑤ sp

8-66B. CB336. 분자모양

다음 중 선형구조를 가진 분자는 어느 것인가?

① $BeCl_2$

② SO_2

③ NO_2

④ O_3

⑤ $SnCl_2$

8-67A. CB337. 분자모양

다음 중 일직선형(linear)의 모양을 지닌 화합물은?

① H_2O

② SO_2

③ CO_2

④ NO_2

⑤ O_3

8-68B. CB338. 분자모양

다음 중 다른 세 개와 분자구조가 다른 것은?

① I_3^-
② XeF_2
③ CO_2
④ O_3
⑤ BeF_2

8-69B. CB339. 분자모양

ICl_2^-의 기하구조는?

① 선형
② 굽은형
③ 사면체형
④ 삼각쌍뿔형
⑤ 팔면체형

8-70B. CB340. 분자모양

주어진 분자 또는 이온 중에서 구조가 다른 하나는?

① H_2O
② I_3^-
③ O_3
④ SO_2
⑤ NO_2^-

8-71B. CB341. 분자모양★

다음 화합물 중 H_2O와 기하 구조가 비슷한 것은?

① OF_2
② CO_2
③ BeH_2
④ SiO_2
⑤ XeF_2

8-72A. CB344-1. 분자모양

다음 중 삼각뿔 구조를 갖는 분자는?

① BF_3
② NH_3
③ BrF_3
④ $COCl_2$
⑤ SO_3

8-73A. CB345. 분자모양

PCl_5 분자의 구조는?

① 정삼각형
② 삼각쌍뿔
③ 정오각형
④ 정팔면체
⑤ 삼각뿔

8-74B. CB349-1. 분자모양

다음 중 분자의 기하학적 구조가 잘못 연결된 것은?

① 평면사각 : SF_4

② 평면삼각 : SO_3

③ 삼각뿔 : NF_3

④ 평면사각 : XeF_4

⑤ 굽은 형 : SO_2

8-75B. CB350. 분자모양

ICl_4^-의 기하구조는?

① 정사면체

② 평면사각형

③ 사각피라미드

④ 정팔면체

⑤ 삼각쌍뿔형

8-76B. CB351. 분자모양

다음 중 기하학적 구조가 다른 것을 고르시오.

① ICl_4^-

② AlH_4^-

③ BF_4^-

④ $SiCl_4$

⑤ CH_4

8-77B. CB352. 분자모양

화합물 IF_4^-에서 요오드의 입체수(SN ; steric number)는 얼마인가?

① 4

② 5

③ 6

④ 7

⑤ 3

8-78B. CB353-1. 분자모양

다음 중 square pyramid 구조를 가진 화합물은?

① PF_5

② $XeOF_2$

③ $SeCl_5^-$

④ PF_5

⑤ NO_3^-

8-79B. CB355. 분자모양

XeF_4 분자 구조 중 맞는 것은?

① 사각뿔구조(square pyramidal)

② 평면사각형(square planar)

③ 정사면체(tetrahedral)

④ 정팔면체(octahedral)

⑤ T shaped

8-80B. CB356. 분자모양★

ClO_3F 분자의 기하학적 구조는 다음 중에서 어느 것인가?

① 사면체형
② 굽은 형
③ T자 형
④ 평면사각형
⑤ 삼각뿔형

8-81A. CB357. 분자모양

원자가껍질전자쌍반발(VSEPR)모형 이론에 근거하여 물 분자의 $H-O-H$ 원자 사이의 결합각으로 적당한 것은?

① $180°$
② $109.5°$
③ $104.5°$
④ $90°$
⑤ $120°$

8-82C. CB359-1. 분자모양★

다음 중 결합각의 크기 비교가 틀린 것은?

① $H_2O < NH_3$
② $SO_2 < BeF_2$
③ $NH_3 < NF_3$
④ $CH_4 < BF_3$
⑤ $PH_3 < NH_3$

8-83C. CB362. 결합각 비교

다음 분자 중 결합각이 가장 작은 화학종은?

① NH_3
② CH_4
③ NH_4^+
④ PH_3
⑤ C_2H_2

8-84B. CB363. 결합각 비교★

NO_2^-, NO_2, NO_2^+에 대하여 산소-질소-산소의 결합각 크기를 옳게 배열한 것은?

① $NO_2^- < NO_2 < NO_2^+$
② $NO_2^- < NO_2^+ < NO_2$
③ $NO_2 < NO_2^- < NO_2^+$
④ $NO_2^+ < NO_2 < NO_2^-$
⑤ $NO_2^+ < NO_2^- < NO_2$

8-85B. CB365. 결합각 비교

다음 화학종에서 중심원자의 결합 각도가 가장 큰 것은?

① NO_2^+
② NO_2
③ NO_2^-
④ CH_4
⑤ SO_3

8-86B. CB366. 분자 오비탈

분자궤도함수 이론에 대한 다음 사항 중 틀리게 기술된 것은?

① 생성된 분자궤도함수의 수는 참여한 원자궤도함수의 수와 항상 같다.
② 결합궤도함수가 안정할수록 일반적으로 그에 상응하는 반결합 궤도함수는 더 불안정해진다.
③ 분자궤도함수는 원자궤도함수와 달리 파울리의 배타원리를 따르지 않는다.
④ 가장 안정한 배열 형태는 Hund의 규칙을 따른다.
⑤ 반결합성 궤도함수는 원자핵 사이에 마디면을 갖는다.

8-87B. CB367-1. 분자 오비탈

분자오비탈 모형의 관점에서 다음 동핵 이원자 화학종 중에서 불안정하여 존재하지 않을 것으로 예상되는 것은?

① Li_2
② Be_2
③ B_2
④ C_2
⑤ He_2^+

8-88A. CB368. 분자 오비탈

다음 중 결합길이는 가장 짧고, 결합에너지가 가장 큰 것은?

① F_2
② Cl_2
③ O_2
④ N_2
⑤ C_2

8-89A. CB369. 분자 오비탈

다음의 2원자 분자 또는 이온 중에서 결합에너지가 가장 큰 것은?

① N_2^{2+}
② N_2^+
③ N_2
④ N_2^-
⑤ N_2^{2-}

8-90B. CB370. 분자 오비탈

다음 중 F–F 간의 결합길이가 가장 짧은 것은?

① F_2^{2-}
② F_2^-
③ F_2
④ F_2^+
⑤ F_2^{2+}

8-91B. CB371-1. 분자 오비탈

다음 중 자기장에서 약하게 밀리는 것은?

① B_2
② O_2
③ C_2
④ He_2^+
⑤ N_2^+

8-92B. CB372. 분자 오비탈

아래 분자의 결합 에너지의 크기를 정확히 비교한 것은?

a. H_2	b. HI	c. N_2

① a > b > c

② a > c > b

③ b > a > c

④ b > c > a

⑤ c > a > b

8-93A. CB380. 분자 오비탈

분자궤도함수 이론에 근거할 때 O_2^+의 결합차수는?

① 1

② 2

③ 1.5

④ 2.5

⑤ 3

8-94A. CB381. 분자 오비탈

다음 중 바닥 상태에서 가장 많은 홀전자를 갖는 화학종은?

① N_2^+

② O_2^+

③ O_2^-

④ O_2

⑤ F_2^+

8-95A. CB382. 분자 오비탈

자기장(magnetic field)에서 어떤 물질에 대한 자기 모멘트의 크기는 그 물질이 지닌 홀전자(unpaired electron)의 수와 관련이 있다. 다음 중 자기장 속으로 가장 강하게 끌리는 것은?

① O_2

② O_2^{2-}

③ N_2

④ N_2^+

⑤ O_2^+

8-96B. CB383. 분자 오비탈

다음 분자 중 상자성(paramagnetic)을 갖는 것을 모두 고른 것은?

─────〈보 기〉─────
ㄱ. CN^-
ㄴ. O_2
ㄷ. CO
ㄹ. NO

① ㄱ, ㄴ, ㄷ   ② ㄱ, ㄷ   ③ ㄴ, ㄹ

④ ㄹ   ⑤ ㄱ, ㄴ, ㄷ, ㄹ

8-97B. CB384. 분자 오비탈★

다음 중에서 결합차수가 2.5인 화학종은?

① O_2

② NO^+

③ O_2^+

④ CN^-

⑤ N_2

8-98B. CB385. 분자 오비탈

주어진 분자 또는 이온 중 상자기성을 가지는 것은 무엇인가?

① Ca^{2+}

② F_2^{2-}

③ O_2^{2-}

④ He^+

⑤ H_2

8-99B. CB386. 상식★

흑연에서 탄소와 탄소간의 평균 결합차수는?

① 1

② 1.33

③ 1.5

④ 2

⑤ 2.5

8-100A. CB388. 분자모양

다음 분자 또는 이온 중 선형 구조가 아닌 것은?

① NO_2^+

② HCN

③ H_2S

④ ICl_2^-

⑤ I_3^-

8-101B. CB389. 분자모양

PF_5의 기하구조는?

① 팔면체

② 사각평면

③ 사면체

④ 삼각이중피라미드

⑤ 선형

8-102B. CB391. 분자모양

다음 화합물의 기하학적 구조가 맞지 않는 것은?

① BrF_5 : 사각피라미드

② ClF_3 : T자 형

③ CO_2 : 직선형

④ NH_3 : 삼각피라미드

⑤ SF_4 : 정사면체

8-103B. CB395. 결합각

다음 중에서 O-S-O 결합각이 가장 큰 것은?

① SO_2

② SO_3

③ SO_3^{2-}

④ SO_4^{2-}

⑤ H_2SO_4

8-104A. CB397. 분자모양

다음 화합물 중에서 극성 분자인 것은?

① Cl_2
② BF_3
③ XeF_4
④ CO_2
⑤ SO_2

8-105B. CB3106. 혼성오비탈

화합물 $SO_3{}^{2-}$와 $CO_3{}^{2-}$에서 중심 원자가 가지는 혼성궤도함수를 각각 언급하시오.

① sp^3 와 sp^3
② sp^2 와 sp^2
③ sp^2 와 sp^3
④ sp^3 와 sp^2
⑤ sp^3d 와 sp^3

8-106A. CB3107. 혼성오비탈

분자 OF_2에서 중심 원자 O는 어떤 혼성을 가지고 있는가?

① sp^2
② sp
③ sp^3
④ sp^3d
⑤ sp^3d^2

8-107B. CB3108. 혼성오비탈

다음 중 중심 원자 혼성 오비탈이 sp^2인 것은?

① PCl_5
② SO_2
③ CCl_4
④ C_2H_2
⑤ CO

8-108B. CB3109. 혼성오비탈

다음 분자들 중에서 중심 원자가 sp^3 혼성궤도함수(hybrid atomic orbital)를 형성하지 않는 것은?

① BF_3
② CH_4
③ NH_3
④ H_2O
⑤ BH_4^-

8-109B. CB3112. 혼성오비탈

CH_3NCO분자에서 σ결합과 π결합은 각각 몇 개인가?

① 6 , 2
② 4 , 3
③ 5 , 2
④ 7 , 1
⑤ 3 , 3

8-110B. CB3115. 분자오비탈

분자궤도함수 이론에 의하여 결합차수가 가장 큰 화학종은?

① O_2

② O_2^-

③ O_2^{2-}

④ O_2^+

⑤ O_2^{2+}

8-111B. CB3117. 분자오비탈★

아래 분자들 중에서 결합길이가 가장 짧은 것은?

① F_2

② O_2

③ N_2

④ Cl_2

⑤ N_2^-

8-112B. CB3124. 상식

다음 설명 중 틀린 것은?

① 금속 원소들보다 비금속 원소들이 더 많이 존재한다.
② 금속 원소들은 비금속 원소들에 비하여 상대적으로 낮은 전기
음성도를 갖고 있다.
③ 원자들간의 전기음성도차가 클수록 그 원자들간의 결합은 더욱
이온성을 띤다.
④ Na_2SO_4에서 보면 S와 O사이는 공유결합이고, 나트륨이온과
황산이온 사이에는 이온 결합이다.

8-113B. CB3131. 공명구조★

다음 N_2O에 대한 구조 중 실제 구조에 가장 적합한 것은?

① N=N=O

② N≡N-O

③ N-N≡O

④ N=O=N

⑤ N-O≡N

8-114B. CB3133. 루이스구조★

다음의 이온 중에서 octet rule에 맞지 않는 항목은?

① BH_2^+

② BH_4^-

③ NH_2^-

④ NH_4^+

⑤ NO_2^+

8-115B. CB3137. 분자모양

$SbCl_5^{2-}$의 기하학적 모양을 적절히 표현한 것은?

① 평면사각형

② 정팔면체형

③ 사각피라미드형

④ 삼각피라미드형

⑤ T자 형

8-116B. CB3139. 분자모양

$BrCl_3$의 분자 구조의 모양은?

① T-shape
② trigonal planar
③ square planar
④ square bipyramidal
⑤ square pyramidal

8-117B. CB3142. 결합각

CH_2Cl_2에서 Cl-C-Cl 각의 크기는 어느 것에 가장 가까운가?

① 180°
② 120°
③ 110°
④ 90°
⑤ 60°

8-118B. CB3150. 혼성오비탈

다음 분자들 중에 중심원자 sp^3d^2 혼성궤도함수인 것은?
(참고 : $_{35}Br$, $_9F$, $_{33}As$, $_4Be$, $_{17}Cl$)

① BrF_5
② BrF_3
③ $AsCl_5$
④ CF_4
⑤ BeF_3

8-119A. CB3151. 분자모양

다음 분자들 중에서 쌍극자 모멘트가 없는 것을 모두 고른 것은?

─────〈보 기〉─────
ㄱ. SF_6
ㄴ. H_2S
ㄷ. CCl_4
ㄹ. NH_3

① ㄱ ② ㄴ, ㄷ ③ ㄷ, ㄹ
④ ㄱ, ㄴ, ㄷ, ㄹ ⑤ ㄱ, ㄷ

8-120B. CB3152. 분자모양

다음 이원자 화학종 중 쌍극자 모멘트가 가장 작은 것은?

① CO
② NO
③ NaCl
④ HCl
⑤ HF

8-121A. CB3153. 분자모양

다음 중 극성분자인 것은?

① $BeCl_2$
② NCl_3
③ CCl_4
④ PCl_5
⑤ SF_6

8-122A. CB3159. 분자오비탈

다음의 2원자 화학종 중에서 결합 에너지가 가장 큰 것은?

① N_2^{2+}
② N_2^+
③ N_2
④ N_2^-
⑤ N_2^{2-}

8-123B. CB3163-1. 분자오비탈★

다음 중 전자가 채워진 비결합성 분자 오비탈을 가지는 것은?

① HF
② N_2
③ F_2
④ O_2
⑤ Li_2

8-124B. CB421-1 상식

다음 중 이온 결합과 공유 결합을 모두 가지는 화합물의 수는?

o $(NH_4)_2SO_4$
o $Ca_3(PO_4)_2$
o K_2O
o P_2O_5

① 1
② 2
③ 3
④ 4
⑤ 0

8-125B. CB459-1 격자에너지

다음 한 쌍의 이온 화합물에 대해 발열 격자 에너지(격자 에너지의 절댓값)의 크기를 비교한 것으로 옳지 않은 것은?

① $NaCl > KCl$
② $Mg(OH)_2 > MgO$
③ $Fe(OH)_3 > Fe(OH)_2$
④ $MgO > BaS$
⑤ $Na_2O > NaCl$

8-126B. CB4101-1 결합길이★

다음의 4가지 화학종에서 탄소-산소의 결합 길이가 가장 긴 것부터 가장 짧은 것까지 순서대로 나열한 것은?

① $CO > CO_2 > CO_3^{2-} > CH_3OH$
② $CH_3OH > CO_3^{2-} > CO > CO_2$
③ $CH_3OH > CO_3^{2-} > CO_2 > CO$
④ $CO_2 > CO > CO_3^{2-} > CH_3OH$
⑤ $CO_3^{2-} > CO > CO_2 > CH_3OH$

8-127B. CB436-1. 분자모양

다음 중 모든 원자가 한 평면에 있는 화학종만을 모두 고른 것은?

───〈보 기〉───
ㄱ. ClF_3
ㄴ. PCl_5
ㄷ. H_2CCCH_2 (allene)
ㄹ. SO_3^{2-}

① ㄱ   ② ㄱ, ㄷ   ③ ㄱ, ㄹ
④ ㄴ, ㄷ, ㄹ   ⑤ ㄱ, ㄴ, ㄷ, ㄹ

8-128B. CB4102-1 결합길이★

다음의 다섯가지 물질에 대하여 질소−산소 결합의 길이가 가장 짧은 것부터 가장 긴 것까지 순서대로 나열한 것은? (H_2NOH는 H_2N-OH로 존재한다.)

① $H_2NOH < N_2O < NO^+ < NO_2^- < NO_3^-$

② $NO^+ < NO_2^- < NO_3^- < H_2NOH < N_2O$

③ $N_2O < NO^+ < NO_2^- < NO_3^- < H_2NOH$

④ $N_2O < NO_2^- < NO^+ < NO_3^- < H_2NOH$

⑤ $NO^+ < N_2O < NO_2^- < NO_3^- < H_2NOH$

8-129C. CBM69 결합각 비교★

다음의 세 가지 화합물에서 결합각 비교가 옳은 것은?

$$PF_3, \quad PCl_3, \quad PBr_3$$

① $PF_3 < PCl_3 < PBr_3$

② $PCl_3 < PF_3 < PBr_3$

③ $PCl_3 < PBr_3 < PF_3$

④ $PBr_3 < PCl_3 < PF_3$

⑤ $PBr_3 < PF_3 < PCl_3$

8-130C. CBM70 결합각 비교★

다음의 세 가지 화합물에서 결합각 비교가 옳은 것은?

$$H_2O, \quad H_2S, \quad H_2Se$$

① $H_2O < H_2S < H_2Se$

② $H_2O < H_2Se < H_2S$

③ $H_2S < H_2O < H_2Se$

④ $H_2Se < H_2O < H_2S$

⑤ $H_2Se < H_2S < H_2O$

8-131B. CBB49. 공명 구조, 루이스 구조 (변리사 기출)

다음은 세 가지 분자의 루이스 점 구조식을 나타낸 것이다.

$$\ddot{O}{=}\ddot{X}{-}\ddot{O}: \qquad \ddot{O}{=}\ddot{Y}{-}\ddot{O}: \qquad \ddot{O}{=}\ddot{Z}{=}\ddot{O}$$

X~Z에 대한 설명으로 옳은 것은? (단, X~Z는 C, N, O 중의 하나를 나타낸 임의의 원소 기호이다.)

① 전기음성도는 Y가 가장 크다.
② 원자 반지름은 X가 Z보다 크다.
③ 제1 이온화 에너지는 X가 Y보다 크다.
④ 바닥상태에서 홀전자 수는 X와 Z가 동일하다.
⑤ 이원자 분자 XO, YO, ZO 중 결합차수는 YO가 가장 크다.

8-132B. CBB51. 분자 오비탈 (변리사 기출)

다음은 이원자 분자 A~C에 대한 자료이며, A~C는 CO, NO, O_2 중 하나이다.

○ 결합 차수: A > B

○ π^* 분자 궤도함수에 들어 있는 전자 수: C > B

분자 궤도함수 이론에 근거하여 A~C를 설명한 것으로 옳은 것만을 〈보기〉에서 모두 고른 것은?

〈보 기〉

ㄱ. A의 홀전자 수는 1이다.
ㄴ. B^-와 C는 등전자 화학종이다.
ㄷ. 결합 길이는 B^+ > B^-이다.

---

① ㄱ
② ㄱ, ㄴ, ㄷ
③ ㄱ, ㄷ
④ ㄴ
⑤ ㄴ, ㄷ

8-133B. CBB53. 루이스 구조 (변리사 기출)

다음은 SCN^- (싸이오사이안산 이온)의 서로 다른 3가지 루이스 점 구조식 (가)~(다)에 관한 설명이다.

○ (가)에는 단일 결합이 없다.
○ (나)에서 C의 형식 전하는 0이다.
○ (다)에서 S의 형식 전하는 −1이다.

이에 관한 설명으로 옳은 것만을 〈보기〉에서 있는 대로 고른 것은? (단, (가)~(다)에서 모든 원자는 옥텟 규칙을 만족한다.)

---〈보 기〉---
ㄱ. (가)에서 S의 형식 전하는 −1이다.
ㄴ. 가장 안정한 구조는 (나)이다.
ㄷ. (가), (나), (다) 모두에서 C의 혼성 궤도함수는 sp 혼성 궤도 함수이다.
---

① ㄴ
② ㄷ
③ ㄱ, ㄴ
④ ㄱ, ㄷ
⑤ ㄴ, ㄷ

8-134B. CBB54. 루이스 구조 (변리사 기출)

다음 화학종에 관한 설명으로 옳은 것은?

ClF_3 SF_4 PBr_5 I_3^+
---

① ClF_3는 삼각 평면 구조이다.
② SF_4는 정사면체 구조이다.
③ PBr_5은 삼각뿔 구조이다.
④ I_3^+은 굽은 구조이다.
⑤ 중심 원자는 모두 같은 혼성 오비탈을 사용한다.

8-135B. CBB55. 루이스 구조 (변리사 기출)

다음은 질소(N)와 산소(O)로 이루어진 세 가지 화학종이다.

NO_2^+ NO_2 NO_2^-

이에 관한 설명으로 옳은 것만을 〈보기〉에서 있는 대로 고른 것은? (단, N과 O의 원자 번호는 각각 7과 8이다.)

---〈보 기〉---
ㄱ. NO_2^+의 질소 원자는 sp 혼성화 되어 있다.
ㄴ. 결합각 ($\angle O-N-O$)이 큰 순서는 $NO_2^+ > NO_2 > NO_2^-$이다.
ㄷ. 세 가지 화학종은 모두 반자기성이다.
---

① ㄱ
② ㄷ
③ ㄱ, ㄴ
④ ㄴ, ㄷ
⑤ ㄱ, ㄴ, ㄷ

8-136B. CBB55-1. 분자 오비탈 (변리사 기출)

그림은 AB 분자의 분자 오비탈 에너지 준위의 일부를 나타낸 것이며, A와 B의 원자가 전자(valence electron) 수의 합은 11이다.

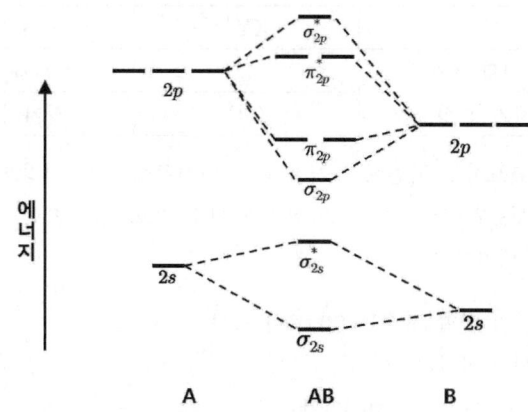

이에 관한 설명으로 옳은 것만을 〈보기〉에서 있는 대로 고른 것은?

―――〈보 기〉―――
ㄱ. 전기음성도는 A가 B보다 작다.
ㄴ. AB 분자는 상자기성이다.
ㄷ. 결합 길이는 AB가 AB^+보다 길다.

① ㄱ
② ㄷ
③ ㄱ, ㄴ
④ ㄴ, ㄷ
⑤ ㄱ, ㄴ, ㄷ

8-137B. CBB57. 루이스 구조 (변리사 기출)

다음에서 옳은 것만을 〈보기〉에서 있는 대로 고른 것은?

―――〈보 기〉―――
ㄱ. SF_4는 비극성이다.
ㄴ. PCl_5는 사각 피라미드 구조를 가진다.
ㄷ. I_3^-의 중심 원자는 dsp^3 혼성 궤도 함수를 가진다.

① ㄱ
② ㄷ
③ ㄱ, ㄴ
④ ㄴ, ㄷ
⑤ ㄱ, ㄴ, ㄷ

8-138B. CBB57-1. 분자 오비탈 (변리사 기출)

그림은 이핵 이원자 분자 XY의 바닥상태 분자 궤도함수를 나타낸 것이다. 바닥상태 XY 화합물에 관한 설명으로 옳지 않은 것은?

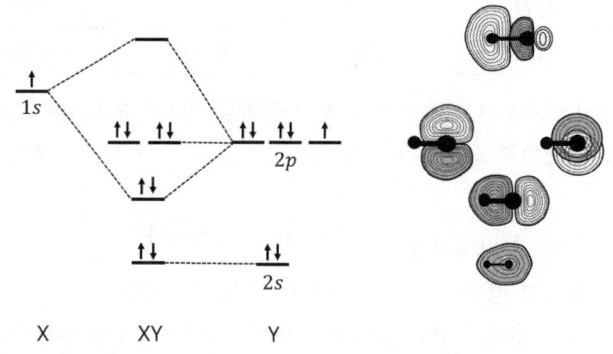

① XY 결합 차수는 1이다.
② 반자성이다.
③ 쌍극자 모멘트가 있다.
④ 전기음성도는 X가 Y보다 작다.
⑤ 최고 점유 분자 궤도함수(HOMO)는 반결합(antibonding) 분자 궤도함수이다.

8-139B. CBB58. 분자 오비탈 (변리사 기출)

분자 궤도함수 이론에 근거하여 바닥 상태 이원자 분자에 관한 설명으로 옳지 않은 것은?

① Li_2의 결합 차수는 1이다.

② C_2는 반자기성이다.

③ O_2에는 2개의 홀전자가 있다.

④ N_2의 최고 점유 분자 궤도함수(HOMO)는 σ 궤도함수이다.

⑤ B_2의 최저 비점유 분자 궤도함수(LUMO)는 궤도함수 이중 축 퇴된 한 쌍의 반결합성 궤도함수이다.

8-140B. CBB59. 루이스 구조 (변리사 기출)

다음은 4가지 분자 (가)~(라)를 나타낸 것이다.

(가)	(나)	(다)	(라)
NH_3	CS_2	CH_2O	SiH_4

루이스 구조와 원자가 껍질 전자쌍 반발 이론에 근거하여 이에 관한 설명으로 옳지 않은 것은?

① $\dfrac{공유\ 전자쌍\ 수}{비공유\ 전자쌍\ 수}$ 는 (가)가 (나)의 3배이다.

② 분자의 쌍극자 모멘트는 (가)가 (나)보다 크다.

③ 모든 원자가 같은 평면에 존재하는 분자는 (가)와 (다)이다.

④ 다중 결합을 갖는 분자는 (나)와 (다)이다.

⑤ 결합각은 (나)가 (라)보다 크다.

8-141B. CBB59-1. 분자 오비탈/ 변시 59회

표는 분자 궤도함수 이론에 근거한 바닥상태의 두 가지 화학종에 관한 자료이다. X와 Y는 N과 O 중 하나이다.

	XY^+	Y_2
결합 차수	3	(가)
자기적 성질	(나)	상자기성

분자 궤도함수 이론에 근거한 다음 화학종에 관한 설명으로 옳지 않은 것은? (단, X와 Y는 임의의 원소 기호이고, 모든 화학종은 바닥상태이다.)

① Y_2^+의 결합 차수는 (가)보다 크다.

② (나)는 반자기성이다.

③ X_2와 XY^+는 등전자이다.

④ Y_2^-에서 $\dfrac{\pi_{2p}^* 에\ 채워진\ 홀전자\ 수}{\pi_{2p}에\ 채워진\ 전자\ 수} = \dfrac{1}{4}$ 이다.

⑤ XY^-의 홀전자 수는 1이다.

8-142B. CBN132-1 결합의 이온성

그림은 염소(Cl) 및 플루오린(F) 화합물에서 원자의 전기음성도 차이에 따른 결합의 이온성을 나타낸 것이다. A와 B는 임의의 원소 기호이다.

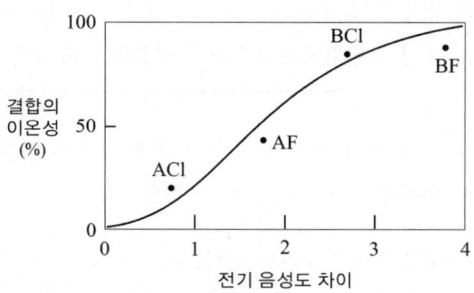

이에 대한 설명으로 옳은 것만을 〈보기〉에서 있는 대로 고른 것은?

───── 〈보 기〉 ─────

ㄱ. 전기 음성도는 A > B이다.
ㄴ. ACl은 공유 결합성 물질이다.
ㄷ. BCl은 용융 상태에서 전기전도성을 가진다.

① ㄱ ② ㄴ ③ ㄱ, ㄴ
④ ㄴ, ㄷ ⑤ ㄱ, ㄴ, ㄷ

8-143B. CBN157-1 비결합성 MO

그림은 HF의 분자 오비탈 일부를 나타낸 것이다.

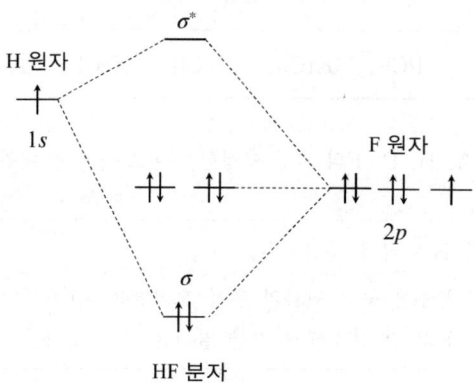

이에 대한 설명으로 옳은 것만을 〈보기〉에서 있는 대로 고른 것은?

───── 〈보 기〉 ─────

ㄱ. 결합성 전자의 밀도는 H보다 F쪽에서 더 크다.
ㄴ. HF의 이온화 에너지는 H의 이온화 에너지보다 크다.
ㄷ. 결합 차수는 HF > HF$^+$이다.

① ㄱ ② ㄴ ③ ㄱ, ㄴ
④ ㄴ, ㄷ ⑤ ㄱ, ㄴ, ㄷ

8-144C. CBS412 루이스 구조

A~E는 다음의 다섯 분자 중 하나이고 A~E에서 모든 염소(Cl) 원자는 하나의 중심 원자에 결합되어있다.

$$PCl_5, \quad KrCl_4, \quad TeCl_4, \quad XeCl_2, \quad ICl_5$$

다음은 A, B, D, E의 가장 안정한 루이스 구조에 대한 설명이다.

○ A와 B는 극성 분자이다.
○ B와 D에서 중심 원자의 혼성 오비탈은 sp^3d^2이다.
○ D와 E의 각 분자에서 결합 길이는 모두 같다.

루이스 구조, 원자가 껍질 전자쌍 반발 이론, 원자가 결합 이론에 근거하여 이에 대해 설명한 것으로 옳은 것만을 〈보기〉에서 있는 대로 고른 것은?

〈보 기〉
ㄱ. D는 사각 평면이다.
ㄴ. A에서 중심 원자의 혼성 오비탈은 sp^3d이다.
ㄷ. C의 중심 원자에서 비결합 전자쌍의 수는 2이다.

① ㄱ
② ㄴ
③ ㄱ, ㄴ
④ ㄴ, ㄷ
⑤ ㄱ, ㄴ, ㄷ

8-145C. CBS414 루이스 구조

다음은 중심 원자가 염소(Cl)인 화학종 (가)~(라)에 대한 자료이다. (가)~(라)는 각각 ClF_2^-, ClO_2^-, ClO_3^-, ClF_3 중 하나이다.

○ Cl의 비결합 전자쌍 수는 (라) > (가) > (나)이다.
○ Cl의 혼성 오비탈에서 s오비탈 성분은 (가) > (다)이다.

루이스 구조, 원자가 전자쌍 반발 이론과 원자가 결합 이론에 근거하여 이 화학종을 설명한 것으로 옳은 것은?

① Cl의 산화수는 (라) > (다)이다.
② (나)의 기하 구조는 사면체이다.
③ (다)의 기하 구조는 삼각 이중 피라미드이다.
④ (라)의 쌍극자 모멘트는 0이다.
⑤ (다)에서 모든 원자는 옥텟 규칙을 만족한다.

8-146C. CBS695 분자오비탈

그림은 원소 X~Z로 구성된 화학종 X2와 YZ에 대한 분자 궤도함수의 에너지(E) 일부를 나타낸 것이다. 결합 차수는 X2 < YZ이며, X~Z는 각각 C, N, O 중 하나이다.

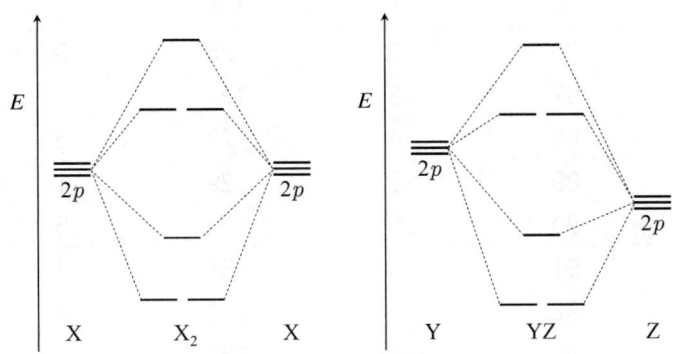

분자 궤도함수 이론에 근거하여 X~Z와 관련된 화학종을 설명한 것으로 옳지 않은 것은? (단, 모든 화학종은 바닥 상태에 있다.)

① X_2는 반자기성이다.
② 홀전자 수는 YZ > XZ이다.
③ 이온화 에너지는 Y > YZ이다.
④ 결합 길이는 YZ > YZ^+이다.
⑤ 결합 에너지는 Z_2 > Z_2^+이다.

8-147C. CBS679 분자오비탈

그림은 1, 2주기 원소 X~Z로 구성된 화학종 XY와 YZ에 대한 분자 궤도함수의 에너지(E) 준위 일부를 나타낸 것이다.

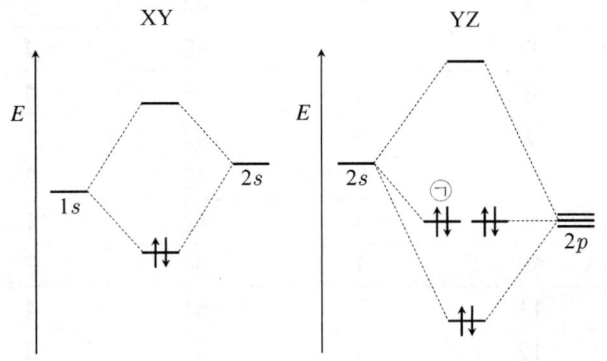

분자 궤도함수 이론에 근거하여 X~Z와 관련된 화학종을 설명한 것으로 옳지 않은 것은? (단, X~Z는 임의의 원소 기호이고, 모든 화학종은 바닥 상태에 있다.)

① 결합 차수는 X_2와 Y_2가 같다.
② 결합 차수는 YZ와 YZ^+가 같다.
③ ㉠에는 마디면이 없다.
④ X_2^+의 결합 차수는 0.5이다.
⑤ Z_2는 반자기성이다.

8-148C. CBS491 분자오비탈

표는 원자 X, Y, Z와 이원자 분자 X_2, Y_2, Z_2의 이온화 에너지 (kJ/mol) 자료이다. X~Z는 Ne을 제외한 임의의 2주기 원소이다.

원자의 이온화 에너지		분자의 이온화 에너지	
X	1314	X_2	1167
Y	1402	Y_2	1505
Z	1681	Z_2	1514

바닥 상태에서 $\dfrac{Y_2^-의\ 결합\ 차수}{Z_2^+의\ 결합\ 차수}$ 는?

① 1　　②$\dfrac{2}{3}$　　③$\dfrac{3}{2}$　　④$\dfrac{5}{3}$　　⑤$\dfrac{3}{5}$

문제번호	정답	문제번호	정답	문제번호	정답	문제번호	정답
1	3	41	4	81	3	121	2
2	3	42	3	82	3	122	3
3	5	43	3	83	4	123	1
4	5	44	3	84	1	124	2
5	1	45	4	85	1	125	2
6	2	46	4	86	3	126	3
7	5	47	1	87	2	127	1
8	2	48	2	88	4	128	5
9	3	49	1	89	3	129	1
10	4	50	2	90	5	130	5
11	5	51	4	91	3	131	4
12	5	52	4	92	5	132	4
13	1	53	2	93	4	133	2
14	5	54	2	94	4	134	4
15	1	55	2	95	1	135	3
16	3	56	2	96	3	136	5
17	5	57	1	97	3	137	2
18	3	58	5	98	4	138	5
19	1	59	1	99	2	139	5
20	4	60	5	100	3	140	3
21	4	61	4	101	4	141	5
22	1	62	2	102	5	142	5
23	2	63	4	103	2	143	3
24	5	64	1	104	5	144	3
25	3	65	4	105	4	145	4
26	3	66	1	106	3	146	5
27	4	67	3	107	2	147	3
28	5	68	4	108	1	148	4
29	3	69	1	109	1		
30	2	70	2	110	5		
31	5	71	1	111	3		
32	3	72	2	112	1		
33	3	73	2	113	2		
34	3	74	1	114	1		
35	3	75	2	115	3		
36	5	76	1	116	1		
37	2	77	3	117	3		
38	4	78	3	118	1		
39	3	79	2	119	5		
40	2	80	1	120	2		

09

상전이, 고체

해설 링크 모음

09. 상전이, 고체 핵심 써머리

1. 분자간 힘

1) 쌍극자-쌍극자 힘

   (1) 쌍극자 모멘트를 갖는 분자들 사이의 인력

2) 수소 결합은 쌍극자-쌍극자 힘의 한 형태로 특별히 강한 인력

   (1) (F, O, N의 비공유 전자쌍)과 (F, O, N에 결합한 H) 사이의 인력

3) 런던 분산력: 순간 쌍극자(전자의 순간적인 비대칭 분포에 기인)에 의해 나타난다.

   (1) 분자량이 클수록 분산력의 세기는 강해진다.

2. 고체

1) 결정성 고체

   (1) 단위세포: 격자구조에서 반복되는 최소단위

   (2) 입방 단위세포의 종류: 단순 입방, 체심 입방, 면심 입방

	단순입방(sc)	체심입방(bcc)	면심입방(fcc)
배위수	6	8	12
단위세포당 원자수	1	2	4
변의 길이(l)와 반지름(r)	$l = 2r$	$l = \dfrac{4}{\sqrt{3}}r$	$l = \sqrt{8}\,r$

3. 고체의 종류

1) 금속성 고체

   (1) 최조밀 쌓음의 종류: 입방 최조밀쌓음(ccp), 육방 최조밀쌓음(hcp)

2) 공유 그물형 고체

   (1) 공유 결합으로 연결된 원자들이 거대한 그물 구조로 결정 구조를 나타낸다. (예: 다이아몬드, 흑연, 석영)

3) 분자성 고체

   (1) 분리되어있는 분자들이 분자간 힘으로 결합되어 결정 구조를 나타낸다.

   (2) 상대적으로 낮은 끓는점과 녹는점

4) 이온성 고체

   (1) 이온들이 정전기적 인력으로 결합하여 결정 구조를 나타낸다.

   (2) 높은 녹는점과 끓는점

   (3) 고체상: 전기전도도 매우 작음, 용융상태: 전기 전도도가 커짐

   (4) 크기가 큰 이온들이 최조밀 쌓임 배열을 하고, 그 사이에 있는 사면체나 팔면체 구멍에 작은 이온들이 들어

      가 있는 구조

3. 상태 변화

1) 상전이 과정

(1) 증발(vaporization): 액체→기체, 응축(condensation): 기체→액체

(2) 용융(fusion, melting): 고체→액체, 응고(freezing): 액체→고체

(3) 승화(sublimation): 고체→기체, 석출(deposition): 기체→고체

2) 증기압: 닫힌계에서 응축 속도와 증발 속도가 같을 때, 액체나 고체 위에서의 압력

(1) 분자간의 힘이 커질수록 증기압은 낮다.

(2) 정상 끓는점: 액체의 증기압이 1atm일때의 온도

(3) 정상 녹는점: (외부 압력이 1atm일 때) 고체와 액체가 평형에 도달하는 온도

3) 가열 곡선

(1) 가한 열 에너지에 따른 물질의 온도 변화 그래프

(2) 순물질이 일정 압력에서 상전이 되는 동안에는 온도가 변하지 않음

(3) 용융 엔탈피, 증발 엔탈피, 녹는점, 끓는점 등을 알 수 있음

(4) 과열된 상태나 과냉각된 상태가 나타날 수도 있음

4) 상평형 그림

(1) 닫힌 계에서 주어진 온도, 압력 조건에서 어떤 상이 존재하는지 나타냄

(2) 삼중점: 세 개의 상태 모두가 동시에 존재하는 온도, 압력 조건

(3) 임계점: 임계 온도와 임계 압력

4. 반도체

1) 매우 순수한 규소(Si)에 다른 원소들을 도핑한다.

(1) n-형: 주로 다섯 개의 원가가 전자를 갖는 원자들을 도핑한다.

(2) p-형: 주로 세 개의 원가가 전자를 갖는 원자들을 도핑한다.

심화주제 9-1: 7가지 결정계

<7개의 결정계와 단위세포 모양>

결정계 종류	길이	각도
입방정계 Cubic	a = b = c	$\alpha = \beta = \gamma = 90°$
정방정계 Tetragonal	a = b ≠ c	$\alpha = \beta = \gamma = 90°$
사방정계 Orthrhombic	a ≠ b ≠ c	$\alpha = \beta = \gamma = 90°$
삼방정계 Trigonal	a = b = c	$\alpha = \beta = \gamma \neq 90°$
육방정계 Hexagonal	a = b ≠ c	$\alpha = \beta = 90°, \gamma = 120°$
단사정계 Monoclinic	a ≠ b ≠ c	$\alpha = \gamma = 90°, \beta \neq 90°$
삼사정계 Triclinic	a ≠ b ≠ c	$\alpha \neq \beta \neq \gamma \neq 90°$

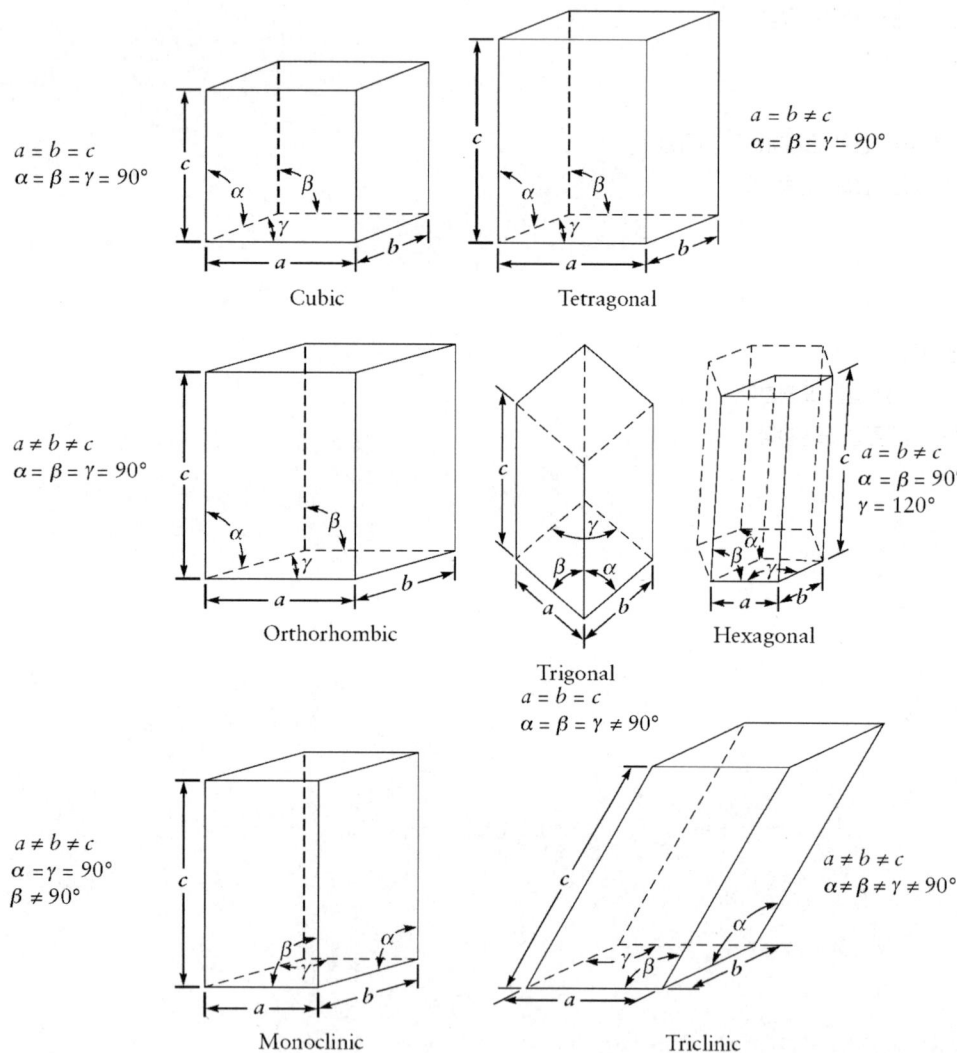

심화주제 9-2: 이온성 고체에서 틈새 크기

1) 이온 화합물에서 틈새형 자리의 크기

   사면체 자리 〈 팔면체 자리 〈 육면체 자리

   (1) $\dfrac{\text{큰 원자 반경}}{\text{작은 원자 반경}}$ 〈 0.414 → 사면체 틈새에 작은원자 채워짐 (ZnS 구조)

   (2) 0.414 〈 $\dfrac{\text{큰 원자 반경}}{\text{작은 원자 반경}}$ 〈 0.732 → 팔면체 틈새에 작은원자 채워짐 (NaCl 구조)

   (3) 0.732 〈 $\dfrac{\text{큰 원자 반경}}{\text{작은 원자 반경}}$ → 육면체 틈새에 작은원자 채워짐 (CsCl 구조)

심화주제 9-3: Bragg 법칙

1. 브래그 법칙 (Bragg법칙)

1) 브래그 법칙은 결정체 내에서 X선이 어떻게 회절 되는지를 설명하며, 회절각과 결정의 원자 간격 사이의 관계를 나타낸다.

2) 브래그 법칙을 이용하여 결정 구조를 파악할 수 있다.

2. 브래그 법칙의 공식

1) 금속 표면에 특정 각도로 X선을 쪼이면 반사광들이 같은 위상을 가지며 보강간섭이 일어난다.

2) 보강간섭을 일으키는 반사가 일어날 때, 다음 관계가 성립한다.

   $d = \dfrac{n\lambda}{2\sin\theta}$ (θ: 입사 및 반사각, d: 원자 사이의 거리, n: 정수)

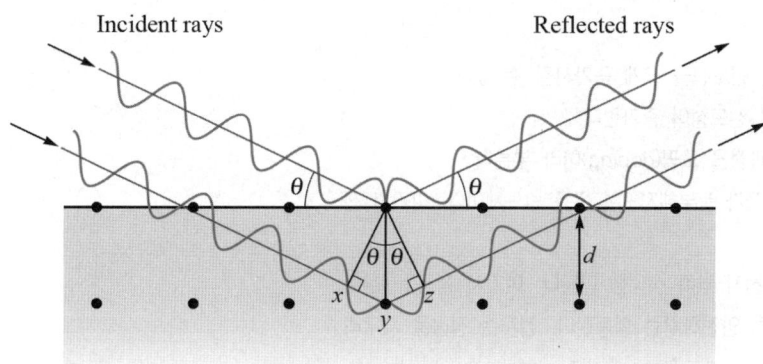

심화주제 9-4: 띠 이론과 반도체

1. 띠 이론 (Band Theory)

1) 띠 이론(Band Theory)은 분자 오비탈 이론을 고체로 확장한 개념이다.

2) 수많은 원자들이 모이면 각 원자의 원자 오비탈들이 겹쳐져, 거의 연속적인 에너지 수준을 가지는 분자 오비탈들의 띠가 형성된다.

   (1) 원자가띠(Valence Band): 결합성 분자 오비탈들이 모여 형성된 띠로, 에너지가 낮고 전자가 채워진 상태이다.

   (2) 전도띠(Conduction Band): 반결합성 분자 오비탈들이 모여 형성된 띠로, 에너지가 높고 전자가 채워지지 않은 상태이다.

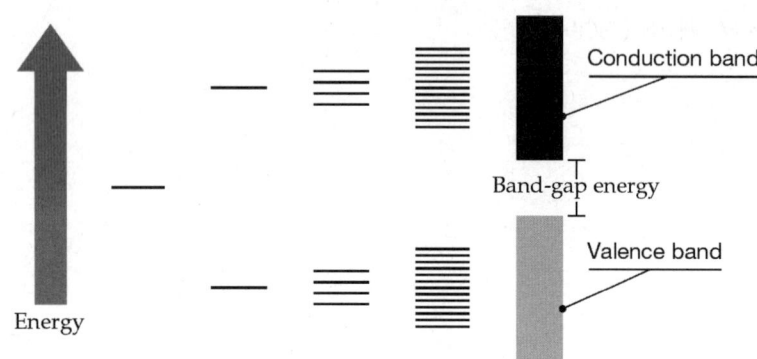

   (3) 밴드갭(Band Gap) : 원자가띠와 전도띠 사이의 에너지 차이를 밴드갭이라고 부른다. 물질이 전기를 잘 전도할 수 있는지는 이 밴드갭의 크기에 따라 결정된다.

     ① 도체(Conductor): 밴드갭이 거의 없거나 전도띠와 원자가띠가 겹쳐 있어 전자가 자유롭게 이동할 수 있다. 예를 들어, 금속은 밴드갭이 없어서 전자가 쉽게 이동하여 전기를 잘 전도한다.

     ② 절연체(Insulator) : 밴드갭이 매우 커서 전자가 전도띠로 쉽게 이동할 수 없다. 이 때문에 절연체는 전기를 거의 전도하지 않는다.

     ③ 반도체(Semiconductor) : 반도체는 밴드갭이 중간 크기이다. 온도나 외부 에너지(빛, 전압 등)를 가하면, 전자가 원자가띠에서 전도띠로 이동하여 전기 전도가 가능해진다.

2. 반도체(Semiconductor)

1) 반도체는 도체와 절연체의 중간 성질을 가진다.

2) 대표적인 반도체 원소로는 Si, Ge 등이 있다.

3) 기본 상태에서는 전기 전도성이 낮지만, 특정한 조건에서 전기 전도성을 크게 증가시킬 수 있다.

4) 온도가 높아지면 전자가 원자가띠에서 전도띠로 전이하여 전기 전도성이 증가한다.

5) 불순물을 소량(ppm) 첨가하여 전도성을 높일 수 있으며, 이 과정을 도핑(doping)이라 부른다.

   (1) N형 반도체 : 실리콘에 5가 원소(예: 인(P))을 도핑하여 전자가 풍부해지도록 만든 반도체이다. 여기서 전자는 자유롭게 이동하며 전기 전도에 기여한다.

   (2) P형 반도체 : 실리콘에 3가 원소(예: 붕소(B))를 도핑하여 전자 부족 상태를 만든다. 여기서 정공(hole)이 생기는데, 정공은 전자가 빠져나가면서 남은 빈자리로, 마치 양전하처럼 행동한다. 전자는 정공을 채우려 이동하며 전기 전도를 가능하게 한다.

9-01B. PT201. 극성, 비극성 분자★

다음 중 분자 사이에 쌍극자-쌍극자 힘이 작용하는 것은?

① SCl_2
② BF_3
③ CCl_4
④ PCl_5
⑤ BeH_2

9-02B. PT202. 분자간 힘의 종류★

다음 중 에탄올 분자(CH_3CH_2OH) 사이에 작용하는 힘이 <u>아닌</u> 것은?

① 반데르발스 힘
② 런던 분산력
③ 수소 결합
④ 쌍극자-쌍극자 힘
⑤ 이온-쌍극자 힘

9-03B. PT203. 수소 결합★

다음 중 분자끼리 수소 결합을 형성할 수 있는 물질은?

① H_2S
② HCl
③ PH_3
④ HF
⑤ CH_3F

9-04B. PT106. 분자간의 힘-수소 결합

다음 중 물분자 사이의 수소 결합(……)을 가장 적절하게 나타낸 것은?

9-05B. PT204. 분자간의 힘

다음 중 정상 끓는점이 가장 높은 물질은?

① CH_3OCH_3
② C_2H_5OH
③ C_3H_8
④ CO_2
⑤ Ar

9-06B. PT205. 분자간의 힘★

다음 중 정상 끓는점이 낮아지는 순서대로 나열된 것은?

① $NaF > H_2O > HF$

② $NaF > HF > H_2O$

③ $H_2O > HF > NaF$

④ $HF > H_2O > NaF$

⑤ $HF > NaF > H_2O$

9-07B. PT206. 분자간의 힘과 증기압

다음 중 25℃에서 증기압을 비교한 것으로 옳지 않은 것은?

① $H_2O < C_2H_5OH$

② $C_2H_5OH < CH_3OCH_3$

③ $C_2H_5OH < CH_3OH$

④ $NaF < HF$

⑤ $C_4H_{10} < C_7H_{16}$

9-08B. PT207. 증기압★★

다음 중 순물질의 증기압에 대한 설명으로 옳지 않은 것은?

① 일정한 온도에서 증기압은 용기에 들어있는 액체의 양과 무관하다.

② 온도가 높아지면 증기압은 증가한다.

③ 고체는 증기압을 가지지 않는다.

④ 분자간의 힘이 클수록 증기압은 작다.

⑤ 증발 엔탈피가 클수록 증기압은 작다.

9-09B. PT208. 증기압

그림은 1기압, 25℃에서 수은으로 완전히 채워진 관의 밑에 물(H_2O)과 에탄올(C_2H_5OH)을 각각 소량 주입한 후, 떠오른 액체와 이로부터 생성된 증기가 관 꼭대기 공간을 채우는 평형에 도달한 상태를 나타낸 것이다. 이에 대한 설명으로 옳지 않은 것은?

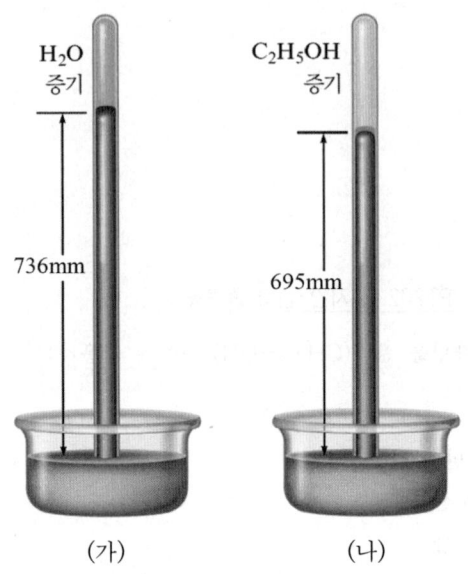

H₂O 증기 736mm

C₂H₅OH 증기 695mm

(가)　　　(나)

① (가)에서 수은 기둥의 압력과 수증기압의 합은 760mmHg이다.

② 25℃에서 $H_2O(l)$의 증기압은 24mmHg이다.

③ (나)에서 수은 기둥의 압력과 에탄올 증기압의 합은 760mmHg이다.

④ 25℃에서 $C_2H_5OH(l)$의 증기압은 65mmHg이다.

⑤ 분자간의 힘은 $H_2O(l) < C_2H_5OH(l)$이다.

9-10B. PT209. 증기압 곡선★

다음은 어떤 물질 A와 B의 증기압 곡선을 나타낸 것이다. 이에 대한 설명으로 옳지 <u>않은</u> 것은?

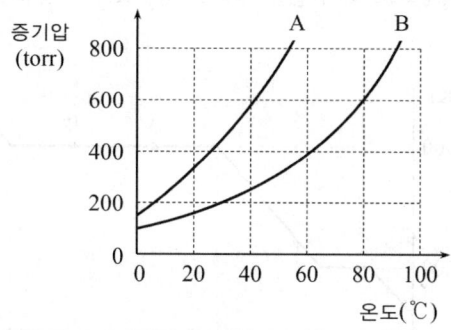

① 분자간 힘의 크기는 A<B이다.

② 80℃에서 B의 증기압은 600torr이다.

③ A의 정상 끓는점은 60℃보다 낮다.

④ 증발 엔탈피는 B<A이다.

⑤ 외부 압력이 600torr일 때, B의 끓는점은 80℃이다.

9-11B. PT210. 증기압★

그림은 일정한 온도에서 (가)의 부피를 줄여 (나)에 도달하는 과정을 나타낸 것이다. (가)와 (나)에서 혼합 기체의 부피는 각각 1L와 0.5L이고, 수증기는 포화 상태에 있다.

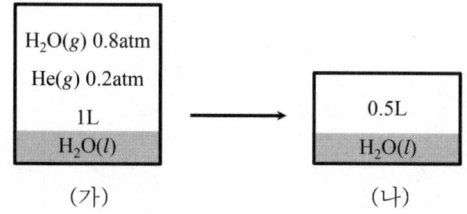

이에 대한 설명으로 옳지 <u>않은</u> 것은? (단, He의 용해도와 $H_2O(l)$의 부피는 무시한다.)

① (나)에서 He(g)의 부분압은 0.4기압이다.

② (나)에서 $H_2O(g)$의 부분압은 1.6기압이다.

③ (가)→(나) 과정에서 $H_2O(g)$의 입자 수는 감소한다.

④ (나)에서 혼합 기체의 압력은 1.2기압이다.

⑤ (가)→(나) 과정은 발열 과정이다.

9-12B. PT211. 증기압★

그림은 T℃에서 He(g)과 A(g)의 혼합 기체가 A(l)와 평형에 도달한 상태를 나타낸 것이다. 콕을 열기 전 혼합 기체의 압력은 0.6기압이다. 온도를 유지하고 콕을 열어 새로운 평형에 도달했을 때, A(l)는 남아있었고 혼합 기체의 압력은 0.3기압이었다. T℃에서 A의 증기압은? (단, A(l)의 부피와 연결관의 부피는 무시한다.)

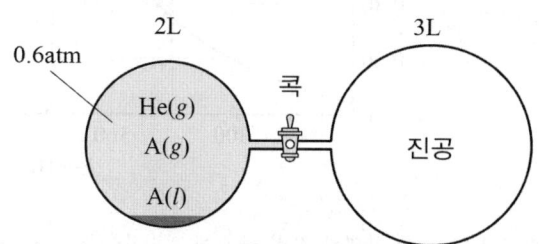

① 0.1기압

② 0.2기압

③ 0.3기압

④ 0.4기압

⑤ 0.5기압

9-13B. PT212. 증기압★

그림은 300K에서 밀폐된 용기에 B(g)가 들어있는 초기 상태 (가)와 부피를 0.5L로 감소시켜 도달한 상태 (나)를 나타낸 것이다.

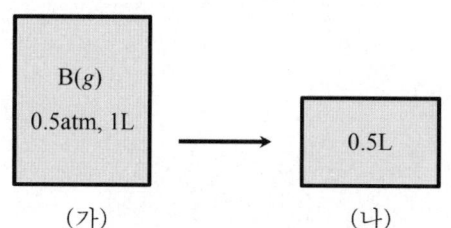

이에 대한 설명으로 옳지 <u>않은</u> 것은? (단, 온도는 300K로 일정하다. 300K에서 B(l)의 증기압은 0.8기압이다. B(g)는 이상기체로 거동한다.)

① (나)에서 용기에는 B(l)가 있다.

② (나)에서 용기 내부의 압력은 0.8기압이다.

③ 내부 에너지는 (가)와 (나)에서 같다.

④ (나)에서 입자수는 B(l)<B(g)이다.

⑤ (가)→(나) 과정은 발열 과정이다.

9-14B. PT215. 증기압★

그림은 A의 증기압 곡선이다.

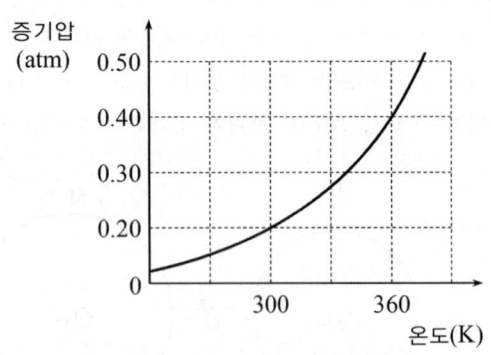

부피가 10L인 진공 상태의 강철 용기에 A 0.1몰을 넣고 온도를 서서히 변화시켰다. $\dfrac{360K에서 A(g)의\ 압력}{300K에서 A(g)의\ 압력}$ 은? (단, 300K와 360K에서 RT는 각각 25L·atm/mol, 30L·atm/mol이다.)

① 1.2   ② 1.5   ③ 2
④ 1   ⑤ 3

9-15B. PT216. 가열곡선★

그림은 1기압에서 임의의 물질 X(s) 1몰에 열을 가하여 액체, 기체로 상전이가 일어나는 과정에 대한 가열 곡선을 나타낸 것이다. 이에 대한 설명으로 옳지 않은 것은? (단, X의 몰질량은 50g/mol이다.)

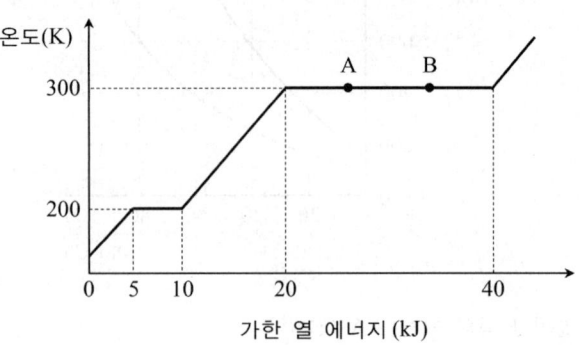

① X의 정상 녹는점은 200K이다.
② X의 정상 끓는점은 300K이다.
③ X(l)의 비열은 1kJ/g·℃이다.
④ X의 엔탈피는 B에서가 A에서보다 크다.
⑤ 250K에서 X의 증기압은 1기압보다 작다.

9-16B. PT150. 증기압★

소량의 $H_2O(l)$을 실린더에 넣고 그림과 같이 피스톤이 밀착된 상태에서 서서히 피스톤을 당겼을 때, 높이 h에서 $H_2O(l)$이 모두 증발하였다.

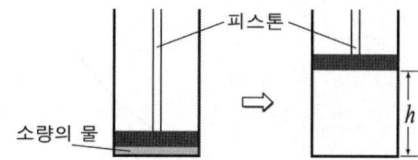

피스톤의 높이에 따른 실린더 내부 기체의 압력을 나타낸 그래프로 가장 적절한 것은? (단, 온도는 일정하며 $H_2O(l)$의 부피는 무시한다.)

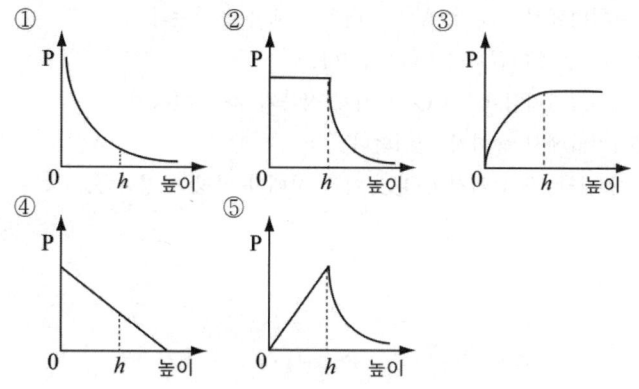

9-17B. PT214. 증기압★

절대 온도 T_1에서 A의 증기압은 0.2기압이다. 피스톤이 달린 실린더에 액체 A 0.1몰을 넣고 피스톤을 액체 표면에 접하게 하였다. 절대 온도 T_1로 유지하며 피스톤을 서서히 당겼을 때 이에 대한 설명으로 옳지 <u>않은</u> 것은? (단, RT_1은 20L·atm/mol이다.)

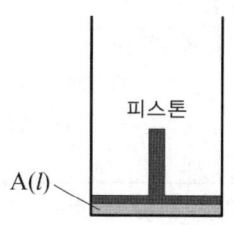

① 실린더의 부피가 5L일 때 기체의 압력은 0.2기압이다.
② 실린더의 부피가 8L일 때 기체의 압력은 0.2기압이다.
③ 실린더의 부피가 15L일 때 A(l)는 존재한다.
④ 실린더의 부피가 20L일 때 A(l)는 존재하지 않는다.
⑤ 실린더의 부피가 20L일 때 기체의 압력은 0.1기압이다.

9-18B. PT217. 상평형 도표

다음은 어떤 물질 X의 상평형 도표이다. 이에 대한 설명으로 옳지 않은 것은? (단, E는 임계점이다.)

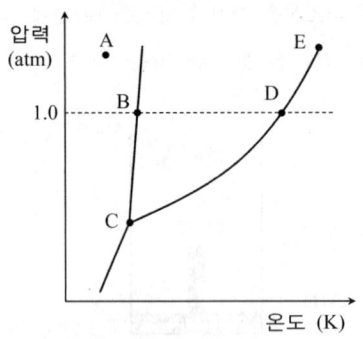

① C에서 고체, 액체, 기체가 공존한다.
② B의 온도는 정상 녹는점이다.
③ D의 온도는 정상 끓는점이다.
④ E의 온도는 임계 온도이다.
⑤ A에서 액체가 가장 안정하다.

9-19B. PT218. 상평형 도표

다음은 어떤 물질 X의 상평형 도표이다. 이에 대한 설명으로 옳지 않은 것은? (단, E는 임계점이다.)

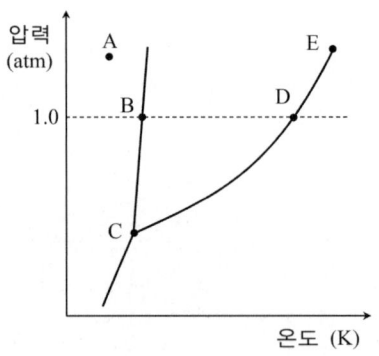

① 고체의 밀도는 액체의 밀도보다 크다.
② B에서 온도를 유지하고 압력을 높이면 액체는 자발적으로 응고한다.
③ D에서 압력을 유지하고 온도를 높이면 액체는 자발적으로 기화한다.
④ E에서 압력을 유지하고 온도를 높이면 액체는 사라진다.
⑤ C에서 온도를 유지하고 압력을 높이면 고체는 사라진다.

9-20B. PT219. 상평형 도표★★

다음은 이산화탄소(CO_2)의 상평형 그림이다. CO_2에 대한 설명으로 옳지 않은 것은?

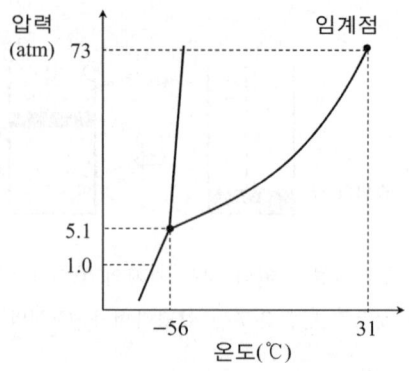

① 1기압에서 CO_2의 액체 상태는 존재하지 않는다.
② 밀도는 $CO_2(l)$ < $CO_2(s)$이다.
③ 25℃, 1기압에서 CO_2는 기체 상태가 가장 안정하다.
④ 1기압에서 승화가 일어난다.
⑤ 80기압, 50℃에서 CO_2는 기체 상태가 가장 안정하다.

9-21B. PT221. 고체의 유형

다음은 고체 (가)와 (나)의 구조를 평면적으로 나타낸 것이다. 이에 대한 설명으로 옳지 않은 것은?

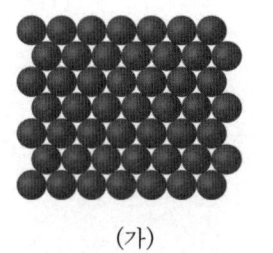 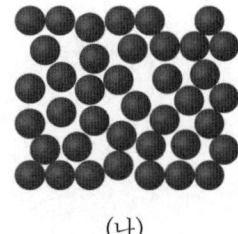

(가)   (나)

① (가)는 결정성 고체이다.
② (가)는 단위 세포를 가진다.
③ (가)는 일정한 녹는점을 가진다.
④ (나)는 비결정성 고체이다.
⑤ (나)는 일정한 녹는점을 가진다.

9-22B. PT222. 고체의 유형★

다음 중 분자성 고체는?

① $Fe(s)$
② $CO_2(s)$
③ $NaCl(s)$
④ $SiO_2(s)$
⑤ 흑연(s)

9-23B. PT223. 고체의 유형

다음 중 분자성 고체가 <u>아닌</u> 것은?

① $I_2(s)$
② $Ar(s)$
③ $SiC(s)$
④ $H_2O(s)$
⑤ $SF_6(s)$

9-24B. PT224. 고체의 유형

다음 중 이온성 고체가 <u>아닌</u> 것은?

① $CaCO_3(s)$
② $NH_4Cl(s)$
③ $NH_4NO_3(s)$
④ $NaOH(s)$
⑤ $PH_3(s)$

9-25B. PT225. 고체의 유형

다음 중 공유 그물형 고체가 아닌 것은?

① $SiO_2(s)$
② $C(s$, 다이아몬드$)$
③ $CdS(s)$
④ $C(s$, 흑연$)$
⑤ $Si(s)$

9-26B. PT226. 고체의 유형

다음 중 고체 상태에서는 전기 전도성이 없고 용융 상태에서는 전기 전도성이 있는 것은?

① $P_4(s)$
② $S_8(s)$
③ $Li(s)$
④ $SiO_2(s)$
⑤ $CsCl(s)$

9-27B. PT227. 고체의 유형

다음은 고체 (가)~(다)의 성질을 나타낸 것이다. 이에 대한 설명으로 옳은 것은?

고체	녹는점(℃)	전기 전도성	
		고체	액체
(가)	3422	있음	있음
(나)	2852	없음	있음
(다)	−78	없음	없음

① (가)는 공유 그물형 고체이다.
② (나)는 양이온과 음이온의 정전기적 인력에 의해 이루어진 고체이다.
③ (다)에서 고체를 이루는 격자점 사이의 힘은 공유 결합이다.
④ (가)~(다)는 비결정성 고체이다.
⑤ (나)의 용융 상태에서 자유 전자에 의해 전기 전도성을 가진다.

9-28B. PT228. 입방 단위세포

다음은 입방 단위세포의 구조를 나타낸 것이다. 각 유형의 단위세포에 들어있는 원자 수가 옳게 대응된 것은?

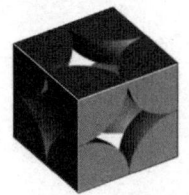 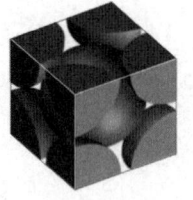 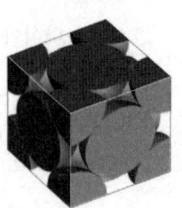

단순입방   체심입방   면심입방

	단순입방	체심입방	면심입방
①	1	2	3
②	1	2	4
③	2	3	4
④	6	8	12
⑤	2	4	6

9-29B. PT229. 입방 단위세포★

다음 중 입방 단위세포에서 배위수가 옳게 대응된 것은?

	단순입방	체심입방	면심입방
①	1	2	3
②	12	8	4
③	8	4	12
④	6	8	12
⑤	4	6	8

9-30B. PT230. 입방 단위세포

금(Au)는 면심입방 단위세포로 결정화된다. 금의 원자 반지름 r과 단위세포 한 변의 길이 l의 관계식으로 옳은 것은?

① $2r = l$

② $4r = \sqrt{2}\, l$

③ $4r = \sqrt{3}\, l$

④ $2r = \sqrt{3}\, l$

⑤ $2r = \sqrt{4}\, l$

9-31B. PT231. 입방 단위세포★

298K, 표준 상태에서 포타슘(K) 결정은 체심 입방 구조이다. K의 원자량이 ag/mol이고 K 원자의 반지름이 $b$cm일 때, K(s) 결정의 밀도(g/mL)는? (단, 아보가드로 수는 N_A이다.)

① $\dfrac{4 \times (\frac{a}{N_A})}{(\frac{\sqrt{3}\,b}{4})^3}$

② $\dfrac{4 \times (\frac{a}{N_A})}{(\frac{4b}{\sqrt{3}})^3}$

③ $\dfrac{2 \times (\frac{a}{N_A})}{(\frac{4b}{\sqrt{3}})^3}$

④ $\dfrac{2 \times (\frac{a}{N_A})}{(2\sqrt{2}\,b)^3}$

⑤ $\dfrac{4 \times (\frac{a}{N_A})}{(2\sqrt{2}\,b)^3}$

9-32B. PT232. 입방 단위세포★

알루미늄(Al) 결정은 면심 입방 구조이다. Al의 원자량이 ag/mol, 원자 반지름이 $b$pm, 아보가드로 수가 N_A일 때, Al(s) 결정의 밀도(g/mL)는?

① $\dfrac{4 \times (\frac{a}{N_A})}{(\frac{\sqrt{3}\,b}{4})^3} \times 10^{30}$ ② $\dfrac{4 \times (\frac{a}{N_A})}{(\frac{4b}{\sqrt{3}})^3} \times 10^{-30}$

③ $\dfrac{2 \times (\frac{a}{N_A})}{(\frac{\sqrt{3}\,b}{4})^3} \times 10^{-30}$ ④ $\dfrac{2 \times (\frac{a}{N_A})}{(2\sqrt{2}\,b)^3} \times 10^{-30}$

⑤ $\dfrac{4 \times (\frac{a}{N_A})}{(2\sqrt{2}\,b)^3} \times 10^{30}$

9-33B. PT132. 최조밀 쌓음

그림 (가)와 (나)는 각각 육방 최조밀 쌓음(hcp)와 입방 최조밀 쌓음(ccp)를 나타낸 것이다. 이에 대한 설명으로 옳지 않은 것은? (가)와 (나)에서 원자는 모두 동일하다.

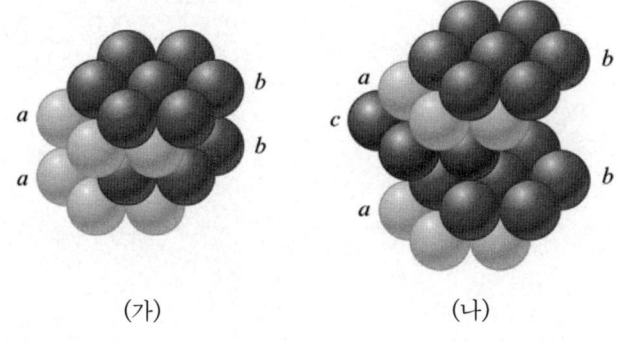

(가)   (나)

① (가)에서 배위수는 12이다.
② (나)에서 배위수는 12이다.
③ (가)는 입방 단위 세포를 가진다.
④ (나)는 입방 단위 세포를 가진다.
⑤ (가)와 (나)에서 결정의 밀도는 서로 같다.

9-34B. PT233. 육방최조밀쌓음 (hcp)

코발트(Co) 금속은 육방 최조밀 쌓음(hcp) 구조를 나타낸다. Co 결정 구조에서 Co 원자에 가장 가까운 이웃 원자 수는?

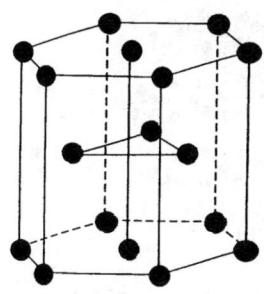

① 6
② 8
③ 9
④ 12
⑤ 15

9-35B. PT134. 공간 점유율

다음 중 공간 점유율이 가장 작은 것은?

① 단순 입방 (SC)
② 체심 입방 (BCC)
③ 면심 입방 (FCC)
④ 육방 최조밀 쌓음 (HCP)
⑤ 입방 최조밀 쌓음 (CCP)

9-36B. PT135. 공유 그물형 고체★

그림 (가)와 (나)는 각각 흑연과 다이아몬드의 구조를 나타낸 것이다.

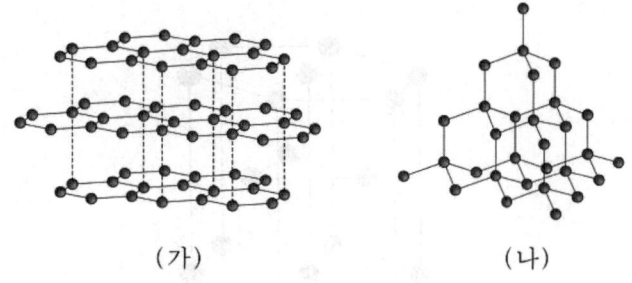

이에 대한 설명으로 옳지 않은 것은?

① (가)와 (나)는 모두 공유 그물형 고체이다.
② (가)에서 C의 혼성 오비탈은 sp^2이다.
③ (나)에서 C의 혼성 오비탈은 sp^3이다.
④ (가)에서 층과 층 사이의 결합은 공유 결합이다.
⑤ (가)는 고체 상태에서 전기 전도성을 가진다.

9-37B. PT233. 이온성 고체★★

그림 (가)는 면심 입방 단위 세포의 구조를, (나)는 사면체 구멍과 팔면체 구멍을 나타낸 것이다.

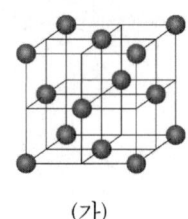 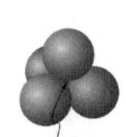 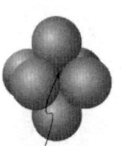

정사면체 구멍   정팔면체 구멍

(가)   (나)

면심 입방 단위 세포 하나에 들어있는 사면체 구멍과 팔면체 구멍의 수가 모두 옳은 것은?

	사면체 구멍 수	팔면체 구멍 수
①	4	8
②	8	4
③	6	6
④	6	8
⑤	4	6

9-38B. PT234. 이온성 고체★★

다음은 NaCl과 CsCl의 결정 구조를 나타낸 것이다. 이에 대한 설명으로 옳지 않은 것은?

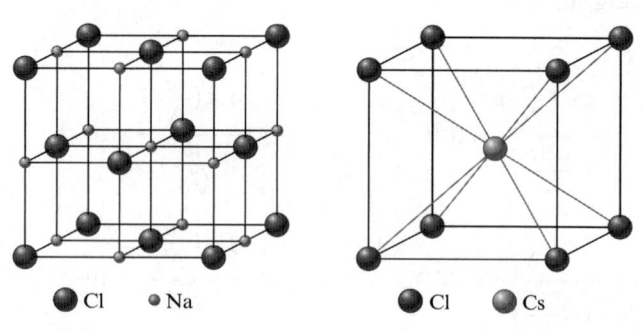

Cl Na   Cl Cs

① NaCl에서 Cl^-는 면심 입방 구조이다.
② NaCl에서 Na^+은 모든 팔면체 틈새를 채운다.
③ NaCl에서 Na^+에 가장 가까운 Na^+의 수는 12이다.
④ CsCl에서 Cl^-은 단순 입방 구조이다.
⑤ CsCl에서 Cs^+에 가장 가까운 Cs^+의 수는 8이다.

9-39B. PT235. 이온성 고체★★

그림은 아연(Zn)과 황(S)으로 구성된 이온 화합물의 결정 구조를 나타낸 것이다. 이에 대한 설명으로 옳지 <u>않은</u> 것은? (단, 단위세포 한 변의 길이는 l이다.)

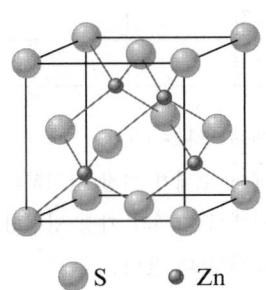

○ S   ● Zn

① S는 면심 입방 구조이다.

② Zn은 사면체 틈새의 절반을 채운다.

③ Zn은 면심 입방 구조이다.

④ 화학식은 Zn_2S이다.

⑤ Zn과 S의 최단 핵간거리는 $\dfrac{\sqrt{3}}{4}l$ 이다.

9-40B. PT236. 이온성 고체★★

그림은 칼슘(Ca)과 플루오린(F)으로 구성된 이온 화합물의 단위세포 구조이다. 이에 대한 설명으로 옳지 <u>않은</u> 것은?

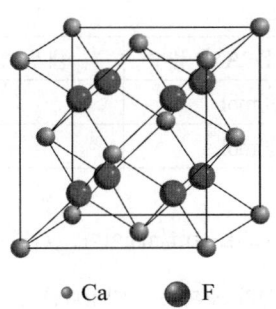

● Ca   ● F

① Ca는 입방 최조밀 쌓음 구조이다.

② 화학식은 CaF_2이다.

③ $\dfrac{\text{Ca의 배위수}}{\text{F의 배위수}} = 2$이다.

④ F는 모든 사면체 틈새를 채운다.

⑤ F는 체심 입방 구조이다.

9-41B. PT237. 이온성 고체

그림 (가)와 (나)는 두 가지 결정성 고체의 구조를 나타낸 것이다.

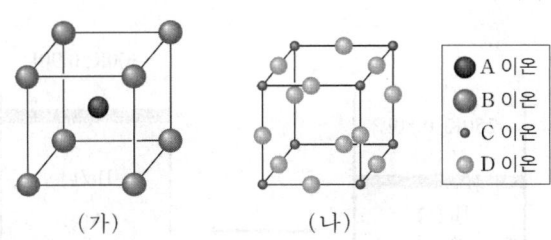

● A 이온
● B 이온
● C 이온
○ D 이온

(가)   (나)

(가)와 (나)의 화학식이 모두 옳은 것은?

	(가)	(나)
①	AB	CD_3
②	AB_4	C_2D_3
③	AB_2	CD_2
④	AB	C_2D
⑤	AB_2	C_2D_3

9-42B. PT238. 증기압★★

표는 온도가 T_1K로 유지되는 10.0L의 진공 용기에 A(l)의 양을 달리하여 넣은 후, 충분히 시간이 지났을 때 용기 내부의 압력을 나타낸 것이다.

용기에 넣은 A의 몰수	내부 압력(기압)
0.20mol	a
0.40mol	b

$\dfrac{b}{a}$는? (단, $RT_1 = 25$L·atm/mol이다. T_1K에서 A(l)의 증기압은 0.80기압이다. A(l)의 부피는 무시한다.)

① 1   ② 1.6   ③ 1.2
④ 2   ⑤ 2.5

9-43B. PT239. 증기압★

(가)는 250K, 외부 압력 1기압에서 피스톤이 달린 실린더에 He(g)과 A(g)의 혼합 기체가 충분한 양의 A(l)와 평형에 도달한 상태를 나타낸 것이다. 온도를 300K로 올려 새로운 평형 (나)에 도달하는 과정에서 A(g)의 증기압은 1.5배 증가하였다. 300K에서 A의 증기압은? (단, 피스톤의 무게와 마찰, He의 용해도는 무시한다.)

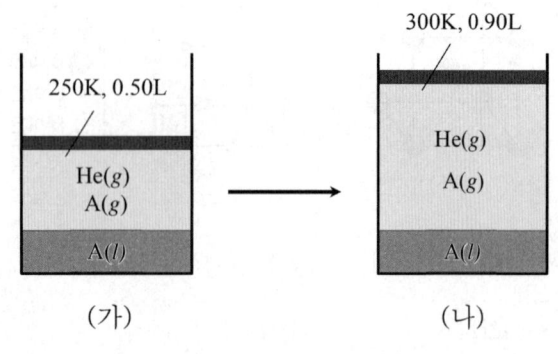

(가)   (나)

① 0.2기압   ② 0.3기압   ③ 0.4기압
④ 0.5기압   ⑤ 0.6기압

9-44B. PT240. 상평형 도표

다음은 제논(Xe)에 대한 자료이다. Xe에 대한 설명으로 옳지 않은 것은?

삼중점	$-121℃$, 280torr
정상 녹는점	$-112℃$
정상 끓는점	$-107℃$

① 밀도는 고체가 액체보다 크다.
② $-121℃$, 1기압에서 고체가 가장 안정하다.
③ $-107℃$, 0.2기압에서 기체가 가장 안정하다.
④ 임계 온도는 $-107℃$보다 높다.
⑤ 0.5기압에서 승화가 일어난다.

9-45B. PT241. 입방 단위세포★

다음은 포타슘(K)의 상평형 도표이다. K는 (가)와 (나) 영역에서 각각 면심 입방 또는 체심 입방 중 하나의 결정 구조를 나타낸다. $\dfrac{(가)에서 \ K의 \ 밀도}{(나)에서 \ K의 \ 밀도}$는?

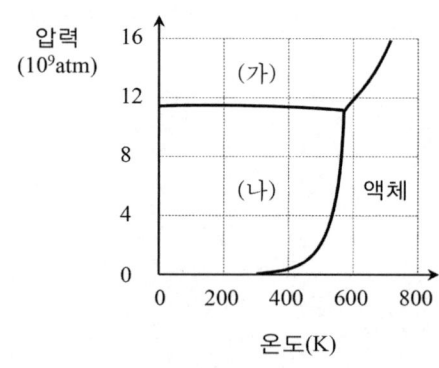

① $\dfrac{4\sqrt{2}}{3\sqrt{3}}$ ② $\dfrac{3\sqrt{3}}{4\sqrt{2}}$ ③ $\dfrac{\sqrt{2}}{3\sqrt{3}}$
④ $\dfrac{4\sqrt{2}}{\sqrt{3}}$ ⑤ $\sqrt{2}$

9-46B. PT302. 상식

화학결합의 이온성 정도는 다음 중 그 화합물의 어떤 성질로부터 가장 잘 측정되는가?

① 쌍극자 모멘트
② 전기 전도도
③ 원자 스펙트럼
④ 이온화도
⑤ 해리상수

9-47D. PT303-1. 퍼센트 이온성

HF의 측정한 쌍극자 모멘트 $\mu = 2D$, 결합 길이 R $= 1.041\,\text{Å}$이라면 이 분자의 퍼센트 이온성은 얼마인가? (단, 전자의 전하량은 $1.60 \times 10^{-19}\,C$이고, 1D는 $3.336 \times 10^{-30}\,C \cdot m$이다.)

① 10 %
② 20 %
③ 30 %
④ 40 %
⑤ 50 %

9-48B. PT304. 분자의 극성

다음 분자 중 쌍극자 모멘트(Dipole moment)가 존재하는 것은?

① CO_2
② BeH_2
③ CH_4
④ BF_3
⑤ CH_3Cl

9-49B. PT305. 분자의 극성

다음 분자 또는 이온들 중 쌍극자 모멘트를 가지는 것은?

① BCl_3
② SO_4^{2-}
③ XeF_4
④ SF_4
⑤ C_2H_2

9-50B. PT306. 분자의 극성

다음 중 극성 분자인 것은?

① SCl_2
② BF_3
③ CCl_4
④ PCl_5
⑤ XeF_4

9-51B. PT307-1. 분자의 극성

다음 중 쌍극자를 갖는 것은 모두 몇 개인가?

$$PCl_5 \ , \ N_2O \ , \ SO_3^{2-} \ , \ NH_4^+ \ , \ O_3 \ , \ SF_6$$

① 1 개
② 2 개
③ 3 개
④ 4 개
⑤ 5 개

9-52B. PT308. 분자의 극성

다음 중에서 무극성 용매는 모두 몇 개인가?

$$H_2O, \quad CCl_4, \quad C_6H_6, \quad C_2H_5OH, \quad CH_3COCH_3$$

① 1 개
② 2 개
③ 3 개
④ 4 개
⑤ 5 개

9-53B. PT310. 분자간 힘

액체의 성질을 설명하기 위한 분자간 힘에 해당되지 않는 것은?

① 쌍극자간 상호작용
② 런던 힘(분산력)
③ 반데르발스 힘
④ 수소 결합
⑤ 이온간 상호작용

9-54B. PT312. 분자간 힘★

CH_3CH_2OH 분자들 사이에 작용하는 힘을 모두 열거한 것은?

① 수소 결합, 쌍극자−쌍극자 인력, London 힘
② 수소 결합, 쌍극자−쌍극자 인력
③ 수소 결합
④ 수소 결합, London 힘
⑤ 쌍극자−쌍극자 인력, London 힘

9-55B. PT313. 분자간 힘

보습제 속에는 프로판디올, 글리세린, 소르비톨과 같은 다가 알코올이 들어 있다. 이것이 보습효과를 나타내는 것과 관련이 있는 것은?

① 알코올은 인화성 물질이다.
② 알코올은 분자량이 비슷한 다른 물질에 비해 비점이 높다.
③ 알코올은 휘발성 물질이다.
④ 알코올은 탈수반응을 한다.
⑤ 알코올은 Na과 반응하여 수소 기체를 발생한다.

9-56B. PT314. 수소결합

수소 결합에 대한 설명으로 틀린 것은?

① 단백질의 2 차 구조형성에 중요한 역할을 한다.
② Van der Waals 인력과는 다르다.
③ H^+와 다른 음이온과의 결합이다.
④ N, O, F 원자가 주로 수소 원자 주개(donor)와 받개(acceptor)의 역할을 한다.
⑤ 부분 전하에 의한 일종의 정전기적 인력이다.

9-57B. PT316. 수소결합

수소 결합을 형성할 수 있는 화합물은 어느 것인가?

① H_2S
② HCl
③ PH_3
④ HF
⑤ CH_4

9-58B. PT318. 용해도 비교★

다음 중 물에 대한 용해도가 작은 것에서 큰 것 순서대로 나열된 것은?

① CCl_4 , CH_2Cl_2 , CH_3OH

② CH_2Cl_2 , CCl_4 , CH_3OH

③ CCl_4 , CH_3OH , CH_2Cl_2

④ CH_3OH , CCl_4 , CH_2Cl_2

⑤ CH_2Cl_2 , CH_3OH , CCl_4

9-59B. PT321. 분자간 힘

H_2O의 끓는점은 100 ℃이고 H_2Se는 끓는점이 −42 ℃이다. 이 이유에 합당한 것은 무엇인가?

① 공유결합
② 이온결합
③ 배위결합
④ 수소결합
⑤ 분산력

9-60B. PT323. 분자간 힘

다음 끓는점에 관한 설명 중에서 잘못된 것은?

① 메테인(CH_4)은 옥테인(C_8H_{18})보다 더 낮은 끓는점을 갖는다.
② HF는 HI보다 더 높은 끓는점을 갖는다.
③ ICl은 Cl_2 보다 더 높은 끓는점을 갖는다.
④ N_2는 O_2 보다 더 높은 끓는점을 갖는다.
⑤ H_2O는 NH_3보다 더 높은 끓는점을 갖는다.

9-61B. PT324. 분자간 힘

다음의 4 가지 물질의 끓는점이 증가하는 순서대로 된 것을 고르시오.

① He < CH_3CH_2OH < CH_3OCH_3 < CH_4

② He < CH_4 < CH_3OCH_3 < CH_3CH_2OH

③ CH_3CH_2OH < CH_3OCH_3 < CH_4 < Ar

④ CH_3CH_2OH < CH_3OCH_3 < Ar < CH_4

⑤ CH_4 < CH_3OCH_3 < Ar < CH_3CH_2OH

9-62B. PT325. 분자간 힘

다음은 분자량이 비슷한 물질들이다. 1 기압에서 끓는점이 가장 높을 것으로 예상되는 것은?

① CH_3OCH_3
② C_2H_5OH
③ C_3H_8
④ CO_2
⑤ CH_3CHO

9-63B. PT327. 분자간 힘

물질의 끓는점이 높은 것에서 낮아지는 것 순서로 나열한 것으로 옳은 것은?

① NaF > H_2O > HF > HI > NO > O_2 > N_2

② H_2O > NaF > HI > HF > O_2 > NO > N_2

③ NaF > HF > H_2O > HI > NO > O_2 > N_2

④ NaF > H_2O > HI > HF > O_2 > NO > N_2

⑤ HF > H_2O > NaF > HI > O_2 > NO > N_2

9-64B. PT329. 분자간 힘

다음 화합물 중 가장 큰 증기압을 갖는 화합물은?

① CH_3F

② CH_3OH

③ CH_3SH

④ HF

⑤ NaF

9-65C. PT333. 분자간 힘

표면장력과 관계가 없는 설명은?

① 소금쟁이가 물위를 떠다닌다.

② 물을 유리판에 채우면 표면이 오목해진다.

③ 유조선에서 기름이 바다에 유출되었을 때 유화제를 뿌려 기름을 가라앉힌다.

④ 농도가 높아질수록 물엿은 잘 흐르지 않는다.

⑤ 토란잎 위에서 물이 방울방울 굴러다닌다.

9-66C. PT334-1. 분자간 힘

모세관 내에서 액체의 상승 높이에 대한 설명으로 옳지 않은 것은?

① 온도가 높아지면 높이는 낮아진다.

② 표면장력이 증가하면 높이는 증가한다.

③ 액체의 점성도가 높아지면 높이는 증가한다.

④ 모세관의 반지름이 증가하면 높이는 증가한다.

⑤ 액체의 밀도가 증가하면 높이는 감소한다.

9-67B. PT335-1. 상식

물에 대한 설명으로 옳지 않은 것은?

① 공유결합 물질로서 극성 분자이다.

② 높은 비열을 갖는다.

③ 4 ℃에서 밀도가 가장 높다.

④ 유전상수가 가장 작은 물질이다.

⑤ 일반적인 액체와 비교하여 표준 몰 엔트로피가 작다.

9-68B. PT337. 상식

다음 설명 중 틀린 것은?

① 임계온도란 액체와 기체의 구분이 없어지는 온도이다.

② 삼중점에서는 세 상을 모두 관찰할 수 있다.

③ 같은 압력에서 온도를 계속 높이면 고체 → 액체 → 기체로 상전이가 일어난다.

④ 용액에서 용매의 증기압이 내려가도 삼중점의 위치는 변화가 없다.

9-69B. PT338. 상식

임계온도가 −82 ℃라면 다음 중 무엇을 의미하는가?

① −82 ℃에서 끓는다.

② 실온에서 결코 액체가 될 수 없다.

③ −95 ℃에서 결코 액체가 될 수 없다.

④ 강한 수소결합을 하는 분자이다.

⑤ 고체로 존재할 수 있는 가장 높은 온도는 −82 ℃이다.

9-70C. PT339. 트루톤의 법칙

끓는점이 59.2 ℃인 액체 브롬의 증발엔탈피를 Trouton의 규칙으로부터 구하면? (단, Trouton 상수 = $85 \ JK^{-1}mol^{-1}$)

① $28 \ kJmol^{-1}$

② $63 \ kJmol^{-1}$

③ $19 \ kJmol^{-1}$

④ $0.63 \ kJmol^{-1}$

⑤ $58 \ kJmol^{-1}$

9-71B. PT342. 분자간 힘

드라이아이스 고체가 형성되게 하는 힘은 어떤 결합력인가?

① 공유결합

② 수소결합

③ 반데르발스 결합

④ 이온결합

⑤ 수소결합

9-72A. PT343. 상식

다음 중에서 분자상태의 물질을 고르시오.

① Fe

② CO_2

③ O

④ NaCl

⑤ H

9-73B. PT344. 상식

다음 중 분자물질은 모두 몇 개인가?

$$Na_4SiO_4 \quad SiO_2 \quad Fe \quad I_2 \quad H_2O \quad C(흑연)$$

① 1

② 2

③ 3

④ 4

⑤ 5

9-74B. PT345. 상식

물질들의 구조로 보아 녹는점이 가장 낮을 것으로 예상되는 물질은?

① 다이아몬드

② 염화나트륨

③ 이산화탄소

④ 나트륨

⑤ 흑연

9-75B. PT346. 상식

다음 중 Fulleren(C_{60})에 관한 설명이 아닌 것은?

① sp^2 혼성궤도로만 이루어져 있다.

② 전기를 전도할 수 있다.

③ 금속 이온의 흡수제로 사용된다.

④ 탄소결합이 모두 단일결합이다.

⑤ 분자물질이다.

9-76B. PT347. 상식★

층상구조를 가진 고체 화합물의 층간의 거리가 약 10 Å 되는지를 확인하고자 한다. 어떤 측정 방법을 사용하는 것이 가장 좋겠는가?

① 적외선 흡수분광법 (IR)
② 가스 크로마토그래피 (GC)
③ 핵자기 공명법 (NMR)
④ X-선 회절법 (XRD)
⑤ 라만 분광법 (Raman)

9-77B. PT348. 입방 단위세포

면심입방으로 이루어진 단위세포에는 몇 개의 원자가 있는가?

① 2
② 3
③ 4
④ 5
⑤ 6

9-78B. PT349. 입방 단위세포

어떤 금속은 면심입방 단위세포로 결정화된다. 금속의 원자반경(r)과 입방체의 한 모서리 길이 (a)와의 관계식은?

① $r = a/2$
② $r = \sqrt{2}\,a/2$
③ $r = \sqrt{3}\,a/2$
④ $r = \sqrt{2}\,a/4$
⑤ $r = \sqrt{3}\,a/4$

9-79B. PT350. 입방 단위세포

Ag는 한 변이 0.407 nm인 FCC구조의 unit cell을 가지고 결정화된다. Ag의 원자반경은?

① 0.144 nm
② 0.172 nm
③ 0.268 nm
④ 0.284 nm
⑤ 0.203 nm

9-80A. PT351. 입방 단위세포

이온성 화합물 NaCl의 1개 단위세포에 들어있는 Na^+ 및 Cl^-이온의 수는 각각 몇 개인가?

① 1, 1
② 2, 2
③ 3, 3
④ 4, 4
⑤ 6, 6

9-81A. PT352. 입방 단위세포

NaCl은 면심입방 단위세포의 구조를 가지고 있다. 단위세포 1개에 들어있는 염화이온의 수는 몇 개인가?

① 8
② 4
③ 3
④ 2
⑤ 1

9-82B. PT353. 입방 단위세포

ZnS의 면심입방 구조에서 단위세포 당 들어있는 S^{2-}의 수는?

① 4

② 5

③ 6

④ 3

⑤ 2

9-83D. PT355. 입방 단위세포

Ba는 BCC 구조로 결정화되고 밀도는 3.51 g/㎤ 이다. Avogadro 수가 6.02×10^{23} 이고, Ba의 몰질량이 137.3 g/mol이라 하면, 단위세포의 한 변의 길이는 얼마인가?

① 0.144 nm

② 0.352 nm

③ 0.505 nm

④ 0.670 nm

⑤ 1.230 nm

9-84B. PT357. 분자간 힘★★

아래 분자간 힘 중에서 가장 약한 것은?

① ion−ion forces

② hydrogen bonds

③ London dispersion forces

④ dipole−dipole forces

⑤ ion−dipole force

9-85B. PT358. 분자간 힘★

H_2O, H_2S, H_2Se, H_2Te을 끓는점이 큰 순서대로 나열한 것은?

① $H_2Te > H_2O > H_2S > H_2Se$

② $H_2O > H_2Te > H_2Se > H_2S$

③ $H_2O > H_2S > H_2Se > H_2Te$

④ $H_2Te > H_2S > H_2Se > H_2O$

⑤ $H_2Te > H_2Se > H_2S > H_2O$

9-86B. PT359. 분자간 힘

다음 분자 중 끓는점이 가장 높은 것은?

① Kr

② He

③ Ne

④ Ar

⑤ N_2

9-87B. PT360. 분자간 힘

짝지은 화합물에 대한 끓는점의 비교가 옳지 않은 것은?

① $H_2 < Xe < LiF$

② $H_2S < H_2O < H_2Se$

③ $CH_4 < SiH_4 < GeH_4$

④ $C_3H_8 < CH_3OCH_3 < C_2H_5OH$

⑤ $PH_3 < AsH_3 < NH_3$

9-88B. PT362. 수소결합

물 분자 한 개는 최대 몇 개의 다른 물 분자와 수소결합을 이룰 수 있나?

① 1 개
② 2 개
③ 3 개
④ 4 개
⑤ 5 개

9-89C. PT364. 상식

풀잎에 이슬방울이 맺혀있다. 이 물방울의 물분자에 대한 potential energy에 대한 설명으로 옳은 것은?

① 표면보다 내부에 있는 물 분자의 potential energy가 더 높다.
② 내부보다 표면에 있는 물 분자의 potential energy가 더 높다.
③ 내부와 표면의 에너지는 동일하다.
④ 물 분자는 끊임없이 움직이기 때문에 potential energy가 무질서(random)하게 분포된다.
⑤ 물방울의 표면적이 넓을수록 전체 potential energy는 감소한다.

9-90B. PT366-1. 상평형 그림

CO_2의 삼중점은 5.1 atm과 −56 ℃이고, 임계점은 74atm과 31 ℃이다. CO_2는 고체가 액체보다 밀도가 크다. 다음 중 어떤 조건 하에서 액체 이산화탄소가 안정하게 존재하는가?

① 5.1 atm, −25 ℃
② 10 atm, 33 ℃
③ 5.1 atm, −100 ℃
④ 10 atm, −25 ℃
⑤ 80 atm, 50℃

9-91B. PT366-1. 상평형 그림

CO_2의 임계점은 74atm과 31 ℃이다. 다음 중 CO_2의 초임계유체를 이용하는 사례로 가장 적합한 것은?

① 비극성 화합물의 추출용매
② 비수적정
③ 동결건조
④ 재결정법
⑤ 마이셀 생성

9-92B. PT370. 상식

흑연에서 탄소 원자들의 층들은 다음의 어느 것에 의하여 붙들려 있는가?

① 자유전자
② van der Waals 힘
③ 배위공유결합
④ 이중결합
⑤ 이온결합

9-93D. PT372-1. 고체의 결정구조

crystal system에는 7 종류가 있다. 이 중에서 unit cell의 세 변의 길이가 모두 다르고, 세 각도는 모두 직각인 결정을 무엇이라고 하나?

① tetragonal (정방정계)
② triclinic (삼사정계)
③ orthorhombic (사방정계)
④ monoclinic (단사정계)
⑤ cubic (입방정계)

9-94B. PT382. 분자의 극성

다음 화합물 중에서 극성 분자인 것은?

① Cl_2
② BF_3
③ XeF_4
④ CO_2
⑤ SO_2

9-95B. PT386. 분자의 극성

다음 중 극성 분자인 것은?

① $BeCl_2$
② NCl_3
③ CCl_4
④ PCl_5
⑤ XeF_4

9-96B. PT387. 수화반경★

다음 이온 중에서 수화반경이 가장 큰 것은?

① Li^+
② Na^+
③ K^+
④ Rb^+
⑤ Cs^+

9-97B. PTP7110 임계온도

다음 중 임계온도가 가장 높은 것은?

① H_2
② N_2
③ O_2
④ SO_2
⑤ CO_2

9-98D. PT391. 분자간 힘

Lennard-Jones Potential의 식은 $V(r) = 4\epsilon[(\frac{\sigma}{r})^{12} - (\frac{\sigma}{r})^6]$로 나타낸다. 이 식에 대한 설명으로 틀린 것은?

① potential depth는 4ϵ이다.
② σ는 $V(r) = 0$이 될 때까지의 거리이다.
③ 입자간 인력은 r^{-6} 에 비례한다.
④ 입자간 척력은 r^{-12} 에 비례한다.
⑤ $r = 2^{\frac{1}{6}}\sigma$일 때 최소 퍼텐셜 에너지 $-\epsilon$를 가진다.

9-99B. PT397. 분자간 힘

기체 상태의 HF 분자와 HF 분자 사이에 존재한다고 볼 수 없는 상호작용은?

① 수소결합
② 이온-이온 상호작용
③ 쌍극자-쌍극자 상호작용
④ 순간쌍극자-유도쌍극자 상호작용
⑤ 쌍극자-유도쌍극자 상호작용

9-100A. PT399. 상식

다음 중 액체의 끓는점(boiling point)에 가장 크게 영향을 미치는 요인은?

① 굴절율
② 분자의 부피
③ 분자량
④ 분자간의 섞임성
⑤ 분자간의 인력

9-101B. PT3100-1. 상식

다음은 액체에 대한 설명이다. 올바른 것은?

① 몰 증발열이 크면 끓는점은 낮다.
② 증발하기 쉬운 기체는 증기압이 작다.
③ 분자간의 인력이 클수록 증기압이 크다.
④ 끓는점이 높은 액체는 분자간의 인력이 크다.
⑤ 점도가 높은 액체일수록 증기압이 크다.

9-102B. PT3102. 상식★

다음의 설명 중 옳은 것은 어느 것인가?

① 증기압은 액체의 분자간 힘과 무관하다.
② 임계온도 이상에서는 순수한 물질의 액체상이 존재할 수 없다.
③ 고체를 승화시키기 위해서는 삼중점 온도 이상으로 가열해야 한다.
④ NaF는 F_2보다 큰 분자량을 갖기 때문에 녹는점이 높다.
⑤ 분자물질의 녹는점은 분자 내의 공유결합의 세기에 의존한다.

9-103B. PT3104-1. 상식★

$CO_2(s)$와 SiO_2는 주기율표에서 같은 족의 산화물이다. 그러나 끓는점은 SiO_2가 매우 높은데 그 이유로 가장 타당한 것은 무엇인가?

① CO_2는 분자결정이고 SiO_2는 원자결정이기 때문이다.
② CO_2는 무극성 분자이고 SiO_2는 극성 분자이기 때문이다.
③ CO_2의 분자량보다 SiO_2의 분자량이 크기 때문이다.
④ CO_2는 공유결합이고 SiO_2는 이온결합이기 때문이다.
⑤ C-O 결합보다 Si-O 결합이 강하기 때문이다.

9-104B. PT3108. 분자간 힘

다음 물질의 녹는점이 낮은 것에서 높은 것 순서로 올바르게 배열된 것을 고르시오.

① H_2O , Na , NaCl , MgO
② H_2O , NaCl , Na , MgO
③ H_2O , MgO , NaCl , Na
④ Na , H_2O , MgO , NaCl
⑤ NaCl , Na , H_2O , MgO

9-105C. PT3112. 분자간 힘

점성도(viscosity)는 분자들 사이에 존재하는 힘과 관련이 있다. 상온에서 펜탄(C_5H_{12}), 벤젠(C_6H_6), 물, 글리세롤($C_3H_5(OH)_3$)분자들의 점성도 크기를 정확히 나열한 것은?

① 펜탄 > 벤젠 > 물 > 글리세롤
② 물 > 글리세롤 > 펜탄 > 벤젠
③ 벤젠 > 펜탄 > 물 > 글리세롤
④ 글리세롤 > 벤젠 > 물 > 펜탄
⑤ 글리세롤 > 물 > 벤젠 > 펜탄

9-106C. PT3113-1. 상식

표면장력에 관한 다음 설명 중 옳지 않은 것은?

① 수은은 표면장력이 크므로 유리 표면에서 방울을 이룬다.
② 유리 모세관에 물을 넣으면 부착력과 표면장력이 균형을 이루며 액체 표면이 볼록한 메니스커스를 만든다.
③ 온도를 증가시키면 표면장력은 감소한다.
④ 표면장력의 크기는 수은 〉 물 〉 에탄올이다.
⑤ 계면활성제는 물분자의 수소결합을 교란시켜 표면장력을 낮춘다.

9-107D. PT3114. 모세관 현상

물이 25 ℃에서 모세관 오름이 88 mm 일 때 유리 모세관의 지름을 계산하면? (25 ℃에서 물의 표면장력은 72.0 dyne/cm , 공기와 물의 밀도는 각각 0.001 g/mL , 0.997 g/mL 이다.)

① 0.66 mm
② 0.33 mm
③ 0.88 mm
④ 8.80 mm
⑤ 0.11 mm

9-108B. PT3117 분자간 힘

다음 현상에 대한 설명이 틀린 것은?

① HF, HCl, HBr, HI의 끓는점은 분자량이 클수록 높아진다.
② 고체인 얼음의 밀도가 액체인 물의 밀도보다 낮은 것은 수소 결합 때문이다.
③ CH_4 , SiH_4 , GeH_4 , PbH_4의 끓는점은 분자량이 클수록 높아진다.
④ H_2O의 증발열이 H_2S의 증발열보다 큰 것은 수소결합 때문이다.
⑤ 얼음 상태에서 물분자는 4개의 이웃 분자와 수소결합을 형성한다.

9-109C. PT3119. 상식

다음 용매 중 유전상수가 가장 큰 것은?

① 사염화탄소
② 물
③ 암모니아
④ 메탄올
⑤ 이산화탄소

9-110B. PT3121-1. 수소결합

다음 중 수소결합과 관계없는 것은 어느 것인가?

① 얼음이 물 위에 뜬다.
② 아세트산(CH_3COOH)은 기체 상태에서도 두 분자가 붙어있는 이합체로도 존재한다.
③ 물은 분자량이 비슷한 다른 액체에 비해 끓는점이 유난히 높다.
④ 물에 Na 금속을 넣으면 수소기체를 발생하다가 폭발한다.
⑤ 물은 비열이 매우 크다.

9-111B. PT3122-1. 상식

다음 중 일상 현상과 관련된 화학법칙이 옳게 짝지어진 것은?

① 콜라는 낮은 온도에서 더 맛있다. – 라울의 법칙
② 우라늄의 두 동위원소 ^{235}U와 ^{238}U를 분리해 낼 수 있다. – 그레이엄의 분출법칙
③ 잠수용 산소탱크에는 질소대신 헬륨을 넣는다. – 모세관 현상
④ 압력밥솥에서 밥이 더 빨리 지어진다. – 돌턴의 부분압력 법칙
⑤ 동결건조 방법으로 단백질 의약품에서 수분을 제거할 수 있다. – 초임계 유체

9-112B. PT3127-1. 상식

다음 설명 중에서 틀린 것은?

① 뚜껑을 닫은 콜라 액체면 위 공간에 채워진 이산화탄소가 나타내는 압력은 이산화탄소의 증기압이다.

② 물의 정상 끓는점은 100℃이다.

③ 일정한 압력에서 기체의 온도가 증가하면 밀도는 감소한다.

④ STP 조건은 1 atm, 0 ℃이다.

⑤ 표면이 얼어있는 호수 바닥 물의 온도는 4℃이다.

9-113B. PT3132-1. 고체의 종류★

어떤 고체 화합물의 성질이 다음과 같다. 이 고체 화합물이 속한 유형은?

○ 단단하며 쉽게 부스러지지 않는다.
○ 녹는점은 매우 높다.
○ 일반적으로 고체의 전기전도도가 매우 작다.
○ 물에대한 용해도가 매우 작다.

① 금속성 고체

② 이온성 고체

③ 공유 그물형 고체

④ 분자성 고체

⑤ 비결정성 고체

9-114B. PT3134. 상식

다이아몬드의 구조에서 σ−결합을 만들기 위해 사용된 탄소의 혼성 궤도는?

① sp

② sp^2

③ sp^3

④ sp^3d

⑤ sp^3d^2

9-115D. PT3135. 단위세포

육방정계(hexagonal) 단위세포의 모서리와 각에 대한 조건은?

① $a = b \neq c$; $\alpha = \beta = 90°$, $\gamma = 120°$

② $a = b = c$; $\alpha = \beta = \gamma = 90°$

③ $a = b \neq c$; $\alpha = \beta = \gamma = 90°$

④ $a = b = c$; $\alpha = \beta = \gamma \neq 90°$

⑤ $a \neq b \neq c$; $\alpha = \gamma = 90°$, $\beta = 90°$

9-116A. PT3136. 입방 단위세포

체심입방격자의 입방단위 세포당 격자점 개수는?

① 1

② 2

③ 3

④ 4

⑤ 5

9-117A. PT3137. 입방 단위세포

체심입방구조로 결정화된 화합물의 단위세포당 원자수는?

① 1

② 2

③ 3

④ 4

⑤ 6

9-118B. PT3138-1. 입방 단위세포

금속 나트륨(Na)은 체심입방구조를 가진다. Na 원자는 공모양이고 서로 접촉하고 있다고 가정하면 단위세포의 부피 중 Na가 차지하는 분율은 몇 %인가?

① 25%
② 52%
③ 68%
④ 74%
⑤ 100%

9-119C. PT3139. 브래그 법칙

순수한 구리 결정에 파장이 154 pm인 X-선을 $\Theta = 30°$ 각도로 조사하였을 때 산란이 일어난다. 만일 이 산란이 2차(n=2)일 때에 구리 원자의 평행면 사이의 거리를 구하시오.

① 77 pm
② 154 pm
③ 308 pm
④ 616 pm
⑤ 821 pm

9-120C. PT3140. 브래그 법칙

알루미늄의 평행면들에서 $\lambda = 1.6 \text{ Å}$을 갖는 X-선의 2차 브래그(Bragg)회절이 $2\Theta = 60°$에서 일어난다고 가정하면, 결정체에서 산란면 사이의 거리는?

① 1.6 Å
② 0.8 Å
③ 0.4 Å
④ 6.4 Å
⑤ 3.2 Å

9-121A. PT438 상식

다음 물질들이 고체일 때 가장 중요한 형태의 입자간 힘이 옳게 짝 지어지지 않은 것은?

① $BaSO_4$ - 정전기적 인력
② H_2S - 분산력, 쌍극자 쌍극자 힘
③ C_2H_6 - 분산력, 쌍극자 쌍극자 힘
④ CsI - 정전기적 인력
⑤ NH_3 - 분산력, 쌍극자 쌍극자 힘, 수소결합

9-122B. PT410M 분자간 힘

다음의 각쌍으로 주어진 물질들의 정상 끓는점을 비교한 것으로 옳지 않은 것은?

① n-펜테인 > 네오펜테인
② HF > HCl
③ HCl > LiCl
④ NaCl > H_2O
⑤ n-헥세인 > n-펜테인

9-123C. PT449 브래그 법칙

구리 X선관($\lambda = 154\text{pm}$)으로부터 나온 X선이 규소의 결정에 의해 14.22°의 각도로 회절이 일어났다. 일차 회절이라고(Bragg 방정식에서 $n = 1$의 경우) 가정했을 때, 규소에서의 층간 간격은 얼마가 되는가? (단, sin 14.22°=0.25로 한다.)

① 1.13×10^{-10}m
② 2.13×10^{-8}m
③ 3.13×10^{-10}m
④ 1.13×10^{-10}m
⑤ 2.13×10^{-6}m

9-124C. PT450 브래그 법칙

금 결정에 대해 이차 회절이($n=2$의 경우) 154pm 파장의 X선에 의해 22.20°의 각도에서 일어났다. 격자상수(결정면들 사이의 간격)는 얼마인가? (단, sin 22.20°=0.38로 한다.)

① 2.08×10^{-9}m

② 4.08×10^{-10}m

③ 6.08×10^{-10}m

④ 4.08×10^{-12}m

⑤ 2.08×10^{-10}m

9-125B. PT484 고체의 종류

다음 각 물질들이 고체를 형성할 때 분자성 고체를 형성하는 것을 모두 고른 것은?

───────〈보 기〉───────

ㄱ. Mg

ㄴ. NaOH

ㄷ. $C_6H_{12}O_6$

ㄹ. SiO_2

─────────────────────

① ㄷ   ② ㄴ, ㄷ   ③ ㄷ, ㄹ

④ ㄱ, ㄴ, ㄷ   ⑤ ㄱ, ㄴ, ㄷ, ㄹ

9-126B. PT483 고체의 종류

다음 각 물질들이 고체를 형성할 때 공유 그물형 고체를 형성하는 것을 모두 고른 것은?

───────〈보 기〉───────

ㄱ. SiO_2

ㄴ. Si

ㄷ. KBr

ㄹ. CH_4

─────────────────────

① ㄷ   ② ㄱ, ㄴ   ③ ㄷ, ㄹ

④ ㄱ, ㄴ, ㄷ   ⑤ ㄱ, ㄴ, ㄷ, ㄹ

9-127B. CO3136. 반도체★

상온과 순수한 상태에서 전기전도가 금속과 비금속의 중간 정도인 물질을 무엇이라고 하는가?

① 도체

② 세라믹

③ 중합체

④ 반도체

⑤ 부도체

9-128B. CO3136-1 반도체

다음 중 채워진 분자오비탈 준위와 비어있는 분자오비탈 준위의 에너지 간격이 옳게 비교된 것은?

① 절연체 < 반도체 < 금속

② 절연체 < 금속 < 반도체

③ 금속 < 반도체 < 절연체

④ 금속 < 절연체 < 반도체

⑤ 반도체 < 절연체 < 금속

9-129B. CO3139. 반도체★

반도체를 설명한 것이다. 틀린 것은?

① 온도가 상승할수록 전도도는 감소한다.

② 순수한 규소(Si)에 극소량의 붕소(B) 또는 인(P)을 치환하여 제조한다.

③ 규소를 붕소로 치환하면 P형 반도체가 된다.

④ 치환되는 불순물의 양이 많아질수록 전도도가 증가한다.

⑤ 규소에 비소를 도핑하면 N형 반도체가 된다.

9-130B. CO3137. 반도체

규소에 어떤 원소를 도핑(doping)하면 p-형의 반도체가 될까?

① B
② N
③ F
④ O
⑤ P

9-131C. CO3137-1 반도체

다음 중 Si에 도핑하여 만든 p-형 반도체에 대한 설명으로 맞는 것은?

① Si에 P이나 As를 도핑하여 만든다.
② 양성자가 움직이면서 전하를 운반한다.
③ 순수한 Si에 비해서 전기전도도가 작다.
④ 여분의 전자가 전하를 운반하는 매개체이다.
⑤ 정공(hole)이 움직이면서 전하를 운반한다.

9-132D. CO3137-2 반도체

어떤 물질을 구성하는 세 가지 원소 Al, Ga, As의 몰분율이 각각 0.25, 0.26, 0.49였다. 이 물질에 대한 설명으로 옳은 것은?

① 금속과 같은 전도체이다.
② 부도체이다.
③ 여분의 전자나 hole을 가지지 않는다.
④ p-형 반도체이다.
⑤ n-형 반도체이다.

9-133D. PTP10130 수소결합의 세기

물과 암모니아의 혼합물이 있다. 아래에 점선으로 나타낸 원자 간 상호작용들 중 가장 강한 인력을 가지는 것은?

9-134D. PTP760 수소결합의 세기

다음의 수소결합 (가)~(라)의 세기가 강한 것부터 약한 것 순서로
나열된 것은?

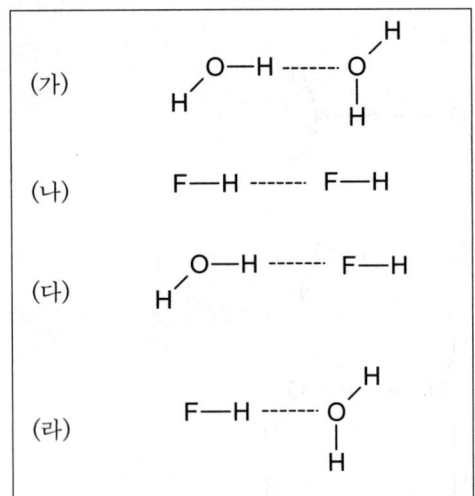

① (라) > (나) > (가) > (다)
② (라) > (가) > (나) > (다)
③ (나) > (가) > (라) > (다)
④ (나) > (라) > (가) > (다)
⑤ (다) > (라) > (나) > (가)

9-135B. PTN171-2 냉각곡선

그림은 일정한 압력에서 어떤 액체 상태의 순물질을 냉각하여 모두
고체로 변화시키는 과정의 냉각곡선을 나타낸 것이다.

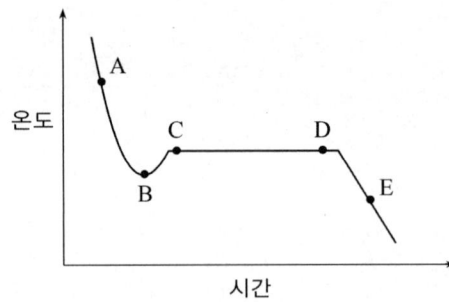

고체와 액체가 공존하는 구간을 모두 고른 것은?

① A, B, C, E
② C, D
③ B, C, D
④ B, C, D, E
⑤ A, B, C, D, E

9-136B. PTN167 증기압★

그림은 300K에서 밀폐된 용기에 B(g)가 들어있는 초기 상태 (가)와 부피를 0.5L로 감소시켜 도달한 상태 (나)를 나타낸 것이다. 이에 대한 설명으로 옳지 <u>않은</u> 것은? (단, 온도는 300K로 일정하다. 300K에서 B(l)의 증기압은 0.8기압이다. B(g)는 이상기체로 거동한다.)

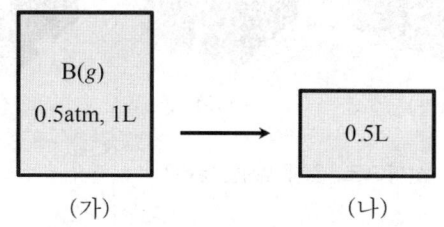

① (나)에서 용기에는 B(l)가 있다.
② (나)에서 용기 내부의 압력은 0.8기압이다.
③ B의 내부 에너지는 (가)와 (나)에서 같다.
④ (나)에서 입자수는 B(l)<B(g)이다.
⑤ (가)→(나) 과정은 발열 과정이다.

9-137B. PTN168-1 증기압★

그림은 진공 상태인 두 개의 피스톤 달린 실린더에 A(l)와 B(l)를 각각 1g씩 넣은 후 피스톤을 서서히 당길 때, 피스톤의 높이에 따른 실린더 내부의 압력을 나타낸 것이다.

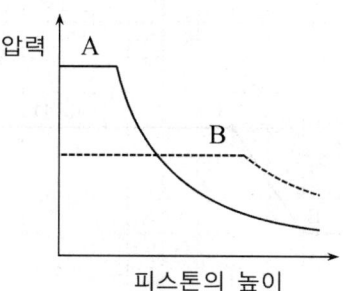

이에 대한 설명으로 옳은 것만을 〈보기〉에서 있는 대로 고른 것은? (단, 온도는 25℃로 일정하다.)

─────〈보 기〉─────
ㄱ. 25℃에서 증기압은 A > B이다.
ㄴ. 분자간 힘은 A > B이다.
ㄷ. 분자량은 A > B이다.

① ㄱ   ② ㄴ   ③ ㄱ, ㄷ
④ ㄴ, ㄷ   ⑤ ㄱ, ㄴ, ㄷ

9-138B. PTN171-1 가열곡선★★

그림은 1기압에서 고체 X 1몰이 액체를 거쳐 모두 기체가 될 때까지 열을 가하여 얻은 가열 곡선이다.

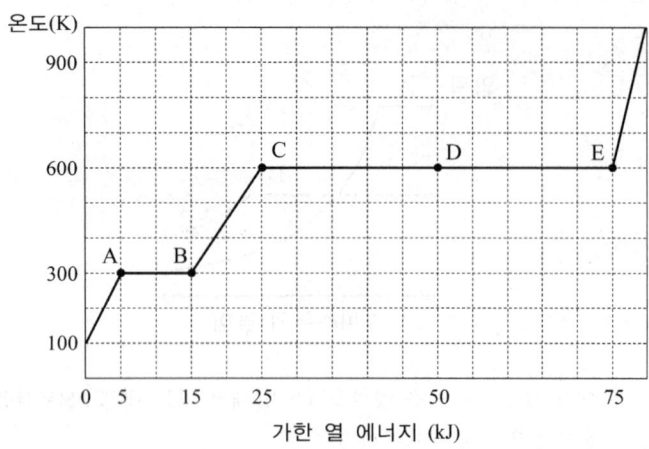

X에 대한 설명으로 옳지 <u>않은</u> 것은? (단, X의 밀도는 고체상이 액체상보다 크다.)

① 기화 엔탈피($\triangle H_{기화}$)는 용융 엔탈피($\triangle H_{용융}$)의 5배이다.

② X의 내부 에너지는 D에서보다 E에서 더 크다.

③ X의 삼중점의 온도는 300K보다 높다.

④ X의 삼중점의 압력은 1기압보다 낮다.

⑤ $\dfrac{\text{기체 상태의 비열}}{\text{고체 상태의 비열}} = \dfrac{1}{2}$ 이다.

9-139B. PTN179-1 단위세포★

다음은 원소 X의 세 가지 입방 단위 세포의 구조이다.

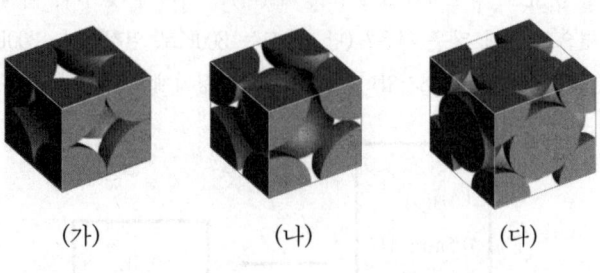

| (가) | (나) | (다) |

이에 대한 설명으로 옳지 않은 것은?

① 단위 세포 당 원자 수는 (가) < (나) < (다)이다.

② 배위수는 (가) < (나) < (다)이다.

③ (나)에서 한 변의 길이(l)와 원자 반지름(r)의 비 $\dfrac{l}{r}$ 는 $\dfrac{4}{\sqrt{3}}$ 이다.

④ $\dfrac{\text{(다)에서 X의 밀도}}{\text{(나)에서 X의 밀도}} = \dfrac{4\sqrt{2}}{3\sqrt{3}}$ 이다.

⑤ 공간 점유율은 (가)>(나)>(다)이다.

9-140B. PTN180-1 최조밀 쌓음(ccp와 hcp)

그림은 동일한 구가 쌓여있는 구조 (가)~(다)를 나타낸 것이다.

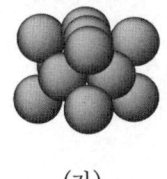 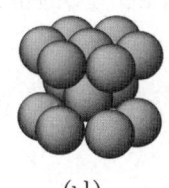 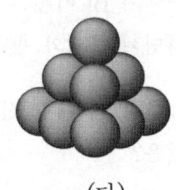

(가)　　　　　(나)　　　　　(다)

이에 대한 설명으로 옳은 것만을 〈보기〉에서 있는 대로 고른 것은?

――――――〈보 기〉――――――
ㄱ. (가)는 입방 최조밀 쌓음 구조이다.
ㄴ. 배위수는 (가)가 (나)보다 크다.
ㄷ. (다)는 육방 최조밀 쌓음 구조이다.

① ㄱ　　　　② ㄴ　　　　③ ㄱ, ㄴ
④ ㄴ, ㄷ　　　⑤ ㄱ, ㄴ, ㄷ

9-141B. PTN185 이온성 고체

다음은 이온성 고체 화합물의 단위 세포를 나타낸 것이다. 이에 대한 설명으로 옳지 <u>않은</u> 것은?

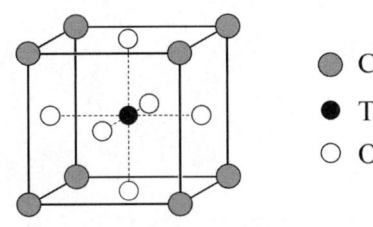

● Ca 이온
● Ti 이온
○ O 이온

① 단위 세포에 들어있는 O 원자의 수는 3이다.
② 화학식은 $CaTiO_3$이다.
③ Ti의 산화수는 +4이다.
④ Ti 이온은 체심 입방 구조를 이룬다.
⑤ Ca에 두 번째로 가까운 거리에 있는 Ca의 수는 12이다.

9-142B. PTB56. 고체 (변리사 기출)

그림은 M과 X의 이온으로 이루어진 이온 화합물의 결정 구조이다. 그림에서 ◎는 M의 양이온을 , ●는 X의 음이온을 나타낸다.

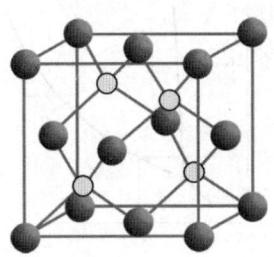

이에 관한 설명으로 옳은 것만을 〈보기〉에서 있는 대로 고른 것은? (단, M, X는 임의의 원소 기호이다.)

――――――〈보 기〉――――――
ㄱ. 화학식은 M_2X_7이다.
ㄴ. 양이온의 배위수는 4이다.
ㄷ. 음이온은 면심 입방체의 격자점을 차지하고 있다.

① ㄱ　　　　② ㄴ　　　　③ ㄱ, ㄷ
④ ㄴ, ㄷ　　　⑤ ㄱ, ㄴ, ㄷ

9-143C. PTS319 증기압과 상전이

그림은 물질 A의 상평형 도표이다.

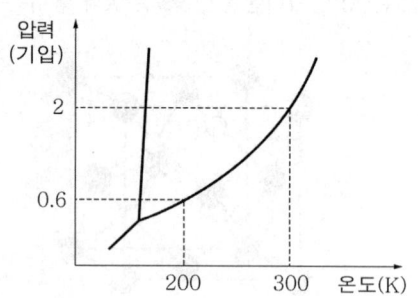

표는 진공 상태의 세 강철 용기에 같은 질량의 A를 각각 넣어 도달한 평형 상태에 대한 자료이다. (가)에서 $A(g)$의 압력은 0.5기압이다.

강철 용기	온도(K)	부피(L)
(가)	200	2.0
(나)	200	1.0
(다)	300	1.0

$\dfrac{(\text{다})에서 A(g)의 질량}{(\text{나})에서 A(g)의 질량}$ 은? (단, $A(g)$는 이상 기체와 같은 거동을 하며, $A(l)$의 부피는 무시한다.)

① 1   ② $\dfrac{5}{3}$ ③ $\dfrac{5}{2}$ ④ $\dfrac{10}{3}$ ⑤ $\dfrac{20}{9}$

9-144B. PTS345 이온성 고체★

리튬(Li)과 비스무스(Bi)로 구성된 이온 화합물 Li_mBi_n의 격자구조에서 Bi 이온은 입방 최조밀 쌓음(ccp)구조이고, Li 이온은 모든 사면체 틈새와 팔면체 틈새를 채운다.

Li_mBi_n에 대한 설명으로 옳은 것만을 〈보기〉에서 있는 대로 고른 것은?

─── 〈보 기〉 ───
ㄱ. 단위세포 하나에는 12개의 Li^+ 이온이 들어있다.
ㄴ. 실험식은 Li_3Bi이다.
ㄷ. Bi의 산화수는 -3이다.

① ㄱ   ② ㄴ   ③ ㄱ, ㄷ
④ ㄴ, ㄷ   ⑤ ㄱ, ㄴ, ㄷ

9-145C. PTS350 이온성 고체

그림 (가)와 (나)는 각각 염화 세슘(CsCl)과 황화 아연(ZnS)의 결정 구조를 나타낸 것이다. 각 결정은 한 변의 길이가 a와 b인 정육면체이며 ●와 ○는 각각 양이온과 음이온이다.

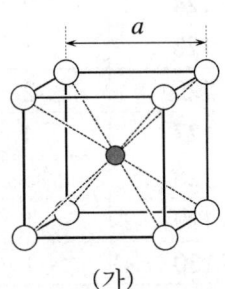
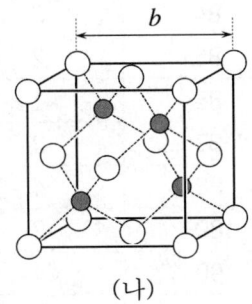

(가)   (나)

(가)와 (나)에 대한 설명으로 옳은 것은?

① Cl^-은 체심 입방 구조이다.

② Cs^+과 가장 가까운 Cs^+의 수는 8이다.

③ Cl^-로부터 $\sqrt{2}a$만큼 떨어진 거리에는 6개의 Cl^-가 있다.

④ Zn^{2+}과 S^{2-}의 최단 핵간 거리는 $\dfrac{\sqrt{3}b}{4}$이다.

⑤ Zn^{2+}과 Zn^{2+}의 최단 핵간 거리는 $\dfrac{\sqrt{3}b}{2}$이다.

문제번호	정답	문제번호	정답
1	1	41	1
2	5	42	2
3	4	43	5
4	1	44	5
5	2	45	1
6	1	46	1
7	5	47	4
8	3	48	5
9	5	49	4
10	4	50	1
11	2	51	3
12	1	52	2
13	3	53	5
14	2	54	1
15	3	55	2
16	2	56	3
17	3	57	4
18	5	58	1
19	5	59	4
20	5	60	4
21	5	61	2
22	2	62	2
23	3	63	1
24	5	64	1
25	3	65	4
26	5	66	4
27	2	67	4
28	2	68	4
29	4	69	2
30	2	70	1
31	3	71	3
32	5	72	2
33	3	73	2
34	4	74	3
35	1	75	4
36	4	76	4
37	2	77	3
38	5	78	4
39	4	79	1
40	5	80	4

문제번호	정답	문제번호	정답
81	2	121	3
82	1	122	3
83	3	123	3
84	3	124	2
85	2	125	1
86	1	126	2
87	2	127	4
88	4	128	3
89	2	129	1
90	4	130	1
91	1	131	5
92	2	132	4
93	3	133	3
94	5	134	1
95	2	135	2
96	1	136	3
97	4	137	3
98	1	138	3
99	2	139	5
100	5	140	1
101	4	141	4
102	2	142	4
103	1	143	2
104	1	144	5
105	5	145	4
106	2		
107	2		
108	1		
109	2		
110	4		
111	2		
112	1		
113	3		
114	3		
115	1		
116	2		
117	2		
118	3		
119	3		
120	5		

10

용액과 총괄성

해설 링크 모음

10. 용액과 총괄성 핵심 써머리

1. 용액의 조성

1) 몰농도(M): $\dfrac{\text{용질의 mol수}}{\text{용액의 부피(L)}}$

2) 질량 백분율 : $\dfrac{\text{용질의 질량}}{\text{용액의 질량}} \times 100(\%)$

3) 몰분율(X) : $\dfrac{\text{용질의 몰수}}{\text{용매의 몰수} + \text{용질의 몰수}}$

4) 몰랄농도(m) : $\dfrac{\text{용질의 mol수}}{\text{용매의 질량(kg)}}$

2. 용해열($\triangle H_{\text{용해}}$)

1) 용액이 형성될 때 수반되는 엔탈피 변화

2) 용해열 = 격자 에너지 + 수화 엔탈피

3. 용해도에 영향을 미치는 요소

1) 용해도: 포화 용액에서의 농도(용매, 용질, 온도 명시 필요)

2) 용질과 용매의 극성 : 비슷한 것은 비슷한 것을 녹인다.

3) 압력

   (1) 용매에 녹아있는 기체의 용해도를 증가시킨다.

   (2) 헨리의 법칙: $C = kp$

4) 온도

   (1) 온도 증가 → 물에 대한 기체의 용해도 감소

   (2) 대부분의 고체는 온도가 증가하면 용해도 증가(예외도 있음)

4. 용액의 증기압

1) 비휘발성 용질이 녹아있는 용액의 증기압은 순수한 용매의 증기압보다 낮다.

2) 라울의 법칙: $P_{\text{용액 증기}} = X_{\text{용매}} P_{\text{순수한 용매 증기}}$

3) 라울의 법칙을 따르는 용액: 이상 용액

4) 실제 용액은 라울의 법칙에서 벗어날 수 있다.

   (1) 양의 편차: 용매와 용질 간 인력이 약해질 때

   (2) 음의 편차: 용매와 용질 간 인력이 강해질 때

5. 총괄성

1) 용액에 존재하는 용질 입자의 개수에 의해서 결정되는 성질

2) 끓는점 오름: $\triangle T = k_b m_{\text{용질}}$

3) 어는점 내림: $\triangle T = k_f m_{\text{용질}}$

4) 삼투압: $\Pi = MRT$

5) 용질 입자가 여러 개의 이온으로 해리되면 전해질의 총괄성은 해리된 이온수에 비례한다.

6) 반트호프 인자(i): 전해질 용질 입자 1개가 해리되어 생성하는 이온의 입자 수

심화주제 1: 콜로이드

1) 콜로이드: 육안으로는 균일한 용액으로 보이나 작은 입자(1~1000nm)가 분산매에 분산되어 이루어진 분산계
2) 콜로이드의 형태

분산매	분산질	형태	예
액체	액체	에멀젼	우유, 마요네즈
액체	고체	솔(sol)	페인트, 진흙
액체	기체	거품	크림, 비누거품
기체	액체	에어로솔	안개
기체	고체	에어로솔	연기

3) 콜로이드의 분류

   (1) 친수성 콜로이드: 친수성 작용기로 안정화

   (2) 소수성 콜로이드: 전기적 이중층 형성, 표면전하가 동일한 입자간 정전기적 반발력으로 안정화

4) 콜로이드의 특성

   (1) 틴달 효과: 콜로이드 입자가 가시광선을 산란시킨다.

   (2) 브라운 운동: 콜로이드 입자가 용매 분자와 충동하여 불규칙한 움직임을 보인다.

   (3) 전기영동: 콜로이드 용액에 전극을 넣고 전압을 걸어주면 콜로이드 입자는 한쪽 전극으로 이동함

      (콜로이드 입자는 일반적으로 대전되어 있기 때문)

5) 콜로이드의 엉김

   (1) 가열하거나 전해질을 넣어주면 응집되어 콜로이드가 파괴된다.

10-01A. LQ201. 용액의 정의

다음 중 용액(solution)에 해당하지 <u>않는</u> 것은?

① 염화 나트륨 수용액
② 포도당 수용액
③ 공기
④ 청동 (구리와 주석의 합금)
⑤ 우유

10-02B. LQ202. 콜로이드

다음 중 콜로이드 용액에 대한 설명으로 옳지 <u>않은</u> 것은?

① 브라운 운동을 관찰할 수 있다.
② 틴달 효과를 관찰할 수 있다.
③ 총괄성을 나타내지 않는다.
④ 액체에 액체가 분산된 콜로이드는 에멀전이다.
⑤ 액체에 고체가 분산된 콜로이드는 서스펜션이다.

10-03B. LQ203. 용해도 비교★

다음 중 물에 대한 용해도의 크기 비교가 옳지 <u>않은</u> 것은?

① $CH_3OCH_3 < C_2H_5OH$
② $PH_3 < NH_3$
③ $SiO_2(s) < CaCl_2(s)$
④ $CH_3OH < CH_3CH_2CH_2CH_2OH$
⑤ $N_2(g) < HCl(g)$

10-04B. LQ204. 용해 엔탈피★

$CaCl_2$의 격자 에너지는 2260kJ/mol이고, Ca^{2+}와 Cl^-의 수화 엔탈피는 각각 -1650kJ/mol과 -360kJ/mol이다. $CaCl_2$의 용해 엔탈피는?

① -110kJ/mol
② 110kJ/mol
③ -250kJ/mol
④ 250kJ/mol
⑤ 150kJ/mol

10-05B. LQ205. 수화 엔탈피

다음 각 쌍의 이온에 대한 수화 엔탈피의 절대값을 비교한 것으로 옳지 <u>않은</u> 것은?

① $Na^+ < Mg^{2+}$
② $F^- < Br^-$
③ $ClO_4^- < Cl^-$
④ $Fe^{2+} < Fe^{3+}$
⑤ $ClO_4^- < SO_4^{2-}$

10-06B. LQ206. 질량 백분율

슈크로스 15.0g을 물에 녹여 10.0 질량 %의 용액을 제조하려 한다. 이때 필요한 물의 양은?

① 100g
② 120g
③ 135g
④ 150g
⑤ 200g

10-07B. LQ207. ppm

식수 시료 1.0L에 15mg의 질산 이온(NO_3^-)이 들어있다. 이 시료에서 질산 이온은 몇 ppm인가? (단, 시료의 밀도는 1.0g/mL이다.)

① 1.5ppm
② 15.0ppm
③ 150.0ppm
④ 1500ppm
⑤ 20.0ppm

10-08B. LQ208. 몰농도

500mL 부피 플라스크를 이용하여 0.10M NaOH 용액을 만들고자 한다. 부피 플라스크에 넣어야 할 NaOH의 질량은? (단, NaOH의 화학식량은 40이다.)

① 1.0g
② 2.0g
③ 3.0g
④ 4.0g
⑤ 5.0g

10-09B. LQ209. 몰랄농도

물 100g에 NaOH 20g을 녹여 만든 수용액에서 NaOH의 몰랄농도는? (단, NaOH의 화학식량은 40이다.)

① $3m$
② $4m$
③ $5m$
④ $6m$
⑤ $10m$

10-10B. LQ210. 몰농도와 몰랄농도

탄산수소포타슘(KHCO$_3$) 100g을 물 900g에 녹여 만든 용액의 밀도가 1.05g/mL이다. 이 용액의 몰랄농도와 몰농도가 모두 옳은 것은? (단, KHCO$_3$의 몰질량은 100이다.)

	몰랄농도(m)	몰농도(M)
①	$\frac{10}{9}$	1.05
②	1.0	1.1
③	$\frac{11}{9}$	1.05
④	$\frac{11}{10}$	1.1
⑤	$\frac{10}{9}$	1.1

10-11B. LQ211. 농도 환산 (%→M)★

92% 에탄올(C_2H_5OH)용액의 밀도가 0.80g/mL이다. 이 용액의 몰농도는? (단, 에탄올의 분자량은 46g/mol이다.)

① 14M
② 15M
③ 16M
④ 18M
⑤ 20M

10-12B. LQ212. 농도 환산 (%→M)★

49% 황산(H_2SO_4) 수용액의 밀도는 1.4g/mL이다. 이 용액의 몰농도는? (단, 황산의 몰질량은 98g/mol이다.)

① 5.0M

② 6.0M

③ 7.0M

④ 8.0M

⑤ 9.0M

10-13B. LQ213. 농도 환산 (M→%)★

14M NaOH 수용액의 비중이 1.4일 때, 이 용액의 % 농도는? (단, NaOH의 몰질량은 40g/mol이다.)

① 40%

② 50%

③ 60%

④ 30%

⑤ 15%

10-14B. LQ214. 농도 환산 (%→m)★

60% 포도당($C_6H_{12}O_6$) 수용액의 몰랄 농도는? (단, 포도당의 몰질량은 180g/mol이다.)

① $\dfrac{25}{3}m$

② $\dfrac{50}{3}m$

③ $\dfrac{25}{12}m$

④ $8m$

⑤ $7m$

10-15B. LQ215. 농도 환산 (M→m)★

3M NaOH 수용액의 밀도가 1.2g/mL일 때, 이 용액의 몰랄농도는? (단, NaOH의 화학식량은 40이다.)

① $2.5m$

② $\dfrac{25}{8}m$

③ $\dfrac{25}{9}m$

④ $3.2m$

⑤ $\dfrac{8}{3}m$

10-16B. LQ216. 농도 환산 (m→M)★

$0.5m$ 포도당 수용액의 밀도가 dg/mL이다. 이 용액의 몰농도는? (단, 포도당의 분자량은 180g/mol이다.)

① 0.5M

② $\dfrac{0.5}{1.18d}$M

③ $\dfrac{0.5d}{1.18}$M

④ $\dfrac{0.5}{1.09d}$M

⑤ $\dfrac{0.5d}{1.09}$M

10-17B. LQ217. 농도 환산

4.0% NaOH 수용액 100g과 $0.2m$ NaOH 수용액 504g을 혼합한 후 증류수를 첨가하여 NaOH 수용액 1.0L를 제조하였다. 혼합 수용액의 몰농도는? (단, NaOH의 몰질량은 40g/mol이다.)

① 0.1M

② 0.15M

③ 0.2M

④ 0.25M

⑤ 0.3M

10-18B. LQ218. 농도 환산

다음은 NaOH 수용액 (가)와 (나)에 대한 자료이다.

수용액	농도	밀도
(가)	1.5M	–
(나)	1.5m	1.06g/mL

(가) 500mL와 (나) 100mL를 혼합한 후 증류수를 첨가하여 900g의 용액을 만들었다. 혼합 용액에서 NaOH의 질량 %는? (단, NaOH 의 몰질량은 40이다.)

① 3.5%

② 3%

③ 9%

④ 5.5%

⑤ 4%

10-19B. LQ219. 농도 환산

다음은 서로 다른 농도의 A 수용액 (가)와 (나)에 대한 자료이다.

수용액	농도	밀도
(가)	0.5M	1.05g/mL
(나)	2m	–

(가) 100mL와 (나) 120g을 혼합하여 만든 수용액에서 A의 몰랄농 도는? (단, A의 몰질량은 100이다.)

① $\frac{1}{4}m$

② $\frac{3}{4}m$

③ $\frac{4}{3}m$

④ $\frac{2}{5}m$

⑤ $\frac{5}{4}m$

10-20A. LQ220. 총괄성

다음 중 용액의 총괄성이 <u>아닌</u> 것은?

① 증기압 내림

② 어는점 내림

③ 끓는점 오름

④ 삼투 현상

⑤ 표면장력

10-21A. LQ221. 반트호프 인자

다음 중 묽은 수용액에서 반트호프 인자(i)가 2.0에 가장 가까운 물 질은?

① $MgCl_2$

② NH_4Cl

③ 포도당

④ $FeCl_3$

⑤ Na_2SO_4

10-22B. LQ222. 증기압 내림

다음 중 25℃에서 증기압이 가장 낮은 용액은?

① 0.1M 포도당 수용액

② 0.5M 요소 수용액

③ 0.2M NaCl 수용액

④ 0.5M $CaCl_2$ 수용액

⑤ 0.2m NaOH 수용액

10-23B. LQ223. 증기압 내림

25℃에서 물 180g에 NaCl 1.0몰을 녹인 용액의 증기압은? (단, 25℃에서 물의 증기압은 24torr이다. NaCl은 완전히 해리한다. 용액은 이상용액이다.)

① 20torr

② 21torr

③ 22torr

④ 23torr

⑤ 24torr

10-24B. LQ224. 증기압 내림

100℃에서 10% NaOH 수용액의 증기압(atm)은? (단, NaOH의 몰질량은 40이다. 용액은 이상용액이다.)

① $\dfrac{10}{12}$

② $\dfrac{10}{11}$

③ $\dfrac{20}{21}$

④ 1

⑤ $\dfrac{1}{11}$

10-25B. LQ225. 증기압 내림

25℃에서 A의 증기압은 90mmHg이다. A 60g에 B 10g을 녹여 만든 용액의 증기압은? (단, A와 B의 화학식량은 각각 120, 40이다. B는 비휘발성 비전해질이다. 용액은 이상 용액이다.)

① 30mmHg

② 45mmHg

③ 50mmHg

④ 60mmHg

⑤ 75mmHg

10-26B. LQ226. 증기압 내림★

어떤 온도에서 순수한 벤젠의 증기압은 0.9atm이다. 이 온도에서 벤젠 1.0몰에 비휘발성 비전해질 용질 X 10g을 녹여 용액을 만들었다. 용액의 증기압이 0.8atm일 때 X의 몰질량은? (단, 용액은 이상용액이다.)

① 60g/mol

② 70g/mol

③ 80g/mol

④ 90g/mol

⑤ 100g/mol

10-27B. LQ227. 증기압 내림★

비휘발성 비전해질 물질 X 60g을 물 162g에 녹여 용액을 만들었다. 100℃에서 이 용액의 증기압이 0.90기압이었다. 물질 X의 몰질량은? (단, 용액은 이상 용액이다.)

① 40g/mol

② 50g/mol

③ 60g/mol

④ 70g/mol

⑤ 80g/mol

10-28B. LQ228. 증기압 내림★

25℃에서 0.1M 포도당 수용액 100mL가 담긴 비커와 0.1M NaCl 수용액 100mL가 담긴 비커를 밀폐된 용기에 함께 넣어 충분한 시간이 지나 평형에 도달했다. 평형 상태에서 각 용액에 대한 설명으로 옳지 않은 것은? (단, NaCl은 완전히 해리한다.)

① 포도당 용액의 부피는 100mL보다 작다.

② NaCl 수용액의 부피는 100mL보다 크다.

③ 두 용액의 증기압은 같다.

④ 포도당의 몰랄농도와 NaCl의 몰랄농도는 같다.

⑤ 용액 중 물의 양은 NaCl 수용액이 포도당 수용액의 2배이다.

10-29B. LQ229. 증기압 내림

그림은 비커 (가)와 (나)에 들어있는 두 수용액이 밀폐된 용기에 함께 들어있는 초기 상태를 나타낸 것이다. X는 비휘발성, 비전해질이다.

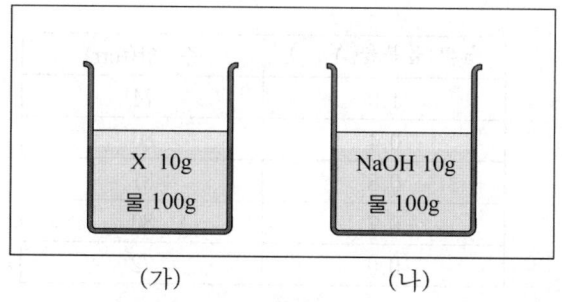

(가)   (나)

충분히 시간이 지나 평형에 도달했을 때, (가)와 (나)에 들어있는 물의 양은 각각 50g과 150g이었다. X의 몰질량은? (단, 온도는 일정하다. NaOH의 몰질량은 40이다. 수증기의 무게는 무시한다.)

① 20   ② 40   ③ 60
④ 120   ⑤ 180

10-30B. LQ230. 증기압 내림★

다음은 A(l)와 B(l)의 혼합 용액에서 A의 몰분율(X_A)에 따른 각 성분의 증기압(----)과 전체 증기압(——)을 나타낸 것이다.

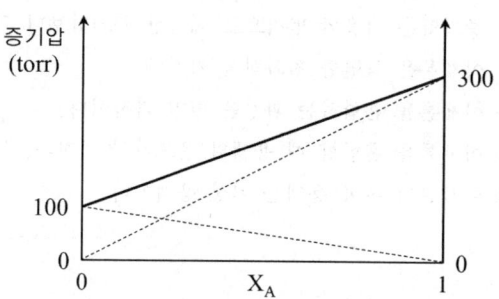

A와 B를 같은 질량으로 혼합한 용액의 전체 증기압은? (단, 온도는 일정하다. A와 B의 몰질량은 각각 120, 40이다.)

① 150torr
② 120torr
③ 160torr
④ 180torr
⑤ 200torr

10-31B. LQ231. 증기압 내림★

온도 T℃에서 순수한 벤젠과 톨루엔의 증기압이 각각 100torr와 30torr이다. T℃에서 어떤 벤젠-톨루엔 용액과 평형에 있는 증기에서 벤젠과 톨루엔의 몰분율이 같았다. 이 용액에서 벤젠의 몰분율은? (단, 용액은 이상 용액이다.)

① $\frac{10}{13}$ ② $\frac{3}{13}$ ③ $\frac{5}{6}$

④ $\frac{11}{13}$ ⑤ $\frac{11}{12}$

10-32B. LQ143. 비이상 용액★

물과 아세톤의 용액은 라울의 법칙으로부터 음의 편차를 나타낸다. 이에 대한 설명으로 옳지 않은 것은?

① 실제 증기압은 라울의 법칙으로 예상한 증기압보다 작다.
② 물과 아세톤은 특별한 친화력을 가진다.
③ 물과 아세톤을 혼합하는 과정은 발열 과정이다.
④ 물과 아세톤을 혼합할 때 용액의 온도가 높아진다.
⑤ 물과 아세톤의 혼합 용액은 이상 용액이다.

10-33B. LQ144. 비이상 용액

그림은 A와 B의 혼합 용액에서 조성에 따른 증기압을 나타낸 것이다. 이에 대한 설명으로 옳지 않은 것은?

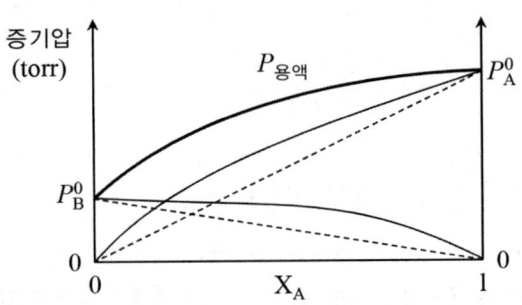

① 순수한 액체의 증기압은 A가 B보다 크다.
② 분자간 힘은 B가 A보다 크다.
③ 정상 끓는점은 B가 A보다 높다.
④ 라울의 법칙으로부터 음의 편차를 보인다.
⑤ A와 B의 혼합 용액은 비이상 용액이다.

10-34B. LQ232. 비 이상 용액

다음은 45℃에서 물과 프로판올($CH_3CH_2CH_2OH$)의 혼합 용액에서 물의 몰분율에 따른 용액의 증기압을 나타낸 것이다. 이에 대한 설명으로 옳은 것은?

물의 몰분율(X_{H_2O})	증기압(torr)
1.0	74
0.4	80
0.5	81
0.7	80
0.0	72

① 물과 프로판올의 용액은 이상용액이다.
② 물과 프로판올의 용액은 라울의 법칙으로부터 음의 편차를 보인다.
③ 물과 프로판올의 혼합 과정은 흡열 과정이다.
④ 정상 끓는점은 순수한 물보다 $X_{H_2O}=0.5$인 용액이 더 높다.
⑤ 프로판올 분자와 물 분자 사이의 인력은 물 분자와 물 분자 사이의 인력보다 크다.

10-35B. LQ233. 끓는점 오름

다음 물질을 물 1kg에 녹였을 때 끓는점이 가장 높은 것은?

① 1몰의 염화소듐
② 1몰의 설탕
③ 0.5몰의 황산소듐
④ 0.5몰의 요소
⑤ 0.5몰의 과염소산포타슘

10-36B. LQ234. 어는점 내림

다음 중 1기압에서 어는점이 가장 낮은 용액은?

① $0.02m$ $MgSO_4(aq)$

② $0.01m$ $FeCl_3(aq)$

③ $0.02m$ $H_2SO_4(aq)$

④ $0.02m$ $CaCl_2(aq)$

⑤ $0.04m$ $CH_3OH(aq)$

10-37B. LQ235. 끓는점 오름

물 200g에 A 9.0g을 녹여 만든 용액의 정상 끓는점이 100.26℃였다. A의 몰질량은? (단, A는 비휘발성, 비전해질 화합물이다. 물의 끓는점 오름 상수는 0.52℃/m이다.)

① 80g/mol

② 90g/mol

③ 45g/mol

④ 180g/mol

⑤ 160g/mol

10-38B. LQ236. 어는점 내림

물 1kg에 700g의 에틸렌글리콜(62g/mol)을 혼합한 용액의 정상 어는점은? (단, 물의 어는점 내림 상수는 1.86℃/m이다.)

① -7℃

② -14℃

③ -21℃

④ 21℃

⑤ 10℃

10-39B. LQ237. 어는점 내림

비전해질 X의 몰질량은 120이다. 밀도가 dg/mL인 X 수용액의 정상 어는점이 -0.93℃일 때, 이 용액의 몰농도는? (단, 물의 어는점 내림 상수는 1.86℃·kg/mol이다.)

① $\dfrac{20}{53d}$ M

② $\dfrac{30}{53d}$ M

③ $\dfrac{50d}{53}$ M

④ $\dfrac{25d}{53}$ M

⑤ $\dfrac{300}{53d}$ M

10-40B. LQ238. 삼투압

다음 중 25℃에서 삼투압이 가장 큰 용액은? (단, 전해질은 완전히 해리된다.)

① 0.10M 포도당 용액

② 0.10M 설탕 용액

③ 0.20M 요소 용액

④ 0.20M NaCl 용액

⑤ 0.20M Na_2SO_4 용액

10-41B. LQ239. 삼투압

X 1g을 증류수에 녹여 200mL 수용액을 만들었다. 그림은 25℃에서 순수한 물과 X 수용액을 반투막으로 분리된 U자관에 같은 부피로 각각 넣은 후 X 수용액에 추가로 1.2기압을 가하여 액면의 높이가 같아진 상태를 나타낸 것이다.

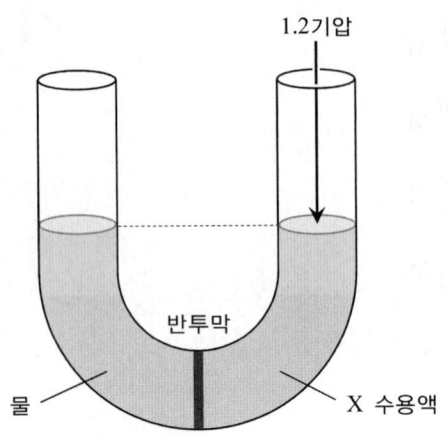

X의 몰질량은? (단, X는 비전해질이다. 25℃에서 $RT=24$L·atm/mol이다.)

① 60
② 80
③ 100
④ 120
⑤ 180

10-42B. LQ240. 삼투압

어떤 단백질 3.0g을 녹인 10.0mL 수용액의 삼투압은 300K에서 0.082기압이다. 이 단백질의 몰질량은? (단, 단백질은 해리되지 않는다. 기체 상수 $R=0.082$L·atm/mol·K이다.)

① 2.0×10^4g/mol
② 5.0×10^4g/mol
③ 8.0×10^4g/mol
④ 9.0×10^4g/mol
⑤ 1.0×10^4g/mol

10-43B. LQ241. 삼투압

혈액의 삼투압은 25℃에서 7.70atm이다. 혈액과 등장인 용액을 만들기 위해 물 600mL에 넣어야 하는 NaCl의 질량은? (단, NaCl의 화학식량은 ag/mol이고 25℃에서 $RT=24$L·atm/mol이다. 첨가한 NaCl는 완전히 해리하며 NaCl에 의한 부피 변화는 무시한다.)

① $\dfrac{7.7a}{160}$g

② $\dfrac{7.7a}{80}$g

③ $\dfrac{7.7a}{40}$g

④ $\dfrac{7.7}{80a}$g

⑤ $\dfrac{40}{7.7a}$g

10-44B. LQ155. 삼투압

그림은 25℃에서 A 3.0g을 녹여 만든 수용액에 추가로 1.5atm을 가하여 순수한 물과 수면의 높이가 같아진 상태를 나타낸 것이다. A의 분자량은? (단, 25℃에서 $RT=25$L·atm/mol이다. A는 비전해질이다.)

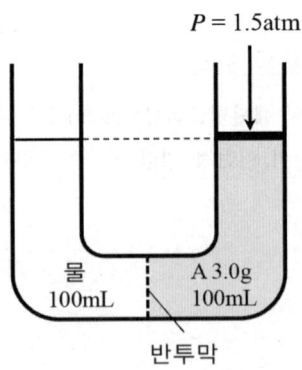

① 60
② 180
③ 200
④ 300
⑤ 500

10-45B. LQ157. 콜로이드

다음 중 콜로이드(colloidal dispersion)가 아닌 것은?

① 비눗물
② 우유
③ 흙탕물
④ 연기
⑤ 설탕물

10-46B. LQ158. 콜로이드

다음 중 액체에 액체가 분산된 콜로이드는?

① 참용액(true solution)
② 에멀젼(emulsion)
③ 솔(sol)
④ 에어로솔
⑤ 거품

10-47B. LQ159. 콜로이드

다음 중 액체에 고체가 분산된 콜로이드는?

① 참용액(true solution)
② 에멀젼(emulsion)
③ 솔(sol)
④ 에어로솔
⑤ 거품

10-48B. LQ160. 콜로이드★

그림은 참 용액(true solution)과 콜로이드의 특성을 다이어그램으로 나타낸 것이다. (다)에 해당하지 않는 것은?

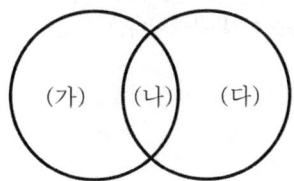

(가) : 참 용액만의 특성
(나) : 참 용액과 콜로이드의 공통 특성
(다) : 콜로이드만의 특성

① 틴달 효과
② 브라운 효과
③ 응집
④ 투석
⑤ 삼투 현상

10-49B. LQ242. 농도 환산

그림 (가)는 1M X(aq)를, (나)는 (가)에서 H_2O가 증발하여 $2m$ X(aq)가 된 상태를 나타낸 것이다.

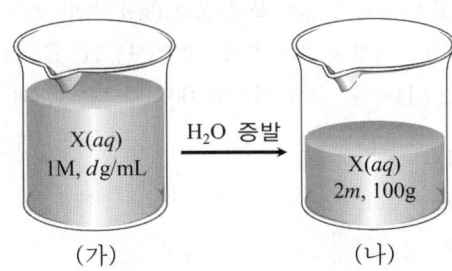

X(aq)
1M, dg/mL

H_2O 증발

X(aq)
$2m$, 100g

(가)   (나)

(가)→(나) 과정에서 증발한 H_2O의 질량(g)은? (단, (가)에서 용액의 밀도는 dg/mL이다. X의 몰질량은 100이며 비휘발성, 비전해질이다. 온도는 25℃로 일정하다.)

① $\dfrac{500d-250}{3}$

② $\dfrac{500d-300}{3}$

③ $\dfrac{400d-300}{3}$

④ $\dfrac{400d-250}{3}$

⑤ $\dfrac{400d-200}{3}$

10-50B. LQ243. 삼투압

0.50g의 화합물 X를 충분한 물에 녹여 100.0mL의 용액을 만들었다. 이 용액은 32℃에서 2.50atm의 삼투압을 나타낸다. X는 물에서 두 개의 입자로 해리될 때, X의 몰질량(g/mol)은? (단, 32℃에서 $RT=25$L·atm/mol·K이다. 용액은 이상 용액이다.)

① 100

② 200

③ 50

④ 150

⑤ 250

10-51C. LQ244. 어는점 내림★

C, H, N으로만 구성된 비전해질 X의 질량 백분율은 C: 60%, H: 5%, N: 35%이다. 25g의 물에 X 1.0g을 녹인 용액의 어는점이 −0.93℃라면, 화합물 X의 분자식은? (단, H, C, N의 원자량은 각각 1, 12, 14이다. 물의 어는점 내림 상수는 1.86℃/m이다.)

① C_2H_2N

② $C_4H_4N_2$

③ $C_5H_5N_2$

④ $C_4H_4N_3$

⑤ $C_5H_5N_3$

10-52C. LQ245. 증기압 내림

(가)는 25℃, 1기압에서 A(l)가 들어있는 실린더에 He(g)을 넣어 평형에 도달한 상태를, (나)는 (가)에 비휘발성 화합물 B를 40g 녹인 후 평형에 도달한 상태를 나타낸 것이다. 25℃에서 A의 증기압은 0.25기압이며, (가)와 (나)에서 혼합 기체의 부피는 각각 800mL, 750mL이다.

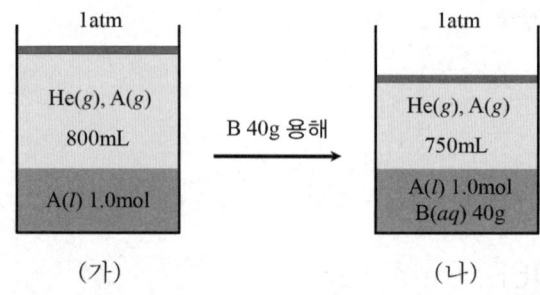

(가)   (나)

B의 몰질량은? (단, 온도와 대기압은 일정하며 피스톤의 무게와 마찰은 무시한다. 모든 기체는 이상기체와 같은 거동을 한다.)

① 40

② 80

③ 100

④ 120

⑤ 160

10-53A. LQ301. 상식★

다음 중 용액(solution)에 해당되는 것은?

① 우유

② 안개

③ 공기

④ 마요네즈

⑤ 로션

10-54B. LQ302-1. 콜로이드

콜로이드 현탁액에 대한 설명으로 틀린 것은?

① 분산질 입자들은 같은 전하를 띠고 있다.
② 분산질 입자들은 빛을 산란시킨다.
③ 균일 혼합물과 불균일 혼합물의 경계선상의 혼합물이다.
④ 페인트, 우유, 연기 등이 이것에 해당된다.
⑤ 액체에 고체입자가 분산된 콜로이드는 에멀전이다.

10-55A. LQ303. 콜로이드

수용액이 염기성이며 콜로이드 성질을 나타내기 쉬운 것은?

① 아세트산나트륨
② 비누
③ 페놀
④ 녹말
⑤ 기름

10-56B. LQ305. 콜로이드

콜로이드의 특징 중 하나는 Tyndall 효과이다. 이 효과는 어디로부터 유래하는가?

① 입자의 운동
② 분산매질의 종류
③ 입자의 크기
④ 입자의 농도
⑤ 입자의 전하

10-57C. LQ306. 콜로이드

콜로이드 현탁액의 성질과 관련이 없는 것은 다음 중 무엇인가?

① 틴들 현상
② 브라운 운동
③ 엉김
④ 불변 끓음 조성
⑤ 염석(salting out)

10-58C. LQ648-1 콜로이드

콜로이드의 일반적 특성에 관한 설명 중 옳은 것만을 모두 고른 것은?

〈보 기〉
ㄱ. 틴달(Tyndall) 현상을 나타낸다.
ㄴ. 한외여과(ultra filtration)막을 통과한다.
ㄷ. 브라운(Brown) 운동을 한다.
ㄹ. 단위 질량 당 표면적이 매우 작다.

① ㄱ, ㄴ   ② ㄱ, ㄷ   ③ ㄹ
④ ㄱ, ㄴ, ㄷ   ⑤ ㄱ, ㄴ, ㄷ, ㄹ

10-59C. LQ659-1 콜로이드

콜로이드 입자의 크기로 가장 적절한 것은?

① 1~10 μm
② 1 nm이하
③ 1~1000nm
④ 10~100 μm
⑤ 100~1000 μm

10-60B. LQ308. 농도계산

0.25 M KCl 용액 125 mL를 만들려면 KCl 몇 g이 필요한가?
(단, KCl의 분자량은 74.5로 하라.)

① 0.32
② 2.33
③ 0.032
④ 0.23
⑤ 1.48

10-61B. LQ310. 농도계산

0.1 M NaCl 수용액 0.5 L와 0.1 M KCl 수용액 0.5 L를 섞은 다음 물을 가하여 부피를 2 L로 할 때 Cl^- 의 농도는?

① 0.05 M
② 0.10 M
③ 0.15 M
④ 0.20 M
⑤ 0.30 M

10-62B. LQ311. 농도계산

95.0 % C_2H_5OH 용액의 밀도는 0.810 g/mL 이다. 이 용액의 몰농도는?

① 16.7 M
② 17.6 M
③ 23.4 M
④ 24.3 M
⑤ 27.6 M

10-63B. LQ312. 농도계산

0.2 M $CaCl_2$ 용액 250 mL를 만들기 위해서 무수 $CaCl_2$ 몇 g이 필요한가?

① 2.8 g
② 5.6 g
③ 9.1 g
④ 18.2 g
⑤ 4.6 g

10-64B. LQ313. 농도계산

40 % H_2SO_4 (FW=98)의 밀도는 1.30 g/mL이다. H_2SO_4의 몰농도는?

① 4.8 M
② 5.3 M
③ 8.0 M
④ 10.2 M
⑤ 13.3 M

10-65B. LQ314. 농도계산

밀도가 1.4g/mL인 NaOH (MW=40 g) 40 % 용액의 몰농도는?

① 14
② 1.4
③ 7
④ 4
⑤ 21

10-66B. LQ315. 농도계산

HCl이 질량으로 38 % 포함된 진한 염산의 몰농도는?
(단, 용액의 밀도는 1.19 g/mL ; HCl 분자량은 36 g/mol)

① 1.24 M
② 10.4 M
③ 11.2 M
④ 12.4 M
⑤ 13.2 M

10-67B. LQ316. 농도계산

32.0 g의 HCl (분자량 : 36.46 g)을 2.50 L 용액으로 만들면 몇 M 인가?

① 12.8 M
② 0.351 M
③ 0.0128 M
④ 0.0035 M
⑤ 0.023 M

10-68B. LQ318. 농도계산

6 M HCl 수용액의 밀도가 1.14 g/mL이면, 이 용액의 % 농도는 얼마인가? (HCl 분자량 38)

① 15 %
② 20 %
③ 25 %
④ 30 %
⑤ 40 %

10-69B. LQ319-1. 농도계산★

50 g의 요소 (몰질량 : 60 g)이 50 g의 H_2O (분자량 : 18.0 g)에 녹아 있을 때 요소의 몰분율은 얼마인가?

① $\dfrac{3}{13}$

② $\dfrac{3}{10}$

③ $\dfrac{7}{10}$

④ $\dfrac{10}{13}$

⑤ $\dfrac{1}{3}$

10-70B. LQ320. 농도계산

65.0 % H_2SO_4 (FW = 98.08 g/mol)용액의 밀도는 1.55 g/mL이다. 이 용액의 몰랄 농도는?

① 10.3 m
② 15.8 m
③ 18.9 m
④ 24.9 m
⑤ 30.6 m

10-71B. LQ322. 농도계산

몰랄농도가 15.4 m이고, 밀도가 1.18 g/㎤ 인 염산의 몰농도(M)는 얼마인가? (단, HCl의 몰질량은 36.5이다.)

① 10.7 M
② 11.6 M
③ 12.4 M
④ 13.7 M
⑤ 14.0 M

10-72B. LQ323. 농도계산

100 g의 물에 9 g의 포도당(분자량: 180 g/mol)이 녹아 있는 용액의 몰랄 농도는 얼마인가?

① 0.05 m

② 0.46 m

③ 0.50 m

④ 0.75 m

⑤ 1.0 m

10-73A. LQ325. 상식★

다음의 여러 가지 농도들 중 온도와 관계없이 일정한 값을 나타내는 것은?

① 몰농도

② 몰랄농도

③ 노르말농도

④ 포르말농도

⑤ 부피 백분율

10-74A. LQ326. 상식

75 ℃에서 밀폐된 용기에 물 1.00 kg과 0.100 mol NaCl이 포함된 용액이 있다. 이 용액을 냉각하였을 때 값이 달라지는 농도는 몇 가지인가?

질량 백분율 , 몰분율 , 몰농도 , 몰랄농도

① 0

② 1

③ 2

④ 3

⑤ 4

10-75B. LQ330. 상식

다음 중 용해도(solubility)에 관한 설명 중 맞는 것은?

① 온도가 증가하면 화합물의 용해도는 항상 증가한다.

② 압력이 감소하면 기체의 용해도는 증가한다.

③ 용해열이 작은 화합물은 온도 변화에 따른 용해도 변화가 작다.

④ 용해될 때 흡열하는 화합물은 온도를 증가시키면 용해도가 감소한다.

⑤ 녹지않은 고체 용질을 포함하는 포화용액에 용질을 추가하면 용해도가 증가한다.

10-76B. LQ113. 용해도

다음 중 용해도의 정의로 적합하지 않은 것은?

① 포화 상태에서 용매 100g에 녹을 수 있는 용질의 최대 질량(g)

② 포화 상태에서 용매 100mL에 녹을 수 있는 용질의 최대 질량(g)

③ 포화 상태에서 용액 1L에 녹을 수 있는 용질의 최대 mol수

④ 포화 상태에서의 몰농도

⑤ 용액 1L에 녹아있는 용질의 mol 수

10-77B. LQ114. 용해도

다음 중 용해도를 표시할 때, 반드시 나타내야 하는 요소가 아닌 것은?

① 용매의 종류

② 용질의 종류

③ 온도

④ 압력(기체 용질의 경우)

⑤ 용액의 부피

10-78B. LQ115. 용해도★

다음 중 포화 용액에 대한 설명으로 옳지 않은 것은?

① 용해 속도와 석출 속도가 같다.
② 용해와 석출 과정은 동적 평형 상태에 있다.
③ 용해도는 포화 상태에서의 농도이다.
④ 포화 상태보다 묽은 용액은 불포화 용액이다.
⑤ 포화 농도보다 더 큰 농도로 녹는 것은 불가능하다.

10-79B. LQ337. 상식

다음 중 섞이지 않는 두 용매 사이의 용질의 분배를 통해 한 용매로 부터 다른 용매로 용질을 옮기는 방법에 의해 두 물질을 분리시키는 방법은?

① 재결정
② 여과
③ 분별증류
④ 추출
⑤ 크로마토그래피

10-80C. LQ339-1. 증기압 내림

20 ℃에서 벤젠의 증기압은 0.0987 atm이며, 톨루엔의 증기압은 0.0289 atm이다. 액체상에 벤젠과 톨루엔이 같은 몰수로 용해되어 있다면, 이 용액과 평형상태에 있는 증기에서 벤젠의 mole fraction 을 계산하라. (단, 용액은 이상용액이다.)

① 0.852
② 0.773
③ 0.648
④ 0.433
⑤ 0.148

10-81B. LQ340. 증기압 내림

20 ℃에서 화합물 A의 증기압은 170 torr이고 화합물 B의 증기압은 85 torr이다. 같은 질량의 A(분자량 78)와 B(분자량 92)를 혼합하여 용액을 만들었다. 이 용액이 이상용액으로 거동한다면 20 ℃에서 이 용액의 증기압은 얼마인가?

① 255 torr
② 144 torr
③ 131 torr
④ 85 torr
⑤ 120 torr

10-82B. LQ341. 어는점 내림

58.5 g의 NaCl (분자량 58.5 g/mol)이 500 g의 물에 녹아 이루어진 용액의 어는점은? (물의 어는점 내림 상수 $k_f = 1.86$ ℃/m)

① 0 ℃
② −1.86 ℃
③ −3.72 ℃
④ −5.58 ℃
⑤ −7.44 ℃

10-83B. LQ342. 어는점 내림

Glucose($C_6H_{12}O_{12}$, 180g/mol) 0.64 g을 물 33.5 g에 녹여 용액을 만들었다. 이 용액의 freezing point는 얼마인가? (단, 물의 $k_f = 1.86$ ℃/m이다.)

① −0.432 ℃
② −0.231 ℃
③ −0.197 ℃
④ −0.084 ℃
⑤ −0.124 ℃

10-84B. LQ343. 어는점 내림

50 g의 물에 50.0 ㎤ 의 에틸렌글리콜(62.04 g/mol, d = 1.12 g/㎤)이 함유된 부동액을 제조하였다. 이 혼합물의 어는점은? (단, 물의 k_f = 1.86 ℃/m)

① −33.7 ℃

② −28.5 ℃

③ −25.4 ℃

④ −22.7 ℃

⑤ −12.0 ℃

10-85B. LQ344-1. 어는점 내림

자동차의 냉각수통에 1 L의 물(물의 밀도 = 1 g/mL)과 430 g의 ethylene glycol을 넣어두었다. 이 용액의 어는점은 다음 중에서 가장 가까운 값은 어느 것인가? (물의 어는점 내림상수 1.86℃/m이다. ethylene glycol의 분자량은 62이다.)

① 약 −5 ℃

② 약 −9 ℃

③ 약 −13 ℃

④ 약 −20 ℃

⑤ 약 −25 ℃

10-86A. LQ346. 어는점 내림

다음의 각 물질을 같은 양의 물에 녹였을 때 그 용액의 어는점이 가장 낮은 것은?

① 1 몰의 염화나트륨

② 1 몰의 설탕

③ 0.5 몰의 염화칼슘

④ 요소 분자 3×10^{23} 개

⑤ 0.5 몰의 염화마그네슘

10-87C. LQ347. 어는점 내림

C, H, N을 포함하는 유기화합물의 조성백분율은 59.98 % C, 5.03 % H, 34.98 % N이다. 25.00 g의 H_2O에 1.875 g의 화합물이 용해되었을 때 −1.55 ℃에서 얼었다면, 이 물질의 분자식은?

① C_2H_2N

② $C_4H_4N_2$

③ $C_5H_5N_2$

④ $C_5H_5N_3$

⑤ $C_5H_5N_{25}$

10-88B. LQ349. 끓는점 오름

물 500 g에 설탕 (분자량 342) 684 g이 녹아 있는 수용액의 정상 끓는점은 몇 도인가? (단, 물의 k_b = 0.5 ℃ · kg/mol)

① 100 ℃

② 102 ℃

③ 105 ℃

④ 110 ℃

⑤ 115 ℃

10-89B. LQ350-1. 끓는점 오름

16.0 % 에틸렌 글리콜 ($C_2H_6O_2$, 62g/mol) 수용액의 정상 끓는점은? (단, 물의 k_f = 1.86 ℃/m , k_b = 0.51 ℃/m)

① 100.3 ℃

② 101.6 ℃

③ 103.2 ℃

④ 106.0 ℃

⑤ 156.5 ℃

10-90B. LQ353. 끓는점 오름

물 100 g에 다음 물질 0.1 mol을 각각 녹였을 때 용액의 끓는점이 가장 높은 것은?

① 포도당
② 설탕
③ $(NH_2)_2CO$
④ NaCl
⑤ Ag_2CrO_4

10-91B. LQ355. 총괄성

분자량이 큰 고분자 화합물의 분자량 측정에 가장 알맞은 방법은 어느 것인가?

① 두 가지 기체의 확산 속도를 비교한다.
② 증기 밀도를 측정한다.
③ 용액의 어는점을 측정한다.
④ 용액의 삼투압을 측정한다.
⑤ 용액의 끓는점을 측정한다.

10-92B. LQ356. 삼투압

어떤 단백질 2.00 g을 100 mL의 물에 녹였을 때 삼투압이 25 ℃에서 0.021 기압이다. 이 단백질의 몰질량은? (단, 기체상수 =0.082L·atm/mol·K이다.)

① 11500 g/mol
② 23000 g/mol
③ 46000 g/mol
④ 2300 g/mol
⑤ 480 g/mol

10-93B. LQ357. 삼투압

어떤 단백질 A 3g을 물 1 L에 녹인 수용액은 300 K에서 0.082×10^{-3} 기압의 삼투압을 가진다. 단백질 A의 분자량은? (단, 기체상수=0.082L·atm/mol·K이다.)

① 200, 000
② 500,000
③ 900,000
④ 100,000
⑤ 50,000

10-94B. LQ359. 삼투압

35.0 g의 헤모글로빈을 물에 녹여 1 L 용액으로 만들었다. 25 ℃에서 용액의 삼투압이 10.0 mmHg이면 헤모글로빈의 몰질량(g/mol)은? (단, 기체상수=0.082L·atm/mol·K이다.)

① 5.6×10^5
② 5.38×10^{-1}
③ 3.5×10^4
④ 6.51×10^4
⑤ 5.38×10^6

10-95A. LQ360. 총괄성

다음의 묽은 수용액에서 van't Hoff 계수가 2.0 에 가장 가까운 용액은?

① $MgCl_2$
② KCl
③ glucose
④ $FeCl_3$
⑤ Na_2SO_4

10-96B. LQ360-1. 총괄성

다음의 화합물을 각각 물에 녹여 0.1M 수용액을 만들었을 때, 반트호프 인자가 가장 작은 것은?

① $MgCl_2$
② KCl
③ HCl
④ NaCl
⑤ $MgSO_4$

10-97B. LQ361. 총괄성

25 ℃에서 KI 0.010 M 용액의 삼투압은 0.465 atm이다. KI에 대한 van't Hoff 인자를 구하라. (단, 기체상수=0.082L·atm/mol·K이다.)

① 1.90
② 0.00465
③ 4.65
④ 2.10
⑤ 2.00

10-98B. LQ361-1. 총괄성

25℃에서 0.10M $Fe(NH_4)_2(SO_4)_2$ 용액의 삼투압이 10.8atm이었다. 이 용액에서 용질의 반트호프 인자는? (단, 기체상수=0.082L·atm/mol·K이다.)

① 2.1
② 3.5
③ 4.4
④ 5.0
⑤ 5.2

10-99B. LQ363. 삼투압

사람의 혈액은 25 ℃에서 π = 7.70 atm을 나타낸다. 혈액과 같은 삼투압 현상을 나타내는 소금물 1.00 L를 만들 때 필요한 소금의 양을 구하여라. (소금의 몰질량 = 58.452 g/mol, 기체상수=0.082L·atm/mol·K이다.)

① 14.85 g
② 12.07 g
③ 11.60 g
④ 10.43 g
⑤ 9.20 g

10-100B. LQ364-1. 콜로이드

콜로이드 입자에 관한 설명 중 틀린 것은?

① 빛을 산란시킬 수 있다.
② 분산매와 분산질이 모두 기체인 것은 없다.
③ 입자를 침전으로 제거하기 위해 온도를 낮추면 된다.
④ 이온성 물질을 첨가하면 쉽게 입자를 침전시킬 수 있다.
⑤ 콜로이드 수용액은 총괄성을 나타낸다.

10-101B. LQ365-1. 콜로이드

다음의 물질 중에서 (−)전하를 띠는 콜로이드 입자를 엉기게 하는데 가장 효과적인 물질은?

① Na_2CO_3
② AgCl
③ $K_2Cr_2O_7$
④ $K_4Fe(CN)_6$
⑤ $(NH_4)Al(SO_4)_2$

10-102B. LQ377. 증기압 내림

분자량이 120인 액체 A의 증기압은 25 ℃에서 90 mmHg이다. 60 g의 액체 A에 10 g 의 비휘발성물질 B를 녹였을 때, 이 용액의 증기압은 몇 mmHg인가? (단, B의 분자량은 40이다.)

① 30
② 45
③ 60
④ 90
⑤ 135

10-103B. LQ378. 끓는점 오름

다음 중 끓는점이 가장 높은 것은?

① 염화칼슘 0.2 몰랄 수용액
② 아세트산 0.4 몰랄 수용액
③ 염화암모늄 0.25 몰랄 수용액
④ 염산 0.15 몰랄 수용액
⑤ 플루오린산 0.2 몰랄 수용액

10-104B. LQ384. 어는점 내림

750 g의 CCl_4에 어떤 물질을 100 g 가했을 때 용매의 어는점이 10.5 K 내려갔다. 이 물질의 몰질량을 구하시오. (단, CCl_4의 어는점 내림 상수 K_f는 30 K·kg/mol이다.)

① 275
② 336
③ 381
④ 445
⑤ 124

10-105C. LQ385. 어는점 내림

실험식이 C_5H_4인 시약 7.85 g을 벤젠 301 g에 녹였다. 이 용액의 어는점은 순수한 벤젠의 어는점보다 1.05 ℃ 낮아졌다. 이 화합물의 몰질량을 구하시오. [벤젠의 $K_f = 5.12$℃/m]

① 127 g/mol
② 156 g/mol
③ 235 g/mol
④ 214 g/mol
⑤ 180 g/mol

10-106B. LQ389. 삼투압

폴리펩티드 0.400 g의 수용액 1.00 L는 27 ℃에서 3.74 torr의 삼투압을 갖는다. 이 폴리펩티드의 분자량은 얼마인가? (R = 0.0821 atm·L/mol·K)

① 1000
② 2000
③ 3000
④ 4000
⑤ 5000

10-107B. LQ390-1. 증기압 내림

90 ℃에서 톨루엔과 크실렌의 순수 증기압력이 각각 400 mmHg와 150 mmHg이다. 90 ℃에서 톨루엔-크실렌 혼합 용액과 평형에 있는 증기의 전체 압력이 380 mmHg일 때 용액 중 크실렌의 몰분율은?

① 0.03
② 0.08
③ 0.92
④ 0.97
⑤ 0.24

10-108B. LQ3101. 농도 계산

90 % 황산을 물로 희석하여 20 % 황산을 제조하고자 한다. 90 % 황산과 물의 양은 각각 얼마씩 섞어야 하는가?

① 90 % 황산 20 g , 물 70 g
② 90 % 황산 10 g , 물 80 g
③ 90 % 황산 70 g , 물 20 g
④ 90 % 황산 80 g , 물 10 g
⑤ 90 % 황산 15 g , 물 75 g

10-109B. LQ3103. 농도계산

2 N 황산용액 100 mL를 만들기 위해서 필요한 48 % 황산원액(밀도 1.96 g/㎤)의 부피는 얼마인가? (단, H_2SO_4의 분자량은 98이다.)

① 10.4 mL
② 15.6 mL
③ 20.8 mL
④ 26.1 mL
⑤ 34.5 mL

10-110C. LQ3111-1. 용해도 계산

용해도는 보통 용매 100g에 녹을 수 있는 용질의 최대 질량(g)으로 나타낸다. KNO_3의 용해도는 60℃에서 110, 20℃에서 32이다. 60℃의 KNO_3 포화용액 105g을 20℃로 냉각시킬 때 석출되는 KNO_3는 몇 g인가?

① 19.5
② 32
③ 39
④ 78
⑤ 105

10-111B. LQ3114-1. 상식

다음 중 틀린 것은?

① 용액은 homogenous mixture이다.
② 물은 binary compound이다.
③ C_{60}은 분자물질이다.
④ 질량은 extensive 성질이다.
⑤ SiO_2는 직선형 분자이다.

10-112B. LQ3116. 상식

다음 용해도에 관한 설명 중 틀린 것은?

① 기체는 찬물보다는 뜨거운 물에 더 잘 녹는다.
② 압력이 높을수록 기체는 액체 속에 잘 녹아든다.
③ 용매 헥세인(C_6H_{14})은 벤젠을 녹일 수 있지만 염화나트륨은 녹일 수 없다.
④ 고체를 액체에 녹일 때 압력은 용해도에 별 영향을 미치지 않는다.
⑤ 물과 에탄올은 어떠한 비율로도 혼합되어 용액을 형성한다.

10-113B. LQ3118. 기체의 용해도

기체의 물에 대한 용해도를 바르게 설명한 것은?

① 압력에 비례하고 온도에 비례한다.
② 압력에 비례하고 온도에 반비례한다.
③ 압력에 반비례하고 온도에 비례한다.
④ 압력에 반비례하고 온도에 반비례한다.
⑤ 압력과 무관하고 온도에 반비례한다.

10-114B. LQ3119. 상식

잠수병은 심해 잠수부들에게 치명적인 직업병이다. 이 잠수병과 가장 관련이 깊은 화학 법칙은 어느 것인가?

① Boyle의 법칙
② Charles의 법칙
③ Henry의 법칙
④ Raoult의 법칙
⑤ Avogadro의 법칙

10-115A. LQ3122-1. 총괄성

다음 수용액 중에서 어는점이 가장 높은 것은?

① 0.5 m 에틸렌글라이콜
② 0.5 m NaCl
③ 1.0 m glucose
④ 0.5 m $CaCl_2$
⑤ 1.0 m 요소

10-116A. LQ3122-1. 총괄성

다음의 각 용액에서 용질의 반트호프 인자 i가 가장 큰 것은?

① 0.1M 포도당
② 0.1M NaCl
③ 0.01M $MgSO_4$
④ 0.2M $CaCl_2$
⑤ 0.01M $CaCl_2$

10-117A. LQ3124-1. 총괄성

다음 수용액 중 어는점이 가장 낮은 것은?

① 0.020 M 황산마그네슘 용액
② 0.030 M 염화나트륨 용액
③ 0.025 M 염화칼슘 용액
④ 0.010 M 질산 용액
⑤ 0.010 M 아세트산 용액

10-118A. LQ3131. 삼투압

다음 수용액 중 삼투압력이 가장 높은 것은?

① 0.10 M $Al(NO_3)_3$
② 0.15 M $Ba(NO_3)_2$
③ 0.10 M $CaCl_2$
④ 0.15 M NaCl
⑤ 0.20 M NH_3

10-119B. LQ3134. 삼투압

1 L인 어떤 용액의 삼투압이 1 bar였다. 이 용액으로부터 용매를 역삼투로 제거하여 용액의 부피를 0.25 L로 줄였을 때 이 용액의 삼투압은?

① 4 bar
② 2 bar
③ 1 bar
④ 0.5 bar
⑤ 0.25 bar

10-120A. LQ3137. 총괄성

분자량을 결정하는데 적절한 방법이 아닌 것은?

① 용액의 어는점 측정
② 용액의 끓는점 측정
③ 용액의 증기압 측정
④ 용액의 밀도 측정
⑤ 용액의 삼투압 측정

10-121C. LQ3142. 증기압 내림

25 ℃에서 순수한 벤젠의 증기압은 $P_1° = 0.1252$ atm이다. 미지의 탄화수소 6.40 g을 39.0 g의 순수한 벤젠(분자량 78.0)에 녹였더니 용액 속의 벤젠의 증기압은 0.1192 atm 으로 떨어졌다. 미지 탄화수소의 분자량에 가장 가까운 것은?

① 130
② 254
③ 480
④ 624
⑤ 98

10-122B. LQ3148-1. 콜로이드

유체 속에서 콜로이드 입자는 용매 분자와 끊임없이 충돌이 일어나고 불규칙한 경로로 움직인다. 이를 현미경으로 관찰할 수도 있는데 이러한 현상을 무엇이라 하는가?

① 틴들현상
② 브라운 운동
③ 졸-겔 현상
④ 에어로졸 현상
⑤ 에멀젼 현상

10-123B. LQP10155 삼투압

5.8% NaCl(58g/mol) 수용액에 가장 가까운 등장용액은 다음 중 어느 것인가?

① 5.8% sucrose 수용액
② 5.8% glucose 수용액
③ 2.0m sucrose 수용액
④ 1.0m glucose 수용액
⑤ 4.0m glucose 수용액

10-124A. LQP1015-1 상식

다음 농도단위들 중 온도에 의해 영향을 받는 것은?

① 몰농도
② 질량 백분율
③ 몰분율
④ 몰랄농도
⑤ ppm

10-125B. LQ446 노르말 농도

1N(노말농도)는 용액 1L에 1당량이 녹아있는 농도이다. 다음의 각 산 또는 염기 용액의 노말농도 계산이 옳지 않은 것은?

① 0.250M HCl   0.250N HCl
② 0.105M H_2SO_4 0.210N H_2SO_4
③ $5.3 \times 10^{-2}M$ H_3PO_4 $5.3 \times 10^{-2}N$ H_3PO_4
④ 0.134M NaOH   0.134N NaOH
⑤ 0.00521M $Ca(OH)_2$ 0.0104N $Ca(OH)_2$

10-126B. LQ446-1 노르말 농도

산-염기 반응에서 1당량(equivalent)은 '양성자 1mol을 내놓거나 받아들이는 산 또는 염기의 양'으로 정의된다. 다음 설명 중 옳지 않은 것은?

① HCl 1mol은 1당량이다.
② NaOH 1mol은 1당량이다.
③ H_2SO_4 1mol은 2당량이다.
④ $Ca(OH)_2$ 0.5mol은 1당량이다.
⑤ H_3PO_4 1mol은 2당량이다.

10-127B. LQ446-2 노르말 농도

$Ca(OH)_2$의 몰질량은 74g/mol이다. $Ca(OH)_2$의 당량 질량(1당량의 질량, equivalent mass)은?

① 74g
② 37g
③ 148g
④ $\dfrac{74}{3}$ g
⑤ $\dfrac{74}{4}$

10-128B. LQ446-3 노르말 농도

산화-환원 반응에서 1당량(equivalent)은 '전자 1mol을 내놓거나 받아들이는 산화제 또는 환원제의 양'으로 정의된다. 다음 설명 중 옳지 않은 것은?

① H_2 1mol은 2당량이다.
② Zn 1mol은 2당량이다.
③ 옥살산($H_2C_2O_4$) 1mol은 2당량이다.
④ 산성에서 $KMnO_4$ 1mol은 5당량이다.
⑤ 염기성에서 $KMnO_4$ 1mol은 5당량이다.

10-129B. LQ446-4 노르말 농도

산성 수용액 1L에 $KMnO_4$ 31.6g이 녹아있다. 이 용액은 몇 노르말(N)농도인가? (단, $KMnO_4$의 몰질량은 158이다.)

① 1N
② 2N
③ 3N
④ 4N
⑤ 5N

10-130B. LQ447 용해 엔탈피

NaI의 격자 에너지는 -686kJ/mol이고, 수화열은 -694kJ/mol이다. 고체 NaI 1mol 당 용해열은?

① -2kJ/mol
② -4kJ/mol
③ -8kJ/mol
④ +8kJ/mol
⑤ +4kJ/mol

10-131C. LQ556-1 삼투압

미지의 단백질 0.125 g이 에탄올 10.0 cm³에 녹아있다. 이 용액은 삼투압계(삼투압을 측정하는 기기)에서 26.3 cm의 높이만큼 올라간다. 이 단백질의 몰질량은? (단, 에탄올의 밀도는 20℃에서 0.789 g cm^{-3}이며, 중력 가속도는 9.8m/s²이다. 단백질은 에탄올 용액에서 해리하지 않는다.)

① 1.0×10^3
② 1.5×10^4
③ 2.0×10^5
④ 3.5×10^6
⑤ 1.0×10^7

10-132C. LQ469-1 비이상 용액

다음의 짝지은 두 물질을 혼합할 때, 라울의 법칙으로부터 양의 편차를 나타내는 것을 모두 고른 것은?

―――〈보 기〉―――

ㄱ. 아세톤 – 물
ㄴ. 에탄올 – 헥세인
ㄷ. 아세톤 – 클로로포름(CHCl₃)
ㄹ. 벤젠 – 톨루엔

① ㄴ   ② ㄱ, ㄷ   ③ ㄴ, ㄷ, ㄹ
④ ㄱ, ㄴ, ㄷ   ⑤ ㄱ, ㄴ, ㄷ, ㄹ

10-133C. LQ469-2 비이상 용액

그림 (가)~(다)는 용매와 용질을 혼합할 때, 조성에 따른 증기압을 나타낸 것이다. 〈보기〉의 짝지은 두 물질을 혼합할 때, (나)와 같은 증기압 유형을 나타내는 것을 모두 고른 것은?

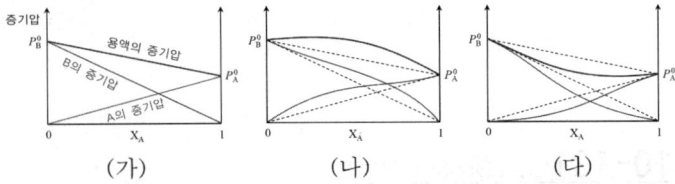

(가)   (나)   (다)

―――〈보 기〉―――

ㄱ. 아세톤 – 물
ㄴ. 물 – 헵테인
ㄷ. 물 – 에탄올
ㄹ. 헵테인 – 헥세인

① ㄴ, ㄷ   ② ㄱ, ㄷ   ③ ㄴ, ㄷ, ㄹ
④ ㄱ, ㄴ, ㄷ   ⑤ ㄱ, ㄴ, ㄷ, ㄹ

10-134C. LQ469-3 비이상 용액

다음의 짝지은 두 물질을 혼합할 때, 라울의 법칙으로부터 음의 편차를 나타내는 것을 모두 고른 것은?

―――〈보 기〉―――

ㄱ. CS_2 – 아세톤
ㄴ. 물 – 메탄올
ㄷ. CCl_4 – 메탄올
ㄹ. 물 – 아세톤

① ㄹ   ② ㄴ, ㄹ   ③ ㄴ, ㄷ, ㄹ
④ ㄱ, ㄴ, ㄷ   ⑤ ㄱ, ㄴ, ㄷ, ㄹ

10-135B. LQ469-4 비이상 용액

아세톤 0.1몰 클로로포름 0.1몰을 혼합하여 용액을 만들었다. 35℃에서 이 용액의 전체 증기압은 260torr였다.
이에 대한 설명으로 옳은 것만을 〈보기〉에서 있는 대로 고른 것은?
(단, 35℃에서 순수한 아세톤과 클로로포름의 증기압은 각각 345torr와 293otrr이다.)

―――〈보 기〉―――

ㄱ. 혼합 용액은 이상용액이다.
ㄴ. 혼합 과정은 발열 과정이다.
ㄷ. 혼합 과정에서 부피가 감소한다.
ㄹ. 라울의 법칙으로부터 편차가 나타나는 이유는 아세톤과 클로로포름 사이의 수소결합 때문이다.

① ㄱ, ㄴ   ② ㄴ, ㄷ   ③ ㄹ
④ ㄴ, ㄷ, ㄹ   ⑤ ㄱ, ㄴ, ㄷ, ㄹ

10-136C. LQ469-5(MY151) 비이상 용액

그림은 1기압에서 H_2O와 HCl의 혼합 용액에 대한 도표이다.

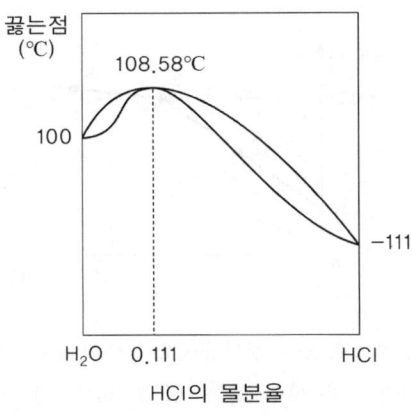

이에 대한 설명으로 옳은 것만을 〈보기〉에서 있는 대로 고른 것은?

―――――〈보 기〉―――――
ㄱ. 공비 혼합물의 액체상과 기체상에서 HCl의 몰분율이 같다.
ㄴ. H_2O-HCl 혼합 용액은 라울의 법칙으로부터 음의 편차를 나타낸다.
ㄷ. 분별 증류법을 이용하면 공비 혼합물로부터 HCl과 H_2O를 분리할 수 있다.

① ㄱ   ② ㄴ   ③ ㄱ, ㄴ
④ ㄴ, ㄷ   ⑤ ㄱ, ㄴ, ㄷ

10-137B. LQ451-1 상식

다음 화합물 중 물보다 사염화 탄소에서 더 큰 용해도를 가지는 것을 모두 고른 것은?

―――――〈보 기〉―――――
ㄱ. KrF_2
ㄴ. SF_2
ㄷ. $CH_2=CH_2$
ㄹ. MgF_2

① ㄱ, ㄴ   ② ㄱ, ㄷ   ③ ㄴ, ㄷ, ㄹ
④ ㄱ, ㄴ, ㄷ   ⑤ ㄱ, ㄴ, ㄷ, ㄹ

10-138B. LQ462 증기압 내림

어떤 온도에서 순수한 벤젠(C_6H_6)의 증기압은 0.930atm이다. 이 온도에서 벤젠 78.11g에, 비휘발성인 용질 10.0g을 녹여 용액을 만들었다. 용액의 증기압이 0.900atm으로 측정되었다. 용액이 이상적으로 행동한다고 가정하고, 용질의 몰질량에 가장 가까운 것은? (단, 벤젠의 몰질량은 78.11이다.)

① 50
② 100
③ 200
④ 300
⑤ 600

10-139B. LQ467 증기압 내림

25℃에서 다음 중 가장 증기압이 낮은 것은? (단, 25℃에서 물과 메탄올의 증기압은 각각 23.8torr와 143torr이다.)

① 순수한 물

② $\chi_{C_6H_{12}O_6} = 0.01$인 글루코오스 수용액

③ $\chi_{NaCl} = 0.01$인 염화 소듐 수용액

④ $\chi_{CH_3OH} = 0.2$인 메탄올 수용액

⑤ $\chi_{CH_3OH} = 0.3$인 메탄올 수용액

10-140B. LQ472 총괄성

2.00g의 거대 생체 분자를 15.0g의 사염화 탄소에 녹였다. 이 용액의 끓는점은 77.85℃로 측정되었다. 생체 분자의 몰질량에 가장 가까운 것은? (단, 사염화 탄소의 끓는점 오름 상수는 5.03℃ · kg/mol 이고, 순수한 사염화 탄소의 정상 끓는점은 76.50℃이다. 용액은 이상용액으로 간주한다.)

① 200

② 300

③ 400

④ 500

⑤ 1000

10-141B. LQB48. 용액과 총괄성 (변리사 기출)

그림은 포도당 수용액 500g을 1atm 상태에서 가열할 때 시간에 따른 수용액의 온도 변화를 나타낸 것이다.

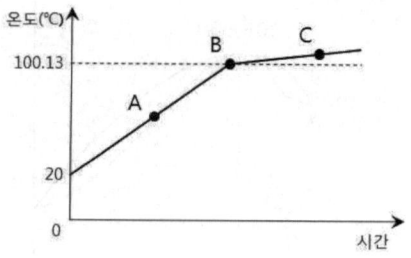

이에 대한 설명으로 옳은 것만을 〈보기〉에서 있는 대로 고른 것은? (단, 몰의 몰랄 오름 상수 K_b는 0.52℃/m이다.)

─────〈보 기〉─────

ㄱ. 수용액의 % 농도는 상태 A에서보다 상태 C에서 더 크다.

ㄴ. 상태 B에서 수용액의 증기 압력은 1atm보다 크다.

ㄷ. 가열 전 수용액의 몰랄 농도는 0.5m이다.

① ㄱ

② ㄷ

③ ㄱ, ㄴ

④ ㄴ, ㄷ

⑤ ㄱ, ㄴ, ㄷ

10-142B. LQB49 용액과 총괄성 (변리사 기출)

어떤 고체 A 100g을 용매 B 100g에 용해시켰을 때, 용액의 밀도가 1.0g/mL이었다. 이 용액에 대한 설명으로 옳은 것만을 〈보기〉에서 있는 대로 고른 것은? (단, A와 B의 화학식량은 각각 100과 50이고, A와 B는 서로 반응하지 않는다.)

─〈보 기〉─

ㄱ. 용질의 몰분율은 $\frac{1}{3}$이다.

ㄴ. 용액의 몰농도는 1M이다.

ㄷ. 용액의 %농도는 10%이다.

ㄹ. 용액의 몰랄농도는 10m이다.

① ㄱ, ㄴ

② ㄱ, ㄴ, ㄷ

③ ㄱ, ㄹ

④ ㄴ, ㄷ, ㄹ

⑤ ㄷ, ㄹ

10-143B. LQB52. 용액과 총괄성 (변리사 기출)

그림은 어떤 온도에서 벤젠의 몰분율($X_{벤젠}$)에 따른 용액의 증기 압력을 나타낸 것이다. (가)는 톨루엔의 증기 압력을, (나)는 벤젠과 톨루엔의 혼합 용액의 전체 증기 압력($P_{벤젠}+P_{톨루엔}$)을 나타낸 것이다. 벤젠과 톨루엔의 혼합 용액은 이상 용액이다.

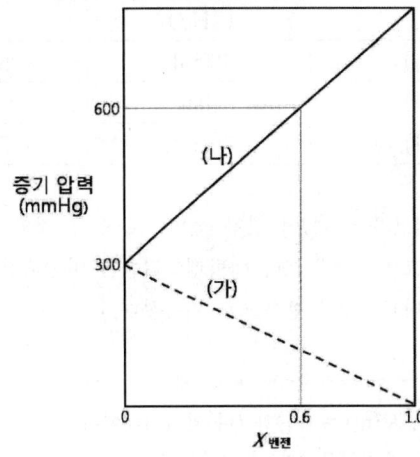

벤젠의 몰분율($X_{벤젠}$)이 0.6인 혼합 용액에서 벤젠의 부분 증기 압력(mmHg)은?

① 180

② 300

③ 360

④ 480

⑤ 540

10-144C. LQB53. 용액과 총괄성 (변리사 기출)

표는 25℃에서 에틸렌글리콜($C_2H_6O_2$)과 물(H_2O)을 혼합하여 만든 부동액 (가)~(다)에 관한 자료이다. 25℃에서 $C_2H_6O_2$와 H_2O의 밀도는 각각 1.1g/mL와 1.0g/mL이다.

부동액	조성	
	$C_2H_6O_2$	H_2O
(가)	100mL	500mL
(나)	100g	500g
(다)	100mL	550mL

25℃의 용액 (가)~(다)에 관한 설명으로 옳은 것만을 〈보기〉에서 있는 대로 고른 것은? (단, 에틸렌글리콜은 비전해질, 비휘발성이고, (가)~(다)는 이상 용액으로 거동한다.)

〈보 기〉

ㄱ. 몰랄 농도(m)는 (가)가 (나)의 1.1배이다.
ㄴ. 용액의 증기압은 (가)가 (다)보다 작다.
ㄷ. 어는점은 (나)와 (다)가 같다.

① ㄱ
② ㄷ
③ ㄱ, ㄴ
④ ㄴ, ㄷ
⑤ ㄱ, ㄴ, ㄷ

10-145C. LQB57. 용액과 총괄성 (변리사 기출)

T℃에서 부피가 일정한 용기에 두 휘발성 액체 A와 B로만 구성된 혼합 용액이 평형을 이루고 있다. T℃의 평형 상태에서, 기체상에서 A의 몰분율은 액체상에서 A의 몰분율의 2배이다. T℃의 평형 상태에서, 순수한 A의 증기압은 400torr이고, 순수한 B의 증기압은 150torr이다. T℃의 평형 상태에서, 액체상의 B의 몰분율은? (단, 온도는 T℃로 일정하고, 혼합 용액은 라울의 법칙을 따른다.)

① 0.5
② 0.6
③ 0.7
④ 0.8
⑤ 0.9

10-146B. LQN207 끓는점 오름

그림은 1기압에서 물 100g에 용질 A를 5g 녹여 만든 수용액을 시간당 일정한 열량을 가할 때 시간에 따른 수용액의 온도를 나타낸 것이다.

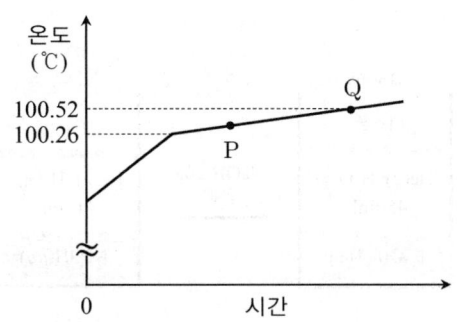

이에 대한 설명으로 옳은 것만을 <보기>에서 있는 대로 고른 것은? (단, A는 비전해질, 비휘발성이고 물의 끓는점 오름 상수 $k_b =$ 0.52℃/m이다.)

─────── <보 기> ───────

ㄱ. A의 분자량은 100이다.

ㄴ. 용액 중 물의 질량은 P에서가 Q에서보다 크다.

ㄷ. 수용액의 증기압은 Q에서가 P에서보다 크다.

① ㄱ   ② ㄴ   ③ ㄱ, ㄴ

④ ㄴ, ㄷ   ⑤ ㄱ, ㄴ, ㄷ

10-147C. LQN196 분별침전

그림은 고체 A와 B의 물에 대한 용해도 곡선이다. A의 화학식량은 80g/mol이다.

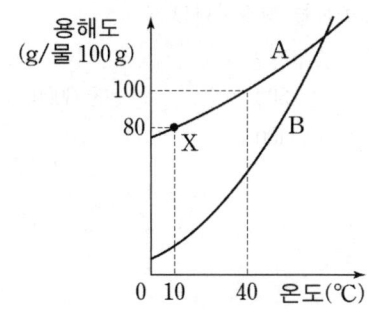

이에 대한 설명으로 옳은 것만을 <보기>에서 있는 대로 고른 것은?

─────── <보 기> ───────

ㄱ. X에서 A의 포화 수용액의 농도는 $1m$이다.

ㄴ. 40℃의 A 포화 수용액 100g을 10℃로 낮추면 용질 20g이 석출된다.

ㄷ. A와 B의 혼합물은 분별 결정으로 분리할 수 있다.

① ㄱ   ② ㄷ   ③ ㄱ, ㄴ

④ ㄴ, ㄷ   ⑤ ㄱ, ㄴ, ㄷ

10-148B. LQS366 농도 환산

1M A(aq) 10mL와 $2m$ A(aq) 10mL를 혼합한 후, 증류수를 추가하여 수용액의 질량을 6000g으로 만들었다. 이 혼합 수용액에서 A의 농도(ppm)는? (단, A의 몰질량은 100이고 $2m$ A(aq)의 밀도는 1.2g/mL이다. 온도는 일정하다.)

① 50   ② 500   ③ 3000

④ 40   ⑤ 400

10-149C. LQS375 증기압 내림

그림 (가)는 t℃, 1기압에서 H_2O가 들어있는 실린더에 He을 넣은 후 평형에 도달한 상태를, (나)는 (가)에 NaOH(s) 20g을 용해시킨 후 평형에 도달한 상태를 나타낸 것이다. (가)와 (나)에서 혼합 기체의 부피는 각각 450mL와 440mL이다.

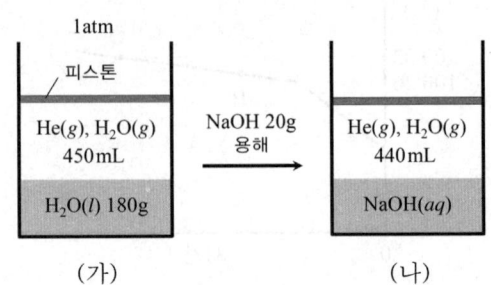

(가)   (나)

t℃에서 H_2O(l)의 증기압(atm)은? (온도와 대기압은 일정하다. NaOH의 몰질량은 40이며 완전히 해리된다. 피스톤의 무게와 마찰, He의 용해도는 무시한다. 용액은 이상 용액, 기체는 이상 기체로 거동한다.)

① 0.1   ② 0.2   ③ 0.3   ④ 0.4   ⑤ 0.5

문제번호	정답	문제번호	정답
1	5	41	3
2	3	42	4
3	4	43	2
4	1	44	5
5	2	45	5
6	3	46	2
7	2	47	3
8	2	48	5
9	3	49	2
10	1	50	1
11	3	51	2
12	3	52	5
13	1	53	3
14	1	54	5
15	3	55	2
16	5	56	3
17	3	57	4
18	5	58	2
19	5	59	3
20	5	60	2
21	2	61	1
22	4	62	1
23	1	63	2
24	2	64	2
25	4	65	1
26	3	66	4
27	3	67	2
28	4	68	2
29	3	69	1
30	1	70	3
31	2	71	2
32	5	72	3
33	4	73	2
34	3	74	2
35	1	75	3
36	4	76	5
37	2	77	5
38	3	78	5
39	4	79	4
40	5	80	2

문제번호	정답	문제번호	정답
81	3	121	2
82	5	122	2
83	3	123	3
84	1	124	1
85	3	125	3
86	1	126	5
87	2	127	2
88	2	128	5
89	2	129	1
90	4	130	3
91	4	131	2
92	2	132	1
93	3	133	1
94	4	134	1
95	2	135	4
96	5	136	3
97	1	137	2
98	3	138	4
99	5	139	3
100	3	140	4
101	5	141	1
102	3	142	3
103	1	143	4
104	3	144	5
105	1	145	4
106	2	146	3
107	2	147	2
108	1	148	2
109	1	149	2
110	3		
111	5		
112	1		
113	2		
114	3		
115	1		
116	5		
117	3		
118	2		
119	1		
120	4		

11

반응 속도

해설 링크 모음

11. 반응속도 핵심 써머리

1. 화학 반응 속도론

1) 화학 반응 속도에 영향을 주는 요인 연구

  (1) 반응 속도는 시간당 농도 변화로 정의된다.

  (2) 반응 속도는 항상 양수로 정의

  (3) 반응 속도의 측정은 역반응을 무시할 수 있는 조건에서 이루어짐

2) 반응 속도는 반응식의 계수, 평형 상수 등과 관련성이 없음

2. 속도 법칙

1) 미분 속도 법칙: 반응 속도를 농도의 함수로 나타냄

$$속도 = -\frac{d[A]}{dt} = k[A]^n$$

k: 속도 상수

n: 반응 차수, 계수와 관계없음, 실험으로 구함

2) 적분 속도식: 농도를 시간에 대한 함수로 나타냄

다음 반응이 일어날 때,

$$aA \rightarrow 생성물$$

속도를 다음과 같이 정의한다면,

$$속도 = -\frac{d[A]}{dt} = k[A]^n$$

반응 차수	미분 속도식	적분 속도식	반감기 공식
1차	$v = -\dfrac{d[A]}{dt} = k[A]^1$	$\ln[A] = -kt + \ln[A]_0$	$t_{1/2} = \dfrac{\ln 2}{k}$
2차	$v = -\dfrac{d[A]}{dt} = k[A]^2$	$\dfrac{1}{[A]} = kt + \dfrac{1}{[A]_0}$	$t_{1/2} = \dfrac{1}{k[A]_0}$
0차	$v = -\dfrac{d[A]}{dt} = k$	$[A] = -kt + [A]_0$	$t_{1/2} = \dfrac{[A]_0}{2k}$

3. 속도식(속도법칙)을 알아낼 수 있는 방법

1) 속도식은 균형 반응식으로부터 알아낼 수 없다.

2) 속도식은 반드시 실험을 통해서만 알아낼 수 있다.

  (1) 초기속도법

  (2) 고립법(isolation method)

4) 만약 단일단계 반응이라면 분자도는 반응차수와 같다.

3) 만약 반응메커니즘이 주어진다면 그와 부합하는 속도식을 유추할 수 있다.

  (1) 빠른 초기평형법

  (2) 정류상태 근사법

4. 반응 메커니즘

1) 전체 반응을 이루는 일련의 단일 단계 반응들의 집합

(1) 단일 단계 반응: 속도 법칙은 분자도를 이용하여 나타낼 수 있다.

	중간체	촉매	전이상태
균형 반응식	×	×	×
속도식	×	○	×
반응 메커니즘	○	○	×

○: 나타남, ×: 나타나지 않음

2) 타당한 반응 메커니즘이 되기 위한 두 가지 조건

(1) 단일 단계 반응을 모두 더하면 전체 균형 반응식이 되어야한다.

(2) 메커니즘에서 예상되는 속도 법칙은 실험적으로 구한 속도법칙과 일치해야 한다.

3) 속도 결정 단계: 다른 모든 단계보다 느린 단일 단계, 전체 속도를 결정

5. 화학 반응 속도론의 모형

1) 충돌 모형

(1) 분자들이 반응하려면 충돌해야 한다.

(2) 충돌 운동 에너지는 생성물을 만들기 위해 반응물을 재배열시키는 데 필요한 퍼텐셜 에너지를 제공한다.

(3) 반응이 일어나기 위해서는 활성화 에너지(E_a)라고 부르는 문턱 에너지가 필요하다.

(4) 이 모형으로부터 아레니우스 식이 유도된다.

$$k = Ae^{\frac{-E_a}{RT}}$$

양변에 자연로그를 취하면

$$\ln k = -\frac{E_a}{RT} + \ln A$$

(5) 여러 다른 온도에서의 k를 측정하여 E_a를 구할 수 있다.

(6) (T_1에서 k_1), (T_2에서 k_2)일 때, $E_a = \left(\dfrac{T_1 \times T_2 \, R \ln \frac{k_2}{k_1}}{T_2 - T_1} \right)$

2) 활성화 에너지가 클수록 속도상수는 온도에 따라 더 민감하게 변한다.

6. 촉매

1) 자신은 소모되지 않고 반응 속도를 증가시킨다.

2) 활성화 에너지가 낮은 반응 경로를 제공한다.(정촉매)

3) 촉매에는 균일 촉매와 불균일 촉매가 있다.

(1) 균일 촉매: 반응물과 같은 상

(2) 불균일 촉매: 반응물과 다른 상

11-01A. CK201. 반응 속도

반응 속도에 영향을 미치는 요인이 <u>아닌</u> 것은?

① 반응물의 농도
② 반응물의 부분 압력
③ 온도
④ 촉매
⑤ 평형 상수

11-02B. CK203. 속도법칙 (속도식)★

반응 $2NO(g) + O_2(g) \rightarrow 2NO_2(g)$의 속도식은 다음과 같다. 이에 대한 설명으로 옳지 <u>않은</u> 것은?

$$v = -\frac{d[O_2]}{dt} = k[NO]^2[O_2]$$

① NO의 농도가 2배가 되면 속도는 4배가 된다.
② O_2의 농도가 2배가 되면 속도는 2배가 된다.
③ 산소의 농도가 증가하면 속도 상수 k는 커진다.
④ 속도식은 NO에 대한 2차, O_2에 대한 1차식이다.
⑤ k의 단위는 $M^{-2}s^{-1}$이다.

11-03B. CK204. 속도 상수

다음 중 속도 상수(k)에 영향을 주는 요인만을 고를 때, 그 개수는?

○ 온도
○ 촉매
○ 반응물의 농도
○ 반응 엔탈피
○ 평형 상수

① 1   ② 2   ③ 3
④ 4   ⑤ 5

11-04B. CK205. 촉매

다음 중 촉매에 대한 설명으로 옳지 <u>않은</u> 것은?

① 촉매는 활성화 에너지를 감소시켜 반응 속도를 증가시킨다.
② 촉매는 정반응의 속도는 증가시키고 역반응의 속도는 감소시킨다.
③ 촉매는 반응 중 소모되지 않는다.
④ 촉매는 평형 상수를 변화시키지 않는다.
⑤ 촉매는 평형에 도달하는 데 걸리는 시간을 감소시킨다.

11-05B. CK206. 속도식

다음 중 속도식에 대한 설명으로 옳지 <u>않은</u> 것은?

① 속도식은 실험을 통해 구할 수 있다.
② 반응 차수는 반응식의 계수로부터 구할 수 있다.
③ 단일 단계 반응인 경우 반응식의 계수는 반응 차수와 같다.
④ 반응 메커니즘이 주어지면 그에 대한 속도식을 알 수 있다.
⑤ 촉매는 속도식에 포함될 수 있다.

11-06B. CK207. 속도와 계수

다음은 이산화 질소가 일산화 질소와 산소로 분해되는 반응식이다.

$$2NO_2(g) \rightarrow 2NO(g) + O_2(g)$$

반응 초기에 NO_2의 소멸 속도가 4.0×10^{-3}M/s일 때, O_2의 생성 속도는?

① 4.0×10^{-3}M/s
② 2.0×10^{-3}M/s
③ 8.0×10^{-3}M/s
④ 6.0×10^{-3}M/s
⑤ 7.0×10^{-3}M/s

11-07B. CK208. 속도와 계수

다음은 부피가 일정한 용기에서 반응 $aA(g) \rightarrow 2B(g) + cC(g)$가 진행될 때 시간에 따른 A~C의 농도를 나타낸 것이다. $a+c$는? (단, a와 c는 계수이며 4보다 작은 정수이다.)

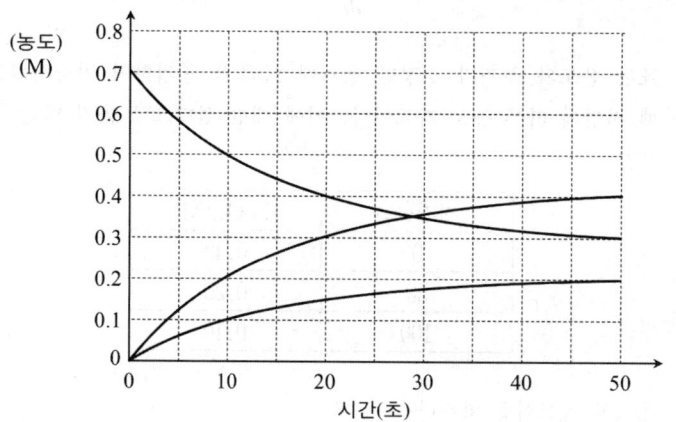

① 1   ② 2   ③ 3
④ 4   ⑤ 5

11-08B. CK209. 초기 속도법★

다음은 일정한 온도에서 일산화 질소와 수소 기체의 반응식과 초기 농도에 따른 초기 속도 자료이다. 전체 반응의 속도식과 속도 상수가 모두 옳은 것은?

$$2NO(g) + 2H_2(g) \rightarrow N_2(g) + 2H_2O(g)$$

	$[NO]_0$(M)	$[H_2]_0$(M)	초기속도(M/s)
실험 1	0.10	0.10	1.2×10^{-3}
실험 2	0.10	0.20	2.4×10^{-3}
실험 3	0.20	0.10	4.8×10^{-3}

	속도식	속도 상수
①	$v = k[NO]^2[H_2]^2$	$1.2 M^{-2}s^{-1}$
②	$v = k[NO]^2[H_2]$	$1.2 M^{-2}s^{-1}$
③	$v = k[NO][H_2]^2$	$0.12 M^{-2}s^{-1}$
④	$v = k[NO]^2[H_2]$	$1.2 M^{-1}s^{-1}$
⑤	$v = k[NO]^2$	$0.12 M^{-2}s^{-1}$

11-09B. CK210. 초기 속도법

일정한 온도에서 $2NO(g) + Cl_2(g) \rightarrow 2NOCl(g)$ 반응을 진행시켜 다음 결과를 얻었다. $[NO]=0.050M$, $[Cl_2]=0.3M$일 때, 반응 속도는?

	$[NO]_0$(M)	$[Cl_2]_0$(M)	초기속도(M/s)
실험 1	0.10	0.10	0.20
실험 2	0.10	0.20	0.40
실험 3	0.20	0.20	1.60

① 0.10M/s
② 0.15M/s
③ 0.20M/s
④ 0.25M/s
⑤ 0.30M/s

11-10B. CK211. 1차 속도식★

다음은 반응 $A(g) \rightarrow B(g)$에서 시간에 따른 A의 농도 변화를 나타낸 것이다. 이에 대한 설명으로 옳지 <u>않은</u> 것은?

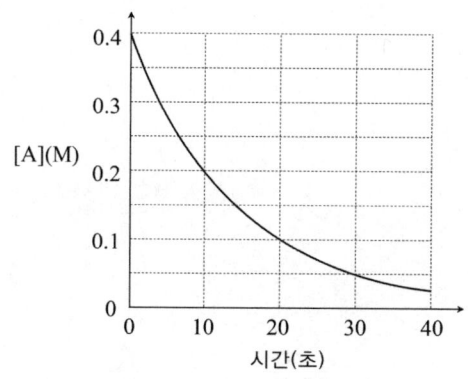

① 1차 속도식을 따른다.
② 반감기는 10초이다.
③ 속도 상수는 $\frac{\ln 2}{10} s^{-1}$이다.
④ $\frac{25초에서 A의 농도}{15초에서 A의 농도} = \frac{1}{2}$이다.
⑤ 반감기는 초기 농도에 비례한다.

11-11B. CK212. 1차 속도식★

다음은 반응 $2A(g) \rightarrow B(g)$에서 반응 시간에 따른 A의 농도를 나타낸 것이다. 이에 대한 설명으로 옳지 <u>않은</u> 것은?

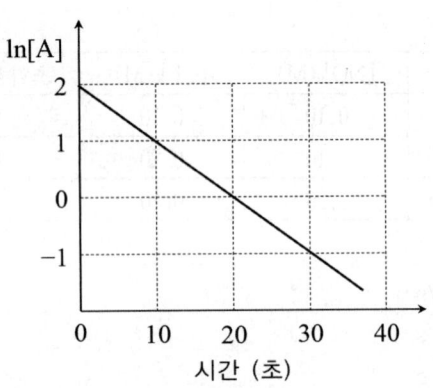

① 1차 반응이다.

② 속도 상수는 0.1/s이다.

③ 반감기는 A의 초기 농도에 무관하다.

④ A의 반감기는 $\dfrac{\ln 2}{10}$ 초이다.

⑤ 반응 시간 20초에서 A의 소멸 속도는 0.1M/s이다.

11-12B. CK213. 1차 속도식★

다음은 N_2O_5의 분해 반응식과 속도식이다.

$$2N_2O_5(g) \rightarrow 4NO_2(g) + O_2(g)$$

$$v = -\frac{d[N_2O_5]}{dt} = k[N_2O_5]^n$$

표는 온도와 부피가 일정한 용기에 N_2O_5를 주입하여 반응시켰을 때 시간에 따른 농도 자료이다. 이에 대한 설명으로 옳지 <u>않은</u> 것은?

시간(초)	$[N_2O_5]$(M)
0	0.40
50	0.20
100	0.10

① 1차 속도식을 따른다.

② $k = \dfrac{\ln 2}{50} s^{-1}$이다.

③ 150초에서 NO_2의 농도는 0.70M이다.

④ 100초에서 반응 속도는 $\dfrac{\ln 2}{5}$ M/s이다.

⑤ 반감기는 N_2O_5의 초기 농도와 무관하다.

11-13B. CK214. 속도식

다음은 A가 반응하여 B를 생성하는 반응식이다.

$$A(g) \rightarrow B(g)$$

표는 시간에 따른 A의 농도와 A의 소멸 속도 자료이다.

시간(초)	[A](M)	A의 소멸 속도(M/s)
0	0.40	a
10	0.20	$\dfrac{a}{2}$

a는? (단, 온도와 부피는 일정하다.)

① $\dfrac{\ln 2}{5}$　　② $\dfrac{\ln 2}{10}$　　③ $\dfrac{\ln 2}{20}$

④ $\dfrac{\ln 2}{25}$　　⑤ $\dfrac{\ln 3}{25}$

11-14B. CK215. 1차 속도식

다음 반응은 1차 속도식을 따른다.

$$2N_2O(g) \rightarrow 2N_2(g) + O_2(g)$$

온도와 부피가 일정한 용기에 초기농도 aM로 N_2O를 주입했을 때, 초기 N_2O의 소멸 속도는 bM/s였다. N_2O의 농도가 $\dfrac{a}{3}$M로 감소하는데 걸리는 시간(초)은?

① $\dfrac{b\ln 2}{a}$　　② $\dfrac{b\ln 3}{a}$　　③ $\dfrac{a\ln 3}{b}$

④ $\dfrac{a}{b}$　　⑤ $\dfrac{b}{a}$

11-15B. CK216. 1차 속도식

다음은 A~C의 반응식이다.

$$2A(g) \rightarrow 2B(g) + C(g)$$

다음은 온도와 부피가 일정한 진공 용기에 0.80M의 A를 넣었을 때 시간에 따른 B와 C의 농도 자료이다. $x+y$는?

시간(초)	[B](M)	[C](M)
0	0.0	0.0
200	x	0.20
400	0.60	
600		y

① 0.75　② 0.40　③ 0.60　④ 0.80　⑤ 0.65

11-16B. CK217. 2차 속도식★

다음은 온도와 부피가 일정한 용기에서 $A(g) \rightarrow B(g)$ 반응이 진행될 때, 반응 시간에 따른 A의 농도를 나타낸 것이다. 이에 대한 설명으로 옳지 <u>않은</u> 것은?

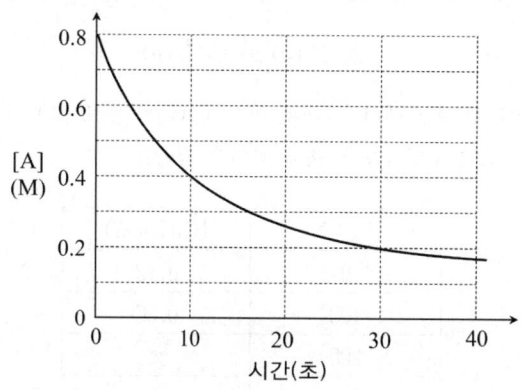

① A에 대한 2차 반응이다.
② 첫 번째 반감기는 10초이다.
③ 속도 상수 $k = \dfrac{1}{8} M^{-1}s^{-1}$이다.
④ A의 초기 소멸 속도는 0.08M/s이다.
⑤ $\dfrac{30초에서 \ 반응속도}{10초에서 \ 반응속도} = \dfrac{1}{2}$이다.

11-17B. CK218. 2차 속도식★

그림은 A가 생성물로 분해되는 반응에서 시간에 따른 A의 농도 변화를 나타낸 것이다. 이에 대한 설명으로 옳지 <u>않은</u> 것은?

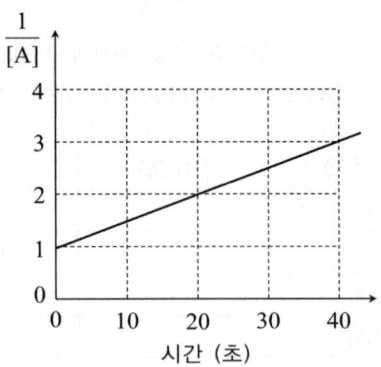

① 2차 반응이다.
② 속도 상수는 $0.05M^{-1}s^{-1}$이다.
③ 반감기는 A의 농도에 반비례한다.
④ 60초에서 A의 농도는 0.25M이다.
⑤ 20초에서 A의 소멸속도는 0.2M/s이다.

11-18B. CK219. 2차 속도식★★

다음은 뷰타다이엔(C_4H_6)이 이합체를 이루는 반응식이다.

$$2C_4H_6(g) \rightarrow C_8H_{12}(g)$$

표는 일정한 온도에서 시간에 따른 C_4H_6의 농도 자료이다. x와 C_4H_6의 초기 소멸속도를 옳게 짝지은 것은?

시간(초)	$[C_4H_6]$(M)
0	0.12
100	0.06
200	x
300	0.03

	x	초기 속도(M/s)
①	0.04	1.2×10^{-3}
②	0.036	1.2×10^{-3}
③	0.05	1.0×10^{-2}
④	0.04	1.0×10^{-2}
⑤	0.036	1.0×10^{-2}

11-19B. CK220. 2차 속도식

어떤 2차 반응은 30분 동안 초기 반응물의 50%가 소모된다. 반응물의 80%가 소모되는데 걸리는 시간은?

① 60분
② 120분
③ 180분
④ 200분
⑤ 90분

11-20B. CK221. 2차 속도식

A의 분해 반응은 2차 속도식을 따른다. A의 초기 농도가 2M이고, A의 40%가 소모될 때까지 걸린 시간이 20초였다. 반응 시작 후 30초에서 A의 농도는?

① 1.0M
② 0.8M
③ 0.6M
④ 0.5M
⑤ 0.4M

11-21B. CK222. 0차 속도식★

다음은 A가 B를 생성하는 반응식과 속도 상수이다.

$$A(g) \rightarrow B(g) \qquad k = 0.2M/s$$

A의 농도가 2.0M에서 0.8M로 줄어드는데 걸리는 시간은?

① 6초
② 7초
③ 8초
④ 9초
⑤ 10초

11-22B. CK223. 0차 속도식

금 표면에서 다음의 분해 반응은 0차 반응이다.

$$2HI(g) \rightarrow H_2(g) + I_2(g)$$

온도와 부피가 일정한 용기에서 HI의 초기 압력이 1.0기압에서 0.8 기압으로 감소하는데 10초가 걸렸다. HI의 부분압이 0.3기압에 도달하는데 걸리는 시간은?

① 35초
② 50초
③ 60초
④ 70초
⑤ 80초

11-23B. CK224. 0차 속도식

어떤 0차 반응은 20초 동안 반응물의 50%가 소모된다. 반응물의 70%가 소모되는데 걸리는 시간은?

① 12초
② 15초
③ 28초
④ 10초
⑤ 30초

11-24B. CK225. 고립법★

다음은 A와 B가 반응하여 C를 생성하는 균형 반응식과 속도식이다. (m, n은 반응 차수)

$$A(g) + B(g) \rightarrow C(g) \qquad v = k[A]^m[B]^n$$

표는 온도와 부피가 일정한 용기에서 A와 B를 반응시켜 두 번 실험을 진행했을 때 시간에 따른 A의 농도를 나타낸 것이다. 실험 1과 2에서 B의 초기 농도($[B]_0$)는 각각 1M과 2M이다.

반응 시간 (초)	실험 1 ($[B]_0$=1M) [A] (M)	실험 2 ($[B]_0$=2M) [A] (M)
0	8.0×10^{-3}	8.0×10^{-3}
10		4.0×10^{-3}
20	4.0×10^{-3}	2.0×10^{-3}
30		1.0×10^{-3}
40	2.0×10^{-3}	5.0×10^{-4}

m과 n이 모두 옳은 것은?

	m	n
①	1	1
②	1	2
③	2	1
④	2	2
⑤	1	0

11-25C. CK226. 고립법

다음은 A와 B가 반응하여 C를 생성하는 균형 반응식과 속도식이다. (m, n은 반응 차수)

$$A(g) + B(g) \rightarrow C(g) \qquad v = k[A]^m[B]^n$$

표는 A와 B를 반응시켜 두 번 실험을 진행했을 때 시간에 따른 A의 농도를 나타낸 것이다. 실험 1과 2에서 B의 초기 농도($[B]_0$)는 각각 5M와 10M이다.

반응 시간 (초)	실험 1 ($[B]_0$=5M) [A] (M)	실험 2 ($[B]_0$=10M) [A] (M)
0	8.0×10^{-3}	8.0×10^{-3}
10		2.0×10^{-3}
20	4.0×10^{-3}	5.0×10^{-4}

k는? (단, 온도와 부피는 일정하다.)

① $\dfrac{\ln 2}{100} M^{-2} s^{-1}$ ② $\dfrac{\ln 2}{500} M^{-2} s^{-1}$ ③ $\dfrac{\ln 2}{1000} M^{-2} s^{-1}$

④ $\dfrac{\ln 2}{80} M^{-2} s^{-1}$ ⑤ $\dfrac{\ln 2}{16} M^{-2} s^{-1}$

11-26C. CK227. 고립법

다음은 A와 B가 반응하여 C를 생성하는 균형 반응식과 속도식이다. (m, n은 반응 차수)

$$A(g) + B(g) \rightarrow C(g) \qquad v = k[A]^m[B]^n$$

표는 A와 B를 반응시켜 두 번 실험을 진행했을 때 시간에 따른 A의 농도를 나타낸 것이다. 실험 1과 2에서 A의 초기 농도($[A]_0$)는 각각 2M와 4M이다.

반응 시간 (초)	실험 1 ($[A]_0$=2M) [B] (M)	실험 2 ($[A]_0$=4M) [B] (M)
0	6.0×10^{-3}	6.0×10^{-3}
10		3.0×10^{-3}
20	3.0×10^{-3}	2.0×10^{-3}

k는? (단, 온도와 부피는 일정하다.)

① $\dfrac{20}{3} M^{-2} s^{-1}$ ② $\dfrac{25}{4} M^{-2} s^{-1}$ ③ $\dfrac{15}{4} M^{-2} s^{-1}$

④ $\dfrac{25}{6} M^{-2} s^{-1}$ ⑤ $4 M^{-2} s^{-1}$

11-27C. CK228. 고립법★

다음은 A와 B가 반응하여 C를 생성하는 균형 반응식과 속도식이다.

$$A(g) + B(g) \rightarrow C(g) \qquad v = k[A]^m[B]^n$$

그림은 B의 초기 농도가 2M 또는 4M인 조건에서, 시간에 따른 A의 농도를 나타낸 것이다.

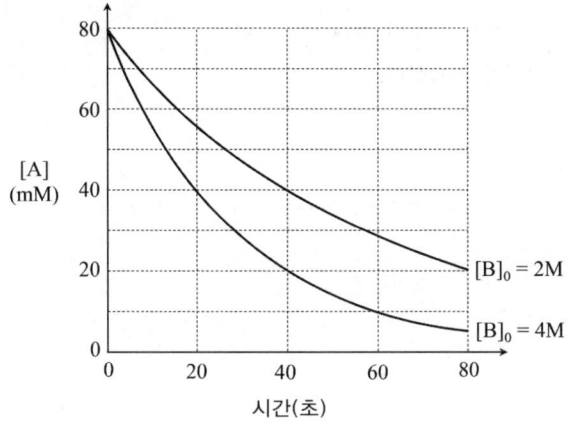

k는? (단, 온도는 일정하다.)

① $\dfrac{\ln 2}{160} M^{-2} s^{-1}$

② $\dfrac{\ln 2}{160} M^{-1} s^{-1}$

③ $\dfrac{\ln 2}{80} M^{-1} s^{-1}$

④ $\dfrac{\ln 2}{40} M^{-1} s^{-1}$

⑤ $\dfrac{\ln 2}{40} s^{-1}$

11-28B. CK229. 고립법

다음은 A와 B가 반응하여 C를 생성하는 균형 반응식과 속도식이다. (m, n은 반응 차수)

$$A(g) + B(g) \rightarrow C(g) \qquad v = k[A]^m[B]^n$$

(가)는 $[B]_0 \gg [A]_0$인 조건에서 [A]와 시간 사이의 관계를, (나)는 $[A]_0 \gg [B]_0$인 조건에서 1/[B]과 시간 사이의 관계를 나타낸 것이다. $[A]_0$와 $[B]_0$는 각각 A와 B의 초기 농도이다.

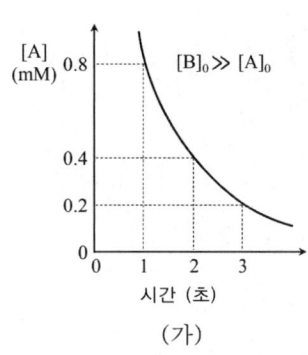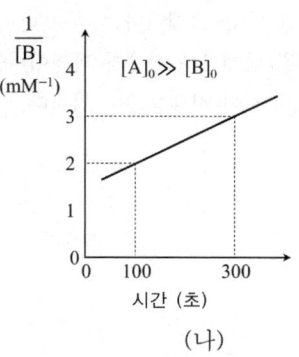

(가)   (나)

m과 n이 모두 옳은 것은?

	m	n
①	1	1
②	1	2
③	2	1
④	2	2
⑤	1	0

11-29B. CK230. 반응 메커니즘★

다음은 오존(O_3)이 산소(O_2)로 분해되는 반응 메커니즘이다. 이에 대한 설명으로 옳지 <u>않은</u> 것은?

> 1단계: $Cl(g) + O_3(g) \rightarrow O_2(g) + ClO(g)$
>
> 2단계: $O_3(g) \rightarrow O_2(g) + O(g)$
>
> 3단계: $ClO(g) + O(g) \rightarrow O_2(g) + Cl(g)$

① 전체 반응식은 $2O_3(g) \rightarrow 3O_2(g)$이다.
② ClO는 중간체이다.
③ Cl은 촉매이다.
④ 단계 1은 이분자 과정이다.
⑤ 전이 상태를 2번 거친다.

11-30B. CK231. 반응 메커니즘

다음의 각 단일 단계 반응에 대한 분자도와 속도식이 대응된 것으로 옳지 <u>않은</u> 것은?

단일 단계 반응	분자도	속도식
① $A \rightarrow$ 생성물	일분자 반응	$v = k[A]$
② $A+A \rightarrow$ 생성물	일분자 반응	$v = k[A]$
③ $A+B \rightarrow$ 생성물	이분자 반응	$v = k[A][B]$
④ $A+2B \rightarrow$ 생성물	삼분자 반응	$v = k[A][B]^2$
⑤ $A+B+C \rightarrow$ 생성물	삼분자 반응	$v = k[A][B][C]$

11-31B. CK232. 반응 메커니즘

다음은 실험으로 구한 $H_2(g) + Br_2(g) \rightarrow 2HBr(g)$의 속도식이다.

$$v = k[H_2][Br_2]^{\frac{1}{2}}$$

이로부터 알 수 있는 사실로 옳지 <u>않은</u> 것은?

① Br_2의 농도를 4배로 하면 반응 속도는 2배 빨라진다.
② 전체 반응 차수는 1.5차이다.
③ 정반응은 단일 단계 반응이다.
④ 두 번 이상의 전이 상태를 거친다.
⑤ 중간체가 존재한다.

11-32B. CK233. 반응 메커니즘

다음은 N_2O의 분해 반응에 대한 메커니즘이다.

> 1단계: $N_2O(g) \rightarrow N_2(g) + O(g)$ (느림)
>
> 2단계: $N_2O(g) + O(g) \rightarrow N_2(g) + O_2(g)$ (빠름)

이에 대한 설명으로 옳지 <u>않은</u> 것은?

① 속도 결정 단계는 1단계이다.
② 전체 반응식은 $2N_2O(g) \rightarrow 2N_2(g) + O_2(g)$이다.
③ $O(g)$는 전이 상태이다.
④ 전체 반응의 속도 법칙은 1차이다.
⑤ 2단계는 이분자 과정이다.

11-33B. CK234. 반응 메커니즘 (사전 평형법)

다음은 A와 B가 반응하여 C를 형성하는 반응 메커니즘이다.

1단계: $A(g) + B(g) \underset{k_{-1}}{\overset{k_1}{\rightleftharpoons}} 2X(g)$ (빠른 평형)

2단계: $2X(g) \xrightarrow{k_2} C(g)$ (느림)

이에 대한 설명으로 옳지 <u>않은</u> 것은?

① 속도 결정 단계는 2단계이다.
② 1단계와 2단계는 모두 이분자 과정이다.
③ 속도 상수의 단위는 k_1와 k_{-1}이 같다.
④ 전체 속도식은 A에 대한 2차, B에 대한 1차 반응이다.
⑤ 전체 반응의 속도 상수 $k = \dfrac{k_1 k_2}{k_{-1}}$이다.

11-34B. CK143. 활성화 에너지

다음은 A와 B가 반응하여 C가 생성되는 반응에서 반응 경로에 따른 퍼텐셜 에너지를 나타낸 것이다. 이에 대한 설명으로 옳지 않은 것은?

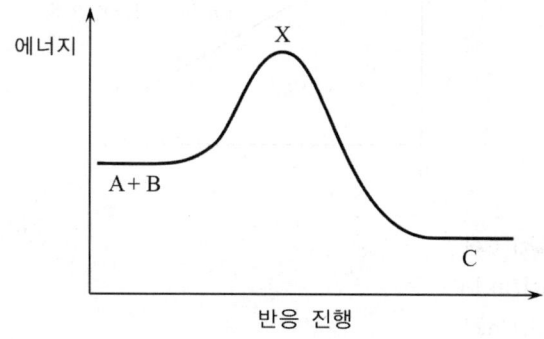

① 발열 반응이다.
② (정반응의 활성화 에너지) < (역반응의 활성화 에너지)이다.
③ X는 전이 상태이다.
④ 단일 단계 반응이다.
⑤ 속도 법칙은 $v = k[A]^2$이다.

11-35B. CK144. 활성화 에너지

다음은 A와 B가 반응하여 C가 생성되는 반응에서 반응 경로에 따른 퍼텐셜 에너지를 나타낸 것이다. 이에 대한 설명으로 옳지 않은 것은?

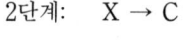

1단계: $A + B \rightarrow X$
2단계: $X \rightarrow C$

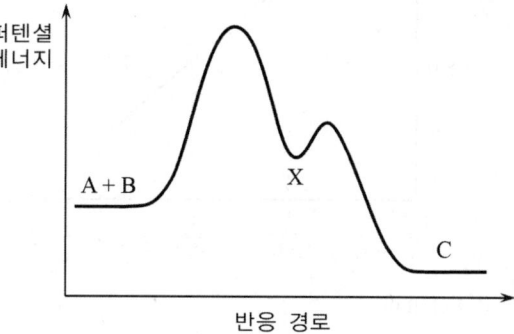

① 1단계의 분자도는 이분자 반응이다.
② 2단계의 분자도는 일분자 반응이다.
③ 활성화 에너지는 1단계가 2단계보다 크다.
④ 전체 반응은 발열 반응이다.
⑤ X는 전이 상태이다.

11-36B. CK145. 아레니우스 식★

다음은 아레니우스 식이다. 이에 대한 설명으로 옳지 않은 것은? (단, 잦음률 A는 온도와 무관하다.)

$$\ln k = -\frac{E_a}{RT} + \ln A$$

① 온도가 높아지면 속도 상수가 증가한다.
② 활성화 에너지가 증가하면 속도 상수가 감소한다.
③ 잦음률 A가 증가하면 속도 상수가 증가한다.
④ 활성화 에너지가 클수록 속도 상수는 온도 변화에 민감하다.
⑤ 온도가 높아지면 활성화 에너지는 감소한다.

11-37B. CK146. 아레니우스 식

다음은 어떤 반응에서 온도와 속도 상수의 관계를 나타낸 것이다. 이 반응의 활성화 에너지는? (단, 기체 상수 $R = 8.314 \text{J/mol} \cdot \text{K}$이다.)

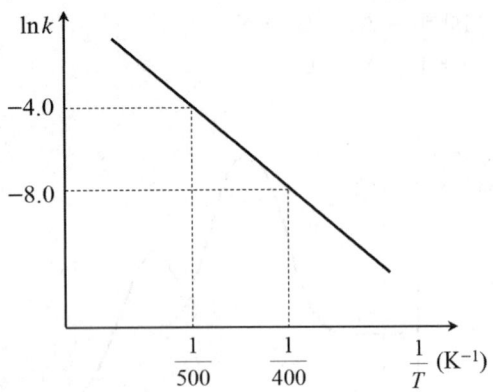

① $2 \times 8.314 \text{kJ/mol}$

② $4 \times 8.314 \text{kJ/mol}$

③ $8 \times 8.314 \text{kJ/mol}$

④ $-4 \times 8.314 \text{kJ/mol}$

⑤ $-8 \times 8.314 \text{kJ/mol}$

11-38B. CK235. 활성화 에너지

단일 단계 반응 $NO_2(g) + CO(g) \rightarrow NO(g) + CO_2(g)$에 대한 $\triangle E$는 -126kJ/mol이고, 활성화 에너지는 125kJ/mol이다. 역반응의 활성화 에너지는?

① -1kJ/mol

② 125kJ/mol

③ 251kJ/mol

④ 126kJ/mol

⑤ -251kJ/mol

11-39B. CK236. 활성화 에너지

다음 설명 중 옳은 것은?

① 온도가 높아지면 활성화 에너지보다 큰 에너지를 가지고 충돌하는 분자의 비율이 증가한다.

② 온도가 높아지면 적절한 방향으로 충돌하는 분자의 비율이 증가한다.

③ 반응물의 농도를 증가시키면 활성화 에너지가 낮아진다.

④ 촉매의 농도를 높이면 활성화 에너지는 낮아진다.

⑤ 활성화 에너지가 작을수록 속도 상수는 온도 변화에 민감하다.

11-40B. CK237. 활성화 에너지

그림은 어떤 반응의 속도 상수의 온도 의존성을 나타낸 그래프이다. 이 반응의 활성화 에너지는? (단, 기체 상수는 $8.3 \text{J/mol} \cdot \text{K}$이다.)

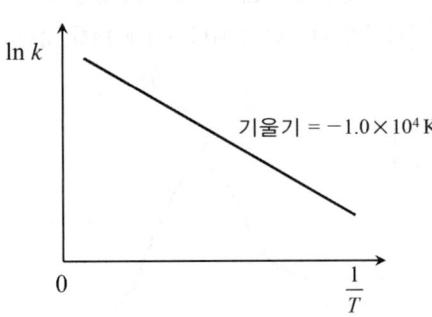

① 8.3kJ/mol

② 83kJ/mol

③ 8.2kJ/mol

④ 82kJ/mol

⑤ 100kJ/mol

11-41B. CK238. 아레니우스 식

다음은 단일 단계 반응 $A \underset{k_{-1}}{\overset{k_1}{\rightleftharpoons}} B$에서 정반응의 속도 상수($k_1$)와 역반응의 속도 상수($k_{-1}$)의 온도 의존성을 나타낸 것이다. 정반응에 대한 반응 엔탈피는? (단, 기체 상수는 8.3J/mol·K이다.)

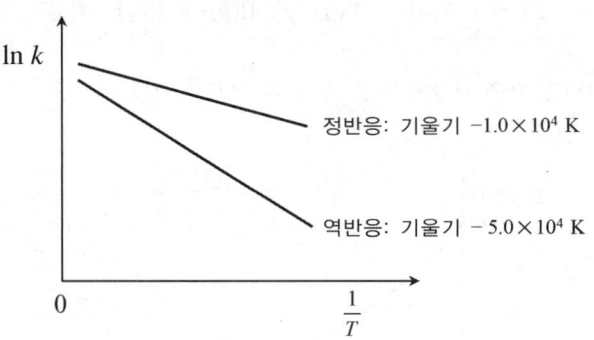

정반응: 기울기 -1.0×10^4 K

역반응: 기울기 -5.0×10^4 K

① 830kJ/mol

② 4×83kJ/mol

③ −4×83kJ/mol

④ −83kJ/mol

⑤ −8.3kJ/mol

11-42B. CK239. 아레니우스 식★

다음은 온도에 따른 반응 $2A(g) \rightarrow B(g)$의 속도 상수를 나타낸 것이다. 이 반응의 활성화 에너지는? (단, 기체 상수는 8.3J/mol·K 이다.)

온도	$k(\mathrm{M}^{-1}s^{-1})$
100K	3.0×10^{-2}
200K	6.0×10^{-2}

① (100×8.3×ln2)J/mol

② (200×8.3×ln2)J/mol

③ (200×8.3×ln3)J/mol

④ (300×8.3×ln2)J/mol

⑤ (300×8.3×ln3)J/mol

11-43B. CK240. 속도식

다음은 NO_2의 분해 반응식이다.

$$2NO_2(g) \rightarrow 2NO(g) + O_2(g)$$

표는 시간에 따른 NO_2의 농도와 NO_2의 소멸 속도 자료이다.

시간(초)	[NO₂](M)	NO₂의 소멸 속도(M/s)
0	0.40	a
10	0.20	$\dfrac{a}{4}$

a는? (단, 온도와 부피는 일정하다.)

① 0.01

② 0.02

③ 0.03

④ 0.04

⑤ 0.05

11-44B. CK241. 반응 메커니즘★

다음은 일산화 질소(NO)가 산화되어 이산화 질소(NO_2)를 생성하는 반응에 대하여 제안된 반응 메커니즘이다.

$$NO(g) + O_2(g) \underset{k_{-1}}{\overset{k_1}{\rightleftharpoons}} NO_3(g) \quad \text{(빠른 평형)}$$

$$NO_3(g) + NO(g) \overset{k_2}{\longrightarrow} 2NO_2(g) \quad \text{(느림)}$$

이 메커니즘에 근거하여 구한 속도식으로 가장 적절한 것은?

① $v \propto \dfrac{k_1 k_2}{k_{-1}}[\mathrm{NO}]^2[\mathrm{O_2}]$

② $v \propto \dfrac{k_1 k_2}{k_{-1}}[\mathrm{NO}][\mathrm{O_2}]^2$

③ $v \propto \dfrac{k_{-1} k_2}{k_1}[\mathrm{NO}][\mathrm{O_2}]^2$

④ $v \propto \dfrac{k_1 k_2}{k_{-1}}[\mathrm{NO}]$

⑤ $v \propto \dfrac{k_1 k_{-1}}{k_2}[\mathrm{O_2}]^2$

11-45C. CK242. 고립법★

다음은 A와 B의 균형 반응식과 속도식이다. (m, n은 양의 정수)

$$A(g) + B(g) \rightarrow 2C(g) \qquad v = -\frac{d[A]}{dt} = k[A]^m[B]^n$$

다음은 일정한 온도에서 B의 초기 농도가 5.0M 또는 10.0M일 때, 반응 시간에 따른 A의 농도를 나타낸 것이다.

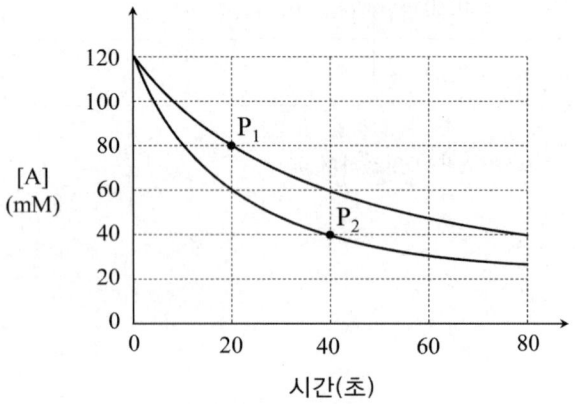

$\dfrac{P_1\text{에서 A의 소멸 속도}}{P_2\text{에서 A의 소멸 속도}}$ 는?

① 1

② 2

③ $\dfrac{4}{3}$

④ $\dfrac{5}{3}$

⑤ $\dfrac{5}{2}$

11-46C. CK243. 속도식

다음은 온도 T에서 A가 반응하여 B와 C를 생성하는 반응의 반응 메커니즘이다. k_1과 k_2는 각 단계의 속도 상수이다.

$$1\text{단계}: A(g) \xrightarrow{k_1} B(g) + X(g) \qquad \text{느림}$$

$$2\text{단계}: A(g) + X(g) \xrightarrow{k_2} B(g) + C(g) \qquad \text{빠름}$$

그림은 반응 시간에 따른 A~C의 농도를 함께 나타낸 것이다.

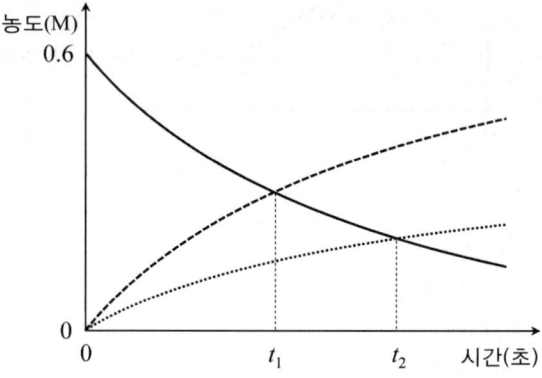

$\dfrac{t_1\text{에서 A의 소멸 속도}}{t_2\text{에서 A의 소멸 속도}}$ 는?

① 1

② $\dfrac{3}{2}$

③ $\dfrac{9}{4}$

④ $\dfrac{5}{3}$

⑤ $\dfrac{5}{2}$

11-47B. CK309. 초기속도법

$2NO(g) + O_2(g) \rightarrow 2NO_2(g)$의 반응이 있다. 초기 농도에 대한 초기 속도 값이 아래와 같을 때 속도법칙은?

실험	$[NO]_0$ (M)	$[O_2]_0$ (M)	초기속도(M /s)
1	0.10	0.10	2.5×10^{-4}
2	0.10	0.20	5.0×10^{-4}
3	0.40	0.20	8.0×10^{-3}

① 속도 $= k[NO][O_2]$

② 속도 $= k[NO][O_2]^2$

③ 속도 $= k[NO]^2[O_2]^2$

④ 속도 $= k[NO]^2[O_2]$

⑤ 속도 $= k[NO]^{\frac{1}{2}}[O_2]$

11-48B. CK310. 초기속도법

다음은 균형 반응식과 초기농도에 따른 초기 반응속도 자료이다.

$$2NO(g) + O_2(g) \rightarrow 2NO_2(g)$$

초기농도(M)		초기속도 (M/s)
NO	O_2	
1.0×10^{-4}	1.0×10^{-4}	2.8×10^{-6}
1.0×10^{-4}	3.0×10^{-4}	8.4×10^{-6}
2.0×10^{-4}	3.0×10^{-4}	3.4×10^{-5}

이에 대한 설명으로 옳은 것은?

① 반응속도는 반응물의 농도와 무관하게 일정하다.

② 전체반응차수는 2 차이다.

③ 반감기는 농도에 무관하게 일정하다.

④ k의 단위는 $L^2mol^{-2}s^{-1}$ 이다.

⑤ NO의 소멸속도와 O_2의 소멸속도는 같다.

11-49A. CK311. 초기속도법

$A(g) + B(g) \rightarrow C(g)$ 반응에서 A의 농도를 일정하게 하고 B의 농도를 두 배로 하였더니 반응속도가 변함없었고, B의 농도를 일정하게 하고 A의 농도를 2 배로 하였더니 반응속도가 4 배가 되었다. 속도상수를 k라고 하면 미분 속도식은?

① $k[B]$

② $k[A][B]^2$

③ $k[A]^2$

④ $k[A]^2[B]^3$

⑤ $[A]^2[B]$

11-50A. CK328. 속도식

다음과 같은 화학반응을 통해 실험으로 속도식 rate$= k[H_2S][Cl_2]$ 을 얻었다. 이 반응의 전체반응차수는?

$$H_2S(aq) + Cl_2(aq) \rightarrow S(s) + 2HCl(aq)$$

① 1차

② 2차

③ 3차

④ 4차

⑤ 0차

11-51B. CK312. 초기속도법

BF_3와 NH_3와의 반응식은 다음과 같다.

$$BF_3(g) + NH_3(g) \rightarrow BF_3NH_3(g)$$

이 반응에 대하여 어느 온도에서 다음과 같은 자료를 얻었다.

실험	$[BF_3]_0$	$[NH_3]_0$	초기반응속도(mol/L · s)
1	0.100	0.100	0.0341
2	0.200	0.233	0.159
3	0.200	0.0750	0.0512
4	0.300	0.100	0.102

이 반응의 속도상수(k)는?

① $3.41 \ M^{-1}s^{-1}$
② $6.82 \ M^{-1}s^{-1}$
③ $3.41 \ M^{-2}s^{-1}$
④ $6.82 \ M^{-2}s^{-1}$
⑤ $3.41 \ Ms^{-1}$

11-52B. CK316. 적분속도식

어떤 0차 반응은 30분 동안 50%가 완결된다. 반응의 80%가 완결되는데 필요한 시간(분)을 구하시오.

① 51
② 48
③ 45
④ 42
⑤ 39

11-53B. CK325. 적분속도식

다음 반응식에서 A의 초기 농도가 2.0M이고 60%가 반응할 때까지 1시간이 소요된다고 할 때 이 반응의 반응속도 상수는?

$$2A(g) \rightarrow A_2(g) \qquad rate = k[A]^2$$

① $1.6 \times 10^{-4} M^{-1}s^{-1}$
② $2.1 \times 10^{-4} M^{-1}s^{-1}$
③ $2.5 \times 10^{-4} M^{-1}s^{-1}$
④ $5.6 \times 10^{-4} M^{-2}s^{-1}$
⑤ $2.5 \times 10^{-4} s^{-1}$

11-54B. CK326. 적분속도식★

요오드화수소 기체의 분해반응에 대하여 다음과 같은 데이터를 얻었다.

시간 (h)	0	2	4	6
[HI]	1.00	0.50	0.33	0.25

이 반응은 몇 차인가? (단, 온도는 일정하다.)

① 0차 반응
② 1차 반응
③ 2차 반응
④ 0.5차 반응
⑤ 1.5차 반응

11-55B. CK332. 아레니우스 식

여러 온도에서 측정한 반응속도 상수(k)를 구한 후, 그림처럼 $\ln k$ 를 $1/T$에 대해서 도시하였다. 그림의 기울기에 해당되는 것은 무엇인가?

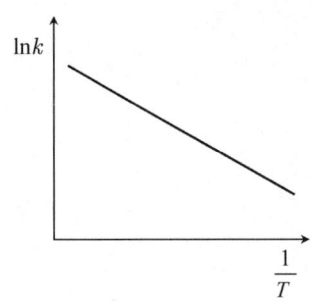

① $-E_a$ ② $-\dfrac{E_a}{R}$ ③ $-\triangle H$

④ $-\dfrac{\triangle H}{R}$ ⑤ $-\triangle G$

11-56B. CK333. 아레니우스 식★

어느 반응의 반응온도를 15 ℃에서 25 ℃로 증가시켰을 때 속도상수가 두 배로 증가하였다. 활성화 에너지를 계산하라.

① 49 kJ/mol

② 4.9 kJ/mol

③ 98 kJ/mol

④ 9.8 kJ/mol

⑤ 0

11-57C. CK334. 아레니우스 식

$H_2(g) + I_2(g) \rightarrow 2HI(g)$ 반응의 속도상수는 600 K에서 2.7×10^{-4} mol/L·s이고, 650 K에서 3.5×10^{-3} mol/L·s이다. 활성화 에너지(E_a)는? (R=8.31 J/mol·K)

① 1.2×10^2 J/mol

② 1.66×10^5 J/mol

③ 2.3×10^7 J/mol

④ 2.7×10^{-3} J/mol

⑤ 2.7×10^4 J/mol

11-58A. CK337-1. 활성화 에너지

단일 단계 반응 A $\rightleftharpoons$ B의 활성화에너지는 52 kcal/mol이고 반응열은 −32 kcal/mol이다. 역반응의 활성화에너지는?

① 20 kcal/mol

② 32 kcal/mol

③ 52 kcal/mol

④ 84 kcal/mol

⑤ 30 kcal/mol

11-59B. CK338. 속도식

반응속도 상수에 대한 설명 중 틀린 것은?

① 일정한 온도에서 일정한 값을 갖는다.
② 온도가 높아지면 속도상수가 커진다.
③ 속도상수값이 클수록 반응속도가 크다.
④ 온도와 농도에 관계없이 속도상수는 일정하다.
⑤ 촉매를 가하면 속도상수는 증가한다.

11-60B. CK339-1. 아레니우스 식

일반적으로 온도가 증가할수록 반응속도가 빨라진다. 그 이유로 가장 합당한 것은?

① Arrhenius 방정식의 A 값이 커지므로
② 활성화에너지보다 운동에너지가 큰 분자들이 많아지므로
③ 활성화에너지가 감소하므로
④ 적합한 배향으로 충돌하는 분자들의 비율이 증가하므로
⑤ 반응용기 벽에 부딪히는 분자들이 많아지므로

11-61B. CK340. 아레니우스 식

일반적으로 온도가 10 ℃ 증가할 때마다 반응속도는 2 배가 증가한다. 이것의 이유로 알맞은 것은?

① 분자의 평균 속도가 2 배 증가하기 때문이다.
② 분자의 평균 운동에너지가 2 배 증가하기 때문이다.
③ 분자의 충돌수가 2 배 증가하기 때문이다.
④ 활성화에너지보다 큰 에너지를 갖는 분자의 수가 2 배 증가하기 때문이다.
⑤ 반응에 필요한 활성화에너지를 절반으로 낮추기 때문이다.

11-62B. CK342. 속도식

다음 중 용액상의 반응속도에 영향을 주는 요인이 아닌 것은?

① 압력
② 활성화에너지
③ 반응물의 농도
④ 촉매
⑤ 온도

11-63A. CK344. 속도식

화학반응의 속도에 영향을 미치는 일반적인 요인이 아닌 것은?

① 반응물질의 성질
② 유효농도
③ 온도
④ 족매의 존재 여부
⑤ 평형상수

11-64A. CK345. 속도식

다음에서 반응속도에 영향을 미치는 인자가 아닌 것은?

① 반응물의 농도
② 반응계의 온도
③ 촉매
④ 반응물질의 표면적
⑤ 일정 농도 하에서 부피의 변화

11-65B. CK346. 속도식

어떤 고체 물질과 기체의 반응에서 반응속도를 증가시키기 위한 방법은?

① 온도를 낮추어 준다.
② 입자 크기가 큰 고체 물질을 사용한다.
③ 일정압력을 유지시킨다.
④ 기체의 압력을 크게 한다.
⑤ 고체 물질의 양을 줄인다.

11-66B. CK348-1. 속도식

정반응속도를 100배 증가시키는 촉매는 역반응속도에 어떤 영향을 미치는가?

① 100배 감소시킨다.
② 100배 증가시킨다.
③ 아무런 영향도 없다.
④ 반응 엔탈피에 따라 다르다.
⑤ 활성화 에너지에 따라 다르다.

11-67A. CK349. 촉매

촉매에 대한 올바른 설명은?

① 정반응을 빠르게 하는 촉매는 역반응을 느리게 해준다.
② 열역학적으로 일어날 수 없는 반응도 촉매를 가하면 일어난다.
③ 촉매는 반응속도를 빠르게만 변화시킨다.
④ 촉매는 반응열을 변화시키지 못한다.
⑤ 촉매는 평형상수를 증가시킨다.

11-68A. CK350. 촉매

다음 중 촉매에 의해 변화되지 않는 것은 무엇인가?

① 반응속도
② 정반응의 활성화에너지
③ 역반응의 활성화에너지
④ 반응열
⑤ 반응속도 상수

11-69B. CK351. 촉매

다음 반응에서 정반응의 활성화에너지는 32 kcal이나 촉매를 가하면 15 kcal로 줄어든다. 촉매 사용시 역반응의 활성화에너지는 얼마인가?

$$CO(g) + NO_2(g) \rightarrow CO_2(g) + NO(g) + 50Kcal$$

① 17 kcal
② 18 kcal
③ 35 kcal
④ 65 kcal
⑤ 40 kcal

11-70B. CK354. 반응 메커니즘

어떤 온도에서 $2NO(g) + F_2(g) \rightarrow 2NOF(g)$의 반응은 다음 두 단계의 메커니즘으로 진행된다. 1 단계반응이 2 단계보다 훨씬 느릴 때 반응 속도법칙은?

$$1 \text{ 단계} : NO(g) + F_2(g) \rightarrow NOF(g) + F(g)$$
$$2 \text{ 단계} : NO(g) + F(g) \rightarrow NOF(g)$$

① $v = k[NO][F_2]$
② $v = k[NO]^2[F_2]$
③ $v = [NO][F]$
④ $v = k[NO]^2[F_2]^2$

11-71B. CK355. 반응 메커니즘

$2NO(g) + Br_2(g) \rightarrow 2NOBr(g)$의 반응은 다음과 같은 메커니즘에 의하여 일어난다.

$$2NO \underset{k_{-1}}{\overset{k_1}{\rightleftharpoons}} N_2O_2 \qquad \text{(빠른 평형)}$$

$$N_2O_2 + Br \xrightarrow{k_2} 2NOBr \qquad \text{(느림)}$$

NO의 농도를 2 배로 증가시키면 반응속도는 어떻게 변화하겠는가?

① 변함없다.
② 2 배로 증가
③ 4 배로 증가
④ 6 배로 증가
⑤ $\sqrt{2}$ 배로 증가

11-72B. CK357. 반응 메커니즘

다음 반응의 속도법칙은 $k[NO_2]^2$이다. 이 속도법칙과 일치하는 mechanism은?

$$NO_2(g) + CO(g) \rightarrow NO(g) + CO_2(g)$$

① $2NO_2 + 2CO \rightarrow 2NO + 2CO_2$

② $NO_2 + CO \rightarrow NO + CO_2$

③ $NO_2 \rightarrow NO + O$ slow
   $CO + O \rightarrow CO_2$ fast

④ $NO_2 + NO_2 \rightleftharpoons N_2O_4$ fast
   $N_2O_4 + 2CO \rightarrow 2CO_2 + 2NO$ slow

⑤ $NO_2 + NO_2 \rightarrow NO_3 + NO$ slow
   $NO_3 + CO \rightarrow NO_2 + CO_2$ fast

11-73B. CK358. 반응 메커니즘

NO_2Cl 분해반응의 균형 화학반응식과 속도식은 다음과 같다.

$$2NO_2Cl \rightarrow 2NO_2 + Cl_2 \qquad rate = k[NO_2Cl]$$

반응 메커니즘은 다음과 같다.

1단계 : $NO_2Cl \rightarrow NO_2 + Cl$
2단계 : $NO_2Cl + Cl \rightarrow NO_2 + Cl_2$

속도결정단계는?

① 첫 번째 단계
② 두 번째 단계
③ 첫 번째와 두 번째 단계
④ 둘 다 아님
⑤ 반응물의 농도에 따라 달라짐

11-74B. CK359. 반응 메커니즘

$H_2 + Br_2 \rightarrow 2HBr$ 반응에 대하여 다음의 반응 메커니즘이 제안되었다. 여기서 M은 반응하지 않는 제 2의 분자를 나타내며 브롬 분자를 분해하는데 필요한 에너지를 공급한다.

$Br_2 + M \rightleftharpoons Br + Br + M$ (빠른 평형)
$Br + H_2 \rightarrow HBr + H$ (느림)
$Br_2 + H \rightarrow HBr + Br$ (빠름)

이 메커니즘에서 예측되는 속도식으로 옳은 것은?

① $rate = k_{obs}[H_2][Br_2]^{1/2}$
② $rate = k_{obs}[H_2]^{1/2}[Br_2]$
③ $rate = k_{obs}[H_2][Br_2]$
④ $rate = k_{obs}[H_2][Br_2]^2$
⑤ $rate = k_{obs}[H_2]^2[Br_2]$

11-75B. CK361. 반응 메커니즘

다음은 성층권에서 오존이 생성되는 반응의 반응 메커니즘이다.

(1단계)	$NO(g) + 1/2O_2 \rightarrow NO_2(g)$
(2단계)	$NO_2(g) + 빛 \rightarrow NO(g) + O(g)$
(3단계)	$O_2(g) + O(g) \rightarrow O_3(g)$

위의 반응에 대한 설명으로 옳은 것은?

① 반응 중간물질이 존재하지 않는다.
② $NO(g)$는 유일한 반응 중간물질이다.
③ $NO(g)$는 촉매이다.
④ $NO(g)$와 $O(g)$는 촉매이다.
⑤ $NO_2(g)$와 $O(g)$는 촉매이다.

11-76B. CK362-1. 반응 메커니즘

성층권에서는 염화플루오르화탄소(CFC)가 햇빛을 흡수하여 염소 원자들로 해리된다. 그 염소 원자들은 다음과 같이 오존 분해 메커니즘에 참여한다.

$Cl(g) + O_3(g) \rightarrow ClO(g) + O_2(g)$
$ClO(g) + O(g) \rightarrow Cl(g) + O_2(g)$

이에 대한 설명으로 옳은 것만을 〈보기〉에서 있는 대로 고른 것은?

―――〈보 기〉―――
ㄱ. 전체 반응은 $O_3(g) + O(g) \rightarrow 2O_2(g)$이다.
ㄴ. $Cl(g)$은 촉매이다.
ㄷ. $ClO(g)$는 생성물이다.

① ㄱ   ② ㄴ   ③ ㄱ, ㄴ
④ ㄴ, ㄷ   ⑤ ㄱ, ㄴ, ㄷ

11-77B. CK365. 초기속도법

$A + 2B \rightarrow 3C$ 반응이 일어난다. 반응에 대한 속도식을 구하기 위해 다음과 같이 실험하여 결과를 얻었다. 이 반응에 대한 속도식은?

실험	$[A]_0$(M)	$[B]_0$(M)	C의 초기 생성속도(M/s)
1	0.001	0.001	6×10^{-6}
2	0.001	0.002	1.2×10^{-5}
3	0.002	0.001	2.4×10^{-5}

① 속도 $= k[A][B]$
② 속도 $= k[A]^2[B]$
③ 속도 $= k[A][B]^2$
④ 속도 $= k[A]^{1/2}[B]$
⑤ 속도 $= k[A][B]^{1/2}$

11-78B. CK366-1. 적분속도식

일차반응의 반감기 $t_{1/2}$를 맞게 나타낸 것은? (단, 초기농도는 $[A]_0$, 속도상수는 k이다.)

① $\dfrac{\ln 2}{[A]_0}$

② $\dfrac{\ln 2}{k}$

③ $\dfrac{1}{k[A]_0}$

④ $\dfrac{\ln 2}{k[A]_0}$

⑤ $\dfrac{[A]_0}{2k}$

11-79C. CK367 적분속도식

어떤 1차 반응의 속도상수가 $k=0.33s^{-1}$이다. 초기 반응물의 88% 정도가 소모되기 위해서는 반감기를 대략 몇 번이나 지나야 하는지 고르시오.

① 3
② 1.8
③ 4
④ 5
⑤ 6

11-80C. CK368 적분속도식

반응 2A → P는 1차 반응으로 속도상수 k는 $2.8 \times 10^{-2} sec^{-1}$이다. A의 농도가 0.88M에서 0.14M으로 감소하는데 걸리는 시간은 얼마인가?

① 17 sec
② 31 sec
③ 48 sec
④ 66 sec
⑤ 98 sec

11-81D. CK373 아레니우스 식

어떤 화학반응에 대하여 온도를 5 ℃에서 27 ℃로 올렸더니 반응속도가 5 배 증가하였다. 이 반응의 활성화에너지(activation energy)는 얼마인가? (기체상수 R=8.314 J/mol·K)

① 18.9 kJ/mol
② 50.7 kJ/mol
③ 157 kJ/mol
④ 527 kJ/mol
⑤ 95 kJ/mol

11-82B. CK374 촉매

촉매반응에 관한 설명 중 옳은 것만을 〈보기〉에서 있는 대로 고른 것은?

─────〈보 기〉─────
ㄱ. 촉매는 정반응 속도는 빠르게 하고, 역반응 속도는 느리게 한다.
ㄴ. 촉매는 주어진 화학반응의 자유에너지(Gibbs free energy)를 변화시킨다.
ㄷ. 촉매는 화학반응의 평형점을 정반응쪽으로 이동시킨다.
ㄹ. 촉매는 활성화에너지(activation energy)를 낮춘다.

① ㄱ   ② ㄹ   ③ ㄱ, ㄴ
④ ㄱ, ㄴ, ㄷ   ⑤ ㄱ, ㄴ, ㄷ, ㄹ

11-83B. CK379 반응 메커니즘

어떤 반응의 다음과 같은 두 단계를 거쳐서 일어날 때, 전체반응의 속도식으로 옳은 것은?

$A_2 \rightleftarrows 2A$	빠른 평형
A + B → product	느림

① rate $= k[A_2]$
② rate $= k[A_2]^{1/2}[B]$
③ rate $= k[A_2][B]$
④ rate $= k[A_2]^2[B]$
⑤ rate $= k[A_2][B]^2$

11-84D. CK384-1 반응 메커니즘 (정류상태 근사법)

다음 메커니즘을 제안하였다.

(1단계) $A + M \underset{k_{-1}}{\overset{k_1}{\rightleftharpoons}} A^* + M$

(2단계) $A^* \xrightarrow{k_2} B + C$

정류상태 근사법(steady-state approximation)을 이용하여 속도식을 구했을 때, 이에 대한 설명으로 옳은 것만을 〈보기〉에서 있는 대로 고른 것은?

─────〈보 기〉─────

ㄱ. 전체 속도 $= \dfrac{k_1 k_2 [A][M]}{k_2 + k_{-1}[M]}$ 이다.

ㄴ. [M]이 매우 작으면, 속도 $= k_1[A][M]$ 이다.

ㄷ. [M]이 매우 크면, 속도 $= \dfrac{k_1 k_2}{k_{-1}}[A]$ 이다.

① ㄱ   ② ㄴ   ③ ㄱ, ㄴ
④ ㄴ, ㄷ   ⑤ ㄱ, ㄴ, ㄷ

11-85B. CK387 속도식

암모니아를 높은 온도에서 산소와 반응시키면 산화질소(NO)와 물이 생성된다. 측정한 시간 동안에 암모니아의 소멸속도가 3.5×10^{-2} mol L^{-1} sec^{-1}일 때 물의 생성속도(M/s)는?

① 3.5×10^{-2}
② 5.3×10^{-2}
③ 2.3×10^{-2}
④ 3.2×10^{-2}
⑤ 10.6×10^{-2}

11-86B. CK390-1 속도식

$2A \rightarrow B + C$ 반응은 일차이다. 다음의 설명 중 틀린 것은?

① 반응이 진행될수록 반응속도가 감소한다.
② A의 절반이 반응하는데 필요한 시간은 [A]에 비례한다.
③ 시간에 대한 ln[A]의 그래프는 직선이다.
④ C의 생성속도는 A의 소멸속도의 절반이다.
⑤ ln[A]대 시간의 그래프로부터 속도상수를 결정할 수 있다.

11-87B. CK391 적분속도식

어떤 화학반응의 반응속도법칙을 조사하기 위하여 시간에 따라 반응물질의 농도를 측정하여 그래프를 그렸다. x축을 시간(t)으로 하고, y축을 농도의 역수(1/c)로 하였더니 데이터들이 그래프 상에서 직선을 이루었다. 이 반응은 이 반응물질에 관하여 몇 차인가?

① 1차
② 2차
③ 3차
④ 4차
⑤ 1/2차

11-88B. CK392 적분속도식

고온, 기체 상태에서의 사이클로프로판(cyclopropane)은 프로펜(propene)으로 변한다. 어떤 온도에서 사이클로프로판 농도의 자연로그값을 시간에 대하여 도시하였더니 기울기 -6.9×10^{-4} s^{-1}인 직선이 되었다. 이 반응에서 사이클로프로판의 농도가 초기농도의 1/4이 되는 시간을 구하라.

① 0 s
② 1×10^{-3} s
③ 2×10^{-3} s
④ 1×10^{3} s
⑤ 2×10^{3} s

11-89B. CK393 적분속도식

아세토아세트산(CH_3COCH_2COOH)은 산성용액에서 아세톤(CH_3COCH_3)과 CO_2로 분해된다.

$$CH_3COCH_2COOH \rightarrow CH_3COCH_3 + CO_2(g)$$

이 분해반응은 1차 반응이며, 반감기는 144분이다. 초기농도 0.10 M인 아세토아세트산용액 100 mL을 288분간 분해시킬 때 발생하는 CO_2기체는 몇 몰인가?

① 0.025 몰
② 0.0025 몰
③ 0.075 몰
④ 0.0075 몰
⑤ 0.10 몰

11-90B. CK3101 촉매

$4NH_3 + 5O_2 \leftrightarrow 4NO_2 + 6H_2O$에서 백금이 촉매로 사용되었다. 계가 평형에 도달되었을 때 촉매의 양을 증가시킨다면 반응은 어떤 양상을 보이겠는가?

① NO_2 및 H_2O가 더 생성된다.
② NH_3 및 O_2가 더 생성된다.
③ 반응물과 생성물이 각각 증가할 것이다.
④ 아무런 변화가 일어나지 않는다.
⑤ 정반응의 속도가 증가할 것이다.

11-91B. CK3103 촉매

화학반응에서 촉매(catalyst) 역할을 하기 위해서 갖추어야할 요소가 아닌 것은 다음 중 어느 것인가?

① 반응속도를 증가시킬 수 있어야 한다.
② 반응에 의해 소비되지 않아야 한다.
③ 소량으로 대량의 반응물에 대한 반응속도를 조절할 수 있어야 한다.
④ 반응의 평형을 정반응 방향으로 이동시키는 능력이 있어야 한다.
⑤ 반응기전(반응 메커니즘)을 다른 방향으로 전환함으로써 반응을 용이하게 할 수 있다.

11-92B. CKU01 촉매

불균일 촉매를 사용하는 반응은 다음과 같이 반응물의 농도가 커질수록 최대 속도에 수렴하게 된다. 그 이유로 가장 적절한 것은?

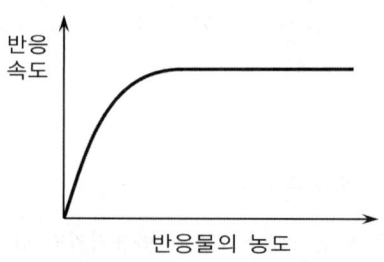

① 촉매가 소모되기 때문이다.
② 반응물이 모두 소모되기 때문이다.
③ 평형에 도달하기 때문이다.
④ 촉매가 포화되기 때문이다.
⑤ 활성화에너지가 낮아지기 때문이다.

11-93B. CKN231-1 활성화 에너지

다음은 반응 A + B → D의 반응경로에 따른 에너지 변화를 나타 낸 것이다.

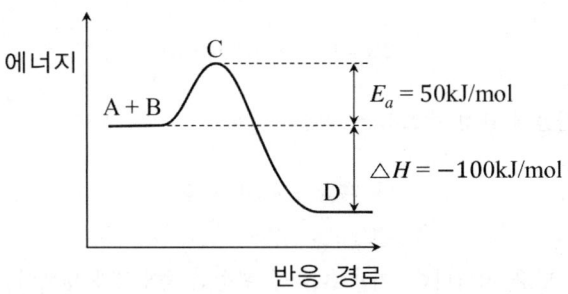

이에 대한 설명 중 옳은 것은?

① C는 중간체이다.
② 결합 에너지의 합은 생성물이 반응물보다 크다.
③ 역반응의 활성화 에너지는 100kJ/mol이다.
④ 정촉매를 가하면 정반응의 E_a는 감소하고, 역반응의 E_a는 증가 한다.
⑤ 촉매를 사용하면 $\triangle H^0$의 절대값이 감소한다.

11-94B. CK3105-1. 속도식

반응속도에 관한 다음 설명 중 틀리게 기술된 것은?

① 촉매를 가하면 반응속도는 빨라지거나 느려진다.
② 반응속도는 일반적으로 온도가 높아질수록 빨라진다.
③ 평형상수 값이 클수록 반응속도는 빠르다.
④ 활성화에너지가 클수록 반응속도는 느리다.
⑤ 촉매는 정반응과 역반응의 속도를 동시에 빨라지게 한다.

11-95B. CKN231-2 활성화 에너지★

그림 (가)와 (나)는 각각 촉매가 없을 때와 촉매가 있을 때, 반응 경 로에 따른 퍼텐셜 에너지를 나타낸 것이다.

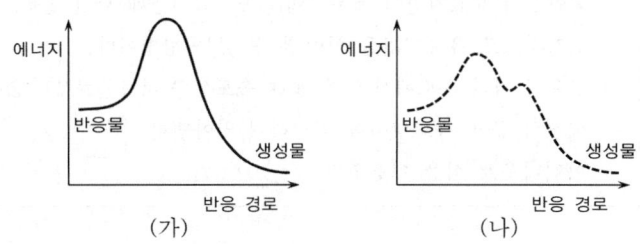

온도를 높였을 때, 속도가 가장 큰 비율로 증가하는 것은?

① (가)의 정반응
② (가)의 역반응
③ (나)의 정반응
④ (나)의 역반응
⑤ (가), (나)의 정반응, 역반응의 속도 증가비율은 모두 같다.

11-96B. CKMY462 아레니우스 식

어떤 의약품은 초기 농도의 36%가 분해된 후에는 효과가 없음이 밝혀졌다. 한 검체의 초기 농도는 5.0mg/mL였고, 20개월 후에 검 사하였더니 농도가 4.0mg/mL였다. 분해 반응이 1차라고 가정할 때, 이 제품의 유효기간으로 가장 적합한 것은?

① 20개월
② 40개월
③ 60개월
④ 80개월
⑤ 120개월

11-97C. CKMY458 아레니우스 식

다음의 자료가 설명하는 시험 방법으로 가장 적절한 것은?

○ 의약품의 유효기간이 매우 길더라도, 단기간에 걸친 실험으로
  간접적으로 유효기간을 알아낼 수 있는 방법이다.
○ 고온의 여러 온도에서 얻은 분해 속도상수 자료들로부터 25℃
  에서의 분해 속도상수를 외삽하여 알아낸다.
○ 아레니우스 식을 이용한다.

---

① 가속 안정성 시험
② 전기 투석 시험
③ 침강 평형법 시험
④ 적외선 분광학 시험
⑤ HPLC 시험

11-98B. CK529 반응 메커니즘

다음은 염화 나이트릴(NO_2Cl)이 이산화질소와 염소로 분해되는 반응의 균형 반응식이다.

$$2NO_2Cl \rightarrow 2NO_2 + Cl_2$$

이 반응에 대한 속도식은 다음과 같다.

$$속도 = k[NO_2Cl]$$

다음 반응 메커니즘 (가)~(다) 중 관측된 속도식과 일치하는 것을 모두 고른 것은?

(가)	$NO_2Cl \rightarrow NO_2 + Cl$	(느림)
	$Cl + NO_2Cl \rightarrow NO_2 + Cl_2$	(빠름)
(나)	$2NO_2Cl \rightleftharpoons ClO_2 + N_2O + ClO$	(빠른 평형)
	$N_2O + ClO_2 \rightleftharpoons NO_2 + NOCl$	(느림)
(다)	$2NO_2Cl \rightleftharpoons ClO_2 + N_2O + ClO$	(빠른 평형)
	$N_2O + ClO_2 \rightleftharpoons NO_2 + NOCl$	(빠른 평형)
	$NOCl + ClO \rightarrow NO_2 + Cl_2$	(느림)

① (가)   ② (나)   ③ (가), (나)
④ (나), (다)   ⑤ (가), (나), (다)

11-99B. CK530 반응 메커니즘

대기 상층권에서 오존은 다음과 같은 반응을 통하여 일산화 질소에 의해 분해된다.

$$O_3 + NO \rightarrow O_2 + NO_2$$

실험에 의한 속도식은 다음과 같다.

$$속도 = k[O_3][NO]$$

다음 반응 메커니즘 (가)~(다) 중 관측된 속도식과 일치하는 것을 모두 고른 것은?

(가)	$O_3 + NO \rightarrow O + NO_3$	(느림)
	$O + O_3 \rightarrow 2O_2$	(빠름)
	$NO_3 + NO \rightarrow 2NO_2$	(빠름)
(나)	$O_3 + NO \rightarrow O_2 + NO_2$	(느림)
(다)	$NO + NO \rightleftharpoons N_2O_2$	(빠른 평형)
	$N_2O_2 + O_3 \rightarrow NO_2 + 2O_2$	(느림)

① (가)
② (나)
③ (가), (나)
④ (나), (다)
⑤ (가), (나), (다)

11-100D. CK533 반응 메커니즘 (정류상태 근사법)

NO_2Cl의 분해 반응 메커니즘은 다음과 같다.

$$NO_2Cl \underset{k_{-1}}{\overset{k_1}{\rightleftharpoons}} NO_2 + Cl$$

$$NO_2Cl + Cl \overset{k_2}{\longrightarrow} NO_2 + Cl_2$$

Cl의 농도 [Cl]에 대해 정류 상태 근사법을 적용하여 Cl_2의 생성 속도를 나타낸 것으로 옳은 것은?

① $\dfrac{d[Cl_2]}{dt} = \dfrac{k_1 k_2 [NO_2Cl]^2}{k_{-1}[NO_2] + k_2[NO_2Cl]}$

② $\dfrac{d[Cl_2]}{dt} = \dfrac{k_1 k_2 [NO_2Cl]^2}{k_{-1}[NO_2Cl] + k_2[NO_2]}$

③ $\dfrac{d[Cl_2]}{dt} = \dfrac{k_1 k_2 [NO_2Cl]^2}{k_2[NO_2] + k_{-1}[NO_2Cl]}$

④ $\dfrac{d[Cl_2]}{dt} = \dfrac{k_1 k_2 [NO_2Cl]}{k_{-1}[NO_2] + k_2[NO_2Cl]}$

⑤ $\dfrac{d[Cl_2]}{dt} = \dfrac{k_1 k_2 [NO_2]^2}{k_{-1}[NO_2] + k_2[NO_2Cl]}$

11-101B. CKB55. 반응 속도 (변리사 기출)

그림은 A(g)와 B(g)를 생성하는 반응에서 반응 시간에 따른 $\frac{1}{[A]}$ 의 변화를 절대 온도 T와 $\frac{4}{3}T$에서 나타낸 것이다. 이 반응의 활성화 에너지는? (단, R은 기체 상수이고, $RT = 2.5$kJ/mol, ln2=0.70이다.)

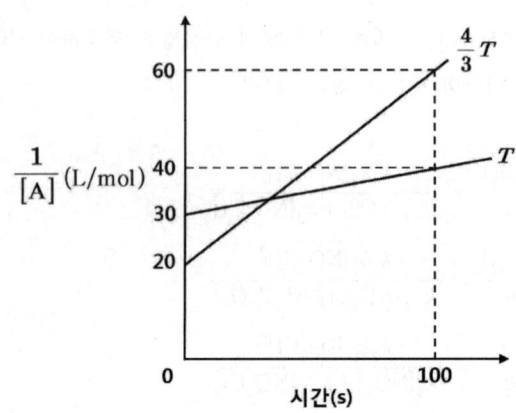

① 7
② 10
③ 12
④ 14
⑤ 21

11-102B. CKB56. 반응 속도 (변리사 기출)

그림은 반응 (가) A → X와 반응 (나) B → 2Y의 반응 시간에 따른 ln[A] 또는 ln[B]를 나타낸 것이다.

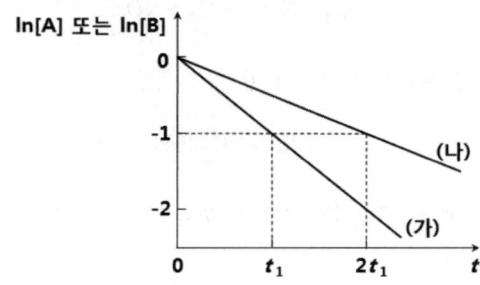

이에 관한 설명으로 옳은 것만을 〈보기〉에서 있는 대로 고른 것은? (단, 온도는 일정하다.)

─────〈보 기〉─────
ㄱ. (가)는 1차 반응이다.
ㄴ. (가)의 반응 속도 상수는 (나)의 2배이다.
ㄷ. t_1일 때 X의 생성 속도는 $2t_1$일 때 Y의 생성 속도의 2배이다.

① ㄱ
② ㄷ
③ ㄱ, ㄴ
④ ㄴ, ㄷ
⑤ ㄱ, ㄴ, ㄷ

11-103B. CKN226. 반응차수★★

다음은 A와 B의 반응식이다.

$$2A(g) \rightarrow B(g)$$

그림은 온도와 부피가 일정한 진공 용기에 A(g)를 0.8M로 채운 후, 시간에 따른 B(g)의 농도를 나타낸 것이다. 반응 시간 t_1에서 접선의 기울기는 0.1M/s이다.

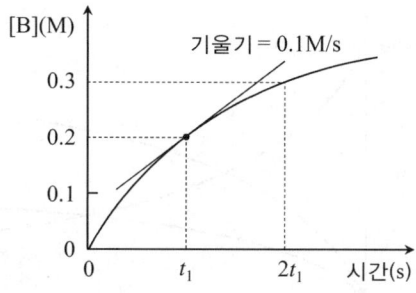

이에 대한 설명으로 옳지 않은 것은? (단, 역반응은 일어나지 않는다.)

① A의 반감기는 A의 초기 농도와 무관하다.

② t_1에서 A의 소멸 속도는 0.2M/s이다.

③ $t_1 = 2\ln 2$이다.

④ B의 초기 생성 속도는 0.4M/s이다.

⑤ $3t_1$에서 [B]=0.35M이다.

11-104B. CKN238-1 아레니우스 식

다음은 단일단계 반응 $A \underset{k_{-1}}{\overset{k_1}{\rightleftarrows}} B$ 에서 정반응과 역반응의 속도 상수의 온도 의존성을 나타낸 것이다.

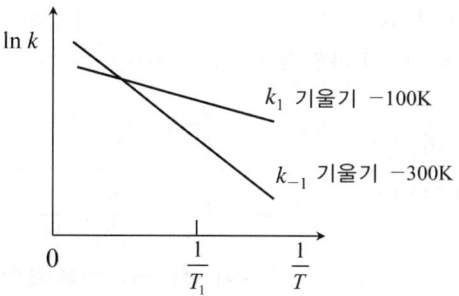

이에 대한 설명으로 옳은 것만을 〈보기〉에서 있는 대로 고른 것은?

〈보 기〉

ㄱ. 발열 반응이다.

ㄴ. 반응 엔탈피($\triangle H$)는 200×8.314J/mol이다.

ㄷ. 온도를 높이면 $\dfrac{k_1}{k_{-1}}$는 증가한다.

① ㄱ   ② ㄴ   ③ ㄱ, ㄴ

④ ㄴ, ㄷ   ⑤ ㄱ, ㄴ, ㄷ

11-105B. CKS279 속도식

A는 다음 반응식에 의해 B와 C로 분해된다.

$$A(g) \rightarrow 2B(g) + C(g)$$

다음은 온도와 부피가 일정한 진공 용기에 A를 주입하여 반응이 진행될 때, 반응 시간에 따른 A의 농도를 나타낸 것이다.

반응 시간(초)	0	2	4
A의 농도(M)	1.2	0.6	0.4

이에 대한 옳은 설명을 〈보기〉에서 있는 대로 고른 것은?

─〈보 기〉─

ㄱ. 전체 반응은 단일단계 반응이다.

ㄴ. 반응 시작 후 2초에서 B의 생성속도는 0.15M/s이다.

ㄷ. 반응 시작 후 6초에서 A의 몰분율은 0.1이다.

① ㄱ   ② ㄷ   ③ ㄱ, ㄴ

④ ㄴ, ㄷ   ⑤ ㄱ, ㄴ, ㄷ

11-106B. CKS286 속도식 ★★

다음은 $NO_2(g)$가 $NO(g)$와 $O_2(g)$로 분해되는 반응식과 속도식이다.

$$2NO_2(g) \rightarrow 2NO(g) + O_2(g) \qquad v = -\frac{d[NO_2]}{dt} = k[NO_2]^n$$

그림은 온도와 부피가 일정한 강철 용기에 $NO_2(g)$를 주입하였을 때, 반응 시간에 따른 각 물질의 농도를 나타낸 것이다.

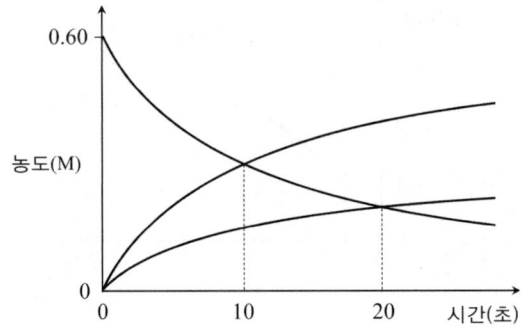

이에 대한 설명으로 옳지 <u>않은</u> 것은?

① $n = 2$이다.

② $k = \frac{1}{6}M^{-1}s^{-1}$이다.

③ 5초에서 $[NO_2] = 0.50M$이다.

④ NO_2의 초기 소멸 속도는 0.06M/s이다.

⑤ 10초에서 O_2의 생성 속도는 $\frac{3}{4} \times 10^{-2}M/s$이다.

11-107C. CKS290 속도식★

다음은 A, B의 반응식이다.

$$2A(g) \rightarrow B(g)$$

표는 온도 400K와 500K에서 일정 부피의 진공 용기에 A의 초기 농도를 달리하여 반응을 진행시켰을 때 반응시간에 따른 A의 농도를 나타낸 것이다.

시간(초)	A의 농도(M)	
	400K	500K
0	1.8	3.6
10	1.2	1.2
40	0.6	—

이에 대한 옳은 설명을 〈보기〉에서 있는 대로 고른 것은? (단, 역반응은 일어나지 않는다. 반응 메커니즘은 온도에 따라 변하지 않는다.)

─────〈 보 기 〉─────
ㄱ. 정반응은 A에 대한 2차 속도식을 따른다.
ㄴ. 40초에서 반응 속도는 400K에서가 500K에서보다 크다.
ㄷ. 정반응의 활성화 에너지는 $8.314 \times \ln 2$ kJ/mol이다.

① ㄱ   ② ㄴ   ③ ㄱ, ㄴ
④ ㄴ, ㄷ   ⑤ ㄱ, ㄴ, ㄷ

11-108B. CKN226-2 적분 속도식

그림은 반응 초기에 2M의 A만을 포함하는 반응 용기에서 A(g) → 2B(g) 반응이 진행될 때 시간에 따른 B의 농도를 나타낸 것이다.

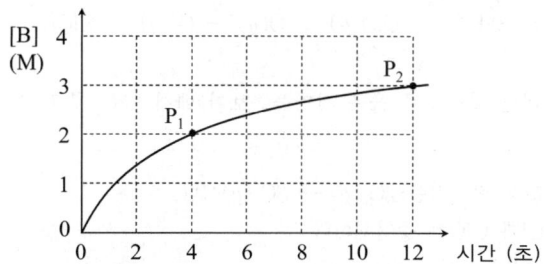

이에 대한 설명으로 옳은 것만을 〈보기〉에서 있는 대로 고른 것은? (단, 온도와 부피는 일정하고 역반응은 일어나지 않는다.)

─────〈보 기〉─────
ㄱ. A의 분해반응은 2차 반응이다.
ㄴ. A와 B의 농도가 같아지는 시간은 2초이다.
ㄷ. $\dfrac{P_1에서\ B의\ 생성속도}{P_2에서\ B의\ 생성속도} = \dfrac{9}{4}$ 이다.

① ㄱ   ② ㄴ   ③ ㄱ, ㄴ
④ ㄴ, ㄷ   ⑤ ㄱ, ㄴ, ㄷ

11-109B. CKN232 반응 메커니즘

다음은 오존(O_3)이 산소(O_2)로 분해되는 반응의 메커니즘이다.

1단계: $Cl(g) + O_3(g) \rightarrow O_2(g) + ClO(g)$

2단계: $O_3(g) \rightarrow O_2(g) + O(g)$

3단계: $ClO(g) + O(g) \rightarrow O_2(g) + Cl(g)$

이에 대한 설명으로 옳은 것만을 〈보기〉에서 있는 대로 고른 것은?

─〈보 기〉─

ㄱ. 전체 반응식은 $2O_3(g) \rightarrow 3O_2(g)$이다.

ㄴ. Cl과 ClO는 중간체이다.

ㄷ. 3번의 전이 상태를 거친다.

① ㄱ   ② ㄴ   ③ ㄱ, ㄴ

④ ㄱ, ㄷ   ⑤ ㄱ, ㄴ, ㄷ

11-110C. CKS296 고립법

다음은 A와 B의 반응식과 속도식이다.

$$A(g) + B(g) \rightarrow 2C(g) \qquad v = -\frac{d[A]}{dt} = k[A]^m[B]^n$$

다음은 일정한 온도에서 B의 초기 농도가 2.0M 또는 4.0M일 때, 시간에 따른 A의 농도 변화를 나타낸 것이다.

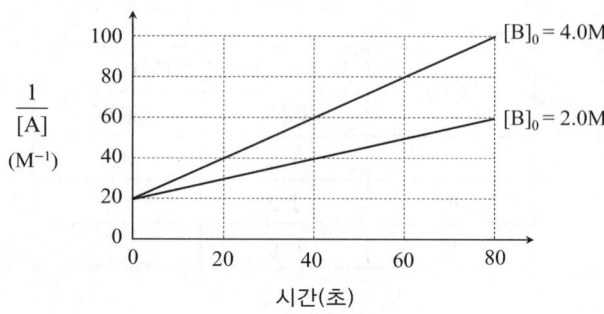

이에 대한 설명으로 옳은 것만을 〈보기〉에서 있는 대로 고른 것은? (단, 온도는 일정하다.)

─〈보 기〉─

ㄱ. $n = 1$이다.

ㄴ. $k = 0.25M^{-2}s^{-1}$이다.

ㄷ. $[A]_0 = 2.0M$, $[B]_0 = 0.010M$일 때, B의 반감기는 ln2초이다.

① ㄱ   ② ㄴ   ③ ㄱ, ㄴ

④ ㄴ, ㄷ   ⑤ ㄱ, ㄴ, ㄷ

11-111B. CKS303-1 반응 메커니즘

다음은 반응 $H_2(g) + 2ICl(g) \rightarrow I_2(g) + 2HCl(g)$에 대하여 제안된 반응 메커니즘과 반응 좌표에 따른 퍼텐셜 에너지를 나타낸 것이다. k_1과 k_2는 각 단계에서의 속도 상수이다.

1단계 : $H_2(g) + ICl(g) \xrightarrow{k_1}$ [(가)]

2단계 : [(나)] $\xrightarrow{k_2} I_2(g) + HCl(g)$

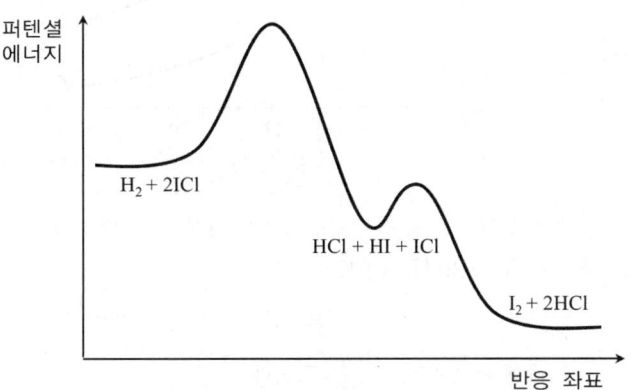

이에 대한 설명으로 옳은 것만을 〈보기〉에서 있는 대로 고른 것은? (단, 온도는 일정하다. 각 단계에서 아레니우스 인자 A의 크기는 같다.)

―――――〈보 기〉―――――
ㄱ. (가)는 $HCl(g) + HI(g)$이다.
ㄴ. 속도 결정 단계는 1단계이다.
ㄷ. 단계 2는 3분자 반응이다.

① ㄱ   ② ㄷ   ③ ㄱ, ㄴ
④ ㄴ, ㄷ   ⑤ ㄱ, ㄴ, ㄷ

11-112C. CKS781-1 활성화 에너지

다음은 A가 반응하여 B를 생성하는 화학 반응식과 속도법칙이다.

$$A(g) \rightarrow B(g) \qquad v = -\frac{d[A]}{dt} = k[A]^n$$

표는 온도가 다른 2개의 강철 용기에 A를 각각 넣고 반응시켰을 때, 반응 시간에 따른 B의 농도를 나타낸 것이다.

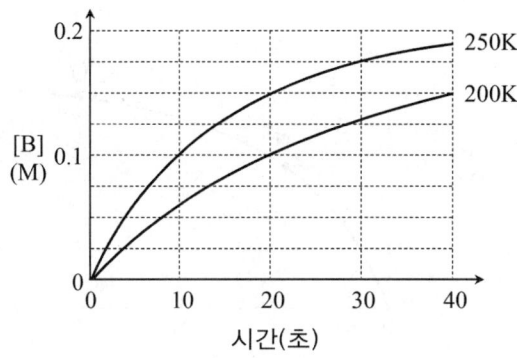

이에 대한 설명으로 옳은 것만을 〈보기〉에서 있는 대로 고른 것은? (단, 기체상수 $R = r$J/mol·K이다.)

―――――〈보 기〉―――――
ㄱ. $n = 1$이다.
ㄴ. 250K에서 속도상수(k)는 $\frac{\ln 2}{10}$ s^{-1}이다.
ㄷ. 정반응의 활성화 에너지는 $(r\ln 2)$kJ/mol이다.

① ㄱ   ② ㄴ   ③ ㄱ, ㄴ
④ ㄴ, ㄷ   ⑤ ㄱ, ㄴ, ㄷ

11-113C. CKS733-1 반응속도

다음은 A가 반응하여 B를 생성하는 반응의 화학 반응식과 속도 법칙이다. k는 온도 T에서의 속도 상수이고 n은 반응 차수이다.

$$A(g) \rightarrow B(g) \qquad v = k[A]^n$$

그림은 온도 T에서 A(g) 1.2mol을 1L 강철 용기에 넣고 반응시킬 때, 반응 시간에 따른 B(g)의 몰농도([B])를 나타낸 것이다. P와 Q에서 접선의 기울기는 각각 0.04M/s, 0.01M/s이다.

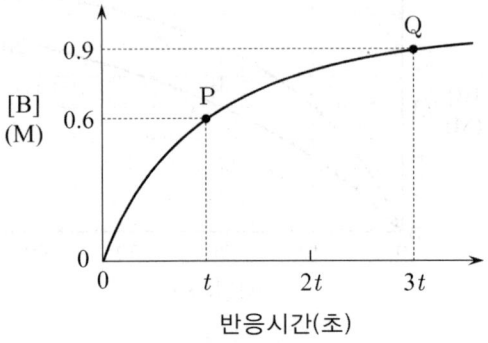

이에 대한 설명으로 옳은 것만을 〈보기〉에서 있는 대로 고른 것은? (단, 온도는 T로 일정하다.)

―〈보 기〉―

ㄱ. $n=2$이다.

ㄴ. $t=\dfrac{9}{2}$이다.

ㄷ. A의 초기 소멸 속도는 0.08M/s이다.

① ㄱ   ② ㄴ   ③ ㄱ, ㄴ

④ ㄴ, ㄷ   ⑤ ㄱ, ㄴ, ㄷ

11-114B. CKN220-1 활성화 에너지

다음은 온도 T_1과 T_2에서 A가 분해될 때, 시간에 따른 [A]를 나타낸 것이다. T_1과 T_2는 각각 200K와 400K 중 하나이다.

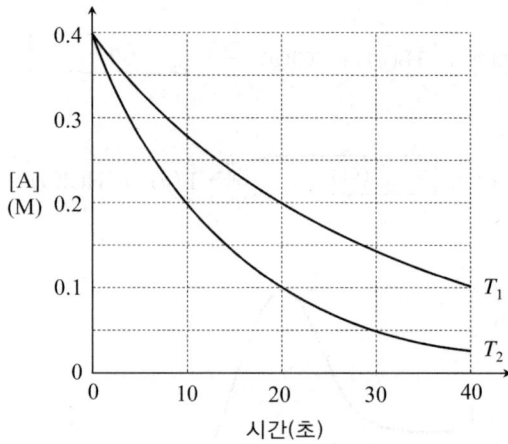

이에 대한 설명으로 옳은 것만을 〈보기〉에서 있는 대로 고른 것은? (기체상수 R=8.314J/mol·K이다.)

―〈보 기〉―

ㄱ. T_2에서 속도상수는 $\dfrac{\ln 2}{10}$s^{-1}이다.

ㄴ. 20초에서 반응 속도는 T_1과 T_2에서 같다.

ㄷ. 활성화 에너지는 (400×8.314×ln2)J/mol이다.

① ㄱ   ② ㄴ   ③ ㄱ, ㄴ

④ ㄴ, ㄷ   ⑤ ㄱ, ㄴ, ㄷ

문제번호	정답	문제번호	정답	문제번호	정답	문제번호	정답
1	5	41	3	81	2		
2	3	42	2	82	2		
3	2	43	4	83	2		
4	2	44	1	84	5		
5	2	45	2	85	2		
6	2	46	2	86	2		
7	3	47	4	87	2		
8	2	48	4	88	5		
9	2	49	3	89	4		
10	5	50	2	90	4		
11	4	51	1	91	4		
12	4	52	2	92	4		
13	4	53	2	93	2		
14	3	54	3	94	3		
15	1	55	2	95	2		
16	5	56	1	96	2		
17	5	57	2	97	1		
18	1	58	4	98	1		
19	2	59	4	99	3		
20	1	60	2	100	1		
21	1	61	4	101	4		
22	1	62	1	102	3		
23	3	63	5	103	4		
24	1	64	5	104	1		
25	2	65	4	105	2		
26	4	66	2	106	3		
27	3	67	4	107	3		
28	2	68	4	108	3		
29	5	69	4	109	4		
30	2	70	1	110	5		
31	3	71	3	111	3		
32	3	72	5	112	5		
33	4	73	1	113	1		
34	5	74	1	114	5		
35	5	75	3				
36	5	76	3				
37	3	77	2				
38	3	78	2				
39	1	79	1				
40	2	80	4				

12

화학 평형

해설 링크 모음

12. 화학평형 핵심 써머리

1. 화학 평형

1) 밀폐된 용기에서 화학 반응을 진행 시키면, 반응계는 언젠가 평형에 도달한다.

2) 평형 상태: 시간에 따라 반응물과 생성물의 농도가 변하지 않는 상태

3) 평형 상태는 동적 평형 상태이다. (정반응의 속도 = 역반응의 속도)

4) 평형 상수 : 평형식에 평형 농도를 넣어서 나온 값

5) 질량 작용 법칙: 다음 반응에 대하여

$$aA + bB \rightleftharpoons cC + dD$$

$$K_c = \frac{[C]^c[D]^d}{[A]^a[B]^b} = 농도로 \ 정의한 \ 평형 \ 상수$$

(1) 평형식에는 순수한 액체나 고체가 포함되지 않는다.

(2) 기체상 반응에 대해서는 압력으로 정의한 평형 상수(K_p)로 나타낼 수 있다.

$$K_p = K_c(RT)^{\triangle n} \quad (\triangle n = (생성물의 \ 기체 \ 계수 \ 총합) - (반응물의 \ 기체 \ 계수 \ 총합))$$

2. 평형의 위치

1) 평형 위치: 평형 상수식을 만족하는 한 세트의 반응물과 생성물의 농도

(1) 주어진 온도에서, 한 반응계의 K는 하나 뿐이다.

(1) 주어진 온도에서, 가능한 평형의 위치는 무한히 많다.

2) K의 크기는 반응이 정반응 쪽으로 얼마나 우세하게 일어나는가에 대한 척도이다.

(1) K가 작다: 평형의 위치가 왼쪽에 있다. 평형에서 반응물이 우세

(2) K가 크다: 평형의 위치가 오른쪽에 있다. 평형에서 생성물이 우세

3) K의 크기는 평형에 도달하는 속도와 관계가 없다.

4) 반응 지수(Q): 평형식에 평형 농도가 아니고 초기 농도를 넣어 나온 값

(1) $Q < K$이면, 정반응이 자발적으로 진행된다.

(2) $Q > K$이면, 역반응이 자발적으로 진행된다.

(3) $Q = K$이면, 평형 상태에 있다.

5) 초기 농도(초기 압력)를 알고 평형 상수를 알면 평형의 위치를 계산할 수 있다.

6) 일정한 온도에서 평형의 위치는 무한히 많지만 평형 상수는 유일하다.

7) 일정한 온도에서 평형상수는 절대로 변하지 않는다.

3. 르샤틀리에의 원리

1) 평형에 있는 계에 농도, 압력, 온도 변화를 가했을 때, 평형의 위치 이동 방향을 정성적으로 예측할 수 있다.

2) 어떤 계에 변화를 주면 평형의 위치는 이 변화를 상쇄하는 방향으로 이동한다.

12-01A. EQ201. 평형 상태★

다음 중 평형 상태에 대한 설명으로 옳지 <u>않은</u> 것은?

① 정반응의 속도와 역반응의 속도가 같다.
② 반응물과 생성물의 농도는 변하지 않고 일정하다.
③ 정반응과 역반응은 일어나지 않는다.
④ 정반응과 역반응은 가역적으로 진행된다.
⑤ 모든 반응물과 생성물은 공존한다.

12-02A. EQ102. 평형 상태

다음은 일정한 온도에서 $2A(g) \rightleftharpoons B(g)$ 반응이 진행될 때, 시간에 따른 A와 B의 농도를 나타낸 것이다. 다음 중 반응계가 평형 상태에 있는 시간은?

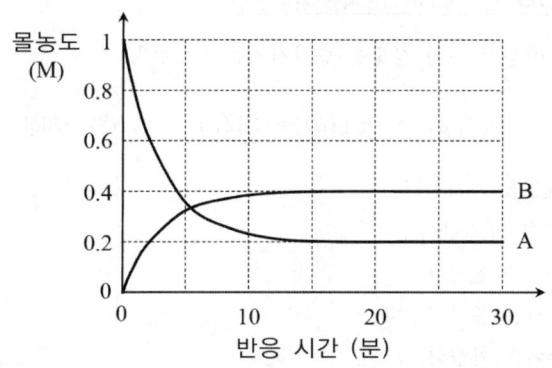

① 4분   ② 5분
③ 8분   ④ 10분
⑤ 25분

12-03A. EQ103. 평형 상태

다음은 일정한 온도에서 $2A(g) \rightleftharpoons B(g)$ 반응이 진행될 때, 반응 시간에 따른 정반응이 속도와 역반응의 속도를 나타낸 것이다. 다음 중 반응계가 평형 상태에 있는 시간은?

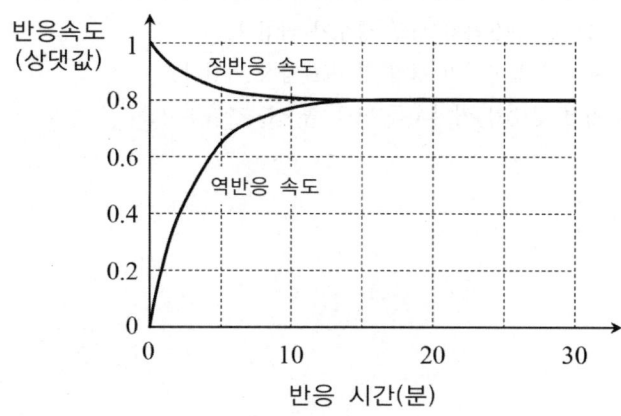

① 4분   ② 5분
③ 8분   ④ 10분
⑤ 25분

12-04A. EQ202. 평형 상수★

다음은 $T℃$에서 반응 $2NH_3(g) \rightleftharpoons N_2(g)+3H_2(g)$에 대한 평형 농도를 나타낸 것이다. $T℃$에서 이 반응의 평형 상수 K_c는?

$$[NH_3]=0.20M, \quad [N_2]=0.40M, \quad [H_2]=1.0M$$

① 10
② 200
③ 0.5
④ 0.01
⑤ 20

12-05A. EQ203. 평형 상수★★

평형 상수(K)에 대한 다음 설명 중 옳은 것은?

① 일정한 온도에서 주어진 반응의 평형 상수는 변하지 않는다.
② 평형 상수는 반응물과 생성물의 계수에 따라 단위가 달라진다.
③ 촉매를 사용하면 평형 상수가 커진다.
④ 온도가 높아지면 평형 상수는 항상 커진다.
⑤ 평형 상수가 커질수록 반응 속도는 빨라진다.

12-06B. EQ204. 평형 상수 K와 반응 지수 Q

다음은 $T℃$에서 반응 $2A(g) \rightleftharpoons B(g) + C(g)$가 진행되는 반응계 (가)~(다)에서 각 물질의 부분압을 나타낸 것이다. (가)와 (나)는 평형 상태에 있다.

반응계	부분압(atm)		
	A	B	C
(가)	0.1	0.2	0.2
(나)	0.2	x	0.4
(다)	1	0.2	0.2

이에 대한 설명으로 옳지 <u>않은</u> 것은?

① $T℃$에서 반응 $2A(g) \rightleftharpoons B(g) + C(g)$의 $K_p = 4$이다.
② $x = 0.4$이다.
③ (가)와 (나)는 평형의 위치가 같다.
④ (다)에서는 자발적으로 정반응이 진행된다.
⑤ (다)에서는 정반응이 역반응보다 우세하다.

12-07A. EQ205. 르샤틀리에 원리★

다음 중 평형의 위치를 오른쪽으로 이동시키는 요인이 <u>아닌</u> 것은?

$$N_2O_4(g) \rightleftharpoons 2NO_2(g) \qquad \triangle H^0 = 58kJ$$

① N_2O_4를 추가한다.
② NO_2를 제거한다.
③ 부피를 증가시킨다.
④ 온도를 높인다.
⑤ 정촉매를 가한다.

12-08A. EQ206. 르샤틀리에 원리

다음 반응의 평형 상수를 증가시키는 요인은?

$$PCl_5(g) \rightleftharpoons PCl_3(g) + Cl_2(g) \qquad \triangle H^0 = 88kJ$$

① PCl_5를 추가한다.
② Cl_2를 제거한다.
③ 온도를 높인다.
④ 부피를 증가시킨다.
⑤ 촉매를 가한다.

12-09A. EQ207. 르샤틀리에 원리

피스톤이 달린 실린더에서 다음 과정이 평형에 도달해 있다.

$$N_2(g) + 3H_2(g) \rightleftharpoons 2NH_3(g) \quad \triangle H^0 = -92kJ$$

다음 중 NH_3의 수득률을 증가시킬 수 있는 요인이 <u>아닌</u> 것은?

① 온도를 낮춘다.
② N_2를 추가한다.
③ NH_3를 제거한다.
④ 부피를 감소시켜 압력을 높인다.
⑤ 일정한 부피를 유지한 채 $Ar(g)$을 주입하여 압력을 높인다.

12-10A. EQ208. 르샤틀리에 원리

피스톤이 달린 실린더에서 다음 반응이 진행된다.

$$C(s) + H_2O(g) \rightleftharpoons CO(g) + H_2(g) \quad \triangle H^0 > 0$$

이에 대한 설명으로 옳지 <u>않은</u> 것은? (단, 압력은 일정하다.)

① 온도를 높이면 평형 상수는 증가한다.
② $C(s)$를 추가하면 평형의 위치는 오른쪽으로 이동한다.
③ 용기의 부피를 감소시켜 압력을 높이면 $C(s)$의 입자수가 증가한다.
④ 촉매를 첨가하면 평형에 도달하는 시간이 짧아진다.
⑤ $He(g)$을 첨가하면 $C(s)$의 입자수가 감소한다.

12-11A. EQ209. 르샤틀리에 원리★

피스톤이 달린 실린더에서 다음 반응이 진행된다.

$$H_2(g) + F_2(g) \rightleftharpoons 2HF(g) \quad \triangle H^0 < 0$$

이에 대한 설명으로 옳지 <u>않은</u> 것은?

① 온도를 높이면 평형 상수는 감소한다.
② 온도를 높이면 평형의 위치는 왼쪽으로 이동한다.
③ $H_2(g)$를 첨가하면 $HF(g)$의 입자 수가 증가한다.
④ 부피를 증가시키면 $HF(g)$의 입자 수가 증가한다.
⑤ 부피를 감소시켜도 $HF(g)$의 입자 수는 변하지 않는다.

12-12B. EQ210. 평형 상수 계산

온도와 부피가 일정하게 유지되는 용기에서 다음 반응이 진행된다.

$$2HBr(g) \rightleftharpoons H_2(g) + Br_2(g)$$

진공 상태의 용기에 0.80기압으로 HBr을 주입한 후 평형에 도달했을 때 H_2의 부분압이 0.2기압이었다. 이 온도에서 정반응의 K_p는?

① 1.0
② 0.5
③ 0.25
④ 2
⑤ 4

12-13B. EQ211. 평형 상수 계산

PCl₅은 다음 반응에 따라 분해된다.

$$PCl_5(g) \rightleftharpoons PCl_3(g) + Cl_2(g)$$

온도와 부피가 일정한 진공 용기에 $PCl_5(g)$만을 주입했을 때 초기 압력이 0.5기압이었다. 평형에 도달했을 때 혼합 기체의 압력이 0.6기압이었다면 이 온도에서 평형 상수 K_p는?

① 0.25
② 2.5×10^{-2}
③ 2.5×10^{-3}
④ 2.0×10^{-3}
⑤ 2.0×10^{-2}

12-14B. EQ212. 평형 상수 계산

다음은 A가 분해되어 B를 생성하는 균형 반응식과 농도로 정의된 평형 상수(K_c)이다.

$$2A(g) \rightleftharpoons bB(g) \qquad K_c$$

그림은 300K인 강철 용기에서 반응이 진행될 때, 반응 시간에 따른 A와 B의 농도를 나타낸 것이다. 300K에서 정반응에 대한 K_c는?

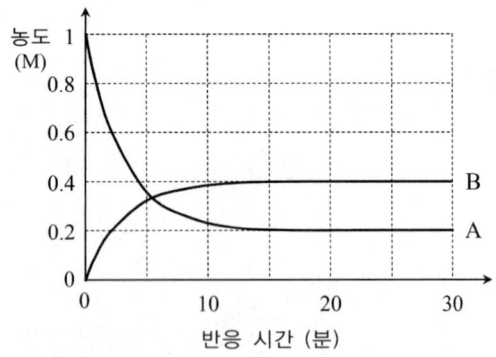

① 2   ② 4   ③ 10   ④ 20   ⑤ 40

12-15B. EQ213. 평형 상수 계산★

다음은 A~C의 균형 반응식이다.

$$aA(aq) \rightleftharpoons B(aq) + cC(aq)$$

표는 25℃에서 시간에 따른 각 물질의 농도를 나타낸 것이다. 25℃에서 정반응의 평형 상수 K_c는?

화학종	시간			
	0분	2분	5분	15분
[A](M)	1.0	0.6		0.2
[B](M)	0.0	0.2	0.4	
[C](M)	0.0			0.8

① 1.2   ② 4.8   ③ 0.16   ④ 6.4   ⑤ 8.1

12-16B. EQ214. 평형 상수 계산★

다음은 A와 B가 반응하여 C가 생성되는 균형 반응식이다.

$$aA(g) + B(g) \rightleftharpoons cC(g) \quad (a, c: 계수)$$

그림은 온도 T_1, 평형 상태인 강철 용기에 A~C 중 한 물질을 첨가하고 온도를 T_2로 변화시켜 새로운 평형에 도달할 때 각 물질의 농도 변화를 나타낸 것이다.

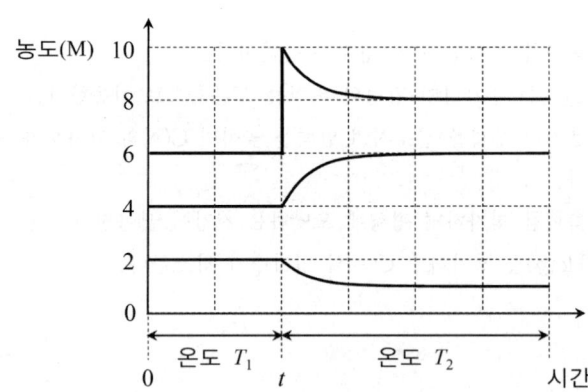

(T_1에서 K_c) × (T_2에서 K_c)는?

① $\frac{1}{8}$ ② $\frac{1}{4}$ ③ 1   ④ 2   ⑤ 8

12-17B. EQ215. 평형과 속도★

다음은 A가 반응하여 B를 생성하는 단일 단계 반응의 균형 반응식과 농도로 표시된 평형 상수(K_c)이다.

$$A(g) \underset{k_2}{\overset{k_1}{\rightleftharpoons}} B(g) \qquad K_c$$

그림은 온도 T_1와 T_2에서 각각 반응을 진행 시켰을 때, 시간에 따른 B의 농도를 나타낸 것이다. 이에 대한 설명으로 옳지 않은 것은? (단, T_1와 T_2에서 A의 초기 농도는 1.0M로 같다.)

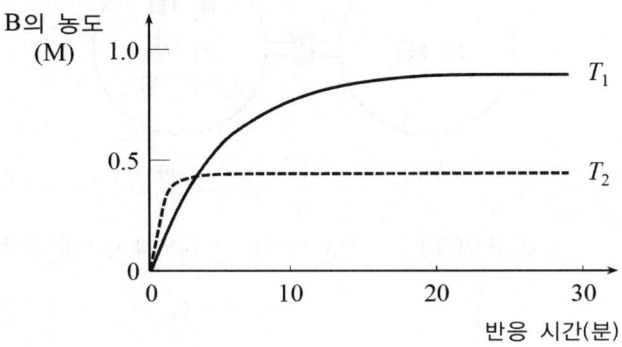

① T_1, 30분에서 정반응의 속도는 역반응의 속도는 같다.

② T_1, 평형 상태에서 $k_1[A] = k_{-1}[B]$이다.

③ T_1에서 $K_c > 1$이다.

④ $T_1 < T_2$이다.

⑤ 정반응은 흡열 반응이다.

12-18B. EQ216. 평형 상수 계산

다음은 1123K에서 두 반응의 균형 반응식과 평형상수 자료이다.

$$2CO(g) \rightleftharpoons C(s) + CO_2(g) \qquad K_p = 1 \times 10^{-14}$$
$$CO(g) + Cl_2(g) \rightleftharpoons COCl_2(g) \qquad K_p = 6 \times 10^{-3}$$

1123K에서 $C(s) + CO_2(g) + 2Cl_2(g) \rightleftharpoons 2COCl_2(g)$의 K_p는?

① 36×10^8

② 6×10^8

③ $\dfrac{1}{36} \times 10^8$

④ 36×10^{-20}

⑤ 6×10^{-17}

12-19B. EQ217. 평형 농도 계산

어떤 온도에서 다음 반응의 평형 상수 K_c는 4.0이다.

$$CO(g) + H_2O(g) \rightleftharpoons CO_2(g) + H_2(g)$$

반응물과 생성물의 초기 농도를 모두 1.0M씩 혼합하여 일정 부피의 용기에 넣은 후 평형에 도달했을 때 혼합 기체 중 CO(g)의 몰분율은?

① $\dfrac{1}{4}$

② $\dfrac{1}{6}$

③ $\dfrac{1}{7}$

④ $\dfrac{1}{8}$

⑤ $\dfrac{1}{9}$

12-20B. EQ218. 평형 농도 계산

어떤 온도에서 다음 반응의 평형 상수 K_c는 16이다.

$$H_2(g) + F_2(g) \rightleftharpoons 2HF(g)$$

H_2와 F_2를 각각 2.0M로 혼합하여 일정 부피의 용기에 넣은 후 평형에 도달했을 때, HF의 평형 농도(M)는?

① $\dfrac{3}{4}$

② $\dfrac{4}{3}$

③ $\dfrac{8}{3}$

④ 0.5

⑤ 0.2

12-21B. EQ219. 평형 농도 계산★

어떤 온도에서 다음 반응의 평형 상수 K_c는 1이다.

$$A(aq) + B(aq) \rightleftharpoons C(aq) + D(aq)$$

A와 B를 1.0몰씩 넣은 1.0L 수용액이 평형에 도달하였다. 여기에 C 0.5몰을 추가하여 새로운 평형에 도달했을 때, C의 농도(M)는?

① 0.4M
② 0.5M
③ 0.6M
④ 0.9M
⑤ 1.0M

12-22B. EQ220. K, Q 비교★

다음은 질소와 수소로부터 암모니아를 합성하는 반응식이다.

$$N_2(g) + 3H_2(g) \rightleftharpoons 2NH_3(g)$$

그림은 콕으로 분리된 1L의 두 플라스크 (가)와 (나)에 들어있는 각 물질의 몰수를 나타낸 것이다. (나)는 평형 상태에 있다. 이 온도에서 정반응의 평형 상수와 콕을 열었을 때 자발적 반응의 방향을 모두 옳게 짝지은 것은?

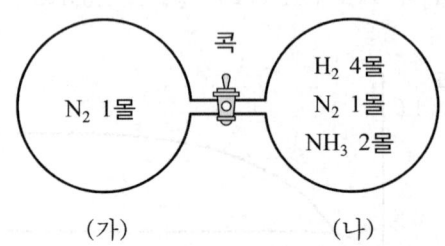

(가)　　　　(나)

	평형 상수(K_c)	콕을 열었을 때 자발적 반응의 방향
①	$\dfrac{1}{8}$	정반응
②	$\dfrac{1}{16}$	정반응
③	16	정반응
④	4	역반응
⑤	$\dfrac{1}{16}$	역반응

12-23B. EQ221. 평형 상수 계산 (Kc, Kp 변환)

다음은 A~C의 균형 반응식이다.

$$A(g) \rightleftharpoons B(g) + C(g)$$

진공 상태의 강철 용기에 $A(g)$를 넣었을 때, 초기 압력은 2.0기압이었다. 평형에 도달했을 때, 전체 압력이 2.4기압이었다면, 해당 온도에서 K_c는? (단, 온도는 일정하다. 해당 온도에서 $RT = 50 \text{Latm/mol}$이다.)

① 2.0×10^{-2}

② 2.0×10^{-3}

③ 0.1

④ 50

⑤ 40

12-24B. EQ222. 평형 농도 계산 (기체 몰수 일정)★

다음은 H_2O와 Cl_2O가 반응하여 $HOCl$을 생성하는 균형 반응식이다.

$$H_2O(g) + Cl_2O(g) \rightleftharpoons 2HOCl(g)$$

온도가 T이고, 부피가 aL인 강철 용기에 모든 반응물과 생성물을 1몰씩 넣어 평형에 도달했을 때, H_2O의 몰수는 0.5몰이었다. 온도 T에서 정반응에 대한 평형 상수 K_c는?

① 16

② 4

③ 0.1

④ 0.4

⑤ 0.16

12-25B. EQ223. 평형 농도 계산 (기체 몰수 일정)

다음은 A~C의 반응식이다.

$$A(g) + B(g) \rightleftharpoons 2C(g)$$

그림은 일정한 온도에서 부피가 동일한 용기 (가)~(다)에 들어있는 물질의 양을 나타낸 것이다. (가)와 (나)는 평형 상태에 있다.

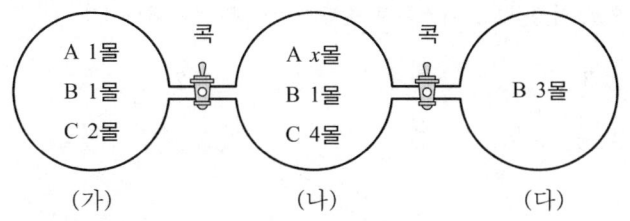

두 콕을 모두 열어 새로운 평형에 도달했을 때, C의 몰수는 y몰이었다. $\dfrac{y}{x}$는?

① 2   ② 5   ③ 8

④ 0.5   ⑤ 0.2

12-26B. EQ224. 평형 상수 계산★

다음은 A~C의 균형 반응식이다.

$$A(g) \rightleftharpoons B(g) + C(g)$$

온도 T에서 피스톤이 달린 실린더에 일정량의 $A(g)$를 넣었을 때 초기 부피는 3.0L이다. 평형에 도달했을 때 혼합 기체의 부피가 4.0L였다면, 온도 T에서 K_p는? (단, 대기압은 1기압으로 일정하고, 피스톤의 질량과 마찰은 무시한다.)

① 4   ② 5   ③ $\dfrac{1}{8}$

④ $\dfrac{1}{4}$ ⑤ $\dfrac{1}{3}$

12-27B. EQ225. 평형 상수 계산★

다음은 A~C의 균형 반응식이다. (c: 계수)

$$A(g) + B(g) \rightleftharpoons cC(g)$$

온도 T, 1기압에서 피스톤이 달린 실린더에 A(g)와 B(g)를 1몰씩 넣었을 때 초기 부피는 24.0L이다. 평형에 도달했을 때 혼합 기체의 부피가 18.0L였다면, 온도 T에서 K_p는? (단, 대기압은 1기압으로 일정하고, 피스톤의 질량과 마찰은 무시한다.)

① 3　　　　② 1　　　　③ 2

④ $\dfrac{1}{4}$　　　⑤ $\dfrac{1}{3}$

12-28C. EQ226. 평형 상수 계산★

다음은 A와 B가 반응하여 C를 생성하는 균형 반응식이다.

$$A(g) + B(g) \rightleftharpoons C(g)$$

표는 2개의 실린더에 동일한 양의 C(g)를 각각 넣고 온도 200K와 300K에서 반응이 진행되어 도달한 평형 상태 (가)와 (나)에 대한 자료이다.

평형	온도(K)	혼합 기체의 부피(L)	C의 몰분율
(가)	200	V_1	$\dfrac{2}{3}$
(나)	300	V_2	$\dfrac{1}{4}$

$\dfrac{300K에서\ K_p}{200K에서\ K_p} \times \dfrac{V_2}{V_1}$ 는? (단, 대기압은 1기압으로 일정하다.)

① $\dfrac{2}{27}$　　　② $\dfrac{1}{9}$　　　③ $\dfrac{4}{27}$

④ $\dfrac{3}{8}$　　　⑤ 4

12-29C. EQ227. 평형 상수 계산★

다음은 A~C의 균형 반응식이다.

$$A(g) \rightleftharpoons B(g) + C(g)$$

절대온도 T_1에서 피스톤이 달린 실린더에 0.30몰의 A(g)를 넣고 평형에 도달했을 때, 혼합 기체의 부피는 12.0L였다. 온도를 $\frac{4}{3}T_1$로 변화시켜 새로운 평형에 도달했을 때, 혼합 기체의 부피는 20.0L였다. $\dfrac{\frac{4}{3}T_1 \text{에서의 } K_p}{T_1 \text{에서의 } K_p}$ 는?

(단, $RT_1 = 30$L·atm/mol이다. 대기압은 1기압으로 일정하고, 피스톤의 질량과 마찰은 무시한다. 모든 기체는 이상 기체이다.)

① 6.4　　　　② 2.8　　　　③ 1.4
④ 1.6　　　　⑤ 0.8

12-30B. EQ228. 평형의 부피 계산★

다음은 A로부터 B가 생성되는 반응식이다.

$$A(g) \rightleftharpoons 2B(g)$$

그림은 일정한 온도에서 평형 (가)의 부피를 xL로 변화시켜 새로운 평형 (나)에 도달하는 과정을 나타낸 것이다. (나)에서 x는?

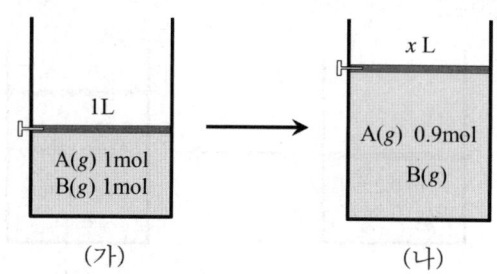

(가)　　　　　　　　　　(나)

① 1.5
② 1.6
③ 1.8
④ 2.0
⑤ 2.4

12-31B. EQ229. 평형의 부피 계산★

다음은 A로부터 B가 생성되는 반응식이다.

$$2A(g) \rightleftharpoons B(g)$$

그림은 평형 (가)의 부피를 변화시켜 새로운 평형 (나)에 도달하는 과정을 나타낸 것이다. $\dfrac{\text{(나)에서 혼합기체의 압력}}{\text{(가)에서 혼합기체의 압력}}$ 은? (단, 온도는 일정하다.)

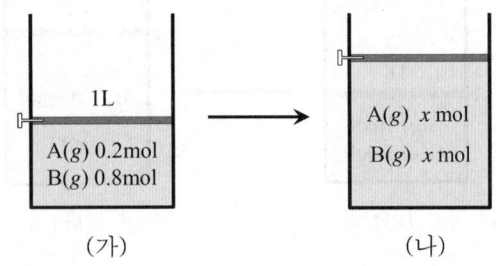

(가)   (나)

① 0.1
② 2
③ 0.5
④ 10
⑤ 0.25

12-32B. EQ230. 평형 상수 계산 (불균일 평형)★

다음은 A~C의 균형 반응식이다.

$$A(s) \rightleftharpoons B(g) + 2C(g)$$

온도 T_1에서 진공 상태의 강철 용기에 충분한 양의 A(s)를 넣고 평형에 도달했을 때 전체 압력은 0.30기압이었다. T_1에서 정반응의 평형 상수 K_p는? (단, 고체상의 부피는 무시한다.)

① 0.30
② 0.040
③ 0.020
④ 4.0×10^{-3}
⑤ 2.0×10^{-3}

12-33B. EQ231. 평형 상수 계산 (불균일 평형)★

다음은 A~C의 균형 반응식이다.

$$A(s) + B(g) \rightleftharpoons 2C(g)$$

온도 T_1에서 부피가 10L인 진공 상태의 강철 용기에 A(s)와 B(g)를 1몰씩 넣고 평형에 도달했을 때 전체 압력은 4기압이었다. T_1에서 정반응의 평형 상수 K_p는? (단, T_1에서 RT는 30L·atm/mol이다. 고체상의 부피는 무시한다.)

① 1
② 2
③ $\dfrac{2}{3}$
④ $\dfrac{4}{3}$
⑤ $\dfrac{1}{15}$

12-34B. EQ232. 평형 상수 계산 (불균일 평형)

어떤 온도에서 다음 반응이 진행된다.

$$A(s) \rightleftharpoons B(g) + 2C(g)$$

부피가 4.0L인 진공 상태의 강철 용기에 A 0.20몰을 주입한 후 가열하여 평형에 도달했을 때, 남아있는 A는 0.16몰이었다. 이 온도에서 K_p는? (단, 해당 온도에서 RT는 20L·atm/mol이다.)

① 0.16
② 2.0×10^{-3}
③ 8.0×10^{-2}
④ 3.2×10^{-2}
⑤ 1.6×10^{-3}

12-35B. EQ233. 평형 농도 계산 (불균일 평형)★

다음은 A(s)가 반응하여 B(g)와 C(g)를 생성하는 균형 반응식과
온도 T에서 압력으로 정의된 평형 상수(K_p)이다.

$$A(s) \rightleftharpoons B(g) + C(g) \qquad K_p$$

그림 (가)는 피스톤이 달린 실린더에 A(s)와 He(g)을 넣고 도달한
평형 상태를, (나)는 고정 장치를 제거하여 도달한 새로운 평형 상
태를 나타낸 것이다.

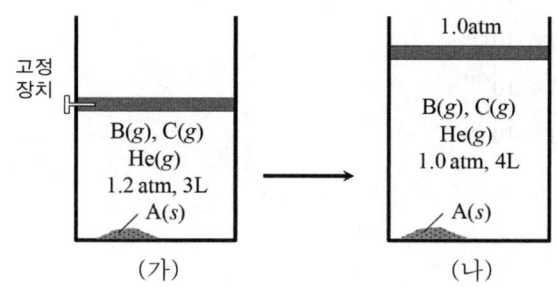

온도 T에서 K_p는?

① 0.04   ② 0.09   ③ 0.16

④ 0.01   ⑤ 0.03

12-36C. EQ236. 평형 계산★

다음은 A가 반응하여 B를 생성하는 균형 반응식이다.

$$A(g) \rightleftharpoons 2B(g)$$

그림 (가)는 실린더에 He과 A가 같은 부피로 들어있는 초기 상태
를, (나)는 평형에 도달한 상태를 나타낸 것이다.

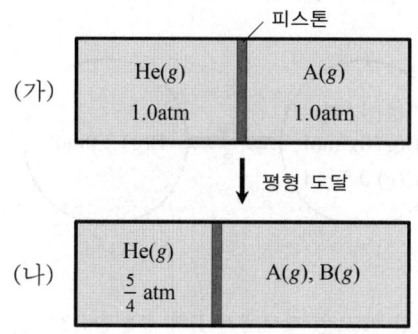

온도 T에서 정반응에 대한 K_p는? (단, 온도는 일정하다. 피스톤의
무게, 마찰, 두께는 무시한다. 모든 기체는 이상 기체와 같이 거동
한다.)

① 2   ② $\dfrac{5}{2}$ ③ 1   ④ $\dfrac{5}{4}$ ⑤ $\dfrac{5}{3}$

12-37B. EQ237. 평형 농도 계산

다음은 A와 B가 반응하여 C를 생성하는 균형 반응식이다.

$$2A(g) \rightleftharpoons B(g) + C(g)$$

그림은 온도 T에서 콕으로 분리된 동일한 부피의 두 강철 용기 (가)와 (나)에 기체가 들어있는 상태를 나타낸 것이다. (가)에서 혼합 기체는 평형 상태에 있다.

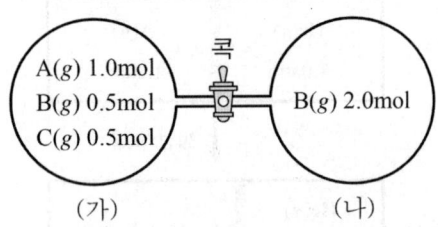

콕을 열고 도달한 새로운 평형에서 B의 몰분율은? (단, 온도는 일정하다.)

① $\frac{9}{8}$

② $\frac{9}{16}$

③ $\frac{3}{4}$

④ $\frac{1}{9}$

⑤ $\frac{1}{3}$

12-38A. EQ305. 평형상수 계산

다음 반응의 평형상수는 25 ℃에서 2.0×10^5이다.

$$I_2(g) + Cl_2(g) \rightleftharpoons 2ICl(g)$$

25 ℃에서 $4ICl(g) \rightleftharpoons 2I_2(g) + 2Cl_2(g)$의 평형상수는?

① 2.5×10^{-6}

② 5.0×10^{-6}

③ 4.0×10^{-10}

④ 2.5×10^{-11}

⑤ 5.0×10^{-11}

12-39A. EQ308. 평형상수 계산

다음과 같은 평형반응에서 K_C값은 얼마인가?

$$2NO(g) + O_2(g) \rightleftharpoons 2NO_2(g)$$

(단, 25 ℃, 평형농도는 [NO]=1M, [O_2]=0.5M, [NO_2]=0.1M)

① 1×10^{-1}

② 1×10^{-2}

③ 2×10^{-1}

④ 2×10^{-2}

⑤ 2×10^{-3}

12-40A. EQ312. 평형상수 계산

다음 두 반응의 평형상수는 다음과 같다.

$$PCl_3(g) + 1/2O_2(g) \rightleftharpoons POCl_3(g) \qquad K_1$$
$$2NO(g) + O_2(g) \rightleftharpoons 2NO_2(g) \qquad K_2$$

다음 반응의 평형상수는?

$$PCl_3(g) + NO_2(g) \rightleftharpoons POCl_3(g) + NO(g)$$

① K_1/K_2

② $K_1/K_2^{1/2}$

③ $K_1 - K_2$

④ $K_1 - K_2^{1/2}$

⑤ $2K_1/K_2$

12-41B. EQ314. 평형상수 계산

다음 식으로부터 반응 $HOBr \rightleftharpoons H^+ + OBr^-$에 대한 K값을 구하라. 모든 화학종은 수용액상에 있다.

$$HOCl \rightleftharpoons H^+ + OCl^- : K_1 = 3.0 \times 10^{-8}$$
$$HOCl + OBr^- \rightleftharpoons HOBr + OCl^- : K_2 = 15$$

① 2.0×10^{-3}

② 2.0×10^{-5}

③ 2.0×10^{-7}

④ 2.0×10^{-9}

⑤ 2.0×10^{-12}

12-42A. EQ316. 평형압력(농도) 계산

다음 반응에서 HBr의 초기압력은 0.80 atm이다. 평형에 도달했을 때 H_2의 분압이 0.20atm이라면 HBr의 평형압력은?

$$2HBr \rightleftharpoons H_2 + Br_2$$

① 0.10 atm

② 0.20 atm

③ 0.30 atm

④ 0.40 atm

⑤ 0.80 atm

12-43B. EQ317. 평형상수 계산

다음은 일산화탄소와 염소기체로부터 포스겐($COCl_2$)이 생성되는 반응의 균형 반응식이다.

$$CO(g) + Cl_2(g) \rightleftharpoons COCl_2(g)$$

600 ℃ 조건에서 초기에 0.60 기압의 CO와 1.10 기압의 Cl_2를 혼합하고 반응 혼합물이 평형에 도달한 후 이 온도에서 $COCl_2(g)$의 분압을 측정하였을 때 0.10 기압이었다. 평형상수는 얼마인가?

① 0.067

② 6.600

③ 0.152

④ 5.000

⑤ 0.200

12-44B. EQ318. 평형압력(농도) 계산

228 ℃에서 $PCl_5(g) \rightleftharpoons PCl_3(g) + Cl_2(g)$: $K_c = 4.0$ 이다. 초기에 PCl_5만을 넣고 평형에 도달했을 때, PCl_5의 농도는 0.040 M였다. 평형에서 PCl_3의 농도는? (단, 온도와 부피는 일정하다.)

① 0.16 M

② 0.20 M

③ 0.40 M

④ 0.80 M

⑤ 1.6 M

12-45B. EQ319-1. 평형상수 계산

일정한 온도에서, 4 몰의 PCl_5를 2 L 용량의 밀폐된 용기에 가하였더니 Cl_2 0.8 몰이 생기고 다음의 평형을 이루었다. 이 반응의 평형상수(K_c)는 얼마인가?

$$PCl_5(g) \rightleftharpoons PCl_3(g) + Cl_2(g)$$

① 0.1

② 0.2

③ 0.4

④ 1.0

⑤ 4.0

12-46B. EQ325. 평형상수 계산★

$A(g) \rightleftharpoons C(g) + D(g)$의 가역적 반응에서 1.0 몰의 A를 0.400 L의 용기에 넣었다. 평형이 이루어진 후 용기에 0.20 몰의 C가 존재하였다. 이 반응에 대한 평형상수 K_c는 얼마인가?

① 0.050

② 0.10

③ 0.040

④ 0.125

⑤ 20.0

12-47B. EQ327. 평형압력(농도) 계산★

반응 $A + B \rightleftharpoons C + D$의 평형상수는 1(K=1)이다. 2.0 M A 용액 500 mL와 2.0 M B 용액 500 mL를 섞어서 평형에 도달시킨 후, 다시 C 0.5 mol을 첨가하여 새로운 평형에 도달했을 때 A의 농도를 구하라. (단, C를 추가할 때 부피변화는 없다.)

① 0.2

② 0.4

③ 0.6

④ 0.8

⑤ 1.0

12-48A. EQ329. 평형상수의 의미

다음은 평형상수 K에 대한 설명이다. 틀린 것은 어느 것인가?

① K 값이 크다는 것은 반응이 빨리 진행된다는 것이다.

② K = 1이면 평형상태에서 반응물과 생성물의 농도가 비슷하다.

③ K가 매우 작을 때에는 매우 적은 양의 생성물만이 형성된다.

④ K가 매우 클 때에는 반응은 거의 생성물 쪽으로 완결되어 진행된다.

⑤ 일정한 온도에서 평형의 위치는 무한히 많지만, K는 오직 하나뿐이다.

12-49C. EQ330. 평형상수

다음은 화학평형상수에 대한 설명이다. 옳은 것만을 〈보기〉에서 있는 대로 고른 것은?

─────〈보 기〉─────
ㄱ. 화학평형상수는 온도가 일정하면 일정한 값을 갖는다.
ㄴ. 활동도로 나타낸 평형상수는 이온세기에 따라 변화한다.
ㄷ. 이온의 농도가 높아지면 실제 반응에 유효한 농도는 이온의 농도보다 작다.
ㄹ. 평형상수에서 용질의 농도는 몰랄농도로 표시한다.

① ㄱ, ㄴ   ② ㄴ, ㄷ   ③ ㄱ, ㄷ

④ ㄱ, ㄴ, ㄷ   ⑤ ㄱ, ㄴ, ㄷ, ㄹ

12-50A. EQ340. 르 샤틀리에 원리

아래의 평형반응에 대한 서술 중 잘못된 것은?

$$CO(g) \;+\; H_2O(g) \;\rightleftharpoons\; CO_2(g) \;+\; H_2(g)$$

① CO의 농도가 증가하면 H_2의 농도는 증가한다.
② H_2O의 농도가 감소하면 반응의 평형상수는 작아진다.
③ CO의 농도가 증가하면 H_2O의 농도는 감소한다.
④ CO_2의 분압이 증가하면 H_2의 분압은 감소한다.
⑤ CO의 분압이 감소하면 CO_2의 분압은 감소한다.

12-51A. EQ342. 르 샤틀리에 원리

발열반응에서 온도가 증가하면,

① 반응속도와 평형상수 모두 증가한다.
② 반응속도와 평형상수 모두 감소한다.
③ 반응속도는 감소하나, 평형상수는 증가한다.
④ 반응속도는 증가하나, 평형상수는 감소한다.
⑤ 반응속도는 증가하나, 평형상수는 변함이 없다

12-52A. EQ343. 르 샤틀리에 원리

다음 반응의 화학평형 위치를 오른쪽으로 이동시키기 위한 방법으로 타당한 것은?

$$N_2(g) \;+O_2(g) \;\rightleftharpoons\; 2NO(g) \qquad \Delta H = +43.2 \text{ kcal}$$

① 온도 증가
② 온도 감소
③ 압력 증가
④ 촉매 사용
⑤ NO 첨가

12-53A. EQ344. 르 샤틀리에 원리

CO와 I_2O_5가 반응하여 I_2와 CO_2를 발생하였을 때 생성물의 양을 증가시키기 위한 방법은?

$$5CO(g) \;+I_2O_5(g) \;\rightleftharpoons I_2(g) + 5CO_2(g) \qquad \Delta H > 0$$

① 압력증가
② 압력감소
③ 온도증가
④ 온도감소
⑤ 반응용기의 부피감소

12-54B. EQ345. 르 샤틀리에 원리

다음 각 반응들이 평형상태에 있다. 온도를 낮게 했을 때나 압력을 낮게 했을 때 모두 평형이 오른쪽으로 이동하는 것은?

① $2CO_2(g) \rightleftharpoons 2CO(g) + O_2(g)$ 　　　　 $\Delta H = 514$ kJ
② $2SO_2(g) + O_2(g) \rightleftharpoons 2SO_3(g)$ 　　　 $\Delta H = -198$ kJ
③ $N_2(g) + 3H_2(g) \rightleftharpoons 2NH_3(g)$ 　　　 $\Delta H = -92$ kJ
④ $4NH_3(g) + 5O_2(g) \rightleftharpoons 4NO(g) + 6H_2O(g)$ 　 $\Delta H = -905$ kJ
⑤ $H_2(g) + I_2(g) \rightleftharpoons 2HI(g)$ 　　　　　 $\Delta H = -10$ kJ

12-55A. EQ346. 르 샤틀리에 원리

다음 반응에서 평형이 정반응 쪽으로 가기 위한 조건은?

$$PCl_5(g) \;\rightleftharpoons\; PCl_3(g) + Cl_2(g) \qquad \Delta H° = 87.9 \text{ kJ}$$

① 온도를 높인다.
② Cl_2를 가한다.
③ 부피를 감소시킨다.
④ PCl_5를 제거한다.
⑤ 촉매를 가한다.

12-56B. EQ347. 르 샤틀리에 원리

탄산칼슘을 분해하여 석회석을 만드는 다음 반응에서 정반응이 잘 일어나게 하려면 다음의 어떤 조건이 필요한가?

$$CaCO_3(s) + heat \rightleftharpoons CaO(s) + CO_2(g)$$

① $CaCO_3(s)$를 가한다.
② $CaO(s)$의 양을 감소시킨다.
③ $CO_2(g)$를 가한다.
④ 온도를 높인다.
⑤ 압력을 높인다.

12-57B. EQ348. 르 샤틀리에 원리

일산화탄소가 이산화탄소로 되는 반응이 반응기 내에서 다음과 같이 평형을 이루고 있다. CO_2의 수득률을 높이기 방법으로 옳은 것은?

$$2CO(g) + O_2(g) \rightleftharpoons 2CO_2(g) \qquad \Delta H = -566.0 \text{ kJ}$$

① 반응기 내에 CO_2를 넣는다.
② 반응기 내의 온도를 높인다.
③ 반응기의 부피를 줄여 반응기 안의 압력을 높인다.
④ 반응기 내에 촉매를 넣는다.
⑤ 반응기 중의 산소를 제거한다.

12-58B. EQ349. 르 샤틀리에 원리

다음 발열반응에서 SO_2의 입자수를 증가시키기 위한 조건은?

$$2SO_2(g) + O_2(g) \rightleftharpoons 2SO_3(g)$$

① 반응용기의 부피를 증가시킨다.
② 온도를 감소시킨다.
③ SO_3의 농도를 감소시킨다.
④ 촉매를 첨가한다.
⑤ 비활성기체를 첨가하여 전체압력을 증가시킨다.

12-59B. EQ350. 르 샤틀리에 원리

다음의 평형에 대하여 틀리게 설명한 것을 골라라.

$$2NO(g) + O_2(g) \rightleftharpoons 2NO_2(g) + heat$$

① 온도를 올리면 평형이 왼쪽으로 이동한다.
② 온도를 올리면 K_{eq}값이 증가한다.
③ 반응용기의 부피를 줄이면 평형은 오른쪽으로 이동하고 생성물의 농도는 증가한다.
④ O_2의 일부를 제거하면 NO의 농도가 증가할 것이다.
⑤ 촉매를 가하면 평형에 도달하는데 걸리는 시간이 짧아진다.

12-60B. EQ351-1. 르 샤틀리에 원리

다음 반응이 평형상태에 있을 때 아래와 같은 변화에 의해 평형에 미치는 영향이 다른 하나는?

$$C(s) + CO_2(g) \rightleftharpoons 2CO(g) \qquad \Delta H = 28.5 \text{ kcal}$$

① $CO_2(g)$를 첨가한다.
② 반응용기의 부피를 증가시킨다.
③ 일정 부피의 용기 내에 헬륨(He) 기체를 넣는다.
④ 온도를 높인다.
⑤ $CO(g)$를 제거한다.

12-61B. EQ352. 르 샤틀리에 원리★

질소와 수소를 반응시켜 암모니아를 얻는 반응이 밀폐된 반응기내에서 평형을 이루고 있다.

$$N_2(g) + 3H_2(g) \rightleftharpoons 2NH_3(g) \quad \Delta H° = -91.8 \text{ kJ}$$

다음 중 일정량의 반응물로부터 가장 많은 양의 암모니아를 얻을 수 있는 방법은?

① 반응기내의 온도를 높인다
② 반응기내의 질소를 제거한다.
③ 반응기의 부피를 감소시켜 압력을 높인다
④ 반응기를 잘 저어준다.
⑤ 촉매를 사용한다.

12-62B. EQ355. 르 샤틀리에 원리★

밀폐된 유리 용기에서 갈색 기체인 NO_2와 그것의 이합체인 무색의 기체 N_2O_4는 다음과 같이 평형을 이루고 있다.

$$2NO_2(g) \rightleftharpoons N_2O_4(g) \quad \Delta H_{rxn}° = -57.2 \text{ kJ}$$

다음 중 틀리게 기술한 것은?

① 온도를 높이면 기체의 색이 진해진다.
② 온도를 낮추면 N_2O_4의 농도가 증가한다.
③ 5 g의 NO_2만을 채운 1L 용기 A와 5 g의 N_2O_4만을 채운 1L 용기 B를 같은 온도로 유지하면 두 용기의 기체 색은 같아진다.
④ 밀폐된 용기에서 기체의 전체 양을 변화시켜도 일정 온도에서 $\dfrac{P_{N_2O_4}}{P_{NO_2}}$의 값은 일정하다.
⑤ 밀폐된 용기에 NO_2만을 채운 후 온도를 변화시켜도 혼합기체의 밀도는 일정하다.

12-63D. EQ356. 평형상수 계산(화학 열역학)

다음 반응의 $\Delta G°$는 -104.18 kJ이다. 25 ℃에서 이 반응의 평형상수를 계산하라. (R = 8.314 J/mol · K)

$$3NO(g) \rightleftharpoons N_2O(g) + NO_2(g)$$

① 1.00
② 1.74×10^{18}
③ 1.12×10^{15}
④ 1.54×10^{-3}
⑤ 1.23×10^{-6}

12-64D. EQ357. 평형상수 계산(화학 열역학)

800 K에서 다음 반응의 K = 0.016이다. 1000 K에서 평형상수 K는 얼마인가?

$$2HI(g) \rightleftharpoons H_2(g) + I_2(g) \quad \Delta H° = +9.4 \text{ kJ}$$

① 0.017
② 0.019
③ 0.021
④ 0.024
⑤ 0.032

12-65B. EQ358-1. 평형상수 계산(화학 열역학)

온도를 25 ℃에서 35 ℃로 올렸을 때 K가 두 배로 되었다면 이 반응의 ΔH는?

① +17 kJ
② −45 kJ
③ −50 kJ
④ +53 kJ
⑤ +120 kJ

12-66B. EQ360. Kc와 Kp

다음과 같은 반응이 있다. 2800 ℃에서 K_p 값은 193이다. 같은 온도에서 이 반응의 K_c값을 구하라.

$$H_2(g) + Cl_2(g) \rightleftharpoons 2HCl(g)$$

① 0.756
② 0.840
③ 193
④ 44300
⑤ 23500

12-67B. EQ361. 평형압력 계산

$SO_3(g)$를 1.00 기압으로 시작하여 700 K에서 다음 반응이 평형에 이르렀을 때, 혼합 기체의 전체압력(atm)은?

$$2SO_3(g) \rightleftharpoons 2SO_2(g) + O_2(g) \quad K_p = 1.6 \times 10^{-5}$$

① 1.02
② 1.12
③ 1.22
④ 1.32
⑤ 1.42

12-68A. EQ362.르샤틀리에 원리★

다음 중 평형상수의 값을 변화시킬 수 있는 요인은?

① 압력
② 온도
③ 부피
④ 촉매
⑤ 생성물 제거

12-69A. EQ363. 평형상태

다음 중에서 평형을 맞게 설명한 것은?

① 모든 반응물이 모두 사용되었을 때
② 반응물과 생성물의 농도가 같을 때
③ 정반응 속도가 0일 때
④ 정반응 속도와 역반응 속도가 같을 때
⑤ 한계 반응물이 모두 소모되었을 때

12-70A. EQ365. 평형상태

평형에 대한 〈보기〉의 설명 중 옳은 것을 모두 고른 것은?

〈보 기〉
ㄱ. 평형에서 정반응의 속도와 역반응의 속도가 같다.
ㄴ. 반응물의 농도가 증가하면 평형상수는 증가한다.
ㄷ. 흡열반응에서 온도가 증가하면 평형상수는 증가한다.

① ㄱ
② ㄴ
③ ㄱ, ㄷ
④ ㄴ, ㄷ
⑤ ㄱ, ㄴ, ㄷ

12-71C. EQ366. 평형상수 계산

반응 $N_2O_4(g) \rightleftharpoons 2NO_2(g)$이 25 ℃에서 평형을 이루고 있다. 평형에서 1 L의 용기 속에 N_2O_4 가 9.2 g, NO_2가 2.3 g 들어 있다면 이 반응의 K_c는?

① 0.02
② 0.2
③ 0.25
④ 0.025
⑤ 0.5

12-72B. EQ376. 평형상태

일정한 온도와 압력에서 $N_2O_4(g) \rightleftharpoons 2NO_2(g)$의 반응이 평형을 이루고 있다. 이 평형상태에 대한 설명 중 옳은 것은?

① 반응이 정지되어 있다.
② 정반응 속도와 역반응 속도가 같다.
③ N_2O_4와 NO_2의 농도가 같다.
④ N_2O_4와 NO_2의 농도의 비가 1 : 2이다.
⑤ 정반응의 속도상수와 역반응의 속도상수가 같다.

12-73B. EQ377. 평형상태

발열반응 $A + B \rightleftharpoons C$가 어떤 온도에서 평형에 있다. 이 반응에 대한 설명 중 옳은 것은?

① 이 평형 혼합물에는 반응물이 더 많다.
② 촉매를 사용하면 평형상수가 증가한다.
③ 온도를 올리면 반응물의 농도가 증가한다.
④ 평형상태에서 정반응이 역반응보다 더 빠르다.
⑤ 촉매를 사용해도 정반응과 역반응의 속도는 변하지 않는다.

12-74B. EQ379. 르샤틀리에 원리

다음 중 르 샤틀리에의 법칙에 따른 변화로 보기 어려운 것은?

① 평형상태의 반응계에 반응산물 중 하나를 첨가하였더니 역반응이 일어났다.
② 발열반응인 반응계를 냉각시켜 주었더니 반응이 더 많이 진행되었다.
③ 기체가 발생하는 반응계에서 압력을 가했더니 역반응이 일어났다.
④ 기체가 발생하는 반응계에서 기체를 제거해 주었더니 정반응이 더 진행되었다.
⑤ 침전이 형성되는 반응계에 촉매를 가했더니 침전이 더 많이 형성되었다.

12-75B. EQ380-1. 평형상태

다음에 제시된 화학반응식에 대한 설명 중 옳지 않은 것은?

$$N_2(g) + 3H_2(g) \rightleftharpoons 2NH_3(g) + 92 \text{ kJ}$$

① 온도를 증가시키면 평형상수(K)의 크기는 감소한다.
② 질소의 농도를 증가시키면 평형상수의 크기는 증가한다.
③ 에너지 함량은 반응물이 생성물보다 크다.
④ $NH_3(g)$의 표준생성열($\Delta H_f°$)은 -46 kJ/mol이다.
⑤ 온도를 높이면 정반응과 역반응의 속도가 모두 증가한다.

12-76B. EQ391-1. 평형상태

무색 기체 N_2O_4와 갈색 기체 NO_2의 평형 혼합물이 일정 부피에서 가열될 때 다음 중 올바른 설명은?

$$2NO_2(g) \rightleftharpoons N_2O_4(g) \qquad \Delta H_{rxn}° = -57.2 \text{ kJ}$$

① 밀도는 일정
② 해리도 감소
③ 평균 몰질량 증가
④ 압력감소
⑤ 색깔이 연해진다.

12-77B. EQ392-1. 평형상태

아래의 화학반응에 관한 설명에서 틀린 것은?

$$2NO_2(g) + 1/2O_2(g) \rightleftharpoons N_2O_5(g) \qquad \Delta H = 55\text{kJ}$$

① 반응 온도가 달라지면 ΔH 값은 변한다.
② 온도가 높아지면 평형상수는 증가한다.
③ 반응물질이 생성물질에 비해 안정하다.
④ N_2O_5의 표준 생성엔탈피는 55 kJ/mol이다.
⑤ 반응 용기의 부피를 감소시켜 전체 압력을 높이면 $N_2O_5(g)$의 수득률이 증가한다.

12-78B. EQ475 르샤틀리에 원리

수소를 공업적으로 만드는 반응은 다음과 같다.

$$CO(g) + H_2O(g) \rightleftharpoons H_2(g) + CO_2(g) \qquad \triangle H < 0$$

다음 중 H_2의 수득률을 증가시키는 요인을 〈보기〉에서 있는 대로 고른 것은?

〈보 기〉
ㄱ. 이산화탄소 기체를 제거한다.
ㄴ. 온도를 낮춘다.
ㄷ. 일정 부피 용기에 헬륨 기체를 넣어 압력을 증가시킨다.
ㄹ. 반응 용기의 부피를 감소시켜 압력을 높인다.

① ㄱ, ㄴ   ② ㄴ, ㄷ   ③ ㄱ, ㄷ
④ ㄱ, ㄴ, ㄷ   ⑤ ㄱ, ㄴ, ㄷ, ㄹ

12-79B. EQ476 르샤틀리에 원리

다음 각 경우에 SO_2및 O_2와 평형에 있는 SO_3의 몰수를 증가시키는 요인이 아닌 것은?

$$2SO_3(g) \rightleftharpoons 2SO_2(g) + O_2(g) \qquad \triangle H > 0$$

① 산소 기체를 첨가한다.
② 반응 용기의 부피를 줄여 압력을 높인다.
③ 일정부피 용기에 아르곤 기체를 넣어 압력을 높인다.
④ 온도를 내린다.
⑤ 이산화황 기체를 첨가한다.

12-80B. EQ477-1 르샤틀리에 원리

다음은 평형계에 변화요인을 각각 가했을 때, 평형의 위치가 이동하는 방향을 나타낸 것이다. 옳지 않은 것은?

$$2HI(g) \rightleftharpoons H_2(g) + I_2(g) \qquad \triangle H < 0$$

① $H_2(g)$를 첨가한다.   (역반응)
② $I_2(g)$를 제거한다.   (정반응)
③ $HI(g)$를 제거한다.   (역반응)
④ 온도를 높인다.   (역반응)
⑤ 용기의 부피를 두 배로 증가시킨다.   (역반응)

12-81C. EQ595 분배계수

25℃에서 다음 평형에 대한 분배 계수 K는 85이다.

$$I_2(aq) \rightleftharpoons I_2(CCl_4)$$

I_2의 농도가 2×10^{-3}M인 수용액 0.100L에 0.025L의 CCl_4를 가한다. 이 혼합물을 분별 깔대기에 넣고 충분히 흔든 후 두 상을 각각 분리하고 CCl_4층은 제거한다. 수용액 상에 남아있는 I_2의 분율에 가장 가까운 것은?

① 0.02
② 0.04
③ 0.01
④ 0.2
⑤ 0.5

12-82B. EQB54. 화학평형 (변리사 기출)

다음은 $AB_3(g)$가 분해되는 화학반응식이다.

$$AB_3(g) \rightleftharpoons AB(g) + B_2(g)$$

2.0L 밀폐 용기에 $AB_3(g)$ 0.1몰을 넣어 분해 반응을 일으켰더니 $AB_3(g)$가 20% 분해된 후 평형에 도달하였다. 이 평형 상태에 관한 설명으로 옳지 않은 것은? (단, A와 B는 임의의 원소 기호이고, 기체는 이상기체로 거동하며, 온도는 T로 일정하고 RT =80L·atm/mol이다.)

① $B_2(g)$의 몰분율은 $\frac{1}{6}$이다.

② $AB(g)$의 부분 압력은 0.8atm이다.

③ $[AB_3]$는 0.04M이다.

④ 평형 상수 K_p는 0.2이다.

⑤ 평형 상수 K_c는 $\frac{1}{200}$이다.

12-83B. EQB54-1. 화학평형 (변리사 기출)★

그림은 반응 $X \underset{k_r}{\overset{k_f}{\rightleftharpoons}} Y$에 대한 퍼텐셜 에너지를 나타낸 것이다. 정반응과 역반응은 각각 X와 Y의 1차 반응이며, k_f와 k_r은 각각 정반응과 역반응의 속도 상수이다.

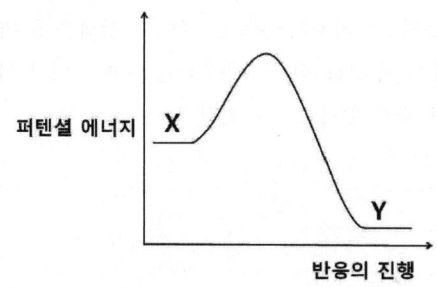

이 반응에 관한 설명으로 옳은 것만을 〈보기〉에서 있는 대로 고른 것은? (단, k_f와 k_r은 아레니우스 식을 만족하며 정반응과 역반응의 아레니우스 상수 A는 서로 같다.)

───〈보 기〉───
ㄱ. 평형 상수(K_c)는 1보다 작다.
ㄴ. 온도를 높이면 k_r은 커진다.
ㄷ. 온도를 높이면 K_c은 작아진다.

① ㄱ
② ㄴ
③ ㄷ
④ ㄱ, ㄴ
⑤ ㄴ, ㄷ

12-84B. EQB56. 화학평형 (변리사 기출)

다음은 A와 B가 반응하여 C를 생성하는 반응의 화학 반응식과 온도 T에서 압력으로 정의되는 평형 상수(K_P)이다.

$$A(s) + B(g) \rightleftharpoons C(g) \qquad K_P = 4$$

진공 용기에 A(s) 1몰과 B(g) 1몰을 넣어 반응시켜 도달한 평형 상태에서 용기 속 기체의 온도는 T이고 압력은 5기압이다. 평형 상태에서 용기 속 A(s)의 몰수는? (단, 기체는 이상 기체로 거동하고, A(s)의 증기 압력은 무시한다.)

① 0.2
② 0.3
③ 0.4
④ 0.5
⑤ 0.6

12-85B. EQB58. 화학평형 (변리사 기출)

다음은 온도 T에서 A(s) 분해 반응의 화학 반응식과 압력으로 정의되는 평형 상수(K_P)이다.

$$A(s) \rightleftharpoons B(g) + C(g) \qquad K_P$$

T에서, 1기압의 B(g)가 들어 있는 용기에 A(s)를 넣은 후 A(s)의 분해 반응이 일어나 도달한 평형 상태의 전체 기체 압력이 2기압이었다. K_P는? (단, 기체는 이상 기체로 거동하고, A(s)의 증기 압력은 무시한다.)

① $\frac{1}{4}$

② $\frac{2}{4}$

③ $\frac{3}{4}$

④ 1

⑤ $\frac{5}{4}$

12-86D. EQB59. 화학 평형 (변리사 기출)

다음은 A(g)와 B(g)가 반응하여 C(g)가 생성되는 반응의 평형 반응식과 압력으로 정의되는 평형 상수(K_P)이다.

$$A(g) + 2B(g) \rightleftharpoons 2C(g) \qquad K_P$$

표는 반응 전 C(g) 1mol만이 들어 있는 피스톤이 달린 실린더에서 반응이 일어날 때, 서로 다른 온도에서 도달한 평형에 대한 자료이다.

평형 상태	온도	실린더 속 혼합 기체의 부피(L)	K_P
I	T	$8V$	1
II	$\frac{4}{5}T$	$6V$	a

a는? (단, 대기압은 1atm으로 일정하고 피스톤의 질량과 마찰은 무시한다. 모든 기체는 이상 기체와 같은 거동을 한다.)

① 4
② 5
③ 6
④ 8
⑤ 10

12-87B. EQN254 Kc와 Kp★

다음은 A로부터 B가 생성되는 균형 반응식이다.

$$A(g) \rightleftharpoons 2B(g)$$

그림은 절대온도 T_1에서 부피가 V L로 동일한 두 플라스크 (가)와 (나)에서 A와 B가 각각 평형에 도달한 상태를 나타낸 것이다.

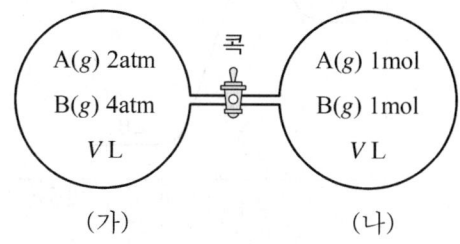

(가)   (나)

이에 대한 설명으로 옳은 것만을 〈보기〉에서 있는 대로 고른 것은? (단, $RT_1 = 32$L·atm/mol이다.)

―〈보 기〉―
ㄱ. 정반응의 $K_c = 0.25$이다.
ㄴ. $V = 2$이다.
ㄷ. 콕을 열면 정반응이 자발적으로 진행된다.

① ㄱ   ② ㄴ   ③ ㄱ, ㄷ
④ ㄴ, ㄷ   ⑤ ㄱ, ㄴ, ㄷ

12-88B. EQN261-1 속도와 평형★

그림은 반응 $A(g) \underset{k_{-1}}{\overset{k_1}{\rightleftarrows}} 2B(g)$에서 반응 경로에 따른 에너지를 나타낸 것이다.

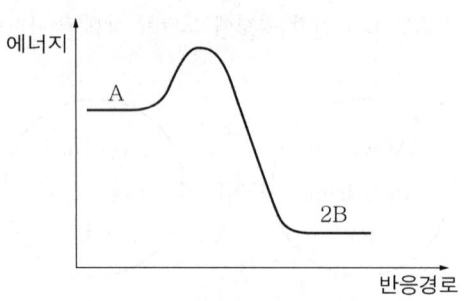

이에 대한 설명으로 옳지 않은 것은?

① 평형에서 $k_1[A] = k_{-1}[B]^2$이다.

② 평형상수 K_c는 $\dfrac{k_1}{k_{-1}}$이다.

③ 온도가 높아지면 $\dfrac{k_1}{k_{-1}}$는 작아진다.

④ 온도가 높아지면 평형 상수 K_c는 작아진다.

⑤ 촉매를 사용하면 $\dfrac{k_1}{k_{-1}}$는 커진다.

12-89B. EQS37 K, Q 비교★

A, B, C는 다음과 같이 반응한다.

$$A(g) + B(g) \rightleftarrows C(g)$$

그림은 25℃에서 부피가 같은 두 용기 (가)와 (나)에 A~C가 들어있는 초기 상태를 나타낸 것이다. (가)는 평형 상태에 있고, (나)는 $B(g)$만을 포함한다.

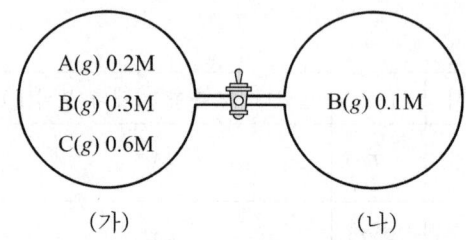

| (가) | (나) |

이에 대한 설명으로 옳은 것만을 〈보기〉에서 있는 대로 고른 것은? (단, 온도는 25℃로 일정하다.)

〈보 기〉
ㄱ. 25℃에서 정반응에 대한 $K_c = 10$이다.
ㄴ. 콕을 열면 정반응이 자발적으로 진행된다.
ㄷ. 콕을 연 후, 도달한 새로운 평형에서 [B]<[C]이다.

① ㄱ   ② ㄴ   ③ ㄱ, ㄷ
④ ㄴ, ㄷ   ⑤ ㄱ, ㄴ, ㄷ

12-90B. EQS39 르 샤틀리에 원리★

다음은 A가 반응하여 B를 생성하는 균형 반응식과 온도 T에서의 평형 상수이다. (b는 계수)

$$2A(g) \rightleftharpoons bB(g) \qquad K_p$$

그림은 2L의 평형 상태 (가)의 부피를 1L로 변화시켜 새로운 평형 (나)에 도달한 것을 나타낸 것이다. (나)에서 A의 부분압은 $\frac{3}{4}$기압이다.

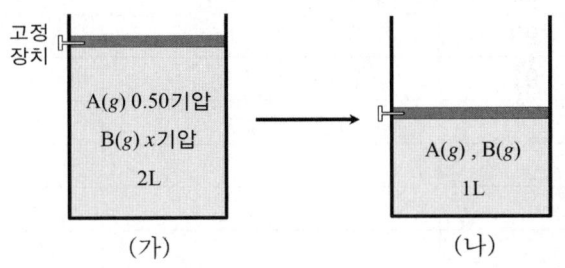

고정장치

A(g) 0.50기압
B(g) x기압
2L

(가)

A(g) , B(g)
1L

(나)

K_p는? (단, 온도는 T로 일정하다. 모든 기체는 이상 기체와 같이 거동한다.)

① $\frac{1}{2}$ ② 1   ③ 2   ④ $\frac{3}{4}$ ⑤ $\frac{1}{4}$

12-91B. EQS60 화학 평형

다음은 A와 B의 균형 반응식과 평형 상수(K_p)이다.

$$A(g) \rightleftharpoons 2B(g) \qquad K_p$$

표는 피스톤이 달린 실린더에 A(g)가 들어있는 초기 상태와 반응이 일어나 도달한 평형 상태 1, 2에 대한 자료이다.

상태	온도(K)	부피(L)
초기	200	5
평형 1	200	6
평형 2	300	10

$\dfrac{300K에서의\ K_p}{200K에서의\ K_p}$ 는? (단, 대기압은 1기압이다. 피스톤의 무게와 마찰은 무시한다.)

① $\frac{15}{2}$ ② 3   ③ $\frac{10}{3}$ ④ 12   ⑤ 6

문제번호	정답	문제번호	정답
1	3	41	4
2	5	42	4
3	5	43	5
4	1	44	3
5	1	45	1
6	3	46	4
7	5	47	3
8	3	48	1
9	5	49	4
10	2	50	2
11	4	51	4
12	3	52	1
13	2	53	3
14	3	54	4
15	4	55	1
16	1	56	4
17	5	57	3
18	1	58	1
19	2	59	2
20	3	60	3
21	4	61	3
22	5	62	4
23	2	63	2
24	1	64	3
25	1	65	4
26	3	66	3
27	1	67	1
28	3	68	2
29	1	69	4
30	2	70	3
31	1	71	4
32	4	72	2
33	2	73	3
34	4	74	5
35	1	75	2
36	5	76	1
37	2	77	4
38	4	78	1
39	4	79	3
40	2	80	5

문제번호	정답	문제번호	정답
81	2		
82	5		
83	5		
84	1		
85	3		
86	2		
87	3		
88	5		
89	3		
90	3		
91	2		

13

산과 염기

해설 링크 모음

13. 산과 염기 핵심 써머리

1. 산-염기 모형

1) 아레니우스 모형

(1) 산: 물에 녹아서 H^+ 이온을 내어 놓는다.을 내어 놓는다.

(2) 염기: 물에 녹아서 OH^- 이온을 내어 놓는다.

2) 브뢴스테드-로우리 모형

(1) 산: 양성자(H^+) 주개

(2) 염기: 양성자(H^+) 받개

(3) 산이 H^+ 한 개를 잃으면 그 짝염기가 만들어진다.

(4) 염기가 H^+ 한 개를 얻으면 그 짝산이 만들어진다.

(5) 산이 셀수록 그 짝염기는 약하다.

3) 루이스 모형

(1) 산: 전자쌍 받개

(2) 염기: 전자쌍 주개

2. 산-염기 평형

1) 물에 녹은 산의 해리(이온화)에 대한 평형 상수(산 해리 상수) :: K_a

2) K_a 식은 다음과 같다.

$$K_a = \frac{[H_3O^+][A^-]}{[HA]}$$

또는 간단히 다음과 같이 표현된다.

$$K_a = \frac{[H^+][A^-]}{[HA]}$$

3. 산의 세기

1) 센산은 매우 큰 K_a값을 갖는다.

(1) 센산은 물에서 완전히 해리된다.

(2) 해리(이온화) 평형 위치는 완전히 오른쪽에 있다.

(3) 센산은 약한 짝염기를 갖는다.

(4) 흔한 센산으로는 질산(HNO_3), 염산(HCl), 황산(H_2SO_4), 과염소산($HClO_4$) 등이 있다.

2) 약산은 작은 K_a값을 갖는다.

(1) 약산은 매우 적은 양만 해리된다.

(2) 해리 반응의 평형의 위치는 왼쪽으로 치우쳐 있다.

(3) 약산의 짝염기는 강산의 짝염기보다 상대적으로 강하다.

(4) 약산의 해리 백분율은 다음과 같다.

3) 해리 백분율(%) = $\dfrac{\text{해리된 양(mol)}}{\text{초기 약산의 양(mol)}} \times 100(\%)$

(1) 산이 약하면 해리 백분율이 더 작다.

(2) 약산 용액이 묽을수록 해리 백분율은 증가한다.

4. 물의 자체 이온화

1) 물은 양쪽성 물질이다. (물은 산이나 염기로 행동할 수 있다.)

2) 물은 산-염기 반응에서 자신과 반응한다.

$$H_2O(l) + H_2O(l) \rightleftharpoons H_3O^+(aq) + OH^-(aq)$$

(1) 이 반응의 평형식은 다음과 같다.

$$K_w = [H_3O^+][OH^-] \text{ 또는 } K_w = [H^+][OH^-]$$

(2) K_w는 물의 이온-곱 상수이다.

(3) 25℃의 순수한 물에서 $[H_3O^+]=[OH^-]=1.0\times10^{-7}$M이고, $K_w = 1.0\times10^{-14}$이다.

3) 산성 용액에서 $[H^+] > [OH^-]$

4) 염기성 용액에서 $[H^+] < [OH^-]$

5) 중성 용액에서 $[H^+] = [OH^-]$

5. pH 척도

1) $pH = -\log[H^+]$

2) pH가 1만큼 변하면 $[H^+]$는 10배만큼 변한다.

3) 그 밖에도 p척도가 있다.

(1) $pOH = -\log[OH^-]$

(2) $pK_a = -\log[K_a]$

6. 염기

1) 센염기는 NaOH나 KOH 같은 수산화물의 염이다.

2) 약염기는 물과 반응하여 OH^-를 내놓는다.(염기의 가수분해 반응)

$$B(aq) + H_2O(l) \rightleftharpoons HB^+(aq) + OH^-(aq)$$

(1) 이 반응의 평형 상수(염기 해리 상수)는 K_b라고 부르며, 이 때 K_b는 다음과 같다.

$$K_b = \frac{[HB^+][OH^-]}{[B]}$$

7. 다양성자산

1) 다양성자산은 산성 양성자(H^+)를 두 개 이상 가지고 있다.

2) 다양성자산은 한 번에 한 개의 양성자를 해리한다.

(1) 각 해리단계는 특정 K_a값을 갖는다.

(2) 일반적으로 K_a값은 다음과 같이 감소한다.

$$K_{a1} > K_{a2} > K_{a3}$$

3) 다양성자산 용액에서 거의 첫 번째 해리만 일어난다.

4) 황산(H_2SO_4)은

(1) 첫 번째 해리 단계에서는 센산이고,

(2) 두 번째 해리 단계에서는 약산이다.

8. 염의 산-염기 성질

1) 염(salt)은 이온 화합물을 의미한다.

2) 염은 물에 녹아 중성, 산성, 염기성을 나타낼 수 있다.

3) 산의 K_a와 그 짝염기의 K_b 곱은 K_w와 같다.

$$K_a \times K_b = K_w$$

4) 아래와 같은 이온을 포함하는 염이 물에 녹았을 때 용액의 산-염기 성질은 아래와 같다.

(1) 센염기의 양이온+센산의 음이온으로 구성된 염→중성 용액

(2) 센염기의 양이온+약산의 음이온으로 구성된 염→염기성 용액

(3) 약염기의 양이온+센산의 음이온으로 구성된 염→산성 용액

(4) 약산의 음이온+약염기의 양이온으로 구성된 염

① 약산의 K_a > 약염기의 K_b → 산성 용액

② 약산의 K_a < 약염기의 K_b → 염기성 용액

5) $Al^{3+}(aq)$, $Fe^{3+}(aq)$와 같은 큰 전하를 갖고 있는 금속 이온을 포함하는 염은 산성 용액을 만든다.

(1) 이온의 전하가 크고 반지름이 작을수록 강한 산으로 작용한다.

9. 산-염기 성질에 미치는 구조의 영향

1) 이성분 산(H-X)의 세기

(1) X의 주기율표 위치가 오른쪽일수록, 아래일수록 산의 세기가 증가한다.

2) 산소산(H-O-Y)의 세기

(1) Y의 전기 음성도가 클수록 산의 세기가 증가한다.

(2) 산소(O)의 수가 많을수록 산의 세기가 증가한다.

심화주제 13-1: 산화물의 산염기 거동

1) 주기율표에서 왼쪽, 아래로 갈수록 그 산화물의 염기성은 강해진다.

2) 주기율표에서 오른쪽, 위로 갈수록 그 산화물의 산성은 강해진다.

3) 대부분의 비금속 산화물은 산 무수물이며, 과량의 물과 반응하여 산성 용액을 만든다.

   (1) $CO_2 + H_2O \rightarrow H_2CO_3$ (탄산)

   (2) $SO_3 + H_2O \rightarrow H_2SO_4$ (황산)

4) Ⅰ족(알칼리 금속)과 Ⅱ족(알칼리 토금속) 산화물은 염기 무수물이며, 물과 반응하여 염기성 용액을 만든다.

   (1) $Na_2O + H_2O \rightarrow 2NaOH$

   (2) $CaO + H_2O \rightarrow Ca(OH)_2$

5) 주기율표에서 중간에 해당하는 (Ⅲ~Ⅴ) 금속의 산화물은 종종 양쪽성을 나타낸다.

   (1) Al_2O_3 염기로 작용: $Al_2O_3 + 6HCl \rightarrow 2AlCl_3 + 3H_2O$

   (2) Al_2O_3 산으로 작용: $Al_2O_3 + 2NaOH + 3H_2O \rightarrow 2NaAl(OH)_4$

산성도 증가 ⟶

Ⅰ	Ⅱ	Ⅲ	Ⅳ	Ⅴ	Ⅵ	Ⅶ
Li_2O	BeO	B_2O_3	CO_2	N_2O_5	(O_2)	OF_2
Na_2O	MgO	Al_2O_3	SiO_2	P_4O_{10}	SO_3	Cl_2O_7
K_2O	CaO	Ga_2O_3	GeO_2	As_2O_5	SeO_3	Br_2O_7
Rb_2O	SrO	In_2O_3	SnO_2	Sb_2O_5	TeO_3	I_2O_7
Cs_2O	BaO	Tl_2O_3	PbO_2	Bi_2O_5	PoO_3	At_2O_7

염기도 증가 ↓

산성도 증가 ↑

⟵ 염기도 증가

□ 금속 산화물
▨ 준금속 산화물
▩ 비금속 산화물

심화주제 13-2: 평준화 효과

1. 물속에서 산과 염기

1) 물속에서 존재하는 가장 강한 산은 H_3O^+이고, 가장 강한 염기는 OH^-이다.

2) 물은 강한 산이나 강한 염기의 세기를 평준화시켜, 모든 강한 산은 H_3O^+로, 모든 강한 염기는 OH^-로 변환된다.
   (1) H_3O^+보다 더 강한 산이 물속에 녹아있으면 H_2O에게 양성자를 주어 H_3O^+를 생성한다.
   (2) 만약 OH^-보다 더 강한 염기가 물속에 녹아있으면 H_2O는 양성자를 잃고 OH^-로 된다.

3) $HClO_4$와 HCl은 물에서는 마치 산의 세기가 같은 것처럼 거동한다. 두 가지 산은 H_3O^+로 평준화되었다.
   $$HClO_4 + H_2O \rightarrow H_3O^+ + ClO_4^-$$
   $$HCl + H_2O \rightarrow H_3O^+ + Cl^-$$

2. 아세트산 용매 속에서 산과 염기

1) 아세트산 용매에서는 $HClO_4$와 HCl은 동일한 세기로 평준화되지 않는다.
   $$HClO_4 + CH_3COOH \rightarrow CH_3COOH_2^+ + ClO_4^- \qquad K = 1.3 \times 10^{-5}$$
   $$HCl + CH_3COOH \rightarrow CH_3COOH_2^+ + Cl^- \qquad K = 2.8 \times 10^{-9}$$

2) $HClO_4$가 HCl보다 강산임을 알 수 있다.

13-01B. AB201. 아레니우스 산 염기의 정의★

다음 중 아레니우스 산−염기 반응에 해당하지 <u>않는</u> 것은?

① $HCl(aq) \rightarrow H^+(aq) + Cl^-(aq)$

② $NH_4^+(aq) \rightleftharpoons H^+(aq) + NH_3(aq)$

③ $NaOH(aq) \rightarrow Na^+(aq) + OH^-(aq)$

④ $NH_3(g) + HCl(g) \rightarrow NH_4Cl(s)$

⑤ $[Al(H_2O)_6]^{3+}(aq) \rightleftharpoons H^+(aq) + [Al(H_2O)_5OH]^{2+}(aq)$

13-02A. AB203. 짝−산 염기 쌍

다음 중 짝−산 염기 쌍인 것은?

① SO_3^{2-}, SO_4^{2-}

② H_2O, OH^-

③ HCl, $NaOH$

④ H_2CO_3, CO_3^{2-}

⑤ H_3O^+, OH^-

13-03A. AB204. 양쪽성 물질

다음 중 산−염기 반응에서 양쪽성 물질로 작용할 수 있는 것만으로 짝지어진 것은?

① NH_4^+, CO_3^{2-}

② H_2O, HCO_3^-

③ Cl^-, NH_4^+

④ OH^-, SO_3^{2-}

⑤ H_3O^+, O^{2-}

13-04B. AB205. 루이스 산 염기의 정의

다음 각 정반응에서 루이스 산에 밑줄 친 것으로 옳지 <u>않은</u> 것은?

① $\underline{BF_3}(g) + F^-(aq) \rightleftharpoons BF_4^-(aq)$

② $\underline{Ag^+}(aq) + 2NH_3(aq) \rightleftharpoons Ag(NH_3)_2^+(aq)$

③ $\underline{H^+}(aq) + OH^-(aq) \rightarrow H_2O(l)$

④ $\underline{SO_3}(g) + H_2O(l) \rightleftharpoons H_2SO_4(aq)$

⑤ $\underline{Cu^{2+}}(aq) + Zn(s) \rightleftharpoons Cu(s) + Zn^{2+}(aq)$

13-05B. AB206. 산과 염기의 세기 비교

다음은 25℃에서 약산의 산해리 상수(K_a)를 나타낸 것이다. 이에 대한 설명으로 옳지 <u>않은</u> 것은?

HF	$K_a = 7.2 \times 10^{-4}$
HCN	$K_a = 6.2 \times 10^{-10}$
H$_2$O	$K_a = 1.0 \times 10^{-14}$

① 산의 세기는 HF > HCN이다.

② 염기의 세기는 $OH^- > CN^-$이다.

③ 평형 상태에서 0.10M HF(aq) 중 $[H_3O^+]$는 0.10M보다 작다.

④ $HF(aq) + CN^-(aq) \rightleftharpoons F^-(aq) + HCN(aq)$의 K는 1보다 작다.

⑤ 평형 상태에서 $[H^+]$는 0.10M HF(aq)>0.10M HCN(aq)이다.

13-06A. AB207. 강산의 종류

다음 중 강산이 <u>아닌</u> 것은?

① HCl

② $HClO_4$

③ H_2SO_4

④ HNO_3

⑤ $HClO_2$

13-07B. AB208. 산의 세기 비교

다음 중 산의 세기를 비교한 것으로 옳지 <u>않은</u> 것은?

① $HI < HCl$
② $H_2O < H_2S$
③ $NH_3 < H_2O$
④ $NH_3 < PH_3$
⑤ $HF < HBr$

13-08B. AB209. 산의 구조와 세기

다음 중 산의 세기를 비교한 것으로 옳지 <u>않은</u> 것은?

① $HIO_3 < HBrO_3$
② $HOI < HOCl$
③ $HNO_2 < HNO_3$
④ $H_2SO_4 < H_2SO_3$
⑤ $HClO_3 < HClO_4$

13-09B. AB210. 산의 구조와 세기

다음 중 염기의 세기를 비교한 것으로 옳지 <u>않은</u> 것은?

① $IO_3^- < BrO_3^-$
② $NO_3^- < NO_2^-$
③ $OCl^- < OI^-$
④ $SH^- < OH^-$
⑤ $OH^- < O^{2-}$

13-10B. AB211. 산화물의 산염기 거동

다음 중 물에 녹였을 때, 산으로 작용하는 물질이 <u>아닌</u> 것은?

① CO_2
② SO_3
③ N_2O_5
④ CaO
⑤ P_2O_5

13-11A. AB212. 강염기의 종류

다음 중 강염기가 <u>아닌</u> 것은?

① $NaOH$
② KOH
③ $Ca(OH)_2$
④ $Ba(OH)_2$
⑤ $Al(OH)_3$

13-12B. AB213. 금속 이온의 산염기 거동

다음 물질을 녹여 0.01M 수용액을 만들었을 때, H^+ 농도가 가장 높은 것은?

① $Al(NO_3)_3$
② $Ca(NO_3)_2$
③ $NaNO_3$
④ $Zn(NO_3)_2$
⑤ $CuSO_4$

13-13B. AB214. pH 척도

다음은 물의 자체 해리 반응식과 25℃에서의 평형 상수이다.

$$H_2O(l) + H_2O(l) \rightleftharpoons H_3O^+(aq) + OH^-(aq)$$
$$K_w = 1.0 \times 10^{-14}$$

다음 중 25℃에서 산성 용액이 <u>아닌</u> 것은?

① $[H^+] = 1.0 \times 10^{-6}M$

② $[H^+] = 10M$

③ $[OH^-] = 1.0 \times 10^{-13}M$

④ $[OH^-] = 5.0 \times 10^{-8}M$

⑤ $[H^+] = 1.0 \times 10^{-12}M$

13-14B. AB215. 강산과 강염기 혼합 용액의 pH 계산

25℃에서 0.40M HCl(aq) 40mL와 0.20M NaOH(aq) 120mL를 혼합하였다. 혼합 용액에서 H_3O^+의 농도는?

① $2.0 \times 10^{-12}M$

② $2.0 \times 10^{-13}M$

③ $5.0 \times 10^{-2}M$

④ $4.0 \times 10^{-4}M$

⑤ $5.0 \times 10^{-3}M$

13-15B. AB216. 약산 용액의 평형★★

25℃에서 일양성자산 HA의 K_a는 1.0×10^{-5}이다. 0.10M HA(aq)에서 H^+의 농도와 이온화 백분율이 모두 옳은 것은?

	$[H^+](M)$	이온화 백분율
①	1.0×10^{-3}	1%
②	2.0×10^{-3}	1%
③	5.0×10^{-3}	2%
④	2.0×10^{-3}	5%
⑤	4.0×10^{-3}	5%

13-16B. AB217. 약산 용액의 평형

일양성자 약산 HA 0.15M(aq)의 해리 백분율은 2.0%이다. HA의 K_a는?

① 4.5×10^{-3}

② 6.0×10^{-5}

③ 4.0×10^{-5}

④ 5.0×10^{-3}

⑤ 2.0×10^{-6}

13-17B. AB218. 약산 용액의 평형

0.04M HA(aq)의 pH는 3.0이다. 이온화 백분율과 HA의 K_a가 모두 옳은 것은?

	이온화 백분율(%)	K_a
①	0.25	2.5×10^{-5}
②	2.5	2.5×10^{-5}
③	1	1.0×10^{-7}
④	2.5	4.0×10^{-4}
⑤	1.0	4.0×10^{-4}

13-18B. AB219. 약산 용액의 평형

일양성자 약산 HA를 녹인 수용액이 평형에 도달했을 때, [HA]= 0.0040M, $[H^+]$= 0.0010M이다. 이 용액에서 HA의 이온화도는?

① 0.20

② 0.25

③ 0.10

④ 0.40

⑤ 0.001

13-19B. AB220. 약산 용액의 평형★

0.30M HA(aq)의 이온화 백분율이 20%이다. 이 용액에서 H⁺의 농도와 HA의 해리상수(K_a)가 모두 옳은 것은?

	[H⁺](M)	K_a
①	0.060	1.5×10^{-2}
②	0.060	1.2×10^{-2}
③	0.020	1.5×10^{-2}
④	0.020	1.2×10^{-3}
⑤	0.030	1.2×10^{-3}

13-20B. AB221. 약산 용액의 평형★

일양성자 약산 HA 0.30M 수용액에서 해리 백분율은 25%이다. HA의 K_a는?

① 7.5×10^{-4}

② 3.0×10^{-3}

③ 3.0×10^{-2}

④ 2.5×10^{-2}

⑤ 4.0×10^{-4}

13-21B. AB222. 약산 용액의 평형★

다음 중 이온화도가 가장 큰 용액은? (단, CH₃COOH의 K_a는 1.8×10^{-5}, HF의 K_a는 7.2×10^{-4}이다.)

① 0.50M CH₃COOH(aq)

② 0.050M CH₃COOH(aq)

③ 0.0050M CH₃COOH(aq)

④ 0.10M HF(aq)

⑤ 0.0010M HF(aq)

13-22B. AB223. 약산 용액의 평형

25℃에서 0.10M HA(aq)에서 이온화 백분율이 1%였다. 0.40M HA(aq)에서 이온화 백분율은?

① 1%

② 2%

③ 3%

④ 0.5%

⑤ 5%

13-23C. AB225. 약산 용액의 평형★

HA는 일양성자 약산이다. 표는 25℃에서 두 가지 HA 수용액 (가)와 (나)에 대한 자료이다.

수용액	HA의 초기 농도(M)	이온화 백분율
(가)	0.50	20%
(나)	x	25%

x는?

① 0.25

② 0.20

③ 0.10

④ 0.30

⑤ 0.40

13-24B. AB226. 약산 용액의 평형★

25℃에서 HA의 해리상수 K_a는 1.0×10^{-5}이다. 0.20M HA(aq) 500mL에 0.20M HCl(aq) 500mL를 혼합한 용액에서 A⁻의 평형 농도(M)는?

① 2.0×10^{-5}

② 1.0×10^{-5}

③ 4.0×10^{-3}

④ 5.0×10^{-5}

⑤ 1.0×10^{-3}

13-25B. AB227. 약염기 용액의 평형

$25^\circ C$에서 암모니아(NH_3)의 K_b는 1.8×10^{-5}이다. 2.0M $NH_3(aq)$의 OH^- 농도는?

① 6.0×10^{-3}M

② 3.0×10^{-3}M

③ 1.0×10^{-3}M

④ 3.0×10^{-4}M

⑤ 1.0×10^{-5}M

13-26B. AB228. 약염기 용액의 평형

1.0M 메틸아민(CH_3NH_2, $K_b = 4.0 \times 10^{-4}$) 수용액에서 메틸아민의 이온화 백분율은?

① 2%

② 1%

③ 4%

④ 0.1%

⑤ 0.2%

13-27B. AB229. 약염기 용액의 평형

$25^\circ C$에서 어떤 약염기 RNH_2 수용액이 평형에 도달했을 때, $[RNH_2] = 0.50M$, $[H^+] = 2.0 \times 10^{-12}$M이다. $25^\circ C$에서 RNH_2의 K_b는?

① 2.0×10^{-4}

② 1.0×10^{-5}

③ 2.0×10^{-5}

④ 5.0×10^{-4}

⑤ 5.0×10^{-5}

13-28B. AB230. 약염기 용액의 평형

$25^\circ C$에서 일양성자 염기 B의 K_b는 2.0×10^{-6}이다. 1.00g의 B를 녹여 만든 250mL 수용액에서 수소 이온 농도가 2.5×10^{-11}M였다. B의 몰질량(g/mol)은?

① 40

② 50

③ 120

④ 100

⑤ 60

13-29B. AB231. 염 용액의 평형

다음 중 물에 녹였을 때 산성을 나타내는 염은?

① $NaCl$

② KBr

③ $NaNO_3$

④ NH_4Cl

⑤ KCN

13-30B. AB232. 염 용액의 평형★

다음은 $25^\circ C$에서 몇 가지 약산의 K_a 자료이다.

화학식	화합물명	K_a
$HClO_2$	아염소산	1.2×10^{-2}
HF	플루오린산	7.2×10^{-4}
HNO_2	아질산	4.0×10^{-4}
HCN	시안화 수소산	6.2×10^{-10}
NH_4^+	암모늄 이온	5.6×10^{-10}

다음 중 pH가 가장 높은 용액은?

① 0.10M $NaF(aq)$

② 0.10M $NaClO_2(aq)$

③ 0.10M $NH_3(aq)$

④ 0.10M $NH_4Cl(aq)$

⑤ 0.10M $NaNO_3(aq)$

13-31B. AB233. 염 용액의 평형

$25℃$에서 아질산(HNO_2)의 K_a는 $4.0×10^{-4}$이다. $0.040M$ $NaNO_2$ (aq)의 pH는?

① 6.0
② 8.0
③ 9.0
④ 10.0
⑤ 11.0

13-32B. AB234. 염 용액의 평형★

$25℃$에서 어떤 약산 HB의 소듐염 NaB $0.050M(aq)$의 pH가 9.00이다. $0.20M$ HB(aq)의 pH는?

① 3.00
② 4.00
③ 5.00
④ 6.00
⑤ 7.00

13-33B. AB235. 염 용액의 평형★

HA는 일양성자 산이다. $25℃$에서 $0.02M$ HA(aq)의 pH가 4.0이었다. $0.50M$ NaA(aq)의 pH는?

① 5.0
② 8.0
③ 9.0
④ 10.0
⑤ 11.0

13-34B. AB236. 다양성자산 용액의 평형★

다음은 $25℃$에서 황화수소(H_2S)의 균형 반응식과 해리 상수이다.

$$H_2S(aq) \rightleftharpoons H^+(aq) + HS^-(aq) \qquad K_{a1}= 1.0×10^{-7}$$
$$HS^-(aq) \rightleftharpoons H^+(aq) + S^{2-}(aq) \qquad K_{a2}= 1.0×10^{-19}$$

$0.10M$ $H_2S(aq)$의 pH는?

① 4.0
② 5.0
③ 6.0
④ 7.0
⑤ 8.0

13-35B. AB237. 다양성자산 용액의 평형★

탄산(H_2CO_3)의 $K_{a1} = 4.0×10^{-7}$, $K_{a2} = 5.6×10^{-11}$이다. $0.10M$ $H_2CO_3(aq)$에 대한 설명으로 옳지 <u>않은</u> 것은?

① H_2CO_3의 이온화 백분율은 2%이다.
② $[H^+]= 2.0×10^{-4}$M이다.
③ $[OH^-]= 5.0×10^{-11}$M이다.
④ $[HCO_3^-]= 2.0×10^{-4}$M이다.
⑤ $[CO_3^{2-}]= 5.6×10^{-11}$M이다.

13-36B. AB238. 다양성자 산★

다음은 25℃에서 이양성자 산 H_2A의 해리 반응식과 평형 상수이다.

$$H_2A(aq) \rightleftharpoons H^+(aq) + HA^-(aq) \qquad K_{a1} = 1.0 \times 10^{-4}$$

$$HA^-(aq) \rightleftharpoons H^+(aq) + A^{2-}(aq) \qquad K_{a2} = 1.0 \times 10^{-10}$$

이에 대한 설명으로 옳지 <u>않은</u> 것은?

① 1.0M $H_2A(aq)$의 pH는 2.0이다.

② 0.20M $NaHA(aq)$의 pH는 7.0이다.

③ 0.20M $NaHA(aq)$에서 $\dfrac{[A^{2-}]}{[H_2A]} = 1$이다.

④ 1.0M $Na_2A(aq)$의 pH는 9.0이다.

⑤ $H_2A(aq) + A^{2-}(aq) \rightleftharpoons 2HA^-(aq)$의 평형상수는 1.0×10^6이다.

13-37B. AB239. 다양성자산 용액의 평형

다음은 25℃에서 이양성자 산 H_2A 일정량을 녹여 만든 어떤 수용액에서 각 화학종의 평형 농도를 나타낸 것이다. H_2A의 $\dfrac{K_{a1}}{K_{a2}}$은?

화학종	평형 농도(M)
H_2A	0.30
HA^-	2.0×10^{-4}
A^{2-}	3.0×10^{-10}

① $\dfrac{4000}{9}$

② $\dfrac{9000}{4}$

③ $\dfrac{900}{4}$

④ $\dfrac{40}{9}$

⑤ $\dfrac{4}{9}$

13-38B. AB240. 다양성자산 용액의 평형

다음은 25℃에서 황산(H_2SO_4)의 해리 반응식과 평형 상수이다.

$$H_2SO_4(aq) \rightarrow H^+(aq) + HSO_4^-(aq) \qquad K_{a1} = \text{매우 큼}$$

$$HSO_4^-(aq) \rightarrow H^+(aq) + SO_4^{2-}(aq) \qquad K_{a2} = 1.2 \times 10^{-2}$$

1.0M $H_2SO_4(aq)$에서 SO_4^{2-}의 농도(M)는?

① 1.0

② 2.0

③ 1.2×10^{-2}

④ 6.0×10^{-3}

⑤ 1.0×10^{-7}

13-39B. AB241. 염 용액의 평형

25℃에서 0.02M $HA(aq)$에서 이온화 백분율이 1%이다. 2.0M $NaA(aq)$의 pH는?

① 4.0

② 8.0

③ 9.0

④ 10.0

⑤ 11.0

13-40B. AB243. 약산 용액의 평형

다음은 일양성자 산 HA를 녹여 만든 수용액 (가)와 (나)에 대한 자료이다.

수용액	초기 농도(M)	부피(L)	이온화 백분율(%)
(가)	0.80	1.0	0.20
(나)	x	1.0	0.40

이에 대한 설명으로 옳지 <u>않은</u> 것은?

① HA의 $K_a = 3.2 \times 10^{-6}$이다.

② $x = 0.20$이다.

③ H^+의 입자 수는 (나)보다 (가)가 크다.

④ pH는 (가)보다 (나)가 높다.

⑤ (가)와 (나)를 혼합한 용액에서 HA의 이온화 백분율은 0.30% 보다 크다.

13-41B. AB244. 약산 용액의 평형★★

다음은 25℃에서 일양성자 산 HA 수용액 (가)와 HA의 소듐염 NaA 수용액 (나)가 각각 평형에 도달한 상태를 나타낸 것이다. (가)에서 HA의 이온화도는 0.02이다.

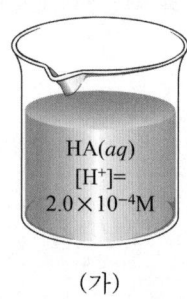
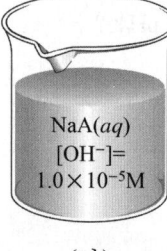

HA(aq)
$[H^+] = 2.0 \times 10^{-4}$M

(가)

NaA(aq)
$[OH^-] = 1.0 \times 10^{-5}$M

(나)

$\dfrac{\text{(나)에서 NaA의 초기농도}}{\text{(가)에서 HA의 초기농도}}$ 는?

① 1

② 2

③ 3

④ 4

⑤ 5

13-42A. AB306. 짝 산-염기 쌍

다음 중 짝 산-염기 쌍은?

① SO_3^{2-} , SO_4^{2-}

② H_2O , OH^-

③ H_3O^+ , Cl^-

④ HCl , OH^-

⑤ H_3O^+ , OH^-

13-43A. AB308-1. 양쪽성 물질

브뢴스테드-로우리의 산-염기 반응에서 양쪽성 물질만으로 짝지어진 것은?

① NH_4^+ , CO_3^{2-}

② H_2O , HCO_3^-

③ H_2O , NH_4^+

④ OH^- , SO_3^{2-}

⑤ HCO_3^- , CO_3^{2-}

13-44B. AB313. 산염기 세기비교

$HA + H_2O \rightleftharpoons A^- + H_3O^+$ 과 같은 반응에서 K_a값이 10^{-5}이었다면 이 온도에서 산이나 염기의 세기가 옳게 비교된 것은?

① $HA > H_3O^+$

② $H_2O > H_3O^+$

③ $HA < H_3O^+$

④ $H_2O > A^-$

⑤ $A^- > OH^-$

13-45B. AB317. 강산용액의 평형계산

0.10 M HCl 250 mL 용액의 OH^-의 몰수는?

① 4.0×10^{-15}

② 4.0×10^{-14}

③ 2.5×10^{-14}

④ 2.5×10^{-13}

⑤ 2.5×10^{-15}

13-46B. AB320. 강염기 용액의 평형계산

25 ℃에서 0.01 M $Ca(OH)_2$ 용액의 수소이온 농도는 얼마인가?

① 5×10^{-13} M

② 5×10^{-12} M

③ 0.01 M

④ 0.02 M

⑤ 2×10^{12} M

13-47B. AB323. 약산 용액의 평형계산

어떤 일양성자성 약산 HA 0.1 M 용액의 pH가 2.85이다. 이 산의 K_a를 구하면 얼마인가?

① 2.0×10^{-3}

② 1.0×10^{-4}

③ 1.0×10^{-5}

④ 2.0×10^{-5}

⑤ 2.0×10^{-7}

13-48B. AB324. 약산 용액의 평형계산★

어떤 산 HA는 수용액 중에서 다음과 같이 이온화한다.

$$HA(aq) \rightleftharpoons H^+(aq) + A^-(aq)$$

이 산 0.01 M 수용액의 이온화도 α가 0.40인 경우 해리상수 K_a는?

① 1.60×10^{-3}

② 1.60×10^{-2}

③ 2.67×10^{-3}

④ 2.67×10^{-2}

⑤ 0.16

13-49B. AB326. 약산 용액의 평형계산

아세트산(CH_3COOH)의 산이온화상수 K_a는 약 2.0×10^{-5} 이다. 0.05 M 아세트산 수용액의 pH는 얼마인가?

① 1

② 2

③ 3

④ 4

⑤ 5

13-50B. AB327. 약산 용액의 평형계산

0.1 M NH_4Cl 수용액의 pH를 구하면?

(NH_4^+의 산해리 상수 K_a=6.4×10^{-10} , log2=0.3으로 계산)

① 8.9

② 4.3

③ 5.1

④ 6.1

⑤ 7.4

13-51B. AB328 .약산 용액의 평형계산

25 ℃에서 0.010 M $NH_4Cl(aq)$의 pH를 근사적으로 계산하면?

(단, NH_4^+의 $pK_a = 9.25$)

① 2.2
② 5.6
③ 7.5
④ 9.3
⑤ 12.2

13-52B. AB330. 약염기 용액의 평형계산

암모니아(NH_3)의 이온화상수(K_b)는 1.8×10^{-5}이다. 34 g의 NH_3 가 녹아있는 수용액 1 L의 pH는? (log6 = 0.8)

① 9.8
② 10.8
③ 11.8
④ 12.8
⑤ 13.8

13-53B. AB332-1. 약염기 용액의 평형계산★

물에 약염기 NaB 0.150 mol을 녹여 용액 1 L를 만들었을 때 다음 중 옳은 것은?

① $[B^-] = [OH^-]$
② $[B^-] = [HB]$
③ $[B^-] + [OH^-] = 0.15$ M
④ $[HB] + [OH^-] = 0.15$ M
⑤ $[HB] = [OH^-] = 0.15$ M

13-54B. AB334. 약염기 용액의 평형계산

1.00 M CH_3COONa의 pH는? ($K_a = 1.8 \times 10^{-5}$)

① 2.37
② 4.63
③ 4.75
④ 9.37
⑤ 11.63

13-55B. AB335. 약염기 용액의 평형계산

0.01 M의 CH_3COONa의 pH는 얼마인가?

(단, 화합물은 수용액에서 1% 가수분해된다.)

① 2
② 3
③ 10
④ 11
⑤ 12

13-56B. AB336. 산해리상수

pH 4.5에서 가장 크게 해리하는 화합물은?

① p−nitrobenzoic acid ($pK_a = 3.41$)
② acetic acid ($pK_a = 4.74$)
③ hexanoic acid ($pK_a = 4.88$)
④ octanoic acid ($pK_a = 4.89$)
⑤ phenol ($pK_a = 9.8$)

13-57B. AB339. 약산 용액의 평형계산

0.01 M H_2S 용액의 H^+이온 농도를 구하시오.

(H_2S의 해리상수 : $K_{a1} = 9.0 \times 10^{-8}$, $K_{a2} = 1.0 \times 10^{-15}$)

① 3.0×10^{-5}

② 3.0×10^{-6}

③ 9.0×10^{-5}

④ 9.0×10^{-6}

⑤ 1.0×10^{-7}

13-58B. AB340. 약산 용액의 평형계산★

0.1 M H_2S 용액의 S^{2-}이온 농도(M)를 구하시오.

(H_2S의 해리상수 : K_{a1} 9.1×10^{-8}, $K_{a2} = 1.0 \times 10^{-15}$)

① 1.0×10^{-12}

② 1.0×10^{-15}

③ 1.0×10^{-18}

④ 1.0×10^{-20}

⑤ 9.1×10^{-8}

13-59B. AB344. 염 용액의 평형계산

다음 화합물 중 그 수용액이 염기성인 것은?

① KCN

② NaCl

③ NH_4Cl

④ $Zn(NO_3)_2$

⑤ KNO_3

13-60B. AB345. 염 용액의 평형계산

다음 중 그 수용액이 염기성인 것만 짝지은 것은?

(a) NaCl	(b) Na_3PO_4	(c) NH_3
(d) NH_4Cl	(e) HCN	(f) KCN

① a, b, c

② b, c, d

③ b, c, f

④ c, d, f

⑤ d, e, f

13-61B. AB346. 염 용액의 평형계산

다음 염 용액의 액성이 염기성인 것은 어느 것인가?

① Na_3PO_4

② NH_4I

③ $Zn(NO_3)_2$

④ $KClO_4$

⑤ NH_4Cl

13-62B. AB347. 염 용액의 평형계산

다음의 염 중에서 가수분해하여 염기성을 띠는 것은?

① $NaHSO_4$

② $CuSO_4$

③ Na_2CO_3

④ NH_4Cl

⑤ H_2S

13-63B. AB352. 염 용액의 평형계산

다음 화학종을 포함하는 수용액의 pH가 증가하는 순서대로 나열된 것은?

(a) $CsClO_4$ (b) $Cr(NO_3)_3$ (c) CH_3NH_2

---

① a < b < c
② b < a < c
③ a < c < b
④ c < b < a
⑤ a = b < c

13-64C. AB355. 산의 세기비교

다음 중 강산의 세기를 바르게 나타낸 것은 어느 것인가?

① H_2SO_4 < HBr < HNO_3 < $HClO_4$
② HBr < $HClO_4$ < H_2SO_4 < HNO_3
③ HNO_3 < H_2SO_4 < $HClO_4$ < HBr
④ $HClO_4$ < H_2SO_4 < HNO_3 < HBr
⑤ HBr < H_2SO_4 < HNO_3 < $HClO_4$

13-65A. AB357. 산의 세기비교★

다음에서 산의 세기를 맞게 표시한 것은?

① $HClO_4$ > $HClO_3$ > $HClO_2$ > HClO
② HClO > $HClO_2$ > $HClO_3$ > $HClO_4$
③ $HClO_2$ > $HClO_4$ > $HClO_3$ > HClO
④ $HClO_4$ > $HClO_2$ > $HClO_3$ > HClO
⑤ HClO > $HClO_2$ > $HClO_4$ > $HClO_3$

13-66B. AB358. 산의 세기비교★

다음은 산의 세기를 비교한 것이다. 옳지 않은 것은?

① H_2S < H_2Se
② HI < H_2Te
③ HNO_2 < HNO_3
④ H_2SeO_3 < H_2SO_3
⑤ HCl < HBr

13-67B. AB359. 산의 세기비교

산의 상대적인 세기를 나타낸 것 중 틀린 것은?

① HSO_4^- < H_2SO_4
② HClO < $HClO_4$
③ H_2SO_3 < H_2SeO_3
④ H_2O < H_2S
⑤ H_2SO_3 < H_2SO_4

13-68B. AB360. 산의 세기비교

다음 산의 세기를 비교한 것이다. 옳지 않은 것은?

① H_2SO_3 > $HClO_3$
② HNO_3 > H_2CO_3
③ H_3PO_4 > H_3AsO_4
④ $HClO_3$ > $HBrO_3$
⑤ HNO_3 > HNO_2

13-69B. AB362. 산의 세기비교

다음 물질의 상대적인 염기 세기가 증가하는 순서대로 바르게 나타낸 것은? (단, NH_3의 $pK_b = 4.75$, H_2CO_3의 $pK_{a1} = 6.37$, $pK_{a2} = 10.25$이다.)

① $HSO_4^- < SO_4^{2-} < CO_3^{2-} < NH_3$

② $SO_4^{2-} < HSO_4^- < NH_3 < CO_3^{2-}$

③ $HSO_4^- < SO_4^{2-} < NH_3 < CO_3^{2-}$

④ $SO_4^{2-} < HSO_4^- < CO_3^{2-} < NH_3$

⑤ $SO_4^{2-} < CO_3^{2-} < HSO_4^- < NH_3$

13-70B. AB363. 루이스 산염기

반응 $Al^{3+} + 6H_2O \rightarrow [Al(H_2O)_6]^{3+}$에서 H_2O의 역할은?

① Lewis 염기
② Lewis 산
③ 전자받게
④ 산화제
⑤ 착물

13-71B. AB365. 상식

산성비의 주원인은?

① CO_2와 NO_2
② CO_2와 SO_3
③ O_3와 NO_2
④ NO_2와 SO_3
⑤ O_3와 SO_3

13-72C. AB366. 상식

다음 중 SiO_2를 녹이는 올바른 방법은?

① NaOH와 함께 용해한다.
② 진한 황산과 함께 끓인다.
③ 왕수와 함께 끓인다.
④ MnO_2와 함께 끓인다.
⑤ 진한 암모니아수를 가한다.

13-73C. AB367. 상식

약산인 H_3PO_3의 산무수물(acid anhydride)은 다음 중 어느 것인가?

① P_2O_3
② P_2O_5
③ P_4O_6
④ P_4O_{10}
⑤ P_2O_6

13-74C. AB368. 상식

다음 산화물 중 염산과도 수산화나트륨과도 반응하는 것은?

① NO
② Na_2O
③ SO_2
④ SnO
⑤ CO_2

13-75B. AB370. 강산용액의 pH 계산

일정 온도에서 pH가 1.0 및 3.0인 두 HCl 수용액을 1L씩 섞었다. 이 용액의 pH는 얼마인가? (log2 = 0.30, log3 = 0.48)

① 1.3
② 1.5
③ 1.7
④ 2.0
⑤ 2.7

13-76B. AB374. 약산 용액의 평형계산

0.10 M 아세트산 수용액(A)와 0.010 M 아세트산 수용액(B)에서 H_3O^+의 농도비 (A) : (B)는? (아세트산의 이온화상수 K_a = 1.74 × 10^{-5})

① 1.0 : 1.0
② 2.0 : 1.0
③ 3.2 : 1.0
④ 5.0 : 1.0
⑤ 10.0 : 1.0

13-77B. AB376. 약산 용액의 평형계산

리신[$NH_2(CH_2)_4CH(NH_2)COOH$]의 ε−amine 기 (pK_a = 10.5)의 40 %가 해리되었을 때의 pH는 얼마인가?

① 10.1
② 10.3
③ 10.7
④ 10.9
⑤ 11.5

13-78B. AB377. 약산 용액의 평형계산

수용액에서 아세트산(pK_a = 4.76)은 CH_3COOH와 CH_3COO^- 형태로 존재하게 된다. 만일 용액의 pH가 5.76이라면, 아세트산의 몇 % 정도가 CH_3COO^-형태로 존재하게 될까? 대략적인 값을 고르시오.

① 99 %
② 90 %
③ 50 %
④ 10%
⑤ 5%

13-79B. AB378. 약산 용액의 평형계산

아스피린(pK_a = 3.49)의 용해도가 가장 클 것으로 예측되는 용액의 pH는?

① 1.0
② 2.0
③ 3.0
④ 4.0
⑤ 5.0

13-80B. AB379-1. 약산 용액의 평형계산★★

아스피린은 $pK_a = 3.5$인 약산이다. 아스피린을 HA로 나타낼 때, HA(protonated form)은 (A^-)deprotonated form보다 장관벽에서 흡수되는 속도가 더 빠르다. 소장의 pH = 6, 위장의 pH = 1일 때, 이에 대한 설명으로 옳은 것만을 〈보기〉에서 있는 대로 고른 것은?

─────〈보 기〉─────
ㄱ. pH=6인 소장에서 $[HA] < [A^-]$이다.
ㄴ. pH=1인 위장에서 $[HA] > [A^-]$이다.
ㄷ. 아스피린은 소장보다 위장에서 더 잘 흡수된다.
─────────────────

① ㄱ   ② ㄴ   ③ ㄱ, ㄴ
④ ㄴ, ㄷ   ⑤ ㄱ, ㄴ, ㄷ

13-81B. AB380. 약산 용액의 평형계산(다양성자 산)

H_3PO_4는 세 단계로 해리하며 해리상수는 다음과 같다.

$$K_1 = 7.5 \times 10^{-3}, \quad K_2 = 6.2 \times 10^{-8}, \quad K_3 = 4.2 \times 10^{-13}$$

다음 설명 중 틀린 것은?

① Na_3PO_4 용액은 염기성을 띤다.
② H_3PO_4는 완전히 해리하지는 않는다.
③ Na_2HPO_4 용액은 산성을 띤다.
④ Na_3PO_4 와 HCl로도 완충용액을 만들 수 있다.
⑤ NaH_2PO_4 용액은 산성을 띤다.

13-82B. AB382-1. 상식

25℃에서 순수한 물의 pH는 7.00이다. 30℃에서 순수한 물의 pH는?

① 온도에 상관없이 항상 7.00이다.
② 물의 자체해리 반응이 흡열반응이므로 7.00보다 커진다.
③ 물의 자체해리 반응이 흡열반응이므로 7.00보다 작아진다.
④ 물의 자체해리 반응이 발열반응이므로 7.00보다 커진다.
⑤ 물의 자체해리 반응이 발열반응이므로 7.00보다 작아진다.

13-83B. AB384. 산의 세기비교

다음 중 가장 강한 산소산(oxoacid)은?

① $HClO_3$
② $HClO_4$
③ $HClO_2$
④ $HClO$
⑤ H_2SO_3

13-84B. AB385. 염 용액의 평형

다음 물질들을 같은 농도의 수용액으로 만들 경우 가장 강한 산성을 나타내는 것은?

① NH_4Cl
② KI
③ 아세트산나트륨(CH_3COONa)
④ $Ca(OH)_2$
⑤ Na_2O

13-85B. AB386. 염 용액의 평형

다음의 염(salt)들 중에서 물에 녹였을 때 수용액의 액성이 나머지 것과 다른 하나는?

① Na_2CO_3
② $(NH_4)_2SO_4$
③ $Zn(NO_3)_2$
④ $CuSO_4$
⑤ HCN

13-86B. AB387. 상식

다음 중에서 설명이 잘못된 것을 고르시오.

① NH_4Br의 수용액은 염기성이다.
② Na_2CO_3의 수용액은 염기성이다.
③ $FeCl_3$의 수용액은 산성이다.
④ KBr의 수용액은 중성이다.
⑤ KCN 수용액은 염기성이다.

13-87A. AB388. 산의 세기비교

짝지은 산의 세기를 비교한 것으로 옳지 않은 것은?

① $HI < HCl$
② $H_2SeO_4 < H_2SO_4$
③ $HClO_2 < HClO_3$
④ $H_3PO_4 < HNO_3$
⑤ $H_2O < H_2S$

13-88B. AB390. 산의 세기비교

다음 화합물 중에서 가장 산은?

① NaH
② MgH_2
③ H_2S
④ PH_3
⑤ SiH_4

13-89B. AB391. 루이스 산염기★

다음 설명 중 틀린 것은?

① Arrhenius의 산−염기 이론은 수용액에서만 적용된다.
② Bronsted−Lowry의 이론에 의해 정의된 모든 산은 동시에 Lewis 산이 될 수 있다.
③ 전자쌍을 줄 수 있는 물질은 모두 Lewis 산이다.
④ H_2O는 상황에 따라 산이 되기도 하고 염기가 되기도 한다.
⑤ Bronsted−Lowry의 산−염기 이론은 기체에도 적용될 수 있다.

13-90B. AB397. 루이스 산염기

다음의 두 반응 (가)와 (나)에서 Lewis 산을 모두 맞게 나타낸 것은?

(가) $FeBr_3 + Br^- \rightleftharpoons FeBr_4^-$	
(나) $SO_2 + H_2O \rightleftharpoons H_2SO_3$	

	(가)	(나)
①	$FeBr_3$	SO_2
②	$FeBr_3$	H_2O
③	Br^-	H_2O
④	Br^-	SO_2
⑤	$FeBr_4^-$	H_2SO_3

13-91B. AB399-1. 루이스 산염기

다음 중 루이스 염기로 작용하여 배위결합을 형성할 수 있는 화학종은?

① CH_4
② CO_2
③ $BeCl_2$
④ H_2O
⑤ Zn

13-92B. AB3100. 상식

NH_4Cl에 존재하는 결합이 아닌 것은?

① 공유결합
② 이온결합
③ 배위결합
④ 수소결합
⑤ 극성 공유결합

13-93B. AB3106. 산의 세기비교

다음의 세 가지 화합물을 가장 약한 염기에서 가장 센 염기의 순서대로 맞게 나타낸 것은?

$NaClO$	$NaClO_2$	$NaClO_3$

① $NaClO_3 < NaClO_2 < NaClO$
② $NaClO < NaClO_3 < NaClO_2$
③ $NaClO < NaClO_2 < NaClO_3$
④ $NaClO_2 < NaClO < NaClO_3$
⑤ $NaClO_3 < NaClO < NaClO_2$

13-94B. AB3107. 산의 세기비교

다음 중 산도가 가장 큰 화합물은 어느 것인가?

① HCl
② HI
③ HF
④ HBr
⑤ HNO_3

13-95B. AB3109. 염 용액의 평형

다음 화합물 0.1mol씩을 물에 녹여 각각 1L 수용액을 만들었을 때, 가장 pH가 높은 용액을 만드는 것은?

① $NaCl$
② Na_2CO_3
③ NH_4Cl
④ $NaHCO_3$
⑤ CH_3COOH

13-96B. AB3110. 염 용액의 평형

다음 설명 중 틀린 것은?

① $Zn(NO_3)_2$를 물에 녹이면 산성 용액이 된다.
② $KClO_4$를 물에 녹이면 중성 용액이 된다.
③ $NaClO$를 물에 녹이면 중성 용액이 된다.
④ Na_3PO_4를 물에 녹이면 염기성 용액이 된다.
⑤ $NaHCO_3$를 물에 녹이면 염기성 용액이 된다.

13-97B. AB3111. 염 용액의 평형

다음 중 수용액에 첨가했을 때 수용액의 pH를 가장 크게 증가시킬 수 있는 것은?

① CO_3^{2-}
② Cl^-
③ NO_3^-
④ Al^{3+}
⑤ SO_4^{2-}

13-98B. AB3114. 상식

같은 농도인 HCl($pK_a \approx -6$) 및 HClO$_4$($pK_a \approx -9$) 수용액에 대하여 올바르게 표현한 문장은?

① HCl이 더 센 산으로 관찰된다.
② HClO$_4$용액의 pH 값이 3 단위만큼 더 작다.
③ HCl 수용액의 pH가 더 작다.
④ HClO$_4$ 수용액의 pH가 더 크다.
⑤ 두 용액의 pH가 같다.

13-99B. AB3116. 양쪽성 물질

다음 중 양쪽성 화합물이 아닌 것을 골라라.

① HS^-
② NH_4^+
③ HCO_3^-
④ H_2O
⑤ $[Al(H_2O)_3(OH)_3]$

13-100B. AB3117. 양쪽성 물질

다음 중에서 양쪽성을 갖는 것은?

① HSO_4^-
② H_3PO_4
③ HNO_3
④ ClO_4^-
⑤ H_2SO_4

13-101C. AB3119. 양쪽성 물질

다음 산화물 중 염산과도, 수산화나트륨과도 반응하는 것은?

① P_4O_{10}
② SnO
③ SO_2
④ NO
⑤ Na_2O

13-102C. AB3129. 전기 전도도

다음 수용액의 전기 전도도가 증가하는 순서대로 옳게 나열된 것은?

─〈보 기〉─
(가) 1M 포도당($C_6H_{12}O_6$) 수용액
(나) 1M 염화수소(HCl) 수용액
(다) 1M 아세트산(CH_3COOH) 수용액
(라) 1M 수산화나트륨(NaOH) 수용액

① (라) 〈 (다) 〈 (나) 〈 (가)
② (다) 〈 (라) 〈 (가) 〈 (나)
③ (가) 〈 (라) 〈 (다) 〈 (나)
④ (가) 〈 (다) 〈 (라) 〈 (나)
⑤ (가) 〈 (다) 〈 (나) 〈 (라)

13-103C. AB3132. 상식

다음 산화물 중 자연광산에서 발견되지 않는 것은?

① TiO_2
② Na_2O
③ Fe_3O_4
④ Al_2O_3
⑤ SiO_2

13-104B. AB3136. 강산 용액의 평형

pH 2.5인 HCl(aq) 100mL와 pH 6.0인 HCl(aq) 900mL를 혼합하면 혼합액의 pH는 얼마인가?

① pH 3.0
② pH 3.5
③ pH 4.0
④ pH 4.5
⑤ pH 5.0

13-105B. AB3147. 매우 묽은 산의 평형★

다음 중 25℃에서 1.0×10^{-8}mol/L HCl 수용액의 pH에 가장 가까운 값은?

① 6.0
② 7.0
③ 8.0
④ 9.0
⑤ 10.0

13-106B. AB3148. 매우 묽은 산의 평형★

25℃에서 순수한 물($K_w = 1.0 \times 10^{-14}$)에 1.0×10^{-8}M HClO₄이 녹아있다. 이 수용액의 pH에 가장 가까운 값은?

① 5.80
② 6.30
③ 6.90
④ 7.20
⑤ 7.60

13-107B. AB3149-1. 매우 묽은 산의 평형

pH=5.0인 HCl 용액을 10000배 묽힌 용액의 pH는?

① 9
② 7인 중성
③ 7에 가까운 산성
④ 7에 가까운 염기성
⑤ 5

13-108B. AB3150. 매우 묽은 산의 평형

1.00×10^{-10} M HCl 용액의 pH는?

① 4
② 10
③ 7
④ 1
⑤ 이 조건만으로는 결정할 수 없다.

13-109C. ABP10156 상식

다음 중 HClO₄의 무수물은 어느 것인가?

① ClO₃
② ClO₂
③ Cl₂O₅
④ Cl₂O₇
⑤ Cl₂O

13-110B. AB3110-1. 루이스 산

다음 중 0.1M 수용액에서 pH가 가장 낮은 화합물은?

① $Fe(NO_3)_3$

② $Pb(NO_3)_2$

③ $Cu(NO_3)_2$

④ $Zn(NO_3)_2$

⑤ $NaNO_3$

13-111B. AB575(5115) 산의 세기 비교

다음 짝지은 산의 세기를 비교한 것으로 옳지 않은 것은?

① CF_3COOH > CCl_3COOH

② $CH_2FCH_2CH_2COOH$ > $CH_3CH_2CHFCOOH$

③ CCl_3COOH > CBr_3COOH

④ $p-$nitrophenol > $m-$nitrophenol

⑤ C_6H_5OH > C_6H_6

13-112B. ABB58 산염기 (변리사 기출)★

25℃에서 $1\times10^{-8}M$ 염산($HCl(aq)$)에 들어있는 H^+, OH^-, Cl^-의 농도를 비교한 것으로 옳은 것은? (단, 25℃에서 H_2O의 이온곱 상수(K_w)는 1×10^{-14}이다.)

① $[H^+] < [OH^-] < [Cl^-]$

② $[H^+] = [Cl^-] < [OH^-]$

③ $[OH^-] = [Cl^-] < [H^+]$

④ $[OH^-] < [Cl^-] < [H^+]$

⑤ $[Cl^-] < [OH^-] < [H^+]$

13-113B. ABN286 루이스 산염기

다음은 세 가지 반응 (가)~(다)이다.

(가) $BF_3(g) + NH_3(g) \rightleftharpoons BF_3NH_3(g)$
(나) $Zn(s) + Cu^{2+}(aq) \rightarrow Zn^{2+}(aq) + Cu(s)$
(다) $SO_3(g) + H_2O(l) \rightleftharpoons H_2SO_4(aq)$

이에 대한 설명으로 옳은 것만을 〈보기〉에서 있는 대로 고른 것은?

─〈보 기〉─
ㄱ. (가)는 브뢴스테드-로리 산-염기 반응이다.
ㄴ. (나)에서 Zn은 루이스 염기이다.
ㄷ. (다)에서 SO_3는 루이스 산이다.

① ㄱ   ② ㄷ   ③ ㄱ, ㄴ

④ ㄴ, ㄷ   ⑤ ㄱ, ㄴ, ㄷ

13-114C. AB242. 약산 용액의 평형

그림은 25℃에서 일양성자 약산 HA, HB 수용액의 pH와 이온화 백분율에 대한 자료이다.

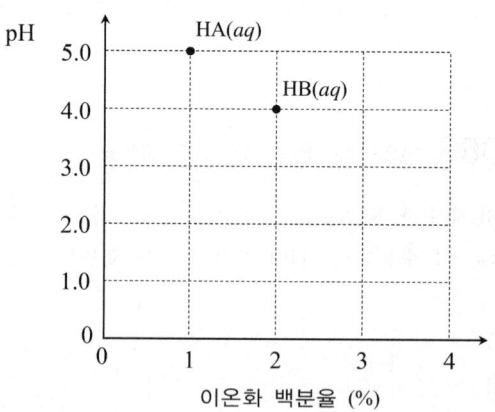

25℃에서 $\dfrac{HB의 K_a}{HA의 K_a}$는?

① 5

② 10

③ 20

④ 0.1

⑤ 0.05

문제번호	정답	문제번호	정답	문제번호	정답	문제번호	정답
1	4	41	4	81	3		
2	2	42	2	82	3		
3	2	43	2	83	2		
4	5	44	3	84	1		
5	4	45	3	85	1		
6	5	46	1	86	1		
7	1	47	4	87	1		
8	4	48	3	88	3		
9	1	49	3	89	3		
10	4	50	3	90	1		
11	5	51	2	91	4		
12	1	52	3	92	4		
13	5	53	3	93	1		
14	2	54	4	94	2		
15	1	55	3	95	2		
16	2	56	1	96	3		
17	2	57	1	97	1		
18	1	58	2	98	5		
19	1	59	1	99	2		
20	4	60	3	100	1		
21	5	61	1	101	2		
22	4	62	3	102	4		
23	4	63	2	103	2		
24	2	64	3	104	2		
25	1	65	1	105	2		
26	1	66	2	106	3		
27	5	67	3	107	3		
28	2	68	1	108	3		
29	4	69	3	109	4		
30	3	70	1	110	1		
31	2	71	4	111	2		
32	1	72	1	112	5		
33	4	73	3	113	2		
34	1	74	4	114	3		
35	1	75	1				
36	4	76	3				
37	1	77	3				
38	3	78	2				
39	4	79	5				
40	5	80	5				

14

산 염기 평형

해설 링크 모음

14. 산염기 평형 핵심 써머리

1. 완충 용액

1) 약산과 그 염 또는 약염기와 그 짝산을 포함한다.

2) H^+ 이온 또는 OH^- 이온이 첨가될 때, pH 변화가 적다.

3) HA와 A를 포함하는 완충 용액의 경우

   (1) Henderson-Hasselbalch 식은 다음과 같다.

$$pH = pK_a + \log\left(\frac{[A^-]}{[HA]}\right)$$

4) 완충 용량에 영향을 주는 요소는 다음과 같다.

   (1) HA와 A^-의 농도가 클수록 완충 용량이 크다.

   (2) HA와 A^-의 농도비가 1:1에 가까울수록 완충 용량이 크다.

2. 산-염기 적정

1) pH 적정 곡선: 용액의 pH를 세로축, 첨가한 적정 시약의 부피를 가로축으로 나타낸 그래프

2) 당량점 부근에서 매우 급격한 pH 변화가 나타난다.

3) 적정 곡선의 모양

   (1) 센산-센염기 적정: 당량점의 pH=7

   (2) 약산-센염기 적정: 당량점 전에는 완충 효과를 보인다.

   ① 반당량점에서 pH=pK_a

   ② 당량점의 pH >7

   (3) 약염기-강산 적정: 당량점 전에는 완충 효과를 보인다.

   ① 반당량점에서 pH = 짝산의 pK_a

   ② 당량점의 pH <7

   (4) 이양성자산-강염기 적정:

   ① 처음~제1 당량점 전에는 완충 효과를 보인다.

   ② 첫 반당량점에서 pH=pK_{a1}

   ③ 제1 당량점에서 pH=$\dfrac{pK_{a1}+pK_{a2}}{2}$ (근사치)

   ④ 제1 당량점~제2 당량점 전에는 완충 효과를 보인다.

   ⑤ 두 번째 반당량점에서 pH=pK_{a2}

   ⑥ 제2 당량점에서 pH>7

4) 지시약은 산-염기 적정에서 당량점을 알아내기 위해 사용될 수 있다.

   (1) 종말점은 지시약의 색깔이 변하는 지점이다.

   (2) 당량점과 종말점이 가까울수록 좋다.

   (3) 당량점의 pH와 지시약의 pKa가 가까울수록 좋다.

심화주제 14-1: 등전 pH와 등이온 pH

1. 아미노산과 쯔비터 이온

1) 아미노산은 산성에서는 양전하를 띠고, 염기성에서는 음전하를 띤다.

2) 그러나 특정 pH에서는 양전하와 음전하를 동시에 가지며 전하가 0인 쯔비터 이온(Zwitterion) 형태를 이룬다.

3) 알라닌(HA)과 같은 아미노산은 이양성자계로 이해할 수 있다.

$$H_3N^+-CH(CH_3)-COOH \rightleftharpoons H_3N^+-CH(CH_3)-COO^- + H^+ \qquad pK_1 = 2.34$$
알라닌 양이온(H_2A^+)   중성 쯔비터 이온(HA)

$$H_3N^+-CH(CH_3)-COO^- \rightleftharpoons H_2N-CH(CH_3)-COO^- + H^+ \qquad pK_2 = 9.87$$
중성 쯔비터 이온(HA)   알라닌 음이온(A^-)

2. 등전 pH (pI)

1) 등전점(isoelectric point)은 다양성자 산의 평균 전하가 0일 때의 pH이다.

2) 이 pH에서 대부분의 분자는 전하를 띠지 않는 HA형으로 존재한다.

3) $[H_2A^+] = [A^-]$

4) 등전 pH = $\dfrac{pK_1 + pK_2}{2}$

3. 등이온 pH

1) 등이온점(isoionic point)은 순수한 중성 다양성자산 HA(쯔비터이온)를 물에 녹였을 때 얻는 pH이다.

2) 등이온 pH는 H^+, OH^- 외에는 다른 이온이 없는 순수한 아미노산 용액의 pH이다.

3) 이 pH에서 대부분의 분자는 전하를 띠지 않는 HA형으로 존재한다.

4) $[H_2A^+] \neq [A^-]$

5) 다양성자성 산의 등전점과 등이온점은 거의 같다.

심화주제 14-2: 약물흡수와 pH

1. 약물 흡수의 기본 개념

1) 약물 흡수(Drug Absorption)는 약물이 인체에 투여된 후, 혈액 순환계로 이동하는 과정을 말한다.

2) 약물이 흡수되려면 먼저 세포막을 통과해야 한다. 세포막은 주로 비극성인 인지질 이중층으로 이루어져 있어, 지용성 약물이나 비이온화 상태의 약물이 더 쉽게 통과할 수 있다.

3) 약물의 이온화 상태는 흡수에 중요한 역할을 하며, 이온화 상태는 pH에 따라 달라진다.

2. 약물의 이온화 상태와 pH의 관계

1) 약물은 크게 산성 약물과 염기성 약물로 나눌 수 있다. 약물이 이온화 상태에 있느냐, 비이온화 상태에 있느냐는 pH에 따라 결정된다.

    (1) 산성 약물 (HA로 가정)

        ① 산성 약물은 낮은 pH에서는 비이온화 상태(HA)를 유지하고, 높은 pH에서는 이온화 상태(A^-)로 변한다.

        ② 비이온화 상태(HA)에서는 지질막을 더 쉽게 통과하여 흡수가 잘 된다.

    (2) 염기성 약물 ($R-NH_2$로 가정)

        ① 염기성 약물은 높은 pH에서는 비이온화 상태($R-NH_2$)를 유지하고, 낮은 pH에서는 이온화 상태 ($R-NH_3^+$)로 변한다.

        ② 염기성 약물도 비이온화 상태($R-NH_2$)일 때 흡수가 잘 된다.

2) 헨더슨-하셀바흐(Henderson-Hasselbalch)식

    (1) $pH = pK_a + \log \dfrac{[A^-]}{[HA]}$

    (2) pH와 pK_a가 같을 때, 약물의 50%가 이온화되고, 50%가 비이온화된다.

3. 인체 각 부위의 pH와 약물 흡수

1) 인체의 각 기관은 서로 다른 pH환경을 가지고 있으며, 이 pH는 약물의 흡수에 큰 영향을 미친다.

2) 위

    (1) 위는 산성(pH 1~3)환경을 가지고 있다.

    (2) 산성 약물(예: 아스피린)은 위에서 비이온화 상태를 유지하므로 위에서 잘 흡수된다.

    (3) 반면, 염기성 약물은 위에서 이온화되어 흡수가 잘 되지 않는다.

3) 소장

    (1) 소장은 약한 염기성(pH 5~7)환경을 가지고 있다.

    (2) 대부분의 약물은 소장에서 주로 흡수된다. 이는 소장이 넓은 표면적을 가지고 있고, 약물이 이온화 상태든 비이온화 상태든 흡수 효율이 높기 때문이다.

    (3) 특히, 염기성 약물은 소장에서 비이온화 상태를 유지하기 때문에 잘 흡수된다.

14-01B. AQ202. 공통 이온 효과★

25℃에서 HA의 K_a는 1.0×10^{-5}이다. 0.5M HA(aq)와 1.0M NaA(aq)가 들어있는 수용액의 H^+ 농도는?

① 4.0×10^{-6}M

② 2.0×10^{-5}M

③ 5.0×10^{-5}M

④ 5.0×10^{-6}M

⑤ 1.0×10^{-6}M

14-02B. AQ203. 완충 용액

다음 중 완충 용액이 아닌 것은? (단, HA의 $K_a = 1.8 \times 10^{-5}$이다.)

① HA(aq) 0.10M/ NaA(aq) 0.10M의 혼합 용액

② HA(aq) 0.10M/ NaA(aq) 0.20M의 혼합 용액

③ HA(aq) 0.20M/ NaA(aq) 0.20M의 혼합 용액

④ HA(aq) 0.10M/ NaA(aq) 0.80M의 혼합 용액

⑤ HA(aq) 0.010M/ NaA(aq) 0.50M의 혼합 용액

14-03B. AQ204. 완충 용액

다음 중 완충 용액인 것은?

① 0.25M $HClO_4$(aq) / 0.15M $KClO_4$(aq)의 혼합 용액

② 0.25M HBr(aq) / 0.25M HOBr(aq)의 혼합 용액

③ 0.50M HClO(aq) / 0.20M NaClO(aq)의 혼합 용액

④ 0.20M HNO_3(aq) / 0.10M $NaNO_3$(aq)의 혼합 용액

⑤ 1.0M HCl(aq) / 0.01M KCl(aq)의 혼합 용액

14-04B. AQ205. 헨더슨 하셀바하 식(H-H식)★★

25℃에서 일양성자산 HA의 K_a는 1.0×10^{-5}이다. 0.8M HA(aq)와 0.2M NaA(aq)가 들어있는 완충 용액의 pH는?

① $5.0 + \log 2$

② $5.0 + \log 4$

③ $5.0 - \log 4$

④ $5.0 - \log 2$

⑤ 6.0

14-05B. AQ206. 헨더슨 하셀바하 식★

HA의 K_a는 1.0×10^{-5}이다. 다음 완충 용액 중 pH가 가장 높은 것은?

① 0.20M HA/ 0.20M NaA 용액

② 0.10M HA/ 0.010M NaA 용액

③ 0.40M HA/ 0.10M NaA 용액

④ 0.020M HA/ 0.20M NaA 용액

⑤ 0.10M HA/ 0.50M NaA 용액

14-06B. AQ207. 헨더슨 하셀바하 식★

25℃에서 HA의 $K_a = 1.0 \times 10^{-5}$이다. 0.2M HA(aq)와 xM A^-(aq)를 포함하는 완충 용액의 pH가 4.0일 때, 이 용액에서 $[A^-]$는?

① 0.02M

② 0.2M

③ 2.0M

④ 0.01M

⑤ 0.1M

14-07B. AQ208. 헨더슨 하셀바하 식

$25℃$에서 HA의 $K_a=6.0\times10^{-5}$이다. 0.2M HA(aq)와 xM A$^-$(aq)를 포함하는 완충 용액의 pH가 4.0일 때, 이 용액에서 [A$^-$]는?

① 0.12M

② 1.2M

③ 0.04M

④ 0.03M

⑤ 0.6M

14-08B. AQ209. 헨더슨 하셀바하 식

$25℃$에서 아세트산(CH_3COOH)의 pK_a는 4.74이다. 0.20M 아세트산 용액 30mL와 0.60M 아세트산 소듐 용액 20mL를 혼합한 용액의 pH는?

① 4.74+log2

② 4.74+log4

③ 4.74−log2

④ 4.74+log5

⑤ 5.74

14-09B. AQ210. 약산과 그 짝염기의 평형

$25℃$에서 HA의 K_a는 2.0×10^{-5}이다. 0.4M HA(aq) 10mL와 0.2M NaA(aq) 40mL를 혼합한 용액의 pH는?

① 5.0+log4

② 5.0−log2

③ 5.0+log2

④ 5.0

⑤ 6.0

14-10B. AQ211. 약산과 짝염기의 평형★★

$25℃$에서 HA의 K_a는 2.0×10^{-5}이다. 1.0M HA(aq) 100mL와 0.40M NaOH(aq) 50mL를 혼합한 용액에서 H$^+$ 농도는?

① 4.0×10^{-6}M

② 2.0×10^{-5}M

③ 4.0×10^{-5}M

④ 8.0×10^{-5}M

⑤ 1.0×10^{-5}M

14-11B. AQ212. 약산과 짝염기의 평형★★

0.5M HA(aq)와 1.0M NaA(aq)을 포함하는 완충 용액에서 수소 이온(H$^+$) 농도는 2.0×10^{-5}M이다. 이 용액 1.0L에 NaOH(s) 0.2몰을 녹였을 때 H$^+$ 농도는?

① 8.0×10^{-5}M

② 4.0×10^{-6}M

③ 1.0×10^{-5}M

④ 2.0×10^{-5}M

⑤ 4.0×10^{-5}M

14-12B. AQ213. 약산과 짝염기의 평형★★

0.2M HA(aq)와 1.0M NaA(aq)를 포함하는 완충 용액에서 수소 이온(H$^+$) 농도는 2.0×10^{-5}M이다. 이 용액 400mL에 HCl 0.080몰을 녹였을 때 H$^+$ 농도는?

① 2.0×10^{-6}M

② 1.0×10^{-5}M

③ 8.0×10^{-5}M

④ 5.0×10^{-5}M

⑤ 4.0×10^{-5}M

14-13B. AQ214. 약산과 짝염기의 평형★

$25℃$에서 HA의 K_a는 6.0×10^{-5}이다. 다음 수용액 (가)~(다)를 모두 혼합한 용액의 H^+농도는?

(가) 0.10M HA(aq)	200mL
(나) 0.15M HCl(aq)	100mL
(다) 0.20M KOH(aq)	150mL

① 1.0×10^{-5}M

② 2.0×10^{-5}M

③ 3.0×10^{-5}M

④ 4.0×10^{-5}M

⑤ 5.0×10^{-5}M

14-14B. AQ215. 약염기와 짝산의 평형

$25℃$에서 약염기 B의 $K_b=4.0\times10^{-5}$이다. 0.10M B(aq)와 0.20M HB^+(aq)를 포함하는 완충 용액 중 H^+ 농도는?

① 2.0×10^{-5}M

② 5.0×10^{-10}M

③ 4.0×10^{-10}M

④ 1.0×10^{-8}M

⑤ 5.0×10^{-5}M

14-15B. AQ216. 약염기와 짝산의 평형

$25℃$에서 NH_3의 $K_b=1.8\times10^{-5}$이다. NH_3 0.01몰과 NH_4Cl 0.06몰을 포함하는 400mL 완충 용액에서 H^+ 농도는?

① 2.0×10^{-5}M

② $\dfrac{1}{3}\times10^{-8}$M

③ 3.0×10^{-6}M

④ 6.0×10^{-6}M

⑤ 1.0×10^{-8}M

14-16B. AQ217. 약염기와 그 짝산의 평형★★

$25℃$에서 RNH_2의 $K_b=4.0\times10^{-6}$이다. 0.10M RNH_2(aq)와 0.60M RNH_3Cl(aq)이 포함된 완충 용액 500mL에 NaOH(s) 0.10몰을 넣어 평형에 도달했을 때 OH^- 농도는?

① 1.0×10^{-6}M

② 2.0×10^{-6}M

③ 3.0×10^{-6}M

④ 4.0×10^{-6}M

⑤ 5.0×10^{-6}M

14-17B. AQ218. 완충 용액

다음 짝지은 두 용액을 같은 부피로 혼합했을 때, 완충 용액을 형성하는 것은?

① 0.050M KOH(aq) + 0.1M NH_4Cl(aq)

② 0.2M NaOH(aq) + 0.15M NH_3(aq)

③ 0.50M HCl(aq) + 0.20M HOCl(aq)

④ 0.20M H_2SO_4(aq) + 0.10M NaOH(aq)

⑤ 1.0M HF(aq) + 1.0M KOH(aq)

14-18B. AQ219. 완충 용액

pH 4.0인 완충 용액에서 HX의 산 해리도는 50%이고, HY의 산 해리도는 90%이다. $\dfrac{\text{HY의 } K_a}{\text{HX의 } K_a}$ 는? (단, HX와 HY의 산 해리도는 각각 $\dfrac{[\text{X}^-]}{[\text{HX}]+[\text{X}^-]}$, $\dfrac{[\text{Y}^-]}{[\text{HY}]+[\text{Y}^-]}$ 이다.)

① 3
② 5
③ 0.5
④ 9
⑤ 0.2

14-19B. AQ221. 완충 용량★★

표는 25℃에서 부피 100mL인 완충용액 (가)와 (나)에 대한 자료이다. 이에 대한 설명으로 옳은 것은? (단, 25℃에서 HA의 pK_a는 5.0이다.)

완충 용액	초기 농도(M)		0.1M NaOH(aq) 50mL를 가한 후의 pH
	HA	NaA	
(가)	a	a	5.0+log2
(나)	b	b	5.0+log5

$\dfrac{a}{b}$ 는? (단, 25℃에서 HA의 pK_a는 5.0이다.)

① 0.5
② 0.25
③ 1
④ 2
⑤ 4

14-20A. AQ130. 적정 곡선 (강산을 강염기로 적정)

다음 중 강산 용액에 강염기 표준 용액을 가하여 얻은 적정 곡선의 모양으로 가장 적절한 것은?

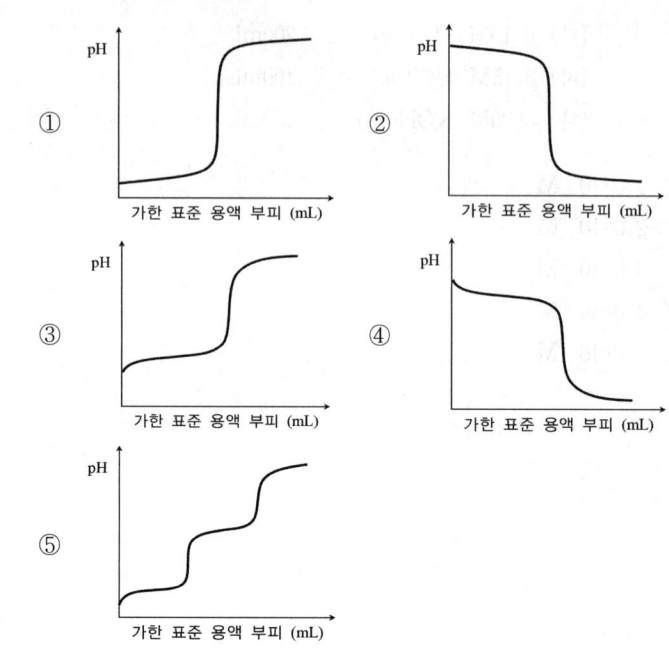

14-21B. AQ222. 강산과 강염기의 적정 곡선

0.20M HClO$_4$(aq) 40.0mL를 0.10M KOH 표준 용액으로 적정한다. KOH 용액 60.0mL를 넣었을 때 H$^+$ 농도는 aM, 80.0mL를 넣었을 때 H$^+$ 농도는 bM이다. $\dfrac{a}{b}$ 는?

① 1×10^5
② 3×10^5
③ 2×10^5
④ 4×10^5
⑤ 5×10^5

14-22B. AQ223. 약산과 강염기의 적정 곡선★★

HA의 pK_a는 4.0이다. 0.10M HA(aq) 75mL에 0.10M NaOH (aq) 25mL를 가했을 때 pH는?

① 4.0
② 4.0−log2
③ 4.0+log2
④ 4.0−log3
⑤ 4.0+log3

14-23B. AQ224. 약산과 강염기의 적정 곡선★

HA의 pK_a는 5.0이다. 0.10M HA(aq) 80mL를 0.10M NaOH (aq)로 적정한다. NaOH(aq) 20.0mL를 넣었을 때 pH가 a이고, 60.0mL를 넣었을 때 pH가 b이다. $a+b$ 는?

① 6
② 9
③ 9−log4
④ 9+log2
⑤ 10

14-24B. AQ225. 약산과 강염기의 적정 곡선★★

그림은 0.10M HA(aq) 100mL를 xM NaOH(aq)로 적정하여 얻은 적정 곡선이다. 점 A에서의 pH는?

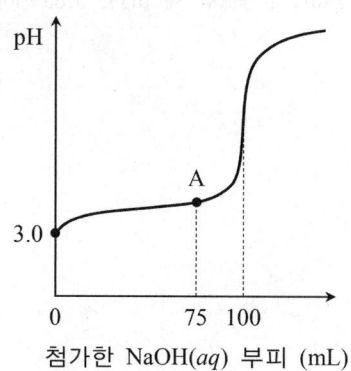

① 3.0+log2
② 3.0+log3
③ 5.0+log2
④ 5.0+log3
⑤ 6.0−log4

14-25B. AQ226. 약산과 강염기의 적정 곡선★

HA의 pK_a는 4.7이다. 0.10M HA(aq) 80mL를 0.10M NaOH (aq)로 적정한다. NaOH(aq) 30.0mL를 넣었을 때 H^+ 농도가 a M, 60.0mL를 넣었을 때 H^+ 농도가 bM이다. $\frac{a}{b}$ 는?

① 5
② 6
③ 8
④ 9
⑤ 10

14-26B. AQ227. 약산과 강염기의 적정 곡선

$0.20M$ 젖산($pK_a = 3.85$) 용액 60mL를 $0.10M$ NaOH(aq)로 적정한다. NaOH(aq)를 xmL 첨가했을 때 pH는 $3.85-\log3$이었고, NaOH(aq)를 ymL 첨가했을 때 pH는 $3.85+\log5$이었다. $\dfrac{y}{x}$는?

① 0.5

② 2

③ 2.5

④ $\dfrac{10}{3}$

⑤ 4

14-27B. AQ228. 약염기와 강산의 적정 곡선

약염기 B를 녹여 만든 $0.10M$ 수용액 100mL를 $0.10M$ HNO$_3$(aq)로 적정하였다. HNO$_3$(aq) 60mL를 첨가했을 때, pH는 8.00이었다. 약염기 B의 K_b는?

① 1.5×10^{-8}

② 1.5×10^{-6}

③ $\dfrac{2}{3}\times10^{-6}$

④ $\dfrac{2}{3}\times10^{-8}$

⑤ 2.0×10^{-6}

14-28B. AQ229. 약염기와 강산의 적정 곡선★

25℃에서 염기 B의 pK_b는 5.2이다. $0.30M$ B 용액 80mL를 $0.20M$ HCl 용액으로 적정한다. HCl 용액 80mL를 넣었을 때 pH는?

① 5.2

② $5.2-\log2$

③ $5.2+\log2$

④ $8.8-\log2$

⑤ $8.8+\log2$

14-29B. AQ230. 약산과 강염기의 적정 곡선★★

약산 HA $0.20M$ 용액 100mL를 $0.20M$ NaOH(aq)로 적정한다. NaOH(aq) 20.0mL를 넣었을 때 pH는 a이고, 100mL를 넣었을 때 pH는 9.00이다. a는?

① $9.00-\log4$

② $9.00+\log4$

③ $5.00-\log4$

④ $5.00+\log4$

⑤ 7.00

14-30B. AQ139. 적정 곡선 (약염기를 강산으로 적정)★

그림은 $0.10M$ $NH_3(aq)$ $100mL$를 $0.10M$ $HCl(aq)$로 적정하여 얻은 적정 곡선이다. 점 A에서의 pH는?

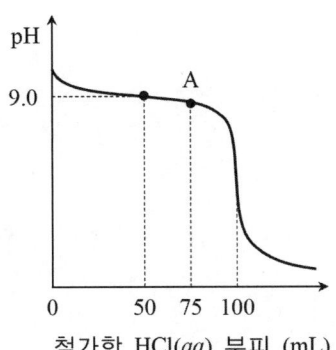

첨가한 $HCl(aq)$ 부피 (mL)

① $9.00-\log2$
② $9.00-\log3$
③ $9.00-\log4$
④ $5.00+\log2$
⑤ $5.00+\log4$

14-31B. AQ231. 약염기와 강산의 적정 곡선★

$25℃$에서 약염기 RNH_2 $0.20M$ $100mL$에 $0.20M$ $HCl(aq)$ $50mL$를 넣었더니 pH는 9.0이 되었다. 이 용액에 $0.20M$ $HCl(aq)$ $50mL$를 더 넣었을 때 pH는?

① 4.0
② 6.0
③ $4.0+\log2$
④ $5.0+\log4$
⑤ 5.0

14-32B. AQ232. 다양성자산의 적정곡선★

다음은 $25℃$에서 이양성자 산 H_2A의 해리 반응식과 평형 상수이다.

$$H_2A(aq) \rightleftharpoons H^+(aq) + HA^-(aq) \quad K_{a1}=1.0\times10^{-5}$$

$$HA^-(aq) \rightleftharpoons H^+(aq) + A^{2-}(aq) \quad K_{a2}=1.0\times10^{-9}$$

$0.10M$ $H_2A(aq)$ $100mL$를 $0.10M$ NaOH 표준 용액으로 적정하였을 때, 이에 대한 설명으로 옳지 않은 것은?

① $NaOH(aq)$를 가하기 전 수용액의 pH는 3.0이다.
② $NaOH(aq)$ $50mL$를 가했을 때, pH는 5.0이다.
③ $NaOH(aq)$ $100mL$를 가했을 때, pH는 7.0이다.
④ $NaOH(aq)$ $150mL$를 가했을 때, pH는 9.0이다.
⑤ $NaOH(aq)$ $180mL$를 가했을 때, pH는 $9.0+\log5$이다.

14-33B. AQ233. 다양성자산의 적정곡선★

다음은 $25℃$에서 이양성자 산 H_2A의 해리 반응식과 평형 상수이다.

$$H_2A(aq) \rightleftharpoons H^+(aq) + HA^-(aq) \quad K_{a1}=1.0\times10^{-5}$$

$$HA^-(aq) \rightleftharpoons H^+(aq) + A^{2-}(aq) \quad K_{a2}=1.0\times10^{-9}$$

$0.10M$ $H_2A(aq)$ $100mL$를 $0.10M$ NaOH 표준 용액으로 적정한다. $NaOH(aq)$ a mL를 첨가했을 때 $pH=5.0-\log3$이고, $NaOH(aq)$ b mL를 첨가했을 때 $pH=9+\log4$였다. $\dfrac{b}{a}$는?

① $\dfrac{36}{5}$
② $\dfrac{32}{5}$
③ 6
④ 5
⑤ 4

14-34B. AQ234. 약산과 그 짝염기의 평형

25℃에서 약산 HA 0.40몰을 녹여 만든 1.0L 수용액에서 HA의 이 온화 백분율은 0.5%였다. 이 용액에 NaOH(s) 0.10몰을 가했을 때 H^+ 농도(M)는?

① 4.0×10^{-5}
② 3.0×10^{-5}
③ 2.0×10^{-5}
④ 1.0×10^{-5}
⑤ 5.0×10^{-4}

14-35B. AQ235. 완충 용액★★

HA의 K_a는 2.0×10^{-5}이다. 0.10M HA(aq)와 0.10M NaA(aq)가 포함된 용액 1.0L에 HCl x몰을 가하여 평형에 도달했을 때 H^+의 농도는 3.0×10^{-5}M였다. x는?

① 0.01
② 0.02
③ 0.03
④ 0.04
⑤ 0.05

14-36B. AQ236. 완충 용액★★

HA는 일양성자 약산이다. aM HA(aq)와 $4a$M NaA(aq)가 포함된 완충 용액에서 H^+ 농도는 1.0×10^{-5}M이다. 이 용액 1.0L에 HCl 0.15몰을 가하여 평형에 도달했을 때, H^+ 농도는 4.0×10^{-5}M였다. a는?

① 0.20
② 0.25
③ 0.30
④ 0.35
⑤ 0.10

14-37B. AQ237. 약염기와 강산의 적정 곡선★

어떤 약염기 B 0.10M 100mL를 0.10M HNO_3로 적정하였다. HNO_3 20mL를 첨가했을 때 $[OH^-]=a$M였고, 80mL를 넣었을 때 $[OH^-]=1.0 \times 10^{-8}$M였다. a는?

① 2.0×10^{-6}
② 1.6×10^{-7}
③ 8.0×10^{-7}
④ 8.0×10^{-8}
⑤ 4.0×10^{-8}

14-38A. AQ305. 완충 용액

다음 중 두 화합물을 같은 양(mol)씩 섞어 물에 녹일 때 완충용액으로 작용할 수 있는 것은?

① HCl + NaCl
② NaOH + NaCl
③ CH_3COOH + CH_3COONa
④ HCl + CH_3COOH
⑤ NH_3 + NaOH

14-39B. AQ307. 완충 용액

어떤 약산 HA($pK_a = 4.2$) 0.10 M 수용액 50 mL와 0.20 M NaA 수용액 25 mL를 섞은 뒤 물을 첨가해 100 mL로 만든 용액의 pH는?

① 5.2
② 9.8
③ 8.4
④ 4.2
⑤ 3.2

14-40A. AQ309-1. 완충 용액

다음의 각 두 용액을 같은 부피씩 혼합했을 때 완충용액을 형성하지 않는 것은?

① 0.1 M HF와 0.1 M NaF

② 0.1 M HF와 0.1 M NaOH

③ 0.2 M HF와 0.1 M NaOH

④ 0.1 M HCl와 0.2 M NaF

⑤ 0.1 M HF와 0.01 M NaF

14-41A. AQ310-1. 완충 용액

다음 한 쌍의 시약들을 임의의 비율로 혼합했을 때, 완충용액이 될 수 있는 것의 개수는?

- NaCN과 HCN
- NaCN과 NaOH
- HCl과 NaCN
- HCl과 NaOH
- HCN과 NaOH

① 1

② 2

③ 3

④ 4

⑤ 5

14-42A. AQ311-1. 완충 용액

다음 용액들을 같은 부피로 혼합했을 때 완충용액이 되는 것만을 <보기>에서 있는 대로 고른 것은?

─〈보 기〉─

ㄱ. 0.1 M $NaHCO_3$와 0.1 M H_2CO_3

ㄴ. 0.1 M $NaHCO_3$와 0.1 M Na_2CO_3

ㄷ. 0.2 M $NaHCO_3$와 0.1 M NaOH

ㄹ. 0.1 M $NaHCO_3$와 0.1 M HCl

① ㄱ, ㄴ   ② ㄴ, ㄷ   ③ ㄹ

④ ㄱ, ㄴ, ㄷ   ⑤ ㄱ, ㄴ, ㄷ, ㄹ

14-43A. AQ312. 완충 용액

다음 중 완충용액인 것은?

① 50 mL 1M HCl + 50 mL 1M NH_3

② 50 mL 1M HCl + 50 mL 1M NaOH

③ 25 mL 1M NaOH + 50 mL 1M CH_3COOH

④ 25 mL 1M NaOH + 50 mL 1M NH_3

⑤ 5 mL 1M HCl + 100 mL 1M NH_3

14-44B. AQ315. 공통이온 효과

아세트산은 수용액 중에서 다음과 같이 해리된다.

$$CH_3COOH + H_2O \rightleftharpoons CH_3COO^- + H_3O^+$$

아세트산 수용액에 아세트산나트륨을 첨가할 때 일어나는 현상으로 옳은 것을 모두 고른 것은?

───〈보 기〉───

ㄱ. H_3O^+ 농도가 증가한다.

ㄴ. CH_3COOH 및 CH_3COO^-의 농도변화는 거의 없다

ㄷ. CH_3COO^-의 가수분해가 감소한다.

ㄹ. CH_3COOH의 농도가 증가한다.

① ㄱ, ㄴ   ② ㄴ, ㄷ   ③ ㄹ
④ ㄱ, ㄴ, ㄷ   ⑤ ㄱ, ㄴ, ㄷ, ㄹ

14-45B. AQ317. 완충 용량★

다음 완충용액 중에서 완충용량이 가장 큰 것은? (단, 초산의 K_a = 10^{-5}이며 수용액의 부피는 1L이다.)

① 아세트산 0.1 mol에 아세트산나트륨을 가해 pH를 6으로 만든 용액
② 아세트산 0.1 mol에 아세트산나트륨을 가해 pH를 4으로 만든 용액
③ 아세트산 0.1 mol에 아세트산나트륨을 가해 pH를 5으로 만든 용액
④ 아세트산나트륨 0.5 mol에 아세트산을 가해 pH를 5으로 만든 용액
⑤ 아세트산나트륨 0.5 mol에 아세트산을 가해 pH를 6으로 만든 용액

14-46B. AQ318. 완충 용량

다음 중 완충용량이 가장 큰 용액은? (단, CH_3COOH 의 pK_a = 4.76)

① 0.1 M 아세트산 완충용액 (pH = 3.76)
② 0.01 M 아세트산 완충용액 (pH = 3.76)
③ 0.1 M 아세트산 완충용액 (pH = 4.76)
④ 0.01 M 아세트산 완충용액 (pH = 4.76)
⑤ 0.1 M 아세트산 완충용액 (pH = 5.76)

14-47B. AQ320. 약산 용액의 평형

0.1 M NH_4Cl 수용액의 pH를 구하면?
(NH_4^+의 산해리상수 K_a = 6.4×10^{-10}, $\log 2 = 0.3$으로 계산)

① 8.9
② 4.3
③ 5.1
④ 6.1
⑤ 7.0

14-48B. AQ322. 완충 용액

0.25 M NH_4OH와 0.35 M NH_4Cl을 포함하는 수용액의 pH는? (단, NH_3의 $K_b = 1.8 \times 10^{-5}$)

① 4.74
② 9.11
③ 9.26
④ 8.48
⑤ 11.33

14-49B. AQ323. 완충 용액

pH=9의 완충용액을 만들고자 하면 $[NH_4OH]$: $[NH_4Cl]$의 비율은? (단, NH_3의 $K_b = 10^{-5}$ 이다.)

① 1 : 1
② 1 : 2
③ 2 : 1
④ 2 : 3
⑤ 10 : 1

14-50B. AQ324. 완충 용액

암모늄이온(NH_4^+)의 pK_a가 9.24이다. NH_4Cl와 NH_3로 구성된 완충용액의 pOH가 4.35이었다. 완충용액에서 이들의 총량이 0.35 mol이었다면 이 중에서 암모니아의 양(mol)은 얼마인가?

① 0.252
② 0.098
③ 0.337
④ 0.013
⑤ 2.57

14-51B. AQ331-1. 지시약★

세 개의 산−염기 지시약, 메틸오렌지(MO, pK_{HIn}: 4), 브롬티몰블루(BTB, pK_{HIn}: 7), 페놀프탈레인(PP, pK_{HIn}: 9)중에서, 다음 산−염기 적정에 적당한 지시약을 짝지은 것을 〈보기〉에서 있는 대로 고른 것은?

─────〈보 기〉─────
ㄱ. 과염소산과 암모니아 : MO
ㄴ. 아질산과 수산화리튬 : PP
ㄷ. 브로민화수소산과 수산화스트론튬 : BTB, PP, MO
ㄹ. 플루오린화나트륨과 질산 : PP

① ㄱ, ㄴ ② ㄴ, ㄷ ③ ㄹ
④ ㄱ, ㄴ, ㄷ ⑤ ㄱ, ㄴ, ㄷ, ㄹ

14-52B. AQ332-1. 지시약★

세 개의 산−염기 지시약, 메틸오렌지(MO, pK_{HIn}: 4), 브롬티몰블루(BTB, pK_{HIn}: 7), 페놀프탈레인(PP, pK_{HIn}: 9)중에서, 다음 산−염기 적정에 적당한 지시약을 짝지은 것을 〈보기〉에서 있는 대로 고른 것은?

─────〈보 기〉─────
ㄱ. 아세트산과 수산화나트륨 : PP
ㄴ. 아황산과 수산화나트륨 : MO
ㄷ. 황산과 수산화칼륨 : BTB
ㄹ. 아세트산나트륨과 염산 : MO

① ㄱ, ㄴ ② ㄴ, ㄷ ③ ㄹ
④ ㄱ, ㄷ, ㄹ ⑤ ㄱ, ㄴ, ㄷ, ㄹ

14-53B. AQ333-1. 지시약★

메틸오렌지는 $pK_a=3.45$인 지시약이며, 산성용액에서는 붉은색, 염기성 용액에서는 노란색을 나타낸다.

이에 대한 설명으로 옳은 것만을 〈보기〉에서 있는 대로 고른 것은?

─────〈보 기〉─────

ㄱ. 메틸오렌지의 변색 pH 범위에는 3.45가 포함된다.
ㄴ. pH=3.45에서 메틸오렌지는 붉은색을 띤다.
ㄷ. 약산을 강염기로 적정할 때, 메틸오렌지는 당량점 확인에 적합한 지시약이다.

① ㄱ   ② ㄴ   ③ ㄱ, ㄴ
④ ㄴ, ㄷ   ⑤ ㄱ, ㄴ, ㄷ

14-54B. AQ336. 지시약

0.100 M HCl을 0.100 M NaOH으로 적정할 때 적합한 지시약은?

① Thymol blue, $pK_{ind} = 8.8$
② Bromothymol blue, $pK_{ind} = 6.8$
③ Phenolphthalein, $pK_{ind} = 9.1$
④ cresol red, $pK_{ind} = 7.9$
⑤ 이들 지시약이 모두 적합

14-55B. AQ337. 지시약★

NaOH와 Na_2CO_3가 혼합된 용액을 페놀프탈레인을 지시약으로 하여 용액을 색깔이 적색에서 무색으로 변할 때까지 HCl로 적정하였을 때, 이에 대한 설명으로 옳은 것은?

① NaOH만 중화되었다.
② Na_2CO_3만 중화되었다.
③ Na_2CO_3만 절반이 중화되었다.
④ NaOH와 Na_2CO_3가 완전히 중화되었다.
⑤ NaOH는 전부, Na_2CO_3는 1 당량점까지 중화되었다.

14-56B. AQ338. 산염기 적정★

표준용액을 이용하여 미지시료의 농도를 구하기 위한 적정에 관하여 설명한 내용 중 잘못 기술된 것은?

① 종말점은 당량점보다 항상 먼저 도달한다.
② 종말점을 결정하는 방법으로 지시약을 사용할 수 있다.
③ 반응이 빨리 완결되는 반응을 이용하여야 한다.
④ 표준용액은 표준화 등의 과정을 통하여 농도가 정확히 결정된 용액이다.
⑤ 평형상수가 충분히 커서 완결이 잘 되는 반응을 이용하여야 한다.

14-57B. AQ340. 산염기 적정

0.06 M 수산화나트륨 용액 70 mL와 0.03 M 황산용액 50 mL를 혼합시킨 경우에 이 혼합용액의 pH는 대략 얼마인가?

① 10.0
② 11.0
③ 11.5
④ 12.0
⑤ 8.0

14-58B. AQ341. 산염기 적정

0.100M NaOH 용액 50.0mL를 중화시키기 위하여 필요한 0.05M H_2SO_4용액의 부피는?

① 100 mL
② 75.0 mL
③ 50.0 mL
④ 25.0 mL
⑤ 15.0 mL

14-59B. AQ343. 산염기 적정

1.50 g의 $Mg(OH)_2$를 중화시키기 위해 0.650 M HCl 용액이 몇 mL 필요한가? (F.W. $Mg(OH)_2$ = 58.2)

① 39.6

② 2.30

③ 79.2

④ 19.8

⑤ 57.6

14-60B. AQ344. 산염기 적정

농도가 알려져 있지 않은 $Mg(OH)_2$용액을 완전히 적정하는데 0.15 M HCl 용액이 40mL 소모되었다. 미지의 $Mg(OH)_2$ 용액에는 몇 g의 $Mg(OH)_2$가 들어 있는가? ($Mg(OH)_2$의 몰질량 = 58.2)

① 0.174 g

② 1.74 g

③ 0.348 g

④ 3.48 g

⑤ 0.48 g

14-61B. AQ345. 산염기 적정★

NaOH 용액 23.48 mL를 완전히 중화시키는데 KHP(Potassium hydrogen phthalate) 0.5468 g이 소비되었다. 이 때 NaOH의 몰농도(M)는? (KHP의 몰질량 = 204.2 g)

① 0.1141

② 1.14

③ 2.678

④ 1.141×10^2

⑤ 2.348

14-62B. AQ359-1. 산염기 적정

0.0600 M $H_2SO_3(aq)$ 40.0 mL에 0.0800 M $NaOH(aq)$ 30.0 mL를 가했을 때의 pH로 가장 적절한 것은?
(단, H_2SO_3의 $K_{a1} = 1.5 \times 10^{-2}$, $K_{a2} = 6.3 \times 10^{-8}$)

① 4.5

② 6.5

③ 8.5

④ 10.5

⑤ 7.0

14-63C. AQ357. 산염기 적정

어떤 상용 제산제의 주성분은 탄산칼슘($CaCO_3$)이다. 0.542 g의 제산제를 염산으로 적정할 때의 화학 반응식은 다음과 같다.

$$CaCO_3(s) + 2H^+(aq) \rightarrow Ca^{2+}(aq) + CO_2(g) + H_2O$$

반응을 완결시키는 데 0.200 M HCl이 38.5 mL가 사용되었다면 제산제 속에 들어있는 $CaCO_3$의 백분율은 얼마인가? (단, $CaCO_3$의 몰질량은 100g/mol이다.)

① 15%　　② 20%　　③ 43%

④ 52%　　⑤ 71%

14-64A. AQ361. 완충용액

1.0M CH_3COOH와 1.0M CH_3COONa를 포함하는 완충용액의 pH를 계산하여라. ($K_a = 1.8 \times 10^{-5}$)

① 5.74

② 5.15

③ 4.74

④ 4.12

⑤ 7.00

14-65B. AQ362-1. 완충용액

acetic acid 0.4 mol과 calcium acetate x mol을 물에 녹여 pH가 4.46인 완충용액 1L를 제조하였다. x는?
(단, acetic acid의 pK_a는 4.76이고, log2=0.3이다.)

① 0.80
② 0.20
③ 0.25
④ 1.00
⑤ 0.10

14-66B. AQ363-1. 완충용액

0.25M HF(aq)와 0.10M NaF(aq)를 같은 부피로 혼합한 용액의 pH는? (단, HF의 $pK_a = 3.17$)

① 2.77
② 3.77
③ 4.77
④ 5.77
⑤ 2.17

14-67B. AQ364-1. 완충용액★★

0.1M CH_3COOH(aq) 30mL에 0.1 M NaOH(aq)을 첨가하여 pH 5.74의 완충용액을 만들고자 할 때 첨가하여야 할 NaOH(aq)의 부피는? (단, CH_3COOH의 $pK_a = 4.74$)

① 2.7 mL
② 15 mL
③ 27.3 mL
④ 30 mL
⑤ 45.2 mL

14-68B. AQ365. 완충용액★

0.1 M 인산수소나트륨(Na_2HPO_4) 용액 100 mL에 0.1 M HCl 얼마를 가하면 완충용량이 가장 커지는가?

① 25 mL
② 50 mL
③ 100 mL
④ 150 mL
⑤ 200 mL

14-69B. AQ374. 공통이온 효과

아세트산 수용액이 다음과 같이 이온화하여 평형을 이룬다.

$$CH_3COOH \rightleftharpoons CH_3COO^- + H^+$$

다음 설명 중 옳지 않은 것은?

① CH_3COONa을 첨가하면 역반응 쪽으로 평형이 이동한다.
② HCl을 첨가하면 역반응 쪽으로 평형이 이동한다.
③ 온도를 높이면 정반응 쪽으로 평형이 이동한다.
④ NaOH을 첨가하면 역반응 쪽으로 평형이 이동한다.
⑤ CH_3COOH을 첨가하면 정반응 쪽으로 평형이 이동한다.

14-70B. AQ376. 공통이온 효과

CH_3COOH의 해리를 억제하는데 가장 적합한 물질은?

① NaOH
② CH_3COONa
③ Na_2CO_3
④ NaCl
⑤ $NaHCO_3$

14-71A. AQ380. 완충용액★

완충용액에 관한 다음 설명 중 옳지 않은 것은?

① 완충용액에서 $[H_3O^+]$농도는 $[HA]/[A^-]$ 비율과 무관하다.

② 완충용액은 약산과 그 짝염기를 혼합하여 제조한다.

③ 완충용액은 산 또는 염기를 소량 첨가해도 pH가 거의 변화하지 않는다.

④ 최선의 완충용액은 약산과 그 짝염기의 농도비가 1 : 1인 경우이다.

⑤ 완충용액에 물을 첨가해서 희석해도 pH는 거의 변화하지 않는다.

14-72A. AQ381-1. 완충용액★

완충용액에 관한 다음 설명 중 옳지 않은 것은?

① 센산이나 염기가 가해져도 pH가 변화하지 않는 용액이다.

② 외부에서 가해지는 산이나 염기는 완충액을 구성하는 요소로 변환된다.

③ 완충용량이 클수록 외부변화에 민감하게 pH가 변한다.

④ 완충용액의 pH는 부피가 변해도 거의 변화하지 않는다.

⑤ 완충용량은 완충용액의 부피와 무관하다.

14-73B. AQ382. 완충용액

완충용액에 관한 설명으로 옳은 것이 모두 조합된 것은?

─────〈보 기〉─────
ㄱ. 완충용액의 농도가 증가하면 완충용량도 증가한다.
ㄴ. 완충용액의 pH는 온도에 따라 달라진다.
ㄷ. 완충용액의 pH가 사용된 산의 pK_a와 가까울수록 완충용량이 증가한다.
ㄹ. 0.1 M 인산완충액의 $[PO_4^{3-}]$의 농도는 0.1 M이다.

① ㄱ,ㄴ   ② ㄴ,ㄷ   ③ ㄱ, ㄷ

④ ㄱ, ㄴ, ㄷ   ⑤ ㄱ, ㄴ, ㄷ, ㄹ

14-74B. AQ383. 완충용액

완충용액에 대한 설명 중 옳은 것을 모두 조합한 것은?

─────〈보 기〉─────
ㄱ. 완충용량이 클수록 pH 변화가 적다.
ㄴ. pH = 7.5인 완충용액을 조제하기 위해서는 pK_a값이 7.5로부터 먼 약산과 그 짝염기를 사용하는 것이 좋다.
ㄷ. 완충용액은 온도에 따라 그 pH가 변할 수 있다.
ㄹ. 0.05 M 인산완충액 중의 PO_4^{3-}이온의 농도는 0.05 M 이다.

① ㄱ,ㄴ   ② ㄴ,ㄷ   ③ ㄱ, ㄷ

④ ㄱ, ㄴ, ㄷ   ⑤ ㄱ, ㄴ, ㄷ, ㄹ

14-75B. AQ386. 완충용액

다음 염기들 중에서 pH가 9.00인 완충용액을 만드는 데 가장 적합한 것은 어느 것인가?

① NH_3 ($K_b = 1.75 \times 10^{-5}$)

② $C_6H_5NH_2$ ($K_b = 3.99 \times 10^{-10}$)

③ H_2NNH_2 ($K_b = 3.0 \times 10^{-6}$)

④ C_6H_5N ($K_b = 1.69 \times 10^{-9}$)

⑤ F^- ($K_b = 3.90 \times 10^{-11}$)

14-76B. AQ387-1. 완충용액★

CH_3COONa 0.10 mol과 CH_3COOH 0.20 mol을 물에 녹여 1 L의 용액을 만들었다. 이 용액에 존재하는 각 화학종들의 농도 관계가 옳지 않은 것은?

① $0.2M = [CH_3COO^-] + [H_3O^+]$

② $K_a = \dfrac{[CH_3COO^-][H_3O^+]}{[CH_3COOH]}$

③ $10^{-14} = [H_3O^+][OH^-]$

④ $0.30M = [CH_3COO^-]+[CH_3COOH]$

⑤ $[Na^+] + [H_3O^+] = [CH_3COO^-] + [OH^-]$

14-77B. AQ388-1. 완충용액

완충용액 1L를 만들기 위해 0.100 M CH_3COOH와 0.150 M CH_3COONa를 섞었다. 이에 대한 설명으로 옳지 않은 것은? (CH_3COOH의 pK_a = 4.75)

① 완충용액의 pH는 4.75보다 낮다.
② 물을 1L 더 첨가해도 완충용액의 pH는 변하지 않는다.
③ 완충용액에 HCl을 0.01몰 첨가하면 pH는 감소한다.
④ 완충용액에 NaOH를 0.02몰 첨가하면 pH는 증가한다.
⑤ 염기보다 산에 대한 완충용량이 더 크다.

14-78B. AQ390. 완충용액

25 ℃에서 약염기인 Tris 0.1몰과 HCl 0.06몰이 1 L 용액에 함께 녹아 있다면 이 완충용액의 pH에 가장 가까운 값은 어느 것인가? (단, Tris의 pK_b는 5.92이다.)

① 5.9
② 7.0
③ 7.9
④ 8.2
⑤ 8.8

14-79C. AQ391. 완충용액

암모늄 이온(NH_4^+)의 pK_a가 9.24이다. NH_4Cl과 NH_3로 구성된 완충용액의 pOH가 4.35이었다. 완충용액에서 이들의 총량이 0.35 mol이었다면 이 중에서 암모니아의 양(mol)은 얼마인가?

① 0.252
② 0.098
③ 0.337
④ 0.013
⑤ 2.57

14-80B. AQ392-1. 완충용액

프탈산(PH_2)은 이양성자산으로 $K_{a1}=1.12×10^{-3}$이고, $K_{a2}=3.90×10^{-6}$이다. 프탈산수소칼륨(KPH, 몰질량 204) 2.04 g과 프탈산나트륨(Na_2P, 몰질량 210) 21.0 g을 물에 녹여 50 mL로 만든 용액의 pH는?

① 5.4
② 6.4
③ 4.4
④ 7.0
⑤ 7.5

14-81B. AQ393. 완충용액

0.1 M Na_2HPO_4 10 mL와 0.1 M NaH_2PO_4 10 mL를 혼합한 20 mL 용액의 pH는 얼마인가?
(단, PO_4^{3-}의 pK_{b1} = 1.62, pK_{b2} = 6.80, pK_{b3} = 11.86)

① 6.76
② 6.80
③ 7.20
④ 9.33
⑤ 7.00

14-82B. AQ395. 지시약★

강산을 약염기로 적정할 경우에 적합한 지시약은?

① 페놀프탈레인
② 메틸오렌지
③ 니트로페놀
④ 리트머스
⑤ 레조시놀

14-83B. AQ397. 산염기 적정

0.1 M NaOH 10 mL를 완전히 반응시켜 중화시킬 때 필요한 산으로 적절한 것은?

① 0.1 M의 황산 5 mL
② 0.1 M의 황산 10 mL
③ 0.1 M의 아세트산 5 mL
④ 1.0 M의 황산 20 mL
⑤ 0.5 M의 아세트산 10 mL

14-84B. AQ3100. 적정곡선

0.1 M H_2S 용액 500 mL가 있다. 이 용액에 0.1 M NaOH 용액 몇 mL를 가하면 혼합 용액의 pH가 7.0이 되겠는가?
(단, H_2S의 $K_{a1} = 1.0 \times 10^{-7}$, $K_{a2} = 1.3 \times 10^{-13}$)

① 100 mL
② 150 mL
③ 200 mL
④ 250 mL
⑤ 500 mL

14-85B. AQ3101. 적정곡선

산의 표준화에는 sodium carbonate를 사용한다. sodium carbonate를 강산으로 적정할 때 두 개의 종말점을 보이며, 제 1 종말점에서는 hydrocarbonate가 형성된다. 제 2종말점의 pH는 어느 정도인가?

① 14.0
② 8.3
③ 7.0
④ 3.8
⑤ 1.0

14-86B. AQ3103. 적정곡선★

CH_3COOH가 0.25 M이고 CH_3COONa 0.56 M의 1L의 완충용액에 0.002 M HCl 0.2L를 첨가하였을 때 pH는? (단, CH_3COOH의 $K_a = 1.8 \times 10^{-5}$)

① 3.07
② 4.07
③ 5.07
④ 6.07
⑤ 7.07

14-87D. AQ3104-1. 전기 전도도

0.1M CH$_3$COOH(aq) 20mL에 0.1M NaOH(aq)을 서서히 가하여 적정하였다. 가한 NaOH(aq)의 부피에 따른 혼합 수용액의 전기 전도도 변화로 옳은 것은?

①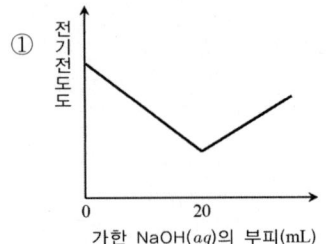

②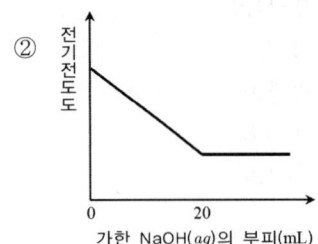

③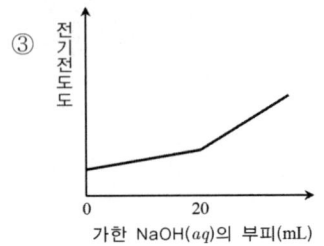

④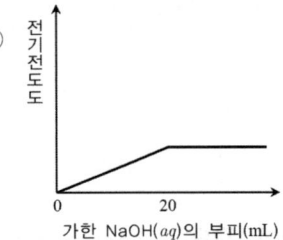

14-88D. AQ3104-2 전기 전도도

수용액 중에서 H$^+$나 OH$^-$이온은 타 이온에 비해 이동속도가 빠른 것으로 알려져 있다. 0.1M HCl(aq) 20mL를 0.1 M NaOH(aq)로 적정할 때 용액의 전기 전도도를 바르게 표현한 것은?

①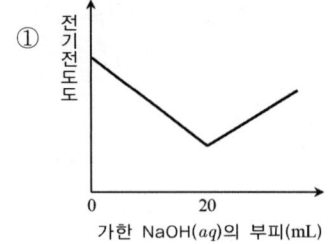

②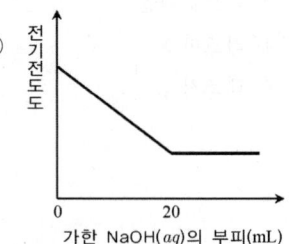

③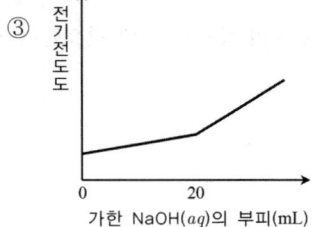

④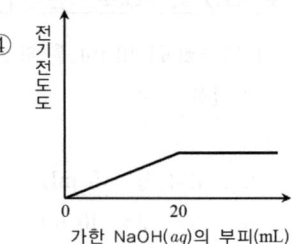

14-89B. AQ632-2 강산용액의 평형

HClO$_4$와 HCl은 물 속에서 산의 세기가 같다. 이를 설명하는 효과는?

① 완충 효과
② 공통이온 효과
③ 수평화 효과
④ 가리움 효과
⑤ 킬레이트 효과

14-90C. AQ638 상식

산−염기 중화 적정의 종말점을 알 수 있는 가장 정확한 방법은?

① pH 시험지를 사용한다.
② 전기전도도를 측정한다.
③ 페놀프탈레인 지시약을 이용한다.
④ 리트머스 시험지를 사용한다.
⑤ 메틸레드 지시약을 이용한다.

14-91C. AQ641 상식

Henderson−Hasselbalch 식에 따라 계산된 양의 약산과 그 짝염기를 정밀하게 취하여 녹여도 원하는 pH가 얻어지지 않는 경우가 있다. 그 가능한 이유 또는 해결책으로 옳은 것이 모두 조합된 것은?

─────〈보 기〉─────
ㄱ. 약산과 짝염기의 농도 계산에 근사값을 사용하기 때문이다.
ㄴ. 완충용액의 온도에 따라 pH가 변하기 때문이다.
ㄷ. 물에 녹아있는 이산화탄소에 의해 pH가 변한 것이다.
ㄹ. 농도 대신 활동도를 사용해야 더 정확하기 때문이다.

① ㄱ, ㄴ   ② ㄴ, ㄷ   ③ ㄹ
④ ㄱ, ㄴ, ㄷ   ⑤ ㄱ, ㄴ, ㄷ, ㄹ

14-92B. AQN299 약산의 적정곡선

0.1M HA 100mL에 0.1M NaOH 표준용액을 가한 적정곡선이다.

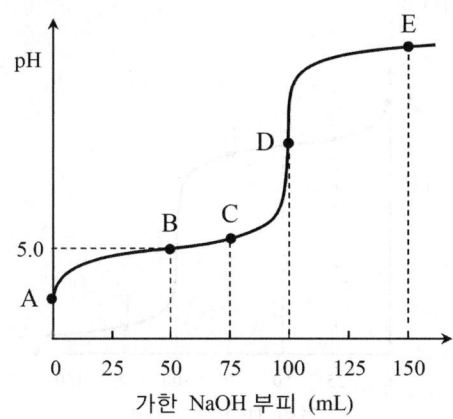

이에 대한 설명으로 옳지 않은 것은?

① HA의 pK_a는 5.0이다.
② A점에서 pH는 3.0이다.
③ C에서 pH는 5.0+log3이다.
④ 완충용량은 B에서가 C에서보다 크다.
⑤ C는 산보다 염기에 대한 완충용량이 크다.

14-93B. AQN302 적정곡선

그림은 0.1M NH₃(aq) 100mL에 0.1M HCl(aq) 표준용액을 가한 적정곡선이다.

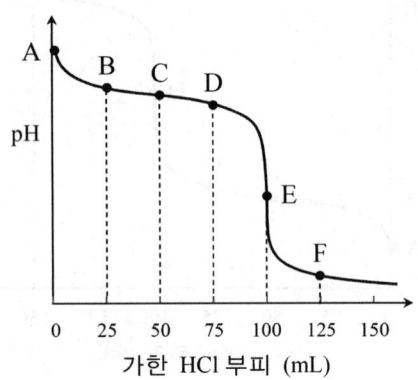

가한 HCl 부피 (mL)

이에 대한 설명으로 옳지 않은 것은? (단, NH₃의 pK_b = 5.0이다.)

① A에서 pH는 11이다.

② C에서 pH는 5.0이다.

③ B에서 pH는 9+log3이다.

④ D는 산보다 염기에 대한 완충용량이 더 크다.

⑤ E에서 pH는 7보다 작다.

14-94B. AQN309 지시약

표는 25℃에서 두 지시약에 대한 자료이다.

지시약	pK_a	색깔	
		산성형	염기성형
메틸레드	5.3	붉은색	노란색
페놀프탈레인	9.3	무색	분홍색

이에 대한 설명으로 옳은 것만을 〈보기〉에서 있는 대로 고른 것은?

─── 〈보 기〉 ───
ㄱ. 약산을 강염기로 적정할 때, 페놀프탈레인이 가장 적합하다.
ㄴ. 약염기를 강산으로 적정할 때, 메틸레드가 가장 적합하다.
ㄷ. 강산을 강염기로 적정할 때, 메틸레드는 사용할 수 없다.

① ㄱ   ② ㄴ   ③ ㄱ, ㄴ

④ ㄴ, ㄷ   ⑤ ㄱ, ㄴ, ㄷ

14-95B. AQS71 약산과 약염기의 평형★

다음은 25℃에서 일양성자산 HA 수용액 (가)와 HA의 소듐염 NaA 수용액 (나)가 각각 평형에 도달한 상태를 나타낸 것이다. (가)에서 HA의 이온화도는 0.02이다.

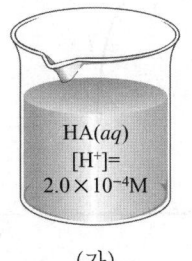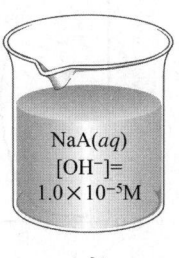

(가)   (나)

이에 대한 옳은 설명을 〈보기〉에서 있는 대로 고른 것은?

─────〈보 기〉─────

ㄱ. (가)에서 HA의 초기 농도는 0.01M이다.

ㄴ. HA의 pK_a는 6.0보다 크다.

ㄷ. (가)와 (나)를 같은 부피로 혼합하여 평형에 도달하면 pH는 6.0이다.

① ㄱ   ② ㄴ   ③ ㄱ, ㄴ
④ ㄱ, ㄷ   ⑤ ㄱ, ㄴ, ㄷ

14-96B. AQS75 산염기 평형

(가)와 (나)는 증류수에 HA와 HB를 각각 녹여 만든 용액이다. 표는 (가) 100mL와 (나) 100m를 0.1M NaOH(aq)로 각각 적정한 자료이다. 25℃에서 HA와 HB의 산 해리상수(K_a)는 각각 $1×10^{-7}$과 $5×10^{-8}$이다.

수용액	용질	수용액의 pH	
		적정 전	당량점
(가)	HA	4.0	a
(나)	HB	4.0	b

이에 대한 설명으로 옳은 것만을 〈보기〉에서 있는 대로 고른 것은? (단, 온도는 25℃로 일정하다. HA와 HB는 일양성자산이다.)

─────〈보 기〉─────

ㄱ. (가)에서 적정 전 HA의 이온화 백분율은 0.1%이다.

ㄴ. (나)에서 HB의 초기 농도는 0.2M이다.

ㄷ. $a < b$이다.

① ㄱ   ② ㄴ   ③ ㄱ, ㄴ
④ ㄴ, ㄷ   ⑤ ㄱ, ㄴ, ㄷ

14-97B. AQS87 다양성자산

다음은 탄산(H_2CO_3) 수용액 (가)와 탄산소듐(Na_2CO_3) 수용액 (나)에서 용질의 초기 농도와 부피를 나타낸 것이다. 25℃에서 H_2CO_3의 $pK_{a1} = 6.4$, $pK_{a2} = 10.3$이다.

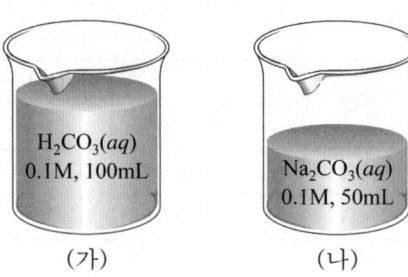

$H_2CO_3(aq)$
0.1M, 100mL
(가)

$Na_2CO_3(aq)$
0.1M, 50mL
(나)

이에 대한 설명으로 옳은 것만을 〈보기〉에서 있는 대로 고른 것은? (단, 온도는 25℃로 일정하다.)

─〈보 기〉─
ㄱ. (가)에서 H_2CO_3의 이온화 백분율은 0.1%보다 크다.
ㄴ. (나)에서 pH는 12.0보다 낮다.
ㄷ. (가)와 (나)를 혼합한 용액의 pH = 6.4 + log2이다.

① ㄱ   ② ㄴ   ③ ㄱ, ㄴ
④ ㄴ, ㄷ   ⑤ ㄱ, ㄴ, ㄷ

14-98B. AQS88 다양성자산의 적정곡선

다음은 이양성자산 H_2A 수용액에서 pH에 따른 H_2A, HA^-, A^{2-}의 분율을 나타낸 것이다.

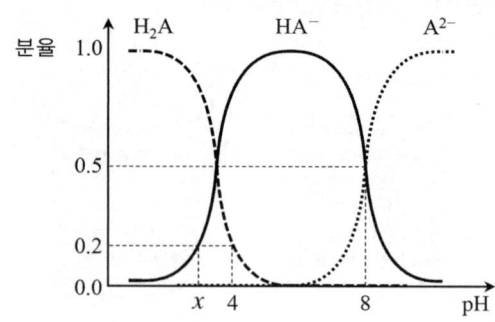

이에 대한 설명으로 옳은 것만을 〈보기〉에서 있는 대로 고른 것은? (단, 온도는 25℃로 일정하다.)

─〈보 기〉─
ㄱ. H_2A의 $K_{a1} = 4 \times 10^{-4}$이다.
ㄴ. x는 $3 - \log4$이다.
ㄷ. pH 7에서 $[H_2A]:[HA^-]:[A^{2-}]$는 $1 : 4000 : 400$이다.

① ㄱ   ② ㄴ   ③ ㄱ, ㄷ
④ ㄴ, ㄷ   ⑤ ㄱ, ㄴ, ㄷ

14-99B. AQS96 완충 용액

표는 aM HA(aq) 100mL에 bM NaOH(aq)를 가할 때, 가한 NaOH(aq)의 부피에 따른 pH를 나타낸 것이다. Q는 당량점이다.

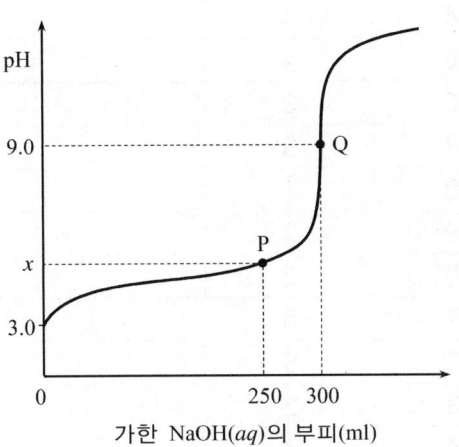

가한 NaOH(aq)의 부피(ml)

이에 대한 설명으로 옳은 것만을 〈보기〉에서 있는 대로 고른 것은? (단, 온도는 25℃로 일정하다.)

─── 〈보 기〉───

ㄱ. P는 염기보다 산에 대한 완충 용량이 더 크다.

ㄴ. $a = 0.2$이다.

ㄷ. x는 5.0이다.

① ㄱ   ② ㄴ   ③ ㄱ, ㄴ

④ ㄴ, ㄷ   ⑤ ㄱ, ㄴ, ㄷ

14-100C. AQS450 혼합물의 산염기 적정

다음은 NaOH(s)와 Na$_2$CO$_3$(s)이 혼합된 시료를 분석한 실험과 자료이다.

〈자료〉

○ 25℃에서 H$_2$CO$_3$의 pK_{a1} : 6.47, pK_{a2} : 10.32

○ 지시약의 변색 범위

지시약	변색 범위(pH)
메틸 오렌지	3.2~4.4
페놀프탈레인	8.2~10.0

〈실험 과정〉

(가) NaOH(s)와 Na$_2$CO$_3$(s)가 혼합된 시료 일정량을 250mL 부피 플라스크에 넣고 표선까지 증류수를 가하여 녹인다.

(나) (가)의 시료 용액 50mL를 삼각 플라스크에 넣고 지시약 A를 넣은 후 0.1M HCl(aq)로 적정한다.

(다) (가)의 시료 용액 50mL를 새로운 삼각 플라스크에 넣고 지시약 B를 넣은 후 0.1M HCl(aq)로 적정한다.

〈실험 결과〉

○ (나)에서 종말점까지 가한 HCl(aq)의 부피: 30mL

○ (다)에서 종말점까지 가한 HCl(aq)의 부피: 50mL

지시약 A로 가장 적합한 것과 (가)의 시료 용액에서 CO$_3^{2-}$의 몰농도(M)는? (단, 온도는 25℃로 일정하다. 지시약 A와 B는 각각 메틸 오렌지와 페놀프탈레인 중 하나이다.)

	A	몰농도(M)
①	메틸 오렌지	0.08
②	페놀프탈레인	0.08
③	페놀프탈레인	0.04
④	메틸 오렌지	0.04
⑤	메틸 오렌지	0.02

문제번호	정답	문제번호	정답
1	4	41	3
2	5	42	4
3	3	43	3
4	3	44	3
5	4	45	4
6	1	46	3
7	1	47	3
8	1	48	2
9	4	49	1
10	4	50	1
11	3	51	4
12	4	52	4
13	2	53	1
14	2	54	5
15	2	55	5
16	3	56	1
17	1	57	4
18	4	58	3
19	4	59	3
20	1	60	1
21	3	61	1
22	2	62	1
23	5	63	5
24	4	64	3
25	1	65	5
26	4	66	1
27	2	67	3
28	4	68	2
29	3	69	4
30	2	70	2
31	5	71	1
32	5	72	3
33	1	73	4
34	2	74	3
35	2	75	1
36	5	76	1
37	2	77	1
38	3	78	3
39	4	79	1
40	2	80	2

문제번호	정답	문제번호	정답
81	3		
82	2		
83	1		
84	4		
85	4		
86	3		
87	3		
88	1		
89	3		
90	2		
91	5		
92	5		
93	2		
94	3		
95	4		
96	5		
97	5		
98	3		
99	3		
100	3		

15

용해도 평형, 착화합물 평형

해설 링크 모음

15. 용해도 평형, 착화합물 평형 핵심 써머리

1. 용해도 평형-물에 녹아있는 고체의 평형

1) 난용성 염에 대해서, 수용액에서 과량의 고체(MX)와 그 이온들 사이에는 다음과 같은 평형이 성립한다.

$$MX(s) \rightleftharpoons M^+(aq) + X^-(aq)$$

2) 해당하는 평형 상수를 K_{sp}(용해도곱 상수)라 한다.

$$K_{sp} = [M^+][X^-]$$

(1) 용액에 M^+이온이나 X^-이온을 내어놓을 수 있는 가용성의 다른 염을 첨가하면, MX(s)의 용해도가 감소한다. (공통 이온 효과)

3) 두 용액을 혼합할 때, 초기 농도에 대한 Q_{sp}값과 K_{sp}값을 비교하면 침전 생성 여부를 예측할 수 있다.

(1) $Q_{sp} \leq K_{sp}$: 자발적으로 침전이 생성되지 않는다.

(2) $Q_{sp} > K_{sp}$: 자발적으로 침전이 생성된다.

2. 착이온 평형

1) 착이온은 금속 이온과 이를 둘러싸고 있는 리간드들로 이루어진다.

(1) 리간드는 루이스 염기이다.

(2) 금속 이온은 루이스 산이다.

2) 금속 이온(M^+)과 리간드(L) 사이에서 다음과 같은 평형이 성립한다면,

$$M^+(aq) + 2L(aq) \rightleftharpoons ML_2^+(aq)$$

3) 해당하는 평형 상수를 생성 상수(K_f)라고 한다.

$$K_f = \frac{[ML_2^+]}{[M^+][L]^2}$$

4) 착이온의 형성을 이용하여 정성 분석에서 고체를 선택적으로 용해시킬 수 있다.

심화주제 15-1: 수용액에서 이온 화합물의 용해도 규칙

〈수용액에서 용해도 규칙, 위로 갈수록 우선순위↑〉

가용성(soluble)	불용성(insoluble)
알칼리 금속, NH_4^+	X
Cl^-, Br^-, I^-	예외 → Ag^+, Hg_2^{2+}, Pb^{2+}
NO_3^-, ClO_4^-, HCO_3^-, CH_3COO^-, ClO_3^-	X
SO_4^{2-}	예외 → Sr^{2+}, Ba^{2+}, Hg_2^{2+}, Pb^{2+}, Ca^{2+}, Ag^+
X	CO_3^{2-}, PO_4^{3-}, CrO_4^{2-}, S^{2-}
Ca^{2+}, Sr^{2+}, Ba^{2+} ← 예외	OH^-

〈물에서 이온 화합물들의 용해도〉

Solubilities of Ionic Compounds in Water

Anion	Soluble[†]	Slightly Soluble	Insoluble
NO_3^- (nitrate)	All	—	—
CH_3COO^- (acetate)	Most	—	$Be(CH_3COO)_2$
ClO_3^- (chlorate)	All	—	—
ClO_4^- (perchlorate)	Most	$KClO_4$	—
F^- (fluoride)	Group I, AgF, BeF_2	SrF_2, BaF_2, PbF_2	MgF_2, CaF_2
Cl^- (chloride)	Most	$PbCl_2$	$AgCl$, Hg_2Cl_2
Br^- (bromide)	Most	$PbBr_2$, $HgBr_2$	$AgBr$, Hg_2Br_2
I^- (iodide)	Most	—	AgI, Hg_2I_2, PbI_2, HgI_2
SO_4^{2-} (sulfate)	Most	$CaSO_4$, Ag_2SO_4, Hg_2SO_4	$SrSO_4$, $BaSO_4$, $PbSO_4$
S^{2-} (sulfide)	Groups I and II, $(NH_4)_2S$	—	Most
CO_3^{2-} (carbonate)	Group I, $(NH_4)_2CO_3$	—	Most
SO_3^{2-} (sulfite)	Group I, $(NH_4)_2SO_3$	—	Most
PO_4^{3-} (phosphate)	Group I, $(NH_4)_3PO_4$	—	Most
OH^- (hydroxide)	Group I, $Ba(OH)_2$	$Sr(OH)_2$, $Ca(OH)_2$	Most

심화주제 15-1: 수용액에서 이온 화합물의 용해도 규칙

심화주제 15-2: 양이온의 정성 분석

1) 양이온의 정성분석 : 양이온의 혼합물에서 선택적 침전으로 이온을 분리할 수 있다.

2) 양이온들은 다섯 개의 족(주기율표의 족(family)과는 무관)으로 나눌 수 있다. 금속 이온 혼합물을 처리하면
   각각 다음과 같은 침전을 형성한다.

   ◦ Ⅰ족: 불용성 염화물
   ◦ Ⅱ족: 산성 용액에서 불용성인 황화물
   ◦ Ⅲ족: 염기성 용액에서 불용성인 황화물
   ◦ Ⅳ족: 불용성 탄산염
   ◦ Ⅴ족: 마지막까지 침전을 형성하지 않음

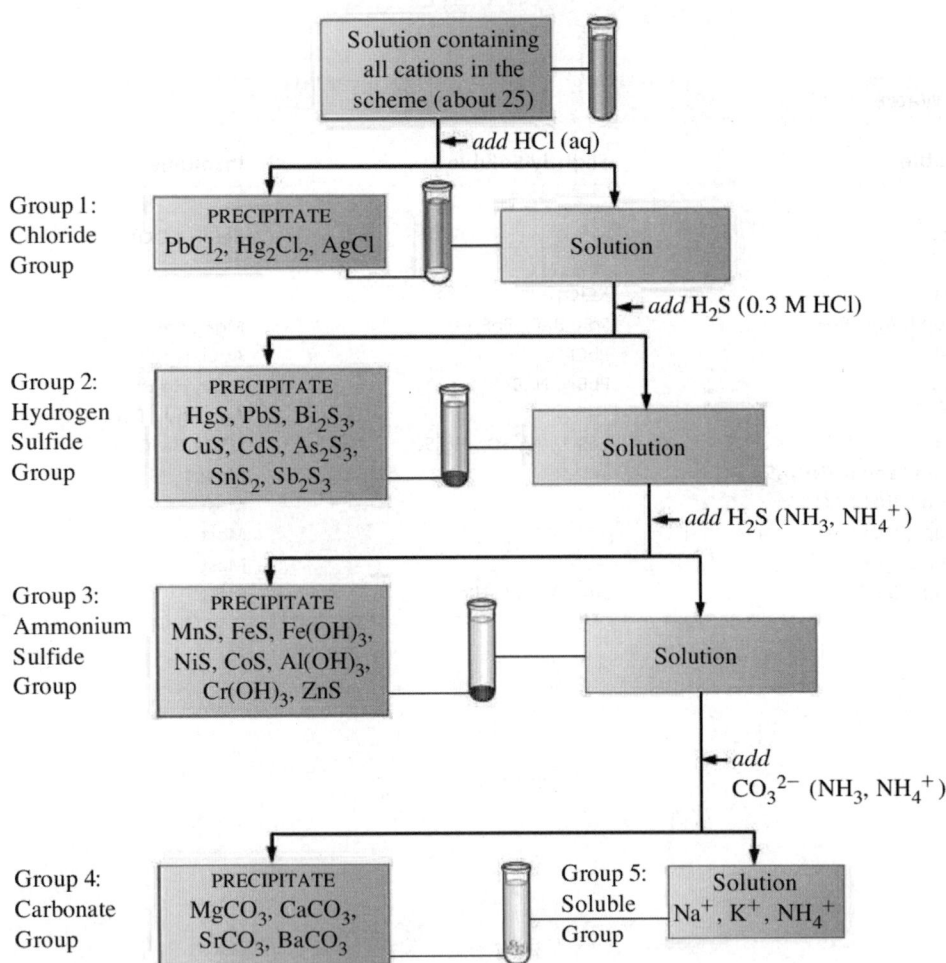

15-01B. SQ201. 침전의 종류★

다음 중 수용액에서 난용성인 염은?

① $(NH_4)_2SO_4$

② Na_2SO_4

③ $PbCl_2$

④ KBr

⑤ Li_2S

15-02B. SQ202. 침전의 종류

다음 중 난용성 염으로만 짝지어진 것은?

① $BaCO_3$, $NaBrO_3$

② $BaCl_2$, $LiClO_4$

③ $AgBr$, $Hg_2(NO_3)_2$

④ $NiCO_3$, $BaSO_4$

⑤ NiS, $Pb(NO_3)_2$

15-03B. SQ203. 침전의 종류

다음 두 물질을 수용액상에서 혼합했을 때 침전이 일어나지 않는 것은?

① Na_2CO_3 + HCl

② $BaCl_2$ + Na_2SO_4

③ $AgNO_3$ + Li_2CO_3

④ $AgNO_3$ + Na_3PO_4

⑤ $Ni(NO_3)_2$ + Na_2S

15-04B. SQ204. 용해도의 pH 의존성

다음 중 용액의 pH가 낮아질 때 용해도가 증가하는 물질이 아닌 것은?

① $CaCO_3$

② PbI_2

③ Ag_3PO_4

④ NiS

⑤ $Al(OH)_3$

15-05B. SQ205. 용해도와 Ksp★

순수한 물에 $PbBr_2$를 포화시킨 용액에서 Pb^{2+}의 농도가 2.0×10^{-2}M일 때, $PbBr_2$의 K_{sp}는?

① 3.2×10^{-5}

② 8.0×10^{-6}

③ 8.0×10^{-4}

④ 4.0×10^{-6}

⑤ 4.0×10^{-4}

15-06B. SQ206. 용해도와 Ksp★

순수한 물에 Ag_2CO_3를 포화시킨 용액에서 Ag^+의 농도가 2.0×10^{-4}M일 때, Ag_2CO_3의 용해도와 K_{sp}가 모두 옳은 것은?

	용해도(M)	K_{sp}
①	1.0×10^{-4}	4.0×10^{-12}
②	2.0×10^{-4}	4.0×10^{-12}
③	2.0×10^{-4}	2.0×10^{-8}
④	1.0×10^{-4}	2.0×10^{-12}
⑤	2.0×10^{-4}	2.0×10^{-12}

15-07B. SQ207. 용해도와 Ksp

순수한 물에서 Ag_2SO_4의 용해도는 3.00×10^{-2}M일 때, Ag_2SO_4의 K_{sp}는?

① 7.20×10^{-6}

② 1.08×10^{-4}

③ 9.00×10^{-4}

④ 1.80×10^{-6}

⑤ 2.70×10^{-4}

15-08B. SQ208. 용해도와 Ksp

$Ca(OH)_2$의 K_{sp}는 4.0×10^{-6}이다. 순수한 물에 $Ca(OH)_2$를 포화시켰을 때 OH^-의 농도는?

① 5.0×10^{-3}M

② 1.0×10^{-2}M

③ 2.0×10^{-2}M

④ 4.0×10^{-2}M

⑤ 8.0×10^{-3}M

15-09B. SQ209. 용해도와 Ksp

증류수에 $Mg(OH)_2(s)$를 포화시켰을 때, 용액 1.0L에 용해된 $Mg(OH)_2$는 ag이었다. $Mg(OH)_2$의 K_{sp}는? (단, $Mg(OH)_2$의 몰질량은 bg/mol이다.)

① $\frac{1}{4}a^3$

② $\frac{4a^3}{b^3}$

③ $\frac{2a^3}{b^3}$

④ $\frac{a^3}{4b^3}$

⑤ $4a^3$

15-10B. SQ210. 공통 이온 효과

25℃에서 AgCl의 K_{sp}는 1.0×10^{-10}이다. 0.10M NaCl 수용액에서 AgCl의 용해도는?

① 1.0×10^{-10}M

② 1.0×10^{-8}M

③ 1.0×10^{-9}M

④ 1.0×10^{-7}M

⑤ 1.0×10^{-6}M

15-11B. SQ211. 공통 이온 효과

25℃에서 아이오딘화 납(PbI_2)의 K_{sp}는 1.6×10^{-8}이다. 0.10M $CaI_2(aq)$에서 아이오딘화 납의 용해도(M)는?

① 2.0×10^{-8}

② 4.0×10^{-7}

③ 2.0×10^{-8}

④ 4.0×10^{-6}

⑤ 1.0×10^{-8}

15-12B. SQ212. 공통 이온 효과

인산칼슘($Ca_3(PO_4)_2$)의 K_{sp}는 1.0×10^{-32}이다. 0.10M Na_3PO_4 용액에서 인산칼슘의 용해도(M)는? (단, 산·염기 반응은 무시한다.)

① 1.0×10^{-10}

② $\frac{1}{3} \times 10^{-10}$

③ 5.0×10^{-9}

④ $\frac{2}{3} \times 10^{-10}$

⑤ 2.0×10^{-9}

15-13B. SQ213. 공통 이온 효과

25℃에서 황산 은(Ag_2SO_4)의 K_{sp}는 1.2×10^{-5}이다. 0.12M K_2SO_4 용액에서의 용해도를 aM, 0.10M $AgNO_3$ 용액에서의 용해도를 b M라 할 때, $\dfrac{b}{a}$는?

① 0.3
② 0.6
③ 1.2
④ 0.24
⑤ 0.36

15-14B. SQ214. 용해도 평형★★

0.2M $AgNO_3$ 100mL와 0.4M KCl 100mL를 혼합하여 평형에 도달했을 때, Ag^+의 농도는? (단, AgCl(s)의 K_{sp}는 1.0×10^{-10}이다.)

① 8.0×10^{-9}M
② 1.0×10^{-9}M
③ 4.0×10^{-5}M
④ 2.0×10^{-4}M
⑤ 1.0×10^{-3}M

15-15B. SQ215. 용해도 평형★

1.0M $Pb(NO_3)_2$ 50mL와 1.0M KCl 50mL를 혼합하여 평형에 도달했을 때, Cl^-의 농도는? (단, $PbCl_2$(s)의 K_{sp}는 1.6×10^{-5}이다.)

① 4.0×10^{-3}
② 2.0×10^{-3}
③ 8.0×10^{-3}
④ 1.0×10^{-3}
⑤ 4.0×10^{-4}

15-16B. SQ216 공통 이온 효과★

0.10M $ZnCl_2$ 용액에 Na_2CO_3를 첨가하여 초기 Zn^{2+}의 99.9%가 침전됐을 때 용액 중 CO_3^{2-}의 농도는? (단, $ZnCO_3$의 K_{sp}는 2.0×10^{-10}이다. 산·염기 반응은 무시한다.)

① 2.0×10^{-5}M
② 1.0×10^{-5}M
③ 2.0×10^{-7}M
④ 4.0×10^{-6}M
⑤ 2.0×10^{-6}M

15-17B. SQ217-1. 용해도와 pH

다음 중 용액의 pH가 낮아질 때 용해도가 증가하는 물질이 아닌 것은?

① $CaCO_3$
② PbI_2
③ Ag_3PO_4
④ NiS
⑤ $Al(OH)_3$

15-18B. SQ217. 용해도와 pH★

25℃에서 $Mg(OH)_2$의 K_{sp}는 4.0×10^{-12}이다. pH 9.0로 유지되는 완충 용액에서 $Mg(OH)_2$의 용해도는?

① 2.0×10^{-2}M
② 4.0×10^{-2}M
③ 4.0×10^{-4}M
④ 4.0×10^{-10}M
⑤ 2.0×10^{-5}M

15-19B. SQ218. 용해도와 pH

pH 9.0로 유지되는 완충 용액에서 $Ca(OH)_2$의 용해도는 aM이다. pH 10.0로 유지되는 완충 용액에서 $Ca(OH)_2$의 용해도는?

① $\dfrac{a}{10}$M

② $\dfrac{a}{100}$M

③ $\dfrac{a}{10000}$M

④ aM

⑤ $2a$M

15-20B. SQ219. 자발적 침전 여부 판단

25℃에서 $AgCN(s)$의 K_{sp}는 2.2×10^{-12}이다. 표는 용액 (가)~(다)에서 각 이온의 초기 농도를 나타낸 것이다. 다음 중 자발적으로 $AgCN(s)$이 생성되는 것만으로 짝지어진 것은?

용액	초기 농도(M)	
	$Ag^+(aq)$	$CN^-(aq)$
(가)	1.0×10^{-7}	1.0×10^{-6}
(나)	2.2×10^{-6}	1.0×10^{-6}
(다)	3.0×10^{-5}	1.0×10^{-5}

① (가)

② (나)

③ (다)

④ (가), (나)

⑤ (나), (다)

15-21B. SQ220. 용해도와 pH★

Mg^{2+}의 농도가 0.10M인 어떤 용액에 진한 NaOH 용액을 서서히 첨가하여 pH를 높인다. $Mg(OH)_2$가 침전되기 시작하는 순간의 OH^- 농도는? (단, $Mg(OH)_2$의 K_{sp}는 1.0×10^{-11}이다. NaOH 용액에 의한 부피 변화는 없다.)

① 1.0×10^{-5}M

② 2.0×10^{-5}M

③ 3.0×10^{-5}M

④ 4.0×10^{-5}M

⑤ 5.0×10^{-5}M

15-22B. SQ221. 분별 침전★

다음은 25℃에서 금속 수산화물의 용해도곱 상수 자료이다.

$$Mg(OH)_2 : \quad K_{sp} = 9.0 \times 10^{-12}$$
$$Ca(OH)_2 : \quad K_{sp} = 1.0 \times 10^{-6}$$

Mg^{2+}와 Ca^{2+}가 각각 0.010M씩 함께 녹아있는 용액에 진한 $NaOH(aq)$를 서서히 가하였다. $[OH^-]=a$M일 때 $Mg(OH)_2$가 석출되기 시작했고, $[OH^-]=b$M일 때 $Ca(OH)_2$가 석출되기 시작했다. $\dfrac{a}{b}$는? (단, $NaOH(aq)$에 의한 부피 변화는 없다.)

① 3.0×10^{-2}

② 3.0×10^{-3}

③ 2.0×10^{-3}

④ 2.0×10^{-2}

⑤ 2.0×10^{-4}

15-23B. SQ222. 분별 침전★

다음은 25℃에서 금속 탄산염의 용해도곱 상수 자료이다.

$$NiCO_3 : \quad K_{sp} = 1.0 \times 10^{-7}$$
$$CuCO_3 : \quad K_{sp} = 2.0 \times 10^{-10}$$

Ni^{2+}와 Cu^{2+}가 각각 0.10M씩 함께 녹아있는 용액에 진한 Na_2CO_3를 서서히 가하였다. $NiCO_3$가 침전되기 시작하는 순간, 용액 중 Cu^{2+}의 농도는? (단, Na_2CO_3에 의한 부피 변화 및 산염기 반응은 무시한다.)

① 8.0×10^{-4}M

② 2.0×10^{-4}M

③ 3.0×10^{-4}M

④ 6.0×10^{-4}M

⑤ 1.0×10^{-4}M

15-24B. SQ223. 분별 침전★

다음은 25℃에서 할로젠화은 화합물의 용해도곱 상수 자료이다.

$$AgI : \quad K_{sp} = 1.5 \times 10^{-16}$$
$$AgBr : \quad K_{sp} = 5.0 \times 10^{-13}$$
$$AgCl : \quad K_{sp} = 1.5 \times 10^{-10}$$

I^-, Br^-, Cl^-가 각각 0.010M씩 함께 녹아있는 용액에 진한 $AgNO_3$를 서서히 가하였다. 이에 대한 설명으로 옳지 않은 것은? (단, $AgNO_3$에 의한 부피 변화는 없다.)

① 가장 먼저 생성되는 침전은 AgI이다.

② $AgBr$이 침전되는 순간, $[Ag^+] \times [I^-] = 1.5 \times 10^{-16}$이다.

③ $AgBr$이 침전되는 순간, $[Ag^+] \times [Cl^-] > 1.5 \times 10^{-10}$이다.

④ $AgCl$이 침전되는 순간, I^-의 농도는 1.0×10^{-8}M이다.

⑤ $[Ag^+] = 0.01$M일 때, $\dfrac{[Br^-]}{[I^-]} > 1$이다.

15-25B. SQ224. 착이온 평형★

다음은 어떤 온도에서 착이온 $Ag(NH_3)_2^+$가 생성되는 반응식과 평형 상수이다.

$$Ag^+(aq) + 2NH_3(aq) \rightleftharpoons Ag(NH_3)_2^+(aq) \quad K_f = 1.0 \times 10^7$$

1.2M NH_3 1.0L에 $AgNO_3$ 0.10mol을 첨가하여 평형에 도달했다. 이 용액에서 $Ag(NH_3)_2^+$와 Ag^+의 농도가 모두 옳은 것은?

	$[Ag(NH_3)_2^+]$(M)	$[Ag^+]$(M)
①	0.10	1.0×10^{-6}
②	0.50	1.0×10^{-6}
③	0.50	1.0×10^{-8}
④	0.10	1.0×10^{-8}
⑤	0.10	1.0×10^{-10}

15-26B. SQ235. 착이온 평형★

다음은 어떤 온도에서 착이온 $Ni(NH_3)_6^{2+}$가 생성되는 반응식과 평형 상수이다.

$$Ni^{2+}(aq) + 6NH_3(aq) \rightleftharpoons Ni(NH_3)_6^{2+}(aq) \quad K_f = 1.0 \times 10^8$$

1.6M NH_3 1.0L에 $Ni(NO_3)_2$ 0.10mol을 첨가하여 평형에 도달했다. 이 용액에서 $Ni(NH_3)_6^{2+}$와 Ni^{2+}의 농도가 모두 옳은 것은? (단, 첨가한 $Ni(NO_3)_2$에 의한 부피 변화는 무시한다.)

	$[Ni(NH_3)_6^{2+}]$(M)	$[Ni^{2+}]$(M)
①	0.50	1.0×10^{-9}
②	0.10	1.0×10^{-9}
③	0.50	1.0×10^{-8}
④	0.10	1.0×10^{-8}
⑤	0.10	1.0×10^{-10}

15-27B. SQ225. 착이온 평형★

다음은 25℃에서 착이온 $Ag(NH_3)_2^+$가 생성되는 반응식과 평형 상수이다.

$$Ag^+(aq) + 2NH_3(aq) \rightleftharpoons Ag(NH_3)_2^+(aq) \quad K_f = 1.6 \times 10^7$$

그림 (가)는 $Ag^+(aq)$가 0.40M인 수용액을, (나)는 (가)에 진한 $NH_3(aq)$를 가하여 $[NH_3]=0.50M$에 도달한 평형 상태를 나타낸 것이다. (나)에서 Ag^+의 농도는?

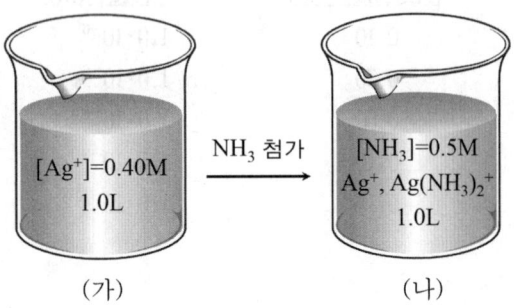

① 1.0×10^{-6}M
② 1.0×10^{-7}M
③ 1.0×10^{-8}M
④ 1.0×10^{-9}M
⑤ 1.0×10^{-10}M

15-28B. SQ226. 착이온 평형

25℃에서 $Cr(OH)_4^-$의 생성 상수(K_f)는 1.0×10^{29}이다. 0.010몰의 $Cr(NO_3)_3$를 pH 10.0으로 유지되는 완충 용액 1L에 녹여 평형에 도달했을 때, Cr^{3+}의 농도는?

① 1.0×10^{-15}M
② 1.0×10^{-16}M
③ 1.0×10^{-17}M
④ 1.0×10^{-18}M
⑤ 1.0×10^{-19}M

15-29B. SQ227. 착이온 평형과 용해도 평형★

다음은 25℃에서 평형 반응식과 평형 상수 자료이다.

$$AgBr(s) \rightleftharpoons Ag^+(aq) + Br^-(aq) \qquad K_{sp}=1.0 \times 10^{-13}$$
$$Ag^+(aq) + 2NH_3(aq) \rightleftharpoons Ag(NH_3)_2^+(aq) \qquad K_f=1.0 \times 10^7$$

1.0M $NH_3(aq)$ 1.0L에 최대로 녹을 수 있는 $AgBr(s)$의 양(mol)은?

① 5.0×10^{-3}
② 2.5×10^{-3}
③ 1.0×10^{-3}
④ 0.20×10^{-3}
⑤ 4.0×10^{-3}

15-30B. SQ228. 착이온 평형과 용해도 평형★

다음은 25℃에서 평형 반응식과 평형 상수 자료이다.

$$AgBr(s) \rightleftharpoons Ag^+(aq) + Br^-(aq) \qquad K_{sp}=1.0 \times 10^{-13}$$
$$Ag^+(aq) + 2S_2O_3^{2-}(aq) \rightleftharpoons Ag(S_2O_3)_2^{3-}(aq) \quad K_f=4.0 \times 10^{13}$$

1.0M $Na_2S_2O_3(aq)$ 1.0L에 최대로 녹을 수 있는 $AgBr(s)$의 양(mol)은?

① 0.5
② 0.25
③ 0.4
④ 1
⑤ 2

15-31B. SQ229. 착이온 평형과 용해도 평형★

다음은 25℃에서 평형 반응식과 평형 상수 자료이다.

$$AgBr(s) \rightleftharpoons Ag^+(aq) + Br^-(aq) \qquad K_{sp}=1.0\times10^{-13}$$

$$Ag^+(aq) + 2S_2O_3{}^{2-}(aq) \rightleftharpoons Ag(S_2O_3)_2{}^{3-}(aq) \quad K_f=4.0\times10^{13}$$

$S_2O_3{}^{2-}(aq)$의 농도를 1M로 맞춘 용액에서 $AgBr(s)$의 몰 용해도 (M)는?

① 0.5

② 0.25

③ 0.4

④ 1

⑤ 2

15-32B. SQ230. 용해도 평형과 산염기 평형★★

다음은 25℃에서 평형 반응식과 평형 상수 자료이다.

$$AgCN(s) \rightleftharpoons Ag^+(aq) + CN^-(aq) \qquad K_{sp}=1.0\times10^{-12}$$

$$HCN(aq) \rightleftharpoons H^+(aq) + CN^-(aq) \qquad K_a=4.0\times10^{-10}$$

pH=6.0으로 유지되는 완충 용액에서 $AgCN(s)$의 용해도(M)는? (단, 온도는 25℃이고, 제시되지 않은 반응은 고려하지 않는다.)

① 1.0×10^{-6}

② 1.0×10^{-8}

③ 1.0×10^{-4}

④ 2.0×10^{-4}

⑤ 5.0×10^{-5}

15-33D. SQ231. 용해도 평형과 산염기 평형

다음은 25℃에서 세 가지 평형 반응식과 평형 상수 자료이다.

$$XA(s) \rightleftharpoons X^{2+}(aq) + A^{2-}(aq) \qquad K_{sp} = 1\times10^{-10}$$

$$H_2A(aq) + H_2O(l) \rightleftharpoons H_3O^+(aq) + HA^-(aq) \qquad K_{a1} = 1\times10^{-4}$$

$$HA^-(aq) + H_2O(l) \rightleftharpoons H_3O^+(aq) + A^{2-}(aq) \qquad K_{a2} = 1\times10^{-8}$$

pH=8.0인 완충 용액에서 $XA(s)$의 몰 용해도는(M)? (단, 온도는 일정하다. 제시되지 않은 반응은 고려하지 않는다.)

① 2×10^{-3}

② $\sqrt{2}\times10^{-3}$

③ 2×10^{-5}

④ $\sqrt{2}\times10^{-5}$

⑤ 1×10^{-5}

15-34D. SQ232. 용해도 평형과 산염기 평형

다음은 25℃에서 세 가지 평형 반응식과 평형 상수 자료이다.

$$XA(s) \rightleftharpoons X^{2+}(aq) + A^{2-}(aq) \qquad K_{sp} = 1\times10^{-10}$$

$$H_2A(aq) + H_2O(l) \rightleftharpoons H_3O^+(aq) + HA^-(aq) \qquad K_{a1} = 1\times10^{-4}$$

$$HA^-(aq) + H_2O(l) \rightleftharpoons H_3O^+(aq) + A^{2-}(aq) \qquad K_{a2} = 1\times10^{-8}$$

pH=4.0인 완충 용액에서 $XA(s)$의 몰 용해도는(M)? (단, 온도는 일정하다. 제시되지 않은 반응은 고려하지 않는다.)

① 2×10^{-3}

② $\sqrt{2}\times10^{-3}$

③ 2×10^{-5}

④ $\sqrt{2}\times10^{-5}$

⑤ 1×10^{-5}

15-35D. SQ233. 용해도 평형과 산염기 평형

다음은 25℃에서 세 가지 평형 반응식과 평형 상수 자료이다.

$$XA(s) \rightleftharpoons X^{2+}(aq) + A^{2-}(aq) \qquad K_{sp} = 1 \times 10^{-10}$$

$$H_2A(aq) + H_2O(l) \rightleftharpoons H_3O^+(aq) + HA^-(aq) \qquad K_{a1} = 1 \times 10^{-4}$$

$$HA^-(aq) + H_2O(l) \rightleftharpoons H_3O^+(aq) + A^{2-}(aq) \qquad K_{a2} = 1 \times 10^{-8}$$

$[X^{2+}] = 1.0 \times 10^{-4}M$, $[H_2A] = 1.0M$이고 pH=2.0인 수용액이 있다. $[H_2A] = 1.0M$로 유지하며 용액의 pH를 점점 높였다. pH가 a에 도달했을 때, XA(s)가 침전되기 시작하였다. a는? (단, 온도와 부피는 일정하다. 제시되지 않은 반응은 고려하지 않는다.)

① 3.0

② 4.0

③ 5.0

④ 6.0

⑤ 7.0

15-36B. SQ234. 용해도와 pH

어떤 용액 중 Mg^{2+}의 초기 농도는 0.10M이다. NaOH 용액을 서서히 첨가하여 pH를 높였다. $\dfrac{\text{pH}=10.0\text{에서 } [Mg^{2+}]}{\text{pH}=8.0\text{에서 } [Mg^{2+}]}$는?

(단, $Mg(OH)_2(s)$의 K_{sp}는 1.0×10^{-11}이다. NaOH에 의한 부피 변화는 무시한다.)

① 1

② 1.0×10^{-2}

③ 1.0×10^{-3}

④ 1.0×10^{-4}

⑤ 1.0×10^{-6}

15-37B. SQ236. 용해도 평형과 착이온 평형 ★★

(가)는 순수한 물에 AgCl(s)를 포화시킨 상태를, (나)는 (가)에 진한 NH_3를 가하여 $[NH_3]=1.0M$에 도달한 평형 상태를 나타낸 것이다.

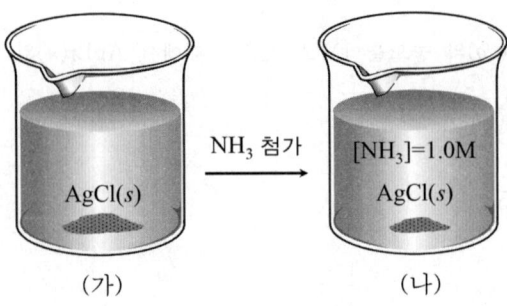

(가)   (나)

$\dfrac{\text{(나)에서 AgCl의 용해도}}{\text{(가)에서 AgCl의 용해도}}$는?

(단, 온도는 25℃로 일정하다. 25℃에서 $Ag(NH_3)_2^+$의 K_f는 1.6×10^7이고, AgCl의 K_{sp}는 1.0×10^{-10}이다. 진한 NH_3에 의한 부피 변화는 무시한다.)

① 40

② 400

③ 4000

④ 200

⑤ 100

15-38D. SQ237. 용해도 평형과 산염기 평형

다음은 25℃에서 세 가지 평형 반응식과 평형 상수 자료이다.

$$XA(s) \rightleftharpoons X^+(aq) + A^-(aq) \qquad K_{sp}=1.0\times10^{-8}$$

$$YA(s) \rightleftharpoons Y^+(aq) + A^-(aq) \qquad K_{sp}=1.0\times10^{-7}$$

$$HA(aq) \rightleftharpoons H^+(aq) + A^-(aq) \qquad K_a=1.0\times10^{-10}$$

그림은 수용액 (가)의 초기 상태를 나타낸 것이다.

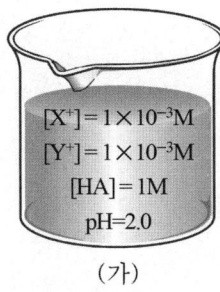

$[X^+]=1\times10^{-3}M$
$[Y^+]=1\times10^{-3}M$
$[HA]=1M$
$pH=2.0$

(가)

(가)에서 $[HA]=1M$를 유지하며 pH를 점점 높였다. $pH=a$일 때, $XA(s)$가 침전되기 시작했고, $pH=b$일 때, $YA(s)$가 침전되기 시작하였다. $\dfrac{b}{a}$는? (단, 온도는 일정하다. 제시되지 않은 반응은 고려하지 않는다.)

① $\dfrac{4}{3}$

② $\dfrac{5}{4}$

③ $\dfrac{6}{5}$

④ $\dfrac{7}{6}$

⑤ $\dfrac{8}{7}$

15-39B. SQ304. 침전의 종류

다음 이온 화합물 중 물에 난용성인 것은?

① $(NH_4)_2SO_4$

② Na_2CO_3

③ $PbCl_2$

④ KBr

⑤ Li_2S

15-40B. SQ305. 침전의 종류★

다음 중 난용성 염들만 나열된 것은?

① $BaCO_3$, $NaBrO_3$, $Ca(OH)_2$, $PbCl_2$

② $NaCl$, $BaCl_2$, NH_4NO_3 , $LiClO_4$

③ $NaCl$, $AgBr$, Na_2CO_3 , $Hg_2(NO_3)_2$

④ $NiCO_3$, $PbSO_4$, $AgCl$, $Mg(OH)_2$

⑤ $PbCl_2$, $Pb(NO_3)_2$, $AgClO_4$, Hg_2Cl_2

15-41B. SQ306. 침전의 종류

다음 용액들을 섞었을 때 침전이 일어나지 않는 반응은 어느 것인가?

① 질산수은(Ⅰ)과 염산

② 황산암모늄과 수산화칼륨

③ 질산은과 탄산리튬

④ 황산알루미늄과 수산화스트론튬

⑤ 질산은과 인산소듐

15-42B. SQ307. 침전의 종류

다음 각 물질의 수용액을 섞는 경우 이중 치환반응이 일어나지 않을 것으로 예상되는 것은?

① Na_2CO_3와 HCl

② $BaCl_2$와 Na_2SO_4

③ KCl과 $NaNO_3$

④ $AgNO_3$와 $NaCl$

⑤ $Pb(NO_3)_2$와 $NaCl$

15-43B. SQ309. 용해도 평형 계산

Ag_2CO_3 포화용액 10 mL 중 $[Ag^+]$의 농도는 얼마인가?
(단, Ag_2CO_3의 $K_{sp} = 4.0 \times 10^{-12}$이다.)

① 1.0×10^{-3} M

② 1.0×10^{-4} M

③ 1.0×10^{-5} M

④ 1.0×10^{-6} M

⑤ 2.0×10^{-4} M

15-44B. SQ312. 용해도 평형 계산

Ag_2SO_4 포화용액의 농도는 2.5×10^{-2} 이다. 용해도곱 상수는?

① 6.25×10^{-7}

② 1.25×10^{-5}

③ 6.25×10^{-5}

④ 1.25×10^{-4}

⑤ 3.1×10^{-6}

15-45B. SQ315. 용해도 평형 계산

Zn^{2+}의 99.9 %를 침전시키기 위해 0.10 M Zn^{2+}에 가해 주어야 하는 탄산이온의 농도(M)는? (단, $ZnCO_3$의 $K_{sp} = 1.0 \times 10^{-10}$이다.)

① 1.0×10^{-6}

② 1.0×10^{-8}

③ 1.0×10^{-10}

④ 1.0×10^{-12}

⑤ 1.0×10^{-5}

15-46B. SQ316. 용해도 평형 계산

0.01 M Mn^{2+}이온의 용액에서 MnS의 침전이 생기기 위한 S^{2-}이온의 최소 농도는? (MnS의 $K_{sp} = 3.0 \times 10^{-13}$)

① 3.0×10^{-9} M

② 3.0×10^{-11} M

③ 3.0×10^{-13} M

④ 3.0×10^{-15} M

⑤ 3.0×10^{-17} M

15-47C. SQ320. 침전반응 양론

수산화나트륨(NaOH)과 질산 제2철[$Fe(NO_3)_3$]의 수용액이 혼합되었을 때 적색의 젤라틴 모양의 침전이 생성되었다. 0.2 M의 NaOH 수용액 50 mL와 0.125 M $Fe(NO_3)_3$수용액 30.0 mL가 혼합되었을 때 생성되는 침전의 양은? (단, Fe의 원자량은 55.8이다.)

① 0.153 g

② 0.356 g

③ 0.712 g

④ 10.4 g

⑤ 12.4 g

15-48B. SQ322-1. 상식

혼합물의 분리방법 중 나머지와 다른 하나는?

① 재결정법

② 크기배제 크로마토그래피

③ 추출법

④ 분별침전법

⑤ 순상 크로마토그래피

15-49B. SQ325. 분별침전★

만약 0.1 M Cl^-, Br^-, I^-및 CrO_4^{2-}를 함유한 용액에 Ag^+를 서서히 가하면 어떤 순서로 음이온이 침전되는가?

○ [AgCl] $K_{sp} = 1.8 \times 10^{-10}$

○ [AgBr] $K_{sp} = 5.0 \times 10^{-13}$

○ [AgI] $K_{sp} = 8.3 \times 10^{-17}$

○ [Ag_2CrO_4] $K_{sp} = 1.2 \times 10^{-12}$

---

① I^-, Br^-, Cl^-, CrO_4^{2-}

② CrO_4^{2-}, Cl^-, Br^-, I^-

③ Br^-, I^-, CrO_4^{2-}, Cl^-

④ Cl^-, CrO_4^{2-}, I^-, Br^-

15-50B. SQ328. 침전평형 계산

0.10 M NaF 수용액에서 MgF_2(FW=43.3 g/mol)를 포화시켰다. Mg^{2+}(FW=24.3 g/mol) 의 농도는 몇 ppm인가?
($K_{sp} = 6.9 \times 10^{-9}$)

① 0.0013

② 40

③ 0.040

④ 0.017

⑤ 2.65

15-51B. SQ329. 침전평형 계산

염화구리(Ⅰ)(CuCl)의 용해도곱 상수는 1.0×10^{-6}이다. CuCl이 포화된 0.20 M NaCl 수용액에서 Cu^+의 몰 농도는 얼마인가?

① 2.0×10^{-7} M

② 5.0×10^{-6} M

③ 1.0×10^{-6} M

④ 5.0×10^{-4} M

⑤ 1.0×10^{-4} M

15-52B. SQ332. 침전평형 계산

Mg^{2+}를 포함하는 바닷물에 NaOH를 첨가하여 pH가 11이 되도록 하였다. 바닷물에 남아 있는 Mg^{2+}의 최대 농도는?
(단, $Mg(OH)_2$의 $K_{sp} = 7.1 \times 10^{-12}$)

① 7.1×10^{-9} M

② 7.1×10^{-19} M

③ 5.0×10^{-8} M

④ 4.4×10^4 M

⑤ 7.1×10^{-6} M

15-53B. SQ334-1.르샤틀리에 원리

다음 중 순수한 물보다 산성 용액에서 용해도가 증가하는 화합물만 모아놓은 것은?

① $AgBr$, $CaCO_3$, $Ni(OH)_2$, $Ca_3(PO_4)_2$

② $CaCO_3$, $Ni(OH)_2$, $Ca_3(PO_4)_2$, PbI_2

③ $AgBr$, $Ca_3(PO_4)_2$, PbI_2

④ $CaCO_3$, $Ni(OH)_2$, $Ca_3(PO_4)_2$, $AgCN$

⑤ $Ca_3(PO_4)_2$, PbI_2, $AgOH$

15-54B. SQ338-1. 착화합물 평형

AgCl 포화 수용액에 2.0 M의 NH_3용액을 첨가할 때 나타나는 현상에 대한 설명으로 옳지 않은 것은?

① AgCl의 용해도가 증가한다.

② $Ag(NH_3)_2^+$의 착이온이 생성된다.

③ $Ag(NH_3)_2^+$의 농도는 Cl^-와 같다.

④ AgCl의 용해도곱상수가 커진다.

⑤ 용해도 변화는 르 샤틀리에 원리로 설명할 수 있다.

15-55B. SQ345. 침전의 종류

다음 중 어느 용액에서 $BaSO_4$는 가장 낮은 용해도를 갖는가?

① H_2O

② 0.10 M Na_2SO_4

③ 1.0 M$(NH_4)_2SO_4$

④ 0.5 M $Ba(NO_3)_2$

⑤ 1.0 M HCl

15-56B. SQ350. 평형상수 계산

다음 반응에 대한 평형상수는 9.6×10^{-7} 이다.

$$Cu(s) + Cu^{2+}(aq) \rightleftharpoons 2Cu^+(aq)$$

아래 반응에 대한 평형상수를 구하시오. (단, $CuCl(s)$의 용해도곱상수는 1.9×10^{-7}이다.)

$$Cu(s) + Cu^{2+}(aq) + 2Cl^-(aq) \rightleftharpoons 2CuCl(s)$$

① 2.7×10^7
② 2.7×10^3
③ 2.7×10^9
④ 2.7×10^{10}
⑤ 2.7×10^5

15-57B. SQ351. 침전의 종류★

다음 중 어떤 것이 $PbCl_2$를 $AgCl$과 Hg_2Cl_2에서 분리할 수 있는가?

① HCl
② HNO_3
③ H_2SO_4
④ 뜨거운 물
⑤ 암모니아수

15-58B. SQ352. 침전의 종류

다음 중 물에 대한 몰용해도가 가장 낮은 것은?

① $(NH_4)_2SO_4$
② K_2CrO_4
③ Na_2S
④ $Cr(OH)_3$
⑤ $BaCl_2$

15-59B. SQ353. 침전의 종류

순수한 물에서 다음의 짝지은 화합물의 몰 용해도 크기 비교가 옳지 않은 것은?

① $KCl > AgCl$
② $NaCl > Ca_3(PO_4)_2$
③ $Mg(OH)_2 > Ba(OH)_2$
④ $MgSO_4 > BaSO_4$
⑤ $Ba(OH)_2 > BaSO_4$

15-60B. SQ354-1. 용해도 평형 계산

Ag_2SO_4의 용해도곱상수(K_{sp})는 6.25×10^{-5}이다. 순수한 물에서 Ag_2SO_4의 몰용해도는?

① 2.0×10^{-2}
② 2.5×10^{-3}
③ 2.5×10^{-2}
④ 1.5×10^{-3}
⑤ 5.0×10^{-2}

15-61B. SQ359. 르샤틀리에 원리

$BaCl_2$ 포화용액에 $NaCl$을 가했을 때 일어나는 현상으로 옳은 것은?

① 착화합물이 형성되어 침전이 생긴다.
② 이온 강도가 감소하여 용해도가 증가한다.
③ 난용성염이 형성되어 $NaCl$ 침전이 생긴다.
④ 공통이온 효과로 침전이 생긴다.
⑤ 전도도가 증가하므로 침전이 용해된다.

15-62C. SQ360. 르샤틀리에 원리

AgSCN의 용해도는 수용액에서보다 0.060 M KNO₃용액 중에서 더욱 증가한다. 그 이유로서 적당한 것은?

① 염 효과(salt effect)
② 공통 이온효과(common ion effect)
③ 완충 효과(buffer effect)
④ 가리움 효과(masking effect)
⑤ 평준화 효과(leveling effect)

15-63B. SQ365-1. 상식★★

다음 성분들의 특성에 관하여 잘못 설명한 것은?

① 금(Au)은 염산이나 질산에 잘 녹지 않으나 왕수(진한 염산과 진한 질산을 3:1로 섞은 용액)에는 녹는다. 그 이유는 Au^{3+}와 Cl^-와 결합하여 착이온을 형성하기 때문이다.
② Pb^{2+}, Ni^{2+}, Zn^{2+} 이온이 함께 녹아있는 혼합 용액에 H_2S 기체를 불어넣어 포화시킨 후 pH를 점점 낮추면 선택적으로 금속 이온을 분리할 수 있다.
③ AgCl(s)는 NH_3 , KCN등의 용액에 잘 녹는데 그 이유는 Ag^+가 NH_3 등과 결합하여 착이온을 형성하기 때문이다.
④ $PbSO_4$는 NaOH 등과 같은 강염기에 녹는데 그 이유로는 양쪽성 원소이기 때문이다.

15-64B. SQ381-1. 상식

센물에는 Ca^{2+}와 Mg^{2+}이온 등이 포함되어 있다. 석회석($CaCO_3$)은 다음과 같은 반응식에 따라 반응한다.

$$CaCO_3(s) + CO_2(g) + H_2O(l) \rightleftharpoons Ca^{2+}(aq) + 2HCO_3^-(aq)$$

이에 대한 설명으로 옳은 것만을 〈보기〉에서 있는 대로 고른 것은?

─────〈보 기〉─────
ㄱ. 센물을 끓이면 센물의 성질이 사라진다.
ㄴ. 가성소다(Na_2CO_3)를 넣어주면 센물의 성질이 사라진다.
ㄷ. HCl(aq)을 넣어주면 센물의 성질이 사라진다.
ㄹ. $CO_2(g)$를 넣어주면 센물의 성질이 사라진다.

① ㄱ, ㄴ   ② ㄴ, ㄷ   ③ ㄹ
④ ㄱ, ㄴ, ㄷ   ⑤ ㄱ, ㄴ, ㄷ, ㄹ

15-65B. SQ383-1. 상식

일반 합성세제에는 diphosphoric acid가 소량 들어있는데 이것의 역할로 가장 적합한 것은?

① 고분자 물질의 용해를 쉽게 한다.
② 기름기의 분해를 촉진한다.
③ 세제의 미셀형성을 증진한다.
④ 콜로이드가 엉기는 것을 방지한다.
⑤ 물 속의 금속이온과 킬레이트를 형성한다.

15-66B. SQ366-1. 용해도 평형 계산

어떤 $Mn(OH)_2$ 포화용액에서 Mn^{2+}의 농도는 1.8×10^{-6}이다. 이 용액의 pH를 구하라. (단, $Mn(OH)_2$의 K_{sp}는 4.5×10^{-14}이다.)

① 5.80

② 8.20

③ 12.20

④ 3.80

⑤ 10.20

15-67B. SQ368. 용해도 평형 계산

$[Mg^{2+}]=1.0 \times 10^{-3}$ M인 용액에 KOH를 가하여 $Mg(OH)_2$를 침전시킬 수 있는 최저의 pH는? (단, $Mg(OH)_2$의 $K_{sp} = 1.0 \times 10^{-11}$이다.)

① 3

② 8

③ 10

④ 11

⑤ 14

15-68C. SQ375-1. 양이온의정성분석★

다음에 제시된 양이온들에 주어진 시약을 차례로 첨가할 때 침전을 생성하는 양이온을 순서대로 맞게 나타낸 것은?

$$Pb^{2+}, Cu^{2+}, Al^{3+}, Ca^{2+} \xrightarrow{3M \ -HCl} I \xrightarrow{H_2S/6M \ -HCl} II$$

$$\xrightarrow{6M \ -NaOH} III$$

① Cu^{2+}, Pb^{2+}, Al^{3+}

② Pb^{2+}, Cu^{2+}, Al^{3+}

③ Al^{3+}, Pb^{2+}, Ca^{2+}

④ Ca^{2+}, Cu^{2+}, Pb^{2+}

⑤ Ca^{2+}, Pb^{2+}, Cu^{2+}

15-69B. SQ377-1. 선택적 침전

$[Cl^-] = [CrO_4^{2-}] = 0.01$ M인 용액에 Ag^+을 가하여 Ag_2CrO_4 침전은 생성되지 않고 AgCl만 최대한 침전하도록 하기 위한 Ag^+의 농도는? (단, Ag_2CrO_4의 $K_{sp}=1.0 \times 10^{-12}$, AgCl의 $K_{sp}=1.0 \times 10^{-10}$ 이다.)

① 10^{-12} M

② 10^{-10} M

③ 10^{-8} M

④ 10^{-5} M

⑤ 10^{-4} M

15-70B. SQ378. 선택적 침전

$[Cu^+]=1.0 \times 10^{-4}$M , $[Pb^{2+}]= 2.0 \times 10^{-3}$M인 혼합용액이 있다. 이 용액에 I^- 이온을 첨가하여 CuI를 침전시키는데 필요한 I^-의 최소 농도는?

(단, PbI_2와 CuI의 K_{sp}는 각각 1.4×10^{-8}와 5.3×10^{-12} 이다.)

① 2.6×10^{-6} M

② 1.4×10^{-8} M

③ 5.3×10^{-8} M

④ 7.0×10^{-3} M

⑤ 2.6×10^{-5} M

15-71C. SQ379. 선택적 침전★

0.1M HCl 용액에 Pb^{2+}, Cu^{2+}, Zn^{2+}, Fe^{2+}가 각각 10^{-4} mol/L씩 녹아있다. 이 용액에 H_2S를 포화시키면 어떤 현상이 일어날까?

- PbS의 $K_{sp} = 10^{-28}$
- CuS의 $K_{sp} = 10^{-45}$
- ZnS의 $K_{sp} = 10^{-23}$
- FeS의 $K_{sp} = 10^{-19}$
- $[H^+]^2[S^{2-}] = 10^{-23}$

---

① ZnS와 FeS만 침전한다.
② CuS와 FeS만 침전한다.
③ PbS와 CuS만 침전한다.
④ CuS, FeS, ZnS가 침전한다.

15-72C. SQ380. 양쪽성 수산화물

다음 중에서 양쪽성 수산화물은?

① $Ca(OH)_2$
② $Fe(OH)_3 \cdot (H_2O)_3$
③ $Cr(OH)_3 \cdot (H_2O)_3$
④ $Cu(OH)_2$
⑤ $Fe(OH)_3$

15-73B. SQ450-1 상식

다음 중 pH에 따라 용해도가 달라지는 염의 개수는?

AgF	AgCl	AgBr
$Sr(NO_3)_2$	$Sr(NO_2)_2$	
$Ni(NO_3)_2$	$Ni(CN)_2$	

① 3
② 4
③ 5
④ 6
⑤ 7

15-74C. SQ496-1 선택적 침전★

그림은 선택적 침전법으로 Ag^+, Mg^{2+}, Cu^{2+}가 함께 녹아있는 혼합 용액에서 이온들을 분리하는 과정을 나타낸 것이다. 침전 A~C가 순서대로 나열된 것은?

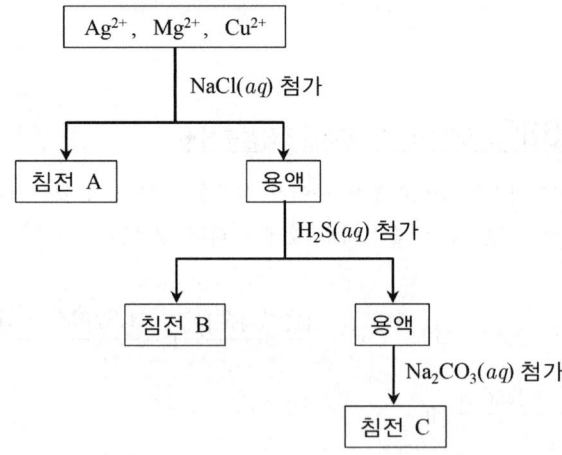

① $CuCl_2$, Ag_2S, $MgCO_3$
② $MgCl_2$, CuS, Ag_2CO_3
③ $AgCl$, CuS, $MgCO_3$
④ $AgCl$, MgS, $CuCO_3$
⑤ $MgCl_2$, AgS, $CuCO_3$

15-75C. SQ496-2 선택적 침전

선택적 침전법으로 Pb^{2+}, Ca^{2+}, Fe^{2+}가 함께 녹아있는 혼합 용액의 이온들을 분리하고자 한다. 첨가하는 시약의 순서로 옳은 것은?

① $Na_2SO_4 \to NaCl \to H_2S$
② $NaCl \to Na_2SO_4 \to H_2S$
③ $NaCl \to H_2S \to Na_2SO_4$
④ $H_2S \to NaCl \to Na_2SO_4$
⑤ $Na_2SO_4 \to H_2S \to NaCl$

15-76B. SQ654 용해도평형 계산

$AgCl$과 $AgBr$으로 포화된 용액에서 $[Cl^-]$: $[Br^-]$는?
(단, $AgCl$의 $K_{sp} = 1 \times 10^{-10}$, $AgBr$의 $K_{sp} = 1 \times 10^{-13}$)

① $1 : 1000$
② $1 : 3$
③ $1000 : 1$
④ $100 : 1$
⑤ $300 : 1$

15-77B. SQ655 상식

어떤 Fe^{2+} 용액을 아세트산(HAc) 산성으로 만든 후 H_2S를 포화시켰으나 침전이 형성되지 않았다. 이 용액에 NaAc를 가한 후 H_2S를 통과시켰더니 FeS가 침전하였다. 침전이 형성된 이유로 가장 적합한 것은?

① NaAc가 S^{2-}를 산화시키므로
② NaAc가 $[H^+]$를 감소시킴으로써 $[S^{2-}]$를 증가시키므로
③ NaAc가 FeS의 용해도곱을 감소시키므로
④ NaAc가 Fe^{2+}를 산화시키므로
⑤ NaAc가 용액의 이온세기(이온강도)를 증가시키므로

15-78B. SQ673 상식

AgCl 침전에 NH_3를 가하여 녹였다. 다시 AgCl 침전을 형성시킬 수 있는 시약은?

① HNO_3
② NaOH
③ KCN
④ CH_3COONa
⑤ 물

15-79B. SQ4121-1 상식

$AlCl_3(aq)$에 $NaOH(aq)$를 첨가하니 침전 (가)가 생성되었다. 이 용액에 $NaOH(aq)$를 추가로 가했더니 (나)가 생성되면서 침전 (가)가 모두 녹았다. (가)와 (나)를 모두 옳게 나타낸 것은?

	(가)	(나)
①	$Al(OH)_2^+$	$Al(OH)_4^-$
②	$Al(OH)_3$	$Al(OH)_4^-$
③	$Al(OH)_4^-$	$Al(OH)_3$
④	$Al(OH)^{2+}$	$Al(OH)_4^-$
⑤	$Al(OH)_3$	$Al(OH)_2^+$

15-80B. SQ4121-3 상식

25℃에서 $Zn(OH)_2(s)$의 $K_{sp} = 4.1 \times 10^{-17}$이고, $Zn(OH)_4^-$의 $K_f = 3 \times 10^{13}$ 이다. 다음 중 pH에 따른 $Zn(OH)_2(s)$의 용해도를 나타낸 그래프로 가장 적절한 것은?

①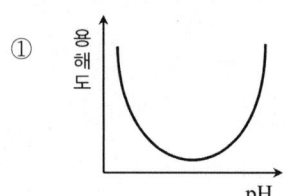

②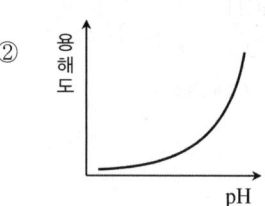

③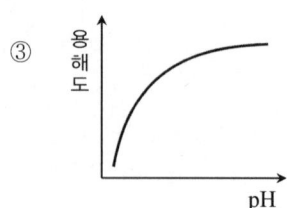

④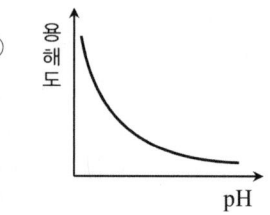

⑤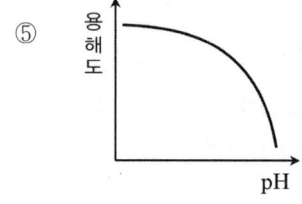

15-81B. SQS127 Ksp, Kf 융합문제★

다음은 25℃, 수용액에서의 반응식과 평형 상수이다.

$AgBr(s) \rightleftharpoons Ag^+(aq) + Br^-(aq)$ $\qquad K_{sp} = 5.4 \times 10^{-13}$

$Ag^+(aq) + 2NH_3(aq) \rightleftharpoons [Ag(NH_3)_2]^+(aq)$ $\qquad K_f = 1.1 \times 10^7$

$Ag^+(aq) + 2S_2O_3^{2-}(aq) \rightleftharpoons [Ag(S_2O_3)_2]^{3-}(aq)$ $\quad K_f = 2.9 \times 10^{13}$

표는 수용액 (가)와 (나)의 초기 조성을 나타낸 것이다.

용액	용질	부피
(가)	AgBr 1.0몰 + NH$_3$ 3.0몰	1.0L
(나)	AgBr 1.0몰 + Na$_2$S$_2$O$_3$ 3.0몰	1.0L

25℃에서 (가)와 (나)가 각각 평형에 도달했을 때, 이에 대한 설명으로 옳은 것만을 <보기>에서 있는 대로 고른 것은?

─────〈보 기〉─────

ㄱ. (가)에서 $[NH_3]$ > (나)에서 $[S_2O_3^{2-}]$이다.

ㄴ. Br^-의 농도는 (가)>(나)이다.

ㄷ. (가)와 (나)에는 모두 $AgBr(s)$이 있다.

① ㄱ 　　　　② ㄴ 　　　　③ ㄱ, ㄷ

④ ㄱ, ㄴ 　　　　⑤ ㄱ, ㄴ, ㄷ

15-82C. SQB59 침전평형 (변리사 기출)

다음은 $T℃$의 염기 완충 수용액에서 $M(OH)_3(s)$의 용해 평형과 관련된 평형 반응식이고, $T℃$에서 K_{sp}와 K는 각각 용해도곱 상수와 평형 상수이다.

$$M(OH)_3(s) \rightleftharpoons M^{3+}(aq) + 3OH^-(aq) \qquad K_{sp} = 2.0 \times 10^{-32}$$

$$M(OH)_3(s) + OH^-(aq) \rightleftharpoons M(OH)_4^-(aq) \qquad K = x$$

$T℃$, pH=10.0인 염기 완충 수용액에서 $M(OH)_3(s)$의 용해도(S)가 4.0×10^{-3}mol/L일 때, x는? (단, 온도는 $T℃$로 일정하고, $T℃$에서 물의 이온곱 상수(K_W)는 1.0×10^{-14}이다. $M(OH)_3(s)$의 용해는 주어진 평형 반응들만 고려하며, M은 임의의 금속이다.)

① 10
② 20
③ 30
④ 40
⑤ 50

15-83C. SQS448 킬레이트 적정 (미트 2017)

다음과 같이 EDTA 역적정 방법으로 수용액 시료의 Ni^{2+} 농도를 결정하였다.

〈실험 과정〉
(가) 삼각 플라스크에 Ni^{2+}이 포함된 수용액 시료 20.0mL를 넣고 암모니아 완충 용액(pH=10) 10.0mL를 가한다.
(나) 과정 (가)의 플라스크에 0.050M Na_2EDTA 표준 용액 30.0mL를 넣고 EBT 지시약 3~4 방울을 넣는다.
(다) 0.050M Mg^{2+} 표준 용액으로 과정 (나)의 용액이 청색에서 자주색으로 변할 때까지 적정한다.

〈실험 결과〉
○ 종말점까지 들어간 Mg 표준 용액의 부피는 10.0mL이다.

이에 대한 설명으로 옳지 않은 것은?

① Ni^{2+}과 EDTA는 1 : 1로 결합한다.
② EDTA와의 착물 형성 상수는 Ni^{2+}이 Mg^{2+} 보다 크다.
③ Mg^{2+}과의 착물 형성 상수는 EDTA가 EBT보다 크다.
④ 과정 (다)에서 자주색은 Mg^{2+}과 EBT의 착물 때문이다.
⑤ 수용액 시료의 Ni^{2+} 농도는 $\left(\dfrac{0.05 \times 10}{20} \right)$M이다.

문제번호	정답	문제번호	정답
1	3	41	2
2	4	42	3
3	1	43	5
4	2	44	3
5	1	45	1
6	1	46	2
7	2	47	2
8	3	48	2
9	2	49	1
10	3	50	4
11	2	51	2
12	2	52	5
13	4	53	4
14	2	54	4
15	3	55	3
16	5	56	1
17	2	57	4
18	2	58	4
19	2	59	3
20	3	60	3
21	1	61	4
22	2	62	1
23	2	63	2
24	3	64	1
25	4	65	5
26	2	66	5
27	2	67	3
28	1	68	2
29	3	69	4
30	3	70	3
31	5	71	3
32	5	72	3
33	4	73	1
34	2	74	3
35	1	75	2
36	2	76	3
37	3	77	2
38	3	78	1
39	3	79	2
40	4	80	1

문제번호	정답	문제번호	정답
81	1		
82	4		
83	5		

16

화학 열역학

해설 링크 모음

16. 화학 열역학 핵심 써머리

1. 자유 에너지 변화($\triangle G$)

1) 자유 에너지(G)는 상태함수이다.

2) 일정한 온도와 압력에서 자유 에너지가 감소하는 방향으로 자발적 과정이 진행된다.

3) $\triangle G$는 어떤 반응계에서 진행되는 과정에 대한 자발성의 척도이다.

4) $\triangle G$가 큰 음수일수록 그 반응계에서는 정반응이 자발적이다.

  (1) $\triangle G < 0$: 자발적 정반응

  (2) $\triangle G > 0$: 자발적 역반응

  (3) $\triangle G = 0$: 평형 상태 (자발성의 크기=0)

5) 일정한 온도와 압력에서 어떤 과정으로부터 얻을 수 있는 최대 비팽창 일은 자유 에너지 변화와 같다.

$$w_{최대} = \triangle G$$

2. 표준 자유 에너지 변화($\triangle G^0$)

1) $\triangle G^0$는 어떤 반응식의 자발성에 대한 척도이다.

2) $\triangle G^0$가 큰 음수일수록 그 반응은 정반응 방향으로 자발성이 크다.

  (1) $\triangle G^0 < 0$: 표준 상태에서 자발적 정반응

  (2) $\triangle G^0 > 0$: 표준 상태에서 자발적 역반응

  (3) $\triangle G^0 = 0$: 표준 상태에서 평형 상태

3. $\triangle G$와 $\triangle G^0$의 관계

1) 자유 에너지는 온도와 압력(농도)에 의존한다. (자발성의 농도 의존성)

$$\triangle G = \triangle G^0 + RT\ln Q$$

2) 이 식으로부터 $\triangle G^0$와 K의 관계식을 유도할 수 있다.

  (1) $\triangle G^0 = -RT\ln K$

   ① $\triangle G^0 < 0$: $K > 1$

   ② $\triangle G^0 > 0$: $K < 1$

   ③ $\triangle G^0 = 0$: $K = 1$

3) 어떤 반응의 $\triangle G^0$는 반응물과 생성물의 표준 생성 자유에너지($\triangle G^0_f$)로부터 구할 수 있다.

  $\triangle G^0$ = (생성물의 $\triangle G^0_f$ 총합)-(반응물의 $\triangle G^0_f$ 총합)

4. 자발성의 온도 의존성

1) 엔트로피(S)는 무질서도의 척도이다.

2) 열역학 제3 법칙: 0K에서 완전한 결정의 엔트로피는 0이다.

(1) 표준 몰 엔트로피(S^0): 해당 온도, 표준 상태에서 물질 1몰이 가지는 절대적인 엔트로피 수치

3) 열역학 제2 법칙: 어떤 자발적 과정이 진행될 때, 우주의 엔트로피는 항상 증가한다.

$$(\triangle S_{우주} = \triangle S_{계} + \triangle S_{주위})$$

(1) $\triangle S_{우주} > 0$: 자발적 정반응

(2) $\triangle S_{우주} < 0$: 자발적 역반응

(3) $\triangle S_{우주} = 0$: 평형 상태(가역 과정)

4) 일정한 온도와 압력에서의 과정에 대해서

(1) $\triangle S_{계}$: 반응계의 무질서도가 증가할때 양의 값이다.

① $\triangle S^0_{계}$: 화학 반응에 대해서 기체 분자수가 증가하면 양의 값이다.

② $\triangle S^0_{계}$ =(생성물의 S^0 총합)-(반응물의 S^0 총합)

③ $\triangle S_{주위}$는 반응계로 들어오거나 나가는 열에 의해 결정된다.

(2) $\triangle S_{주위} = -\dfrac{\triangle H}{T}$(일정 온도, 압력)

① $\triangle S_{주위}$는 발열 과정에서 양의 값이다.

② $\triangle S_{주위}$는 흡열 과정에서 음의 값이다.

5) 일정 온도와 압력에서 다음 식이 성립한다.(자발성의 온도 의존성)

$$\triangle G^0 = \triangle H^0 - T\triangle S^0$$

5. 자발성과 상전이

1) 정상 끓는점

(1) 표준 상태에서 액체상과 기체상이 평형에 도달하는 온도

(2) $\triangle G^0_{증발} = 0$인 온도

(3) 정상 끓는점 = $\dfrac{\triangle H^0_{증발}}{\triangle S^0_{증발}}$

2) 정상 녹는점

(1) 표준 상태에서 액체상과 고체상이 평형에 도달하는 온도

(2) $\triangle G^0_{용융} = 0$인 온도

(3) 정상 녹는점 = $\dfrac{\triangle H^0_{용융}}{\triangle S^0_{용융}}$

16-01A. GF101. 자발적 과정

다음 중 자발적 과정이 아닌 것은?

① 공기 중에서 철이 녹슨다.
② 소금이 물에 녹는다.
③ 잉크 방울이 물 속에서 퍼진다.
④ 25℃에서 얼음이 녹는다.
⑤ 25℃에서 물이 얼어서 얼음이 된다.

16-02A. GF102. 엔트로피

다음 중 무질서도의 척도는?

① 내부 에너지(E)
② 엔탈피(H)
③ 자유 에너지(G)
④ 온도(T)
⑤ 엔트로피(S)

16-03B. GF103. 엔트로피 비교★

다음 중 엔트로피의 크기 비교가 옳지 않은 것은?

① $CO_2(s) < CO_2(g)$
② $H_2O(s) < H_2O(l)$
③ 0℃, 1atm에 있는 $N_2(g)$ < 0℃, 0.1atm에 있는 $N_2(g)$
④ 0℃, 1L에 있는 $H_2(g)$ < 0℃, 10L에 있는 $H_2(g)$
⑤ 100℃, 1atm에 있는 $O_2(g)$ < 0℃, 1atm에 있는 $O_2(g)$

16-04B. GF104. 엔트로피 변화

다음 중 엔트로피가 감소하는 과정은?

① 알코올이 증발한다.
② 얼음이 녹는다.
③ 물이 증발한다.
④ 드라이아이스가 승화한다.
⑤ 일정한 온도에서 2L인 기체를 1L로 압축한다.

16-05B. GF105. 열역학 제2 법칙★

다음 중 열역학 제2 법칙을 설명한 것은?

① 우주의 에너지 총량은 일정하다.
② 모든 자발적 과정에서 우주의 엔트로피는 증가한다.
③ 절대 0도에서 완벽한 결정의 엔트로피는 0이다.
④ A와 B가 열평형이고, B와 C가 열평형이면 A와 C는 열평형이다.
⑤ 우주의 자연 법칙은 시간 이동에 대해 변하지 않는다.

16-06B. GF106. 열역학 제2 법칙

다음 중 정반응이 자발적인 과정은?

① $\triangle S_{계} = -10 J/K$ $\triangle S_{주위} = -20 J/K$
② $\triangle S_{계} = +10 J/K$ $\triangle S_{주위} = +20 J/K$
③ $\triangle S_{계} = +10 J/K$ $\triangle S_{주위} = -20 J/K$
④ $\triangle S_{계} = -20 J/K$ $\triangle S_{주위} = +20 J/K$
⑤ $\triangle S_{계} = -100 J/K$ $\triangle S_{주위} = +100 J/K$

16-07B. GF201. △G의 개념이해★

그림은 일정 온도와 압력에서 $A(g) \rightleftharpoons B(g)$이 진행될 때, 시간에 따른 A와 B의 부분압을 나타낸 것이다. 이에 대한 설명으로 옳지 <u>않은</u> 것은?

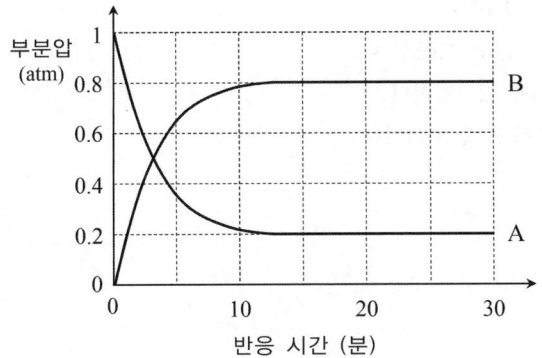

① 정반응의 $K_p = 4$이다.

② 10분에서 정반응이 자발적으로 진행된다.

③ 10분에서 $△G < 0$이다.

④ 20분에서 정반응이 자발적으로 진행된다.

⑤ 20분에서 $△G = 0$이다.

16-08B. GF202. △G의 개념이해★

다음은 25℃에서 반응 $A(g) \rightleftharpoons B(g)$가 진행되는 반응계 (가)~(다)에서 각 기체의 초기 부분압과 △G를 나타낸 것이다. 이에 대한 설명으로 옳지 <u>않은</u> 것은?

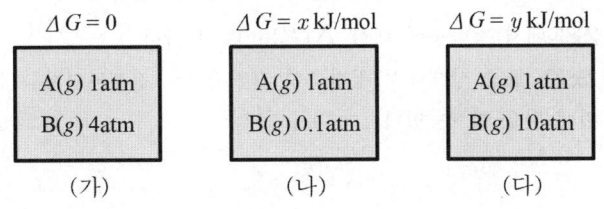

① (가)는 평형 상태에 있다.

② 25℃에서 $A(g) \rightleftharpoons B(g)$의 $K_p = 4$이다.

③ (나)에서 정반응이 자발적으로 진행된다.

④ $x < 0$이다.

⑤ $y < 0$이다.

16-09B. GF203. △G의 개념이해★

그림은 일정 온도와 압력에서 $A(g) \rightleftharpoons B(g)$이 진행될 때, 반응 진행 정도에 따른 반응계의 자유 에너지(G)를 나타낸 것이다. 이에 대한 설명으로 옳지 <u>않은</u> 것은?

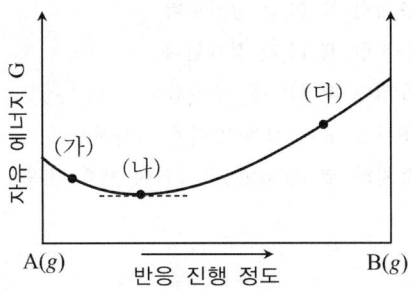

① (가)에서 $△G < 0$이다.

② (가)에서 A 1몰의 자유 에너지는 B 1몰의 자유 에너지보다 크다.

③ (나)에서 계의 자유 에너지는 0이다.

④ (나)에서 A와 B의 몰당 자유 에너지는 같다.

⑤ (다)에서 역반응이 자발적으로 진행되면서 반응계의 자유 에너지가 감소한다.

16-10B. GF204. △G의 개념 이해

25℃에서 반응 $2NO_2(g) \rightleftharpoons N_2O_4(g)$의 K_p는 10이다. 다음 중 $△G < 0$인 조성은?

① $P_{NO_2} = 0.10atm$, $P_{N_2O_4} = 1.0atm$

② $P_{NO_2} = 1.0atm$, $P_{N_2O_4} = 10.0atm$

③ $P_{NO_2} = 0.20atm$, $P_{N_2O_4} = 2.0atm$

④ $P_{NO_2} = 2.0atm$, $P_{N_2O_4} = 2.0atm$

⑤ $P_{NO_2} = 0.1atm$, $P_{N_2O_4} = 2.0atm$

16-11B. GF205. 자발성과 르샤틀리에 원리

반응 $N_2(g) + 3H_2(g) \rightleftharpoons 2NH_3(g)$이 진행되는 어떤 반응계에서 $\triangle G = -10kJ/mol$이다. 다음 중 $\triangle G < -10kJ/mol$로 만드는 요인이 <u>아닌</u> 것은? (단, 온도는 일정하다.)

① 압력을 유지한 채 N_2를 첨가한다.
② 압력을 유지한 채 H_2를 첨가한다.
③ 압력을 유지한 채 NH_3를 제거한다.
④ 용기의 부피를 줄여 전체 압력을 증가시킨다.
⑤ 부피를 유지한 채 $Ar(g)$을 주입하여 전체 압력을 증가시킨다.

16-12B. GF206. 표준상태의 개념이해★★

다음 중 표준 상태에 대한 설명으로 옳지 <u>않은</u> 것은?

① 표준 상태에서 기체의 부분압은 1기압이다.
② 용액 중 용질의 표준 상태는 1M이다.
③ 순수한 액체와 순수한 고체는 표준 상태에 있다.
④ 표준 상태는 항상 25℃이다.
⑤ 표준 상태는 온도의 정의를 포함하지 않는다.

16-13B. GF207. 표준상태의 개념이해★

400K, 표준 상태에서 $2NO(g) + Cl_2(g) \rightleftharpoons 2NOCl(g)$이 진행된다. 이에 대한 설명으로 옳은 것은?

① 모든 반응물과 생성물이 1기압의 부분압으로 혼합되어 있다.
② NO와 Cl_2만 각각 1기압의 부분압으로 혼합되어있다.
③ 기체 혼합물의 전체 압력이 1기압이다.
④ 모든 반응물과 생성물이 1M씩 혼합되어 있다.
⑤ 반응지수 Q_c가 1이다.

16-14B. GF208. 표준상태의 개념이해★

298K, 표준 상태에서 $Zn(s) + 2H^+(aq) \rightarrow Zn^{2+}(aq) + H_2(g)$이 진행된다. 이에 대한 설명으로 옳지 <u>않은</u> 것은?

① $Zn(s)$은 순수한 고체이다.
② pH는 1.0이다.
③ $Zn^{2+}(aq)$은 1.0M이다.
④ $H_2(g)$는 1기압이다.
⑤ 반응지수 $Q = 1$이다.

16-15B. GF209. $\triangle G^0$의 개념이해★★

다음은 298K에서 균형 반응식과 평형 상수이다.

$$2Ag^+(aq) + Cu(s) \rightleftharpoons 2Ag(s) + Cu^{2+}(aq) \quad K_c = 3.0 \times 10^9$$

298, 표준 상태에 있는 계에 대한 설명으로 옳지 <u>않은</u> 것은?

① 모든 반응물과 생성물이 표준 상태로 혼합되어 있다.
② 반응지수 Q_c가 1이다.
③ 298K, 표준 상태에서 역반응이 자발적으로 진행된다.
④ 298K에서 정반응에 대한 $\triangle G^0$는 0보다 작다.
⑤ 298K, 표준 상태에서 정반응이 자발적으로 진행되면서 계는 주위에 일을 할 수 있다.

16-16B. GF210. $\triangle G^0$의 개념이해

다음은 25℃에서 각 반응의 $\triangle G^0$ 자료이다. 이에 대한 설명으로 옳지 <u>않은</u> 것은?

반응 1: $CH_4(g) + 2O_2(g) \rightleftharpoons CO_2(g) + 2H_2O(l)$

$$\triangle G^0 = -802kJ/mol$$

반응 2: $6CO_2(g) + 6H_2O(g) \rightleftharpoons C_6H_{12}O_6(s) + 6O_2(g)$

$$\triangle G^0 = 2880kJ/mol$$

① 반응 1의 $K_P > 1$이다.

② 반응 2의 $K_P < 1$이다.

③ 반응 2는 25℃, 표준 상태에서 역반응이 자발적으로 진행된다.

④ 표준 상태에서 반응 1이 진행되면서 계는 주위에 비팽창 일을 할 수 있다.

⑤ 표준 상태에서 반응 2가 진행되면서 계는 주위에 비팽창 일을 할 수 있다.

16-17B. GF211. $\triangle G^0$의 개념이해

다음은 25℃에서 반응 1과 반응 2의 평형상수를 나타낸 것이다. 이에 대한 설명으로 옳지 <u>않은</u> 것은?

반응 1: $2NO(g) + Cl_2(g) \rightleftharpoons 2NOCl(g)$ $K_p = 1.9 \times 10^3$

반응 2: $H_2O(l) \rightleftharpoons H^+(aq) + OH^-(aq)$ $K_c = 1.0 \times 10^{-14}$

① 반응 1은 25℃, 표준 상태에서 정반응이 역반응보다 우세하다.

② 25℃에서 반응 1의 $\triangle G^0 < 0$이다.

③ 반응 2는 25℃, 표준 상태에서 역반응이 자발적으로 진행된다.

④ 25℃에서 반응 2의 $\triangle G^0 > 0$이다.

⑤ 25℃에서 $H^+(aq) + OH^-(aq) \rightleftharpoons H_2O(l)$의 $\triangle G^0 > 0$이다.

16-18B. GF212. $\triangle G$와 $\triangle G^0$의 관계 이해

25℃에서 $2NO_2(g) \rightleftharpoons N_2O_4(g)$의 $\triangle G^0 = 6kJ/mol$이다. 다음 중 $\triangle G^0 < \triangle G$인 조성은?

① $P_{NO_2} = 1.0atm$, $P_{N_2O_4} = 1.0atm$

② $P_{NO_2} = 0.1atm$, $P_{N_2O_4} = 1.0atm$

③ $P_{NO_2} = 1.0atm$, $P_{N_2O_4} = 0.2atm$

④ $P_{NO_2} = 2.0atm$, $P_{N_2O_4} = 0.2atm$

⑤ $P_{NO_2} = 3.0atm$, $P_{N_2O_4} = 0.1atm$

16-19B. GF213. $\triangle G$와 $\triangle G^0$의 관계 이해

다음은 A~C의 균형 반응식이다.

$$2A(g) \rightleftharpoons B(g) + C(g)$$

표는 일정한 온도와 압력에서 반응이 진행될 때, 시간에 따른 각 물질의 부분압을 나타낸 것이다. 이에 대한 설명으로 옳지 <u>않은</u> 것은?

부분압	시간			
	1분	2분	10분	15분
$P_A(atm)$	8	4	2	2
$P_B(atm)$	2	4	5	5
$P_C(atm)$	2	4	5	5

① 정반응에 대한 $\triangle G^0 < 0$이다.

② 1분에서 $\triangle G < 0$이다.

③ 1분에서 $\triangle G < \triangle G^0$이다.

④ $\triangle G$는 1분에서가 2분에서보다 크다. ($\triangle G_{(1분)} > \triangle G_{(2분)}$)

⑤ 15분에서 $\triangle G = 0$이다.

16-20B. GF214. △G와 △G^0의 관계 이해

그림은 200K, 1기압에서 반응 A(g) ⇌ B(g)이 진행될 때 B의 몰분율에 대한 반응계의 자유 에너지를 나타낸 것이다. 이에 대한 설명으로 옳지 <u>않은</u> 것은?

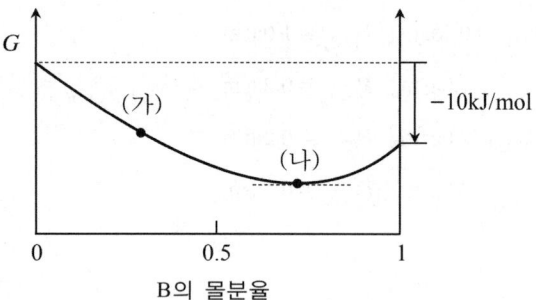

① 정반응의 △G^0 = −10kJ/mol이다.
② 정반응의 평형 상수 K_p는 1보다 크다.
③ (나)에서 △G = −10kJ/mol이다.
④ 반응계의 자유 에너지는 (가)에서가 (나)에서보다 크다.
⑤ 200K, 표준 상태에서 몰당 자유 에너지는 A가 B보다 크다.

16-21B. GF215. △G와 △G^0의 계산

25℃에서 다음 반응이 진행된다.

$$2H_2S(g) + SO_2(g) \rightleftharpoons 3S(s) + 2H_2O(g) \quad △G^0 = -50kJ/mol$$

P_{H_2S} = 0.1atm, P_{SO_2} = 0.1atm, P_{H_2O} = 2.0atm일 때, △G는?
(단, 25℃에서 RT = 2.5kJ/mol이다.)

① ($-50 + 2.5 \times \ln 4000$)kJ/mol
② ($-50 - 2.5 \times \ln 4000$)kJ/mol
③ ($-50 + 5 \times \ln 400$)kJ/mol
④ ($-50 - 5 \times \ln 2000$)kJ/mol
⑤ ($50 + 2.5 \times \ln 400$)kJ/mol

16-22B. GF216. △G^0의 계산 ★★

600K에서 NH₄Cl(s) ⇌ NH₃(g) + HCl(g)가 평형에 도달했을 때, NH₃와 HCl의 부분압은 모두 0.5기압이었다. 600K에서 정반응에 대한 △G^0는? (단, 600K에서 RT는 5kJ/mol이다.)

① 0
② −5ln4kJ/mol
③ −5ln2kJ/mol
④ 5ln4kJ/mol
⑤ 5ln2kJ/mol

16-23B. GF217. △G^0의 계산 ★★

300K에서 A(g) + B(g) ⇌ C(g)가 평형에 도달했을 때, [A]=1M, [B]=0.2M, [C]=2M였다. 300K에서 정반응에 대한 △G^0는? (단, 300K에서 RT는 25L·atm/mol=2.5kJ/mol이다.)

① 0
② −2.5ln10kJ/mol
③ −25ln10kJ/mol
④ −2.5ln0.4kJ/mol
⑤ −25ln0.4kJ/mol

16-24B. GF218. $\triangle G^0$와 K의 관계 계산

다음은 300K에서 철의 산화 반응식과 $\triangle G^0$ 자료이다.

$$4Fe(s) + 3O_2(g) \rightleftharpoons 2Fe_2O_3(s) \qquad \triangle G^0 = -1500kJ/mol$$

300K에서 정반응에 대한 K_P는? (단, 300K에서 RT는 2.5kJ/mol 이다.)

① e^{600}

② e^{-600}

③ e^{60}

④ 10^{-60}

⑤ 10^{600}

16-25B. GF2019. $\triangle G^0$의 계산

다음은 25℃에서의 $\triangle G^0$ 자료이다.

$$C(s, \text{다이아몬드}) + O_2(g) \rightarrow CO_2(g) \qquad \triangle G^0 = -397kJ$$
$$C(s, \text{흑연}) + O_2(g) \rightarrow CO_2(g) \qquad \triangle G^0 = -394kJ$$

25℃에서 $C(s, \text{다이아몬드}) \rightarrow C(s, \text{흑연})$의 $\triangle G^0$는?

① 3kJ

② -3kJ

③ 0

④ 6kJ

⑤ -6kJ

16-26B. GF220. $\triangle G^0$의 계산

표는 25℃에서 표준 생성 깁스 자유에너지 변화($\triangle G_f^0$) 자료이다.

물질	$\triangle G_f^0$(kJ/mol)
$CH_3OH(g)$	-160
$CO_2(g)$	-390
$H_2O(g)$	-230

25℃에서 $2CH_3OH(g) + 3O_2(g) \rightarrow 2CO_2(g) + 4H_2O(g)$의 $\triangle G^0$ 는?

① $-1380kJ/mol$

② $-1370kJ/mol$

③ $1380kJ/mol$

④ $1390kJ/mol$

⑤ $138kJ/mol$

16-27B. GF221. $\triangle G^0$의 계산

표는 25℃에서 표준 생성 깁스 자유에너지 변화($\triangle G_f^0$) 자료이다.

물질	$\triangle G_f^0$(kJ/mol)
$CH_3OH(l)$	-160
$CO(g)$	-140

25℃에서 10atm의 $CO(g)$와 10atm의 $H_2(g)$가 반응하여 $CH_3OH(l)$ 을 생성할 때, $\triangle G$는? (단, 25℃에서 $RT = 2.5kJ/mol$이다.)

① $(-20 - 2.5 \times 3\ln 10)kJ/mol$

② $(-20 + 2.5 \times 3\ln 10)kJ/mol$

③ $(-20 - 2.5 \times 2\ln 10)kJ/mol$

④ $-20kJ/mol$

⑤ $-40kJ/mol$

16-28B. GF222. 엔트로피(S)의 개념 이해

표준 상태에서 다음 반응이 진행될 때, 엔트로피가 감소하는 것은?

① $CaCO_3(s) \rightleftharpoons CaO(s) + CO_2(g)$

② $H_2O(l) \rightleftharpoons H_2O(g)$

③ $2H_2S(g)+SO_2(g) \rightleftharpoons 3S(s)+2H_2O(g)$

④ $2NH_3(g) \rightleftharpoons N_2(g) + 3H_2(g)$

⑤ $2H_2O_2(l) \rightleftharpoons 2H_2O(l) + O_2(g)$

16-29B. GF223. S^0의 개념 이해

다음 중 25℃, 표준상태에서 1몰의 엔트로피(S^0)가 가장 큰 것은?

① $CaCO_3(s)$

② $N_2(g)$

③ $H_2O(l)$

④ $C_4H_{10}(g)$

⑤ $Fe_2O_3(s)$

16-30B. GF224. $\triangle S^0$ 계산

다음은 수소(H_2) 기체에 의해 산화 알루미늄(Al_2O_3)이 환원되는 반응의 균형 반응식이다.

$$Al_2O_3(s) + 3H_2(g) \rightleftharpoons 2Al(s) + 3H_2O(g)$$

다음 자료를 이용하여 구한 이 반응의 $\triangle S^0$는?

물질	S^0(J/K·mol)
$Al_2O_3(s)$	50
$H_2(g)$	130
$Al(s)$	30
$H_2O(g)$	190

① 0

② 170J/mol·K

③ 180J/mol·K

④ 190J/mol·K

⑤ 200J/mol·K

16-31B. GF225. $\triangle S_{주위}$의 계산

다음 반응이 진행될 때, $\triangle S^0_{계}$ 와 $\triangle S^0_{주위}$가 모두 0보다 큰 것은?

① $H_2O(g) \rightleftharpoons H_2O(l)$

② $I_2(s) \rightleftharpoons I_2(g)$

③ $CaCO_3(s) \rightleftharpoons CaO(s) + CO_2(g) \quad \triangle H > 0$

④ $2O_3(g) \rightleftharpoons 3O_2(g) \quad \triangle H < 0$

⑤ $2SO_3(g) \rightleftharpoons 2SO_2(g) + O_2(g) \quad \triangle H > 0$

16-32B. GF226. 열역학 제2 법칙

다음 중 300K에서 각 반응의 $\triangle S^0_{우주}$ 자료이다. 300K. 표준 상태에서 자발적으로 정반응이 일어나는 반응은?

① $CaCO_3(s) \rightleftharpoons CaO(s) + CO_2(g)$ $\triangle S^0_{우주} < 0$

② $2SO_3(g) \rightleftharpoons 2SO_2(g) + O_2(g)$ $\triangle S^0_{우주} < 0$

③ $H_2O(s) \rightleftharpoons H_2O(l)$ $\triangle S^0_{우주} > 0$

④ $2H_2O(l) \rightarrow 2H_2(g) + O_2(g)$ $\triangle S^0_{우주} < 0$

⑤ $CO_2(g) + 2H_2O(l) \rightarrow CH_4(g) + 2O_2(g)$ $\triangle S^0_{우주} < 0$

16-33B. GF227. 자발성의 온도 의존성 (정상 끓는점 계산)★

다음은 임의의 물질 X의 증발 과정에 대한 자료이다. X의 증발 과정에 $\triangle S^0_{우주} = 0$인 온도는? (단, $\triangle H^0$와 $\triangle S^0$는 온도에 따라 변하지 않는다.)

$$X(l) \rightleftharpoons X(g)$$
$$\triangle H^0 = 40kJ/mol, \quad \triangle S^0 = 80J/mol \cdot K$$

① 200K
② 400K
③ 500K
④ 800K
⑤ 1000K

16-34B. GF228. $\triangle G^0$의 계산★★

표는 300K에서 각 물질의 열역학 자료이다.

물질	$\triangle H^0_f(kJ/mol)$	$S^0(J/K \cdot mol)$
$SO_2(g)$	−300	250
$SO_3(g)$	−400	250
$O_2(g)$	0	200

300K에서 반응 $2SO_2(g) + O_2(g) \rightleftharpoons 2SO_3(g)$의 $\triangle G^0$는?

① −140kJ/mol
② −130kJ/mol
③ −150kJ/mol
④ 140kJ/mol
⑤ 150kJ/mol

16-35B. GF229. 자발성의 온도 의존성★

다음 중 낮은 온도에서는 비자발적이고, 높은 온도에서는 자발적인 반응은?

① $CaCO_3(s) \rightleftharpoons CaO(s) + CO_2(g)$ $\triangle H > 0$
② $2SO_2(g) + O_2(g) \rightleftharpoons 2SO_3(g)$ $\triangle H < 0$
③ $H_2O(g) \rightleftharpoons H_2O(l)$
④ $2H_2(g) + O_2(g) \rightarrow 2H_2O(l)$
⑤ $CH_4(g) + 2O_2(g) \rightarrow CO_2(g) + 2H_2O(l)$

16-36B. GF230. 자발성의 온도 의존성★★

다음은 임의의 물질 X의 용융 과정에 대한 자료이다. 이에 대한 설명으로 옳지 <u>않은</u> 것은? (단, $\triangle H^0$와 $\triangle S^0$는 온도에 따라 변하지 않는다. X의 정상 끓는점은 400K보다 높다.)

$$X(s) \rightleftharpoons X(l)$$
$$\triangle H^0 = 12\text{kJ/mol}, \quad \triangle S^0 = 40\text{J/mol·K}$$

① 300K에서 $X(s) \rightleftharpoons X(l)$의 $\triangle G^0 = 0$이다.
② 300K, 표준 상태에서 $X(s)$와 $X(l)$는 평형 상태에 있다.
③ X의 정상 녹는점은 300K이다.
④ 400K, 표준 상태에서 X의 용융 과정에 대한 $\triangle G^0 < 0$이다.
⑤ 400K, 표준 상태에서 X는 자발적으로 응고된다.

16-37B. GF231. 자발성의 온도 의존성

다음은 임의의 물질 X의 정상 끓는점은 200K이고, 증발 엔탈피 ($\triangle H^0_{증발}$)는 40kJ/mol이다. X의 증발 엔트로피($\triangle S^0_{증발}$)는?

① 40J/K·mol
② 50J/K·mol
③ 80J/K·mol
④ 100J/K·mol
⑤ 200J/K·mol

16-38B. GF232. 자발성의 온도 의존성★

다음은 $X(l)$의 증발 과정에 대한 $\triangle G^0$의 온도 의존성을 나타낸 것이다. 이에 대한 설명으로 옳지 <u>않은</u> 것은? (단, X의 정상 녹는점은 200K보다 낮다.)

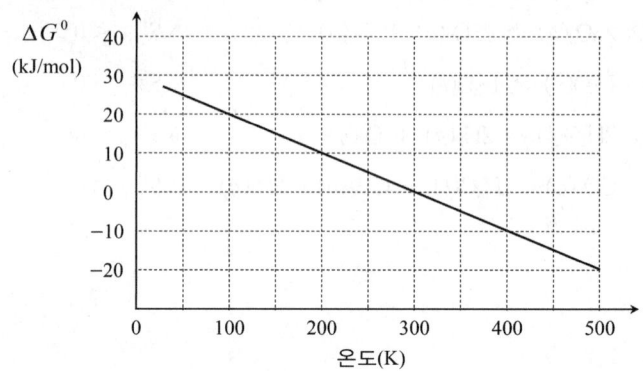

① 200K, 표준 상태에서 몰당 자유에너지는 $X(l) < X(g)$이다.
② 300K, 표준 상태에서 몰당 자유에너지는 $X(l) = X(g)$이다.
③ 400K, 표준 상태에서 몰당 자유에너지는 $X(l) > X(g)$이다.
④ 200K에서 X의 증기압은 1기압보다 작다.
⑤ 300K, 1기압에서 X는 자발적으로 기화한다.

16-39B. GF233. $\triangle G^0$의 온도 의존성

다음 반응에 대해 $1 < K_p$인 온도는? (단, $\triangle H^0$와 $\triangle S^0$는 온도에 따라 변하지 않는다.)

$$CaCO_3(s) \rightleftharpoons CaO(s) + CO_2(g)$$
$$\triangle H^0 = 170\text{kJ/mol}, \quad \triangle S^0 = 170\text{J/mol·K}$$

① 300K
② 500K
③ 800K
④ 900K
⑤ 1200K

16-40B. GF234. △G^0의 온도 의존성★

다음은 300K에서 이산화황이 연소되어 삼산화황을 생성하는 반응식이다.

$$2SO_2(g) + O_2(g) \rightleftharpoons 2SO_3(g)$$

$$\triangle H^0 = -200kJ/mol, \quad \triangle G^0 = -140kJ/mol$$

이에 대한 설명으로 옳지 않은 것은?(단, $\triangle H^0$와 $\triangle S^0$는 온도에 따라 변하지 않는다.)

① 300K, 표준 상태에서 정반응이 자발적으로 진행된다.
② 반응의 $\triangle S^0$는 $-200J/mol \cdot K$이다.
③ 500K, 표준 상태에서 정반응이 자발적으로 진행된다.
④ 500K, 표준 상태에서 정반응은 가역적으로 진행된다.
⑤ 1000K에서 $K_p = 1$이다.

16-41B. GF235. 자발성의 온도 의존성

다음은 25℃에서 열화학 반응식이다. 이에 대한 설명으로 옳지 않은 것은?

$$PCl_3(g) + Cl_2(g) \rightleftharpoons PCl_5(g) \quad \triangle G^0 = -92.5kJ/mol$$

① 25℃에서 정반응의 평형상수는 1보다 크다.
② 25℃, 표준 상태에서 정반응이 자발적으로 진행된다.
③ 정반응에 대한 $\triangle S^0 < 0$이다.
④ 정반응은 발열 반응이다.
⑤ 온도가 높아지면 평형상수는 커진다.

16-42B. GF236. 반트호프 식

다음은 어떤 반응의 평형 상수를 온도에 따라 나타낸 것이다. 이에 대한 설명으로 옳지 않은 것은? (단, 기체상수 $R = 8.314J/mol \cdot K$이다.)

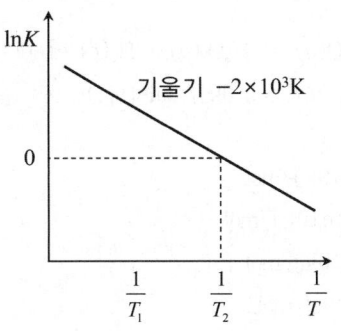

① 정반응은 흡열 반응이다.
② 정반응에 대한 $\triangle H^0 = (2 \times 8.314)kJ/mol$이다.
③ 정반응은 엔트로피가 증가하는 반응이다.
④ T_1에서 $\triangle G^0 < 0$이다.
⑤ T_2, 표준 상태에서 정반응이 자발적으로 진행된다.

16-43B. GF237. 반트호프 식

다음은 반응 $A(g) \rightleftharpoons B(g)$의 평형 상수 K_p의 온도 의존성을 나타낸 것이다. $A(g) \rightleftharpoons B(g)$의 $\triangle H^0(kJ/mol)$는? (단, 기체상수 $R = 8.314J/mol \cdot K$이다.)

온도(K)	K_p
200	10
250	1

① $8.314 \times \ln 10$
② $-8.314 \times \ln 10$
③ $8.314 \times \ln 2$
④ $-8.314 \times \ln 2$
⑤ $-8.314 \times \ln 5$

16-44B. GF238. $\triangle G^0$와 K의 관계 계산

다음은 600K에서의 평형상수 자료이다.

$$H_2(g)+O_2(g) \rightleftharpoons H_2O_2(g) \qquad K_p=2.0\times10^6$$

$$2H_2(g)+O_2(g) \rightleftharpoons 2H_2O(g) \qquad K_p=2.0\times10^{37}$$

600K에서 $2H_2O(g) \rightleftharpoons H_2O_2(g)+ H_2(g)$ 에 대한 $\triangle G^0$는?
(단, 600K에서 RT는 5.0kJ/mol이다.)

① $5\times31\times\ln10$kJ/mol

② $-5\times31\times\ln10$kJ/mol

③ $5\times43\times\ln10$kJ/mol

④ $5\times31\times\ln2$kJ/mol

⑤ $-5\times31\times\ln2$kJ/mol

16-45B. GF239. $\triangle G^0$의 계산★

표는 300K에서 각 물질의 열역학 자료이다.

물질	$\triangle H_f^0$(kJ/mol)	S^0(J/K·mol)
$SO_2(g)$	−300	250
$SO_3(g)$	−400	250
$O_2(g)$	0	200

300K에서 반응 $2SO_2(g) + O_2(g) \rightleftharpoons 2SO_3(g)$의 K_p는? (단, 300K에서 RT는 2.5kJ/mol이다.)

① e^{56}

② e^{-56}

③ e^{28}

④ e^{-28}

⑤ 10^{28}

16-46B. GF240. 자발성의 온도 의존성★

다음은 1기압에서 고체 X 1몰에 열을 가하여 액체, 기체로 상태가 변하는 과정에 대한 가열 곡선을 나타낸 것이다.

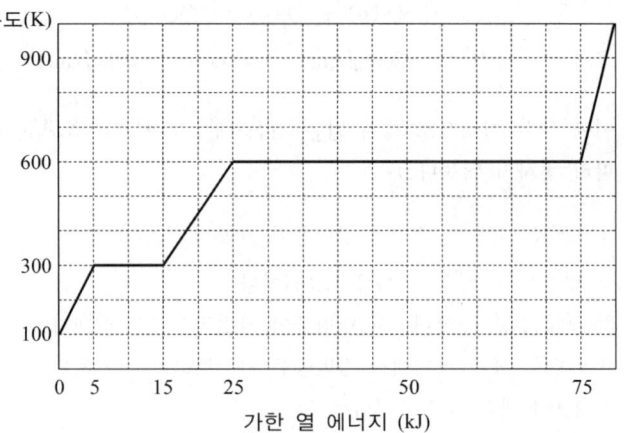

X의 $\dfrac{\text{증발 엔트로피}\,(\triangle S_{vap}^0)}{\text{용융 엔트로피}\,(\triangle S_{fus}^0)}$는?

① $\dfrac{5}{3}$

② 2

③ 0.6

④ 2.5

⑤ 1.2

16-47B. GF241. 반트호프 식

다음은 어떤 반응의 평형 상수를 온도에 따라 나타낸 것이다. 이 반응의 $\triangle H^0$는? (단, 기체상수 $R = 8.314$J/mol·K이다.)

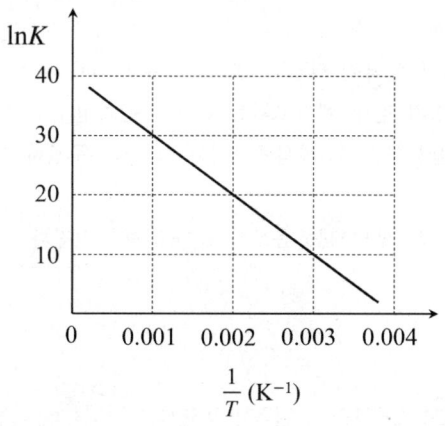

① $-(10 \times 8.314)$kJ/mol

② (10×8.314)kJ/mol

③ -8.314kJ/mol

④ (2×8.314)kJ/mol

⑤ (40×8.314)kJ/mol

16-48B. GF241-1. 클라지우스 클라페이론 식

다음은 온도에 따른 A(l)와 B(l)의 증기압을 나타낸 것이다.
이에 대한 설명으로 옳지 않은 것은? (단, 증기압 P의 단위는 atm이다.)

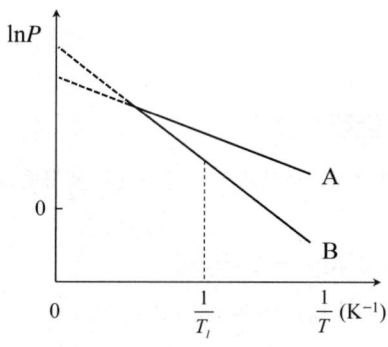

① 증발 엔탈피($\triangle H^0_{vap}$)는 A < B이다.

② 분자간 힘은 A < B이다.

③ 증발 엔트로피는($\triangle S^0_{vap}$)는 A < B이다.

④ 정상 끓는점은 A < B이다.

⑤ B의 정상 끓는점은 T_1보다 높다.

16-49B. GF241-2. 클라지우스 클라페이론 식

200K에서 A(l)의 증기압은 0.10기압이고, A(l)의 정상 끓는점은 250K이다. A(l)의 증발 엔탈피(kJ/mol)는? (단, 기체상수 $R = 8.314$J/mol·K이다.)

① $8.314 \times \ln 10$

② $2 \times 8.314 \times \ln 10$

③ $4 \times 8.314 \times \ln 10$

④ $8.314 \times \ln 2$

⑤ $2 \times 8.314 \times \ln 2$

16-50B. GF302. 상태함수

다음 중 사실이 아닌 것은?

① 내부에너지는 상태함수이다.

② 열과 일은 상태함수이다.

③ 열이 주위로 이동하면 발열반응이다.

④ 엔탈피 변화는 압력이 일정할 때에 출입하는 열량이다.

⑤ 엔탈피는 상태함수이다.

16-51B. GF303-1. 상태함수

열역학 함수로서 경로에 따라 달라지는 함수는?

① $q + w$

② H

③ w

④ G

⑤ S

16-52B. GF308. 열역학 제2법칙

우주의 엔트로피가 증가하면 자발적인 과정이 일어난다는 법칙은 무엇인가?

① 열역학 0법칙
② 열역학 1법칙
③ 열역학 2법칙
④ 열역학 3법칙
⑤ 열역학 4법칙

16-53B. GF311. 열역학 제2법칙

열역학 제 2법칙의 설명 중 옳은 것은?

① 정해진 계 안에서는 반응 전과 반응 후 에너지 변화는 없다.
② 반응의 순서와 관계없이 반응물과 생성물이 같을 경우 ΔH 값은 변하지 않는다.
③ 자발적 반응과정에서는 전체 엔트로피(S)는 항상 증가한다.
④ 모든 반응에서 전체 엔트로피(S)는 감소한다.
⑤ 정해진 계 안에서는 반응 전과 반응 후 전체 엔트로피(S)는 일정하다.

16-54B. GF316. 표준몰엔트로피

다음 중 표준 엔트로피(S°)가 가장 큰 것은?

① $(CH_3)_2CO(l)$
② $C_4H_{10}(g)$
③ $C_5H_{12}(l)$
④ $K_2SO_4(s)$
⑤ $CH_4(g)$

16-55B. GF317. 엔탈피와 엔트로피

엔탈피와 엔트로피에 대한 다음의 설명 중 틀린 것은?

① 어떤 물질에 대한 절대 엔탈피는 계산될 수 없지만, 절대 엔트로피는 계산될 수 있다.
② 0 K에서 완벽한 결정의 엔트로피는 0이다.
③ 한 물질의 절대 엔트로피는 온도가 증가할수록 커진다.
④ 한 화합물의 표준 생성엔탈피는 그 상과 무관하게 같은 값을 갖는다.
⑤ 한 물질의 엔탈피는 온도가 증가할수록 커진다.

16-56B. GF318-1. 열역학 제3법칙

다음 보기 중 엔트로피가 0이기 위해 갖추어야 할 조건은?

―――〈보 기〉―――
ㄱ. 완벽한 결정
ㄴ. 절대 0도 (0K)
ㄷ. 이상 기체

① ㄱ
② ㄴ
③ ㄷ
④ ㄱ ㄴ
⑤ ㄱ ㄴ ㄷ

16-57A. GF323. $\triangle S^0$

아래의 화학반응 중 엔트로피가 증가하는 반응은?

① $N_2(g) + 3H_2(g) \rightarrow 2NH_3(g)$
② $HCl(g) + NH_3(g) \rightarrow NH_4Cl(s)$
③ $CaCO_3(s) \rightarrow CaO(s) + CO_2(g)$
④ $2K(s) + Br_2(l) \rightarrow 2KBr(s)$
⑤ $NH_3(g) + HCl(g) \rightarrow NH_4Cl(s)$

16-58A. GF324. $\triangle S^0$

다음 중 엔트로피가 감소하는 반응은 어느 것인가?

① 물이 끓어 수증기로 되는 반응
② 물을 전기분해하여 산소 기체를 만드는 반응
③ 탄산칼슘으로부터 이산화탄소 기체가 발생하는 반응
④ 질소 기체와 수소 기체로부터 암모니아 기체를 만드는 반응
⑤ 드라이아이스가 승화하여 이산화탄소 기체가 되는 반응

16-59B. GF326. $\triangle S^0$

다음 세 가지 반응식의 엔트로피 변화($\Delta S°$)값의 크기가 순서대로 나열된 것은?

─────────〈보 기〉─────────

ㄱ. $H_2O(g) \rightarrow H_2O(l)$
ㄴ. $2HCl(g) \rightarrow H_2(g) + Cl_2(g)$
ㄷ. $SiO_2(s) \rightarrow Si(s) + O_2(g)$

① $\triangle S^0(ㄱ) < \triangle S^0(ㄴ) < \triangle S^0(ㄷ)$
② $\triangle S^0(ㄴ) < \triangle S^0(ㄷ) < \triangle S^0(ㄱ)$
③ $\triangle S^0(ㄷ) < \triangle S^0(ㄱ) < \triangle S^0(ㄴ)$
④ $\triangle S^0(ㄱ) < \triangle S^0(ㄷ) < \triangle S^0(ㄴ)$
⑤ $\triangle S^0(ㄴ) < \triangle S^0(ㄱ) < \triangle S^0(ㄷ)$

16-60B. GF334. 자발성의 온도 의존성

A → B 반응에서 $\Delta H° = 330$ kJ/mol, $\Delta S° = 82$ J/mol이었다. 어떠한 조건에서 정반응이 자발적으로 일어날 수 있을까?

① 모든 온도에서 가능
② 모든 온도에서 불가능
③ 높은 온도에서만 가능
④ 낮은 온도에서만 가능
⑤ 답이 없음

16-61B. GF337. 자발성의 온도 의존성

25℃, 1 atm에서 $H_2O(l) \rightarrow H_2O(s)$ 과정에 대한 옳은 설명은?

① $\Delta H > 0$
② $\Delta S > 0$
③ $\Delta G > 0$
④ $\Delta S = 0$
⑤ $\Delta G = 0$

16-62B. GF346. 자발성의 온도 의존성

다음 반응에 대하여 $\Delta G = 0$인 온도를 계산하면?
($\Delta H = -176$ kJ, $\Delta S = -280$ J/K)

$$NH_3(g) + HCl(g) \rightarrow NH_4Cl(s)$$

① 582 K
② 493 K
③ 629 K
④ 644 K
⑤ 680 K

16-63B. GF347. 자발성의 온도 의존성

물이 얼음과 평형상태를 유지할 때 $\Delta H_{fus}° = +6.01$ kJ/mol 이다. 이 때 $\Delta S_{fus}°$ (entropy of fusion)의 값을 구하시오.

① 10.1 J/K · mol
② 22.0 J/K · mol
③ 30.3 J/K · mol
④ 40.4 J/K · mol
⑤ 82.5 J/K · mol

16-64B. GF348. 자발성의 온도 의존성

얼음의 녹음열은 6.01kJ/mol이다. 0 ℃에서 물 1mol이 얼음으로 변할 때 엔트로피 변화는 얼마인가?

① 0
② +22.0 J/K
③ −22.0 J/K
④ 109.0 J/K
⑤ −109.0 J/K

16-65B. GF348-1. 자발성의 온도 의존성

물의 증발 엔탈피는 40.67 kJ/mol이다. 물의 증발 엔트로피 변화는 얼마인가?

① 0
② +22.0 J/K · mol
③ −22.0 J/K · mol
④ +109.0 J/K · mol
⑤ −109.0 J/K · mol

16-66A. GF351. 표준 몰 엔트로피

다음 중, 25 ℃, 1atm에서 몰당 엔트로피가 가장 큰 것은?

① $CO_2(g)$
② $Al_2O_3(s)$
③ C(다이아몬드)
④ $H_2O(l)$
⑤ Hg(l)

16-67B. GF353-1. 화학 열역학

$KClO_3(s)$의 분해가 분해되면 KCl(s)과 산소 및 열을 방출한다. 이에 대한 설명으로 옳지 않은 것은? (단, 온도와 압력은 일정하다.)

$$2KClO_3(s) \rightarrow 2KCl(s) + 3O_2(g) + 열$$

① 주위의 엔탈피는 증가한다.
② 계는 주위에 일을 한다.
③ 주위의 엔트로피는 감소한다.
④ 계의 엔트로피는 증가한다.
⑤ 계의 부피는 증가한다.

16-68A. GF362. 자발성의 온도 의존성★

다음은 어떤 반응에 대하여 $\Delta G°$와 절대온도의 관계를 나타낸 것이다. 이 반응의 엔탈피와 엔트로피에 대하여 맞게 나타낸 것은?

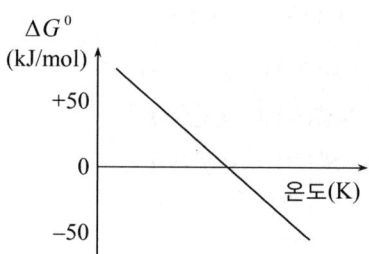

① $\Delta H° > 0$, $\Delta S° > 0$
② $\Delta H° > 0$, $\Delta S° < 0$
③ $\Delta H° < 0$, $\Delta S° > 0$
④ $\Delta H° < 0$, $\Delta S° < 0$
⑤ $\Delta H° = 0$, $\Delta S° < 0$

16-69A. GF363. 자발성의 온도 의존성★

다음은 어떤 반응에 대하여 ΔG°와 절대온도의 관계를 나타낸 것이다. 이 반응의 엔탈피와 엔트로피에 대하여 맞게 나타낸 것은?

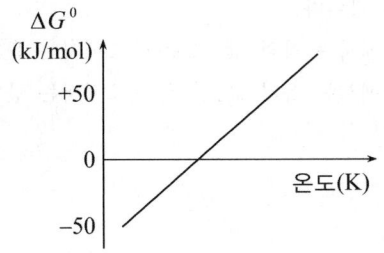

① ΔH°> 0 , ΔS°> 0
② ΔH°> 0 , ΔS°< 0
③ ΔH°< 0 , ΔS°> 0
④ ΔH°< 0 , ΔS°< 0
⑤ ΔH°= 0 , ΔS°= 0

16-70B. GF365-1. 자발성의 온도 의존성

다음 중 ΔH°와 ΔG°의 차이가 가장 작은 반응은?

① $2Na(s) + 2H_2O(l) \rightarrow 2NaOH(aq) + H_2(g)$
② $2Al(s) + Fe_2O_3(s) \rightarrow 2Fe(s) + Al_2O_3(s)$
③ $2NO_2(g) \rightarrow N_2O_4(g)$
④ $2Fe(s) + O_2(g) \rightarrow 2FeO(s)$
⑤ $2KClO_3(s) \rightarrow 2KCl(s) + 3O_2(g)$

16-71A. GF370. 표준 몰 엔트로피

다음 중 25 ℃에서 몰 엔트로피(molar entropy)가 가장 작은 것은?

① $N_2(g)$
② $Cl_2(g)$
③ $Mg(s)$
④ $C_6H_6(l)$
⑤ $NH_3(g)$

16-72B. GF375. 엔트로피

다음 중 ΔS가 음인 것은 어느 것인가?

① 기체 브롬을 액체로 응축시킨다.
② 액체 브롬을 헥세인에 녹인다.
③ 고체 드라이아이스를 상온에서 따뜻하게 놓아둔다.
④ 얼음을 녹인다.
⑤ $Al_2O_3(s) + 3H_2(g) \rightarrow 2Al(s) + 3H_2O(g)$

16-73B. GF377. 엔트로피

엔트로피와 관련된 사실 중 옳은 것이 모두 조합된 것은?

─〈보 기〉─
가. 계의 무질서도가 증가할수록 엔트로피는 커진다.
나. 엔트로피는 시료의 현재 상태에만 의존하는 상태함수이다.
다. 계의 엔트로피 변화는 계가 거쳐온 경로와는 무관하다.
라. H − TS가 음수이면 정반응이 자발적이다.

① 가, 나, 다
② 가, 다
③ 나, 라
④ 라
⑤ 가, 나, 다, 라

16-74B. GF379. 열역학 제2법칙★

고립계에서 자발적인 반응이 일어날 때 계의 엔트로피(entropy) 변화를 올바르게 설명한 것은?

① 항상 0이다.
② 항상 양의 값
③ 항상 음의 값
④ 발열반응인 경우만 양의 값
⑤ 예측할 수 없다.

16-75B. GF383. 열역학 제2법칙

다음 관계 중 자발적인 반응으로 진행되는 것은?
(Q는 반응지수, K는 평형상수, G는 Gibbs 에너지)

① $K < 1$
② $\Delta G < \Delta G°$
③ $\Delta G° < \Delta G$
④ $\Delta G° > 0$
⑤ $Q < K$

16-76B. GF386. 자발성의 온도 의존성

ΔH와 ΔS의 부호와 온도에 따른 반응 자발성 중 틀린 것은?

	ΔH	ΔS	
①	−	+	모든 온도에서 자발적
②	−	−	낮은 온도에서 자발적
③	+	+	높은 온도에서 비자발적
④	+	−	모든 온도에서 비자발적
⑤	0	+	모든 온도에서 자발적

16-77B. GF387. 자발성의 온도 의존성

만약 $\Delta H°$값과 $\Delta S°$값이 동시에 음의 값을 가지고 있을 때 $\Delta G°$값은?

① 항상 음의 값이다.
② 항상 양의 값이다.
③ 낮은 온도에서는 양의 값, 높은 온도에서는 음의 값이다.
④ 낮은 온도에서는 음의 값, 높은 온도에서는 양의 값이다.
⑤ 항상 0이다.

16-78B. GF389. 자발성의 온도 의존성

액체 상태의 어느 순물질이 자발적으로 응고할 때 다음 서술 중 옳은 것은?

① ΔG , ΔH , ΔS는 모두 양(+)이다.
② ΔG , ΔH , ΔS는 모두 음(−)이다.
③ ΔG , ΔH는 음이고 ΔS는 양이다.
④ ΔG , ΔS는 음이고 ΔH는 양이다.
⑤ ΔS , ΔH는 음이고 ΔG는 양이다.

16-79B. GF393. 자발성의 온도 의존성

물의 삼중점에서 화학 포텐셜에 대한 설명이다. 다음 중 올바른 것은?

① $\mu(g) = \mu(l) = \mu(s)$
② $\mu(g) \neq \mu(l) \neq \mu(s)$
③ $\mu(g) \neq \mu(l) = \mu(s)$
④ $\mu(g) = \mu(l) \neq \mu(s)$
⑤ $\mu(l) \neq \mu(g) = \mu(s)$

16-80D. GF395. 이상기체 열역학

완전기체(perfect gas)의 성질이 아닌 것은?

① $PV = nRT$

② $(\frac{\partial U}{\partial V})_T = 0$

③ $C_P - C_V = nR$

④ $\Delta S_{mix} = -n_a R \ln x_a - n_b R \ln x_b$

⑤ $\mu_i = \mu_i^\circ(T) + RT\ln(\frac{P_0}{P_i})$ $P_0 = 1$ bar

16-81B. GF399. 자발성의 온도 의존성

다음 반응에서 ΔG°값이 0이 되는 온도는?

$$CaCO_3(s) \rightarrow CaO(s) + CO_2(g)$$

(단, $\Delta H^\circ = 178.3$ kJ, $\Delta S^\circ = 160.5$ J/K)

① 0.0009 K

② 1110.9 K

③ 28.617 K

④ 298.15 K

⑤ 273.15 K

16-82C. GF3103. 자발성의 온도 의존성

정상 끓는점이 59.2 ℃인 액체 브로민의 증발 엔탈피를 Trouton의 규칙으로부터 구하면? (단, Trouton상수 = 85 $JK^{-1}mol^{-1}$)

① 28 $kJmol^{-1}$

② 63 $kJmol^{-1}$

③ 19 $kJmol^{-1}$

④ 0.63 $kJmol^{-1}$

⑤ 212 $kJmol^{-1}$

16-83B. GF3105. 자발성의 온도 의존성

25 ℃에서 CCl_4 의 증발열(ΔH_{vap})는 43.0 kJ/mol이다. CCl_4 1 몰이 25 ℃에서 214 J/K의 절대 엔트로피를 갖는다면, 이 온도에서 액체와 평형인 증기 1 mol의 절대 엔트로피는 얼마인가?

① 144 J/mol·K

② 214 J/mol·K

③ 358 J/mol·K

④ 161 J/mol·K

⑤ 212 J/mol·K

16-84C. GF3109-1. ΔG^0와 K

25 ℃에서 어떤 화학반응의 평형상수가 2×10^{-5}이었다. 이 반응에 대한 표준 자유에너지 변화량(ΔG°)에 가장 가까운 값은?

① -15 kJ/mol

② -27 kJ/mol

③ 27 kJ/mol

④ 120 kJ/mol

⑤ -120 kJ/mol

16-85B. GF3110. $\triangle G$와 $\triangle G^0$

$[H^+]=[F^-]=1.0 \times 10^{-3}$ M , $[HF] = 1.0$ M의 조건에서 다음의 반응에 대한 25 ℃에서의 ΔG는? (R = 8.31 J/K)

$$HF(aq) \rightarrow H^+(aq) + F^-(aq) \quad \Delta G^\circ = +18.0 \text{ kJ}$$

① -34.2 kJ

② -16.2 kJ

③ 0

④ $+18.0$ kJ

⑤ 16.2 kJ

16-86B. GFHA324. 헤스의 법칙

다음 주어진 반응의 자유에너지로부터 $\frac{3}{2}O_2(g) \rightarrow O_3(g)$ 반응의 $\triangle G^0$는?

○ $2CO_2(g) \rightarrow 2CO(g) + O_2(g)$	$\Delta G° = +514$ kJ
○ $3CO(g) + O_3(g) \rightarrow 3CO_2(g)$	$\Delta G° = -935$ kJ

① -1449 kJ

② -421 kJ

③ $+164$ kJ

④ $+421$ kJ

⑤ $+1449$ kJ

16-87B. GF439 자발성의 온도 의존성★

ΔH와 ΔS가 주어졌을 때 다음 변화 중 일정한 T와 P에서 자발적인 것을 〈보기〉에서 있는 대로 고른 것은?

〈보 기〉

ㄱ. $\Delta H=+25kJ$, $\Delta S =+5.0J/K$, $T=300.K$

ㄴ. $\Delta H=-10.kJ$, $\Delta S =-40.J/K$, $T=200.K$

ㄷ. $\Delta H=-10.kJ$, $\Delta S =+5.0J/K$, $T=298K$

① ㄱ   ② ㄴ   ③ ㄱ, ㄴ

④ ㄴ, ㄷ   ⑤ ㄱ, ㄴ, ㄷ

16-88B. GF440 자발성의 온도 의존성★★

다음 중 200K에서는 비자발적이고, 400K에서는 자발적인 반응은?

① $\Delta H= -18kJ$와 $\Delta S= -60.J/K$

② $\Delta H= +18kJ$와 $\Delta S= +60.J/K$

③ $\Delta H= +18kJ$와 $\Delta S= -60.J/K$

④ $\Delta H= -18kJ$와 $\Delta S= +60.J/K$

⑤ $\Delta H= +20kJ$와 $\Delta S= +40.J/K$

16-89B. GF441 자발성의 온도 의존성

에테인싸이올(C_2H_5SH)의 정상 끓는점은 35℃이고 증발열은 27.5kJ/mol이다. 이 물질에 대한 증발 엔트로피는 얼마인가?

① 49.3J/K·mol

② 59.3J/K·mol

③ 89.3J/K·mol

④ -89.3J/K·mol

⑤ -125.3J/K·mol

16-90B. GF442 자발성의 온도 의존성

수은의 증발 엔탈피는 58.51kJ/mol이고 증발 엔트로피는 92.92J/K·mol이다. 수은의 정상 끓는점은 얼마인가?

① 129.7K

② 229.7K

③ 429.7K

④ 629.7K

⑤ 1229.7K

16-91B. GF463 Hess의 법칙

다음 자료가 주어졌다.

$$2H_2(g) + C(s) \rightarrow CH_4(g) \qquad \Delta G° = -51 kJ$$
$$2H_2(g) + O_2(g) \rightarrow 2H_2O(l) \qquad \Delta G° = -474 kJ$$
$$C(s) + O_2(g) \rightarrow CO_2(g) \qquad \Delta G° = -394 kJ$$

다음 반응에 대한 $\Delta G°$ 를 계산하라.

$$CH_4(g) + 2O_2(g) \rightarrow CO_2(g) + 2H_2O(l)$$

① $-817 kJ$

② $-217 kJ$

③ $817 kJ$

④ $217 kJ$

⑤ $417 kJ$

16-92B. GF464 Hess의 법칙

다음 자료가 주어졌다.

$$2C_6H_6(l) + 15O_2(g) \qquad \Delta G° = -6399 kJ$$
$$\rightarrow 12CO_2(g) + 6H_2O(l)$$
$$C(s) + O_2(g) \rightarrow CO_2(g) \qquad \Delta G° = -394 kJ$$
$$H_2(g) + \frac{1}{2}O_2(g) \rightarrow H_2O(l) \qquad \Delta G° = -237 kJ$$

다음 반응에 대한 $\Delta G°$ 를 계산하라.

$$6C(s) + 3H_2(g) \rightarrow C_6H_6(l)$$

① $25 kJ$

② $125 kJ$

③ $-250 kJ$

④ $50 kJ$

⑤ $-125 kJ$

16-93C. GF516 이상기체의 열역학

기체 브로민화 수소 (HBr(g)) 60.0 g이 일정한 부피 50.0 L에서 가역으로 가열되어 300 K에서 500 K로 된 다음 가역 등온 팽창하여 원래의 압력으로 되었다. 이에 대한 설명으로 옳지 않은 것은? (단, $c_P(HBr(g)) = 29.1\ JK^{-1}mol^{-1}$ 이며 HBr 기체는 이상기체로 가정한다.)

① $\Delta U > 0$

② $q > \Delta U$

③ $(q+w) > 0$

④ $\Delta H > \Delta U$

⑤ $\Delta S < 0$

16-94B. GF531 자발성의 온도 의존성★

에탄올의 증발 엔탈피는 정상 끓는점, 78℃에서 38.7 kJmol^{-1}이다. 에탄올 1.00 몰이 78℃, 1 기압에서 가역적으로 기화될 때 이에 대한 설명으로 옳지 않은 것은? (단, 증기상은 이상 기체이고 액체 에탄올의 부피는 에탄올의 증기상의 부피에 비할 때 무시할 수 있다고 가정한다.)

① $q = 38.7 kJ$이다.

② $w < 0$이다.

③ $\Delta U > 38.7 kJ$이다.

④ $\Delta S = \dfrac{38700 J}{(78+273) K}$이다.

⑤ $\Delta G = 0$이다.

16-95D. GF544 이상기체 열역학

단원자 이상 기체 1 몰이 $P=1.00$ 기압과 $T=300\,\mathrm{K}$인 초기상태에 있다. 이 기체는 부피가 두 배가 될 때까지 가역 단열 팽창하고, 부피가 다시 두 배가 될 때까지 진공에서 비가역 등온 팽창한다. 이어서 일정한 부피에서 400 K가 될 때까지 가역으로 가열된다. 마지막으로 $P=1.00$ 기압, $T=400\,\mathrm{K}$가 되는 최종 상태까지 가역 등온 압축된다. 전체 과정의 $\Delta S_{계}$는?

(단, $R=8.314\,\mathrm{J/mol \cdot K}$, ln2=0.69, ln3=1.1로 계산한다.)

① 5.8J/K

② 15.8J/K

③ 52.8J/K

④ −5.8J/K

⑤ −25.8J/K

16-96B. GFN342 △Gf0와 △G0

다음은 25℃에서 각 물질의 열역학적 자료이다.

물질	ΔG_f^o(kJ/mol)
AgCl(s)	−110
Ag$^+$(aq)	77
Cl$^-$(aq)	−130

25℃에서 이에 대한 설명으로 옳은 것만을 〈보기〉에서 있는 대로 고른 것은?

〈보 기〉

ㄱ. AgCl(s) $\rightleftarrows$ Ag$^+$(aq) + Cl$^-$(aq)는 표준상태에서 정반응이 자발적으로 진행된다.

ㄴ. AgCl(s)의 K_{sp}는 1보다 작다.

ㄷ. 순수한 물에서 AgCl(s)의 용해도는 1M보다 크다.

① ㄱ   ② ㄴ   ③ ㄱ, ㄴ

④ ㄴ, ㄷ   ⑤ ㄱ, ㄴ, ㄷ

16-97B. GFN349 자발성의 온도 의존성

다음은 반응 (가)~(다)의 열화학 반응식이다.

(가) $N_2O_4(g) \rightarrow 2NO_2(g)$ $\triangle H^0 = x\,kJ/mol$

(나) $N_2(g) + 3H_2 \rightarrow 2NH_3(g)$ $\triangle H^0 = -92\,kJ/mol$

(다) $2SO_2(g) + O_2(g) \rightarrow 2SO_3(g)$ $\triangle H^0 = -198\,kJ/mol$

그림은 온도 (T)에 따른 반응 (가)~(다)의 표준 자유 에너지 변화 ($\triangle G^0$)를 나타낸 것이다.

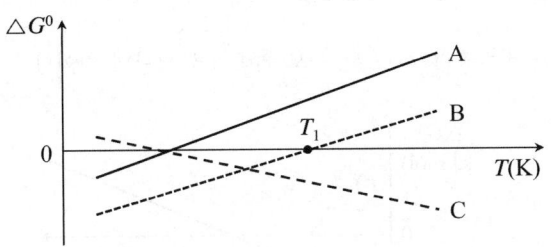

이에 대한 설명으로 옳은 것만을 〈보기〉에서 있는 대로 고른 것은?

─── 〈보 기〉───

ㄱ. A는 (가)에 해당한다.

ㄴ. B에서 $T > T_1$일 때, $K_p > 1$이다.

ㄷ. (가)에서 $x > 0$이다.

① ㄱ   ② ㄷ   ③ ㄱ, ㄴ

④ ㄴ, ㄷ   ⑤ ㄱ, ㄴ, ㄷ

16-98B. GFN353-1 반트호프 식

다음은 반응 $a\mathrm{A}(g) \rightleftarrows b\mathrm{B}(g)$에서 온도에 따른 평형상수 자료이다.

온도(K)	K_p
200	10
250	1

이에 대한 설명으로 옳은 것만을 〈보기〉에서 있는 대로 고른 것은?

─── 〈보 기〉───

ㄱ. 정반응은 흡열 반응이다.

ㄴ. $\triangle H^0 = (8.314 \times \ln 10)kJ/mol$이다.

ㄷ. 엔트로피가 감소하는 반응이다.

① ㄱ   ② ㄴ   ③ ㄷ

④ ㄴ, ㄷ   ⑤ ㄱ, ㄴ, ㄷ

16-99B. GFS175 자발성의 온도 의존성

다음은 300K에서 $NO(g)$와 $O_2(g)$가 반응하여 $NO_2(g)$를 생성하는 반응의 열화학 반응식이다.

$$2NO(g) + O_2(g) \rightleftharpoons 2NO_2(g) \quad \triangle H^0, \triangle S^0$$

표는 300K에서 A~C의 표준 생성 엔탈피($\triangle H_f^0$)와 표준 몰 엔트로피(S^0) 자료이다. A~C는 각각 $NO(g)$, $O_2(g)$, $NO_2(g)$ 중 하나이다.

	A	B	C
$\triangle H_f^0$(kJ/mol)	0	91	33
S^0(J/mol·K)	205	210	240

이에 대한 설명으로 옳은 것만을 〈보기〉에서 있는 대로 고른 것은? (단, $\triangle H^0$와 $\triangle S^0$는 온도에 따라 변하지 않는다.)

―――――〈보 기〉―――――
ㄱ. C는 $NO_2(g)$이다.
ㄴ. $\triangle H^0 < 0$이다.
ㄷ. 300K, 표준 상태에서 역반응이 자발적으로 진행된다.

① ㄱ   ② ㄴ   ③ ㄱ, ㄴ
④ ㄴ, ㄷ   ⑤ ㄱ, ㄴ, ㄷ

16-100B. GFS176 자발성의 온도 의존성

표는 아래 반응과 관련된 물질에 대한 25℃에서의 열역학적 자료이다. b와 c는 반응 계수이다.

$$A(g) + bB(g) \rightleftharpoons cC(g)$$

물질	$\triangle H_f^0$(kJ/mol)	S^0(J/mol·K)
A(g)	0	200
B(g)	0	100
C(g)	−50	150

그림은 정반응의 $\triangle G^0$의 온도 의존성을 나타낸 것이다.

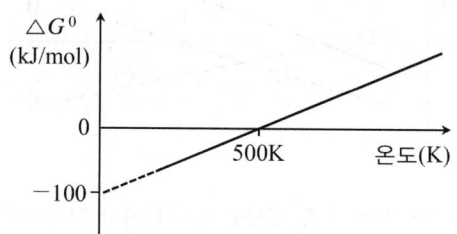

이에 대한 설명으로 옳지 <u>않은</u> 것은? (단, 반응 엔탈피와 반응 엔트로피는 온도에 따라 변하지 않는다.)

① $b+c=5$이다.
② 300K, 표준 상태에서 정반응이 자발적으로 진행된다.
③ 500K이고, A, B, C의 부분압이 모두 0.1기압일 때, 정반응이 자발적으로 진행된다.
④ 온도가 높아지면 평형 상수는 작아진다.
⑤ 600K에서 정반응에 대한 $\triangle G^0 = 20$kJ/mol이다.

16-101B. GFS185 상전이와 자유 에너지

그림은 1기압에서 고체 X 1몰이 액체를 거쳐 모두 기체가 될 때까지 열을 가하여 얻은 가열 곡선이다.

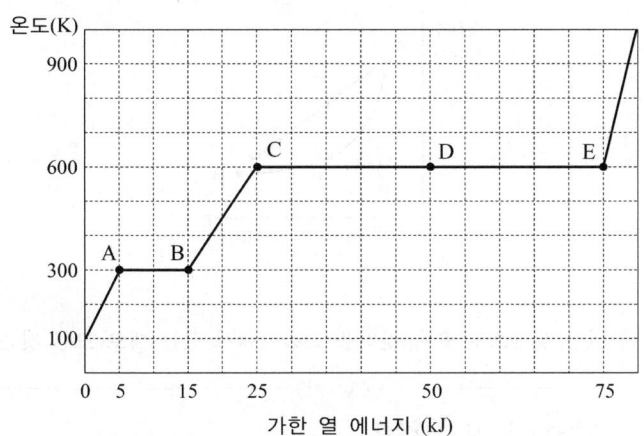

X에 대한 설명으로 옳지 <u>않은</u> 것은? (단, 기체상수 $R = r$ kJ/mol·K 이다.)

① 기화 엔트로피($\triangle S_{기화}$)는 용융 엔트로피($\triangle S_{용융}$)의 2.5배이다.

② D에서 X(l)와 X(g)의 몰당 자유 에너지는 같다.

③ C→E 과정에서 내부 에너지는 $(50-300 \times r)$kJ 증가한다.

④ A→B 과정에서 주위의 엔트로피는 감소한다.

⑤ $\dfrac{\text{기체 상태의 비열}}{\text{고체 상태의 비열}} = \dfrac{1}{2}$ 이다.

16-102B. GFS194 증기압 (클라우지우스 클라페이론 식)

다음은 온도에 따른 A(l)와 B(l)의 증기압을 나타낸 것이다.

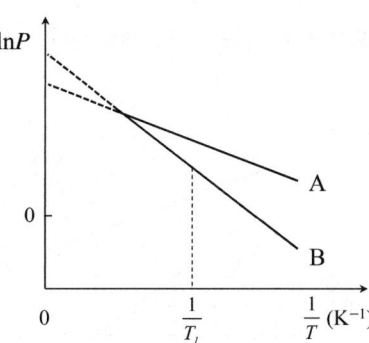

이에 대한 설명으로 옳은 것만을 〈보기〉에서 있는 대로 고른 것은? (단, 증기압 P의 단위는 atm이다.)

〈보 기〉

ㄱ. 증발 엔탈피($\triangle H_{vap}^0$)는 A < B이다.

ㄴ. 증발 엔트로피는($\triangle S_{vap}^0$)는 A < B이다.

ㄷ. T_1K에서 B가 증발할 때, $\dfrac{\triangle H^0}{T_1 \triangle S^0} > 1$이다.

① ㄱ   ② ㄴ   ③ ㄱ, ㄴ

④ ㄴ, ㄷ   ⑤ ㄱ, ㄴ, ㄷ

16-103B. GFS745클라우지우스 클라페이론 식

그림은 액체 A와 B에 대해 $\frac{1}{T}$에 따른 $\ln P_{증기}$를 나타낸 것이다. T는 절대 온도이고 $P_{증기}$는 증기압(atm)이다.

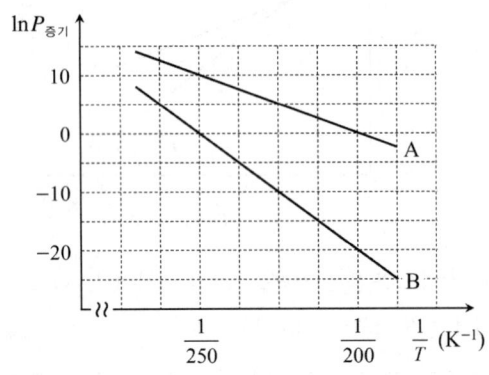

이에 대한 설명으로 옳은 것만을 〈보기〉에서 있는 대로 고른 것은? (단, $\triangle H^0_{증발}$와 $\triangle S^0_{증발}$는 온도에 따라 변하지 않는다. 기체 상수 R은 rJ/K·mol이다.)

―――――――〈보 기〉―――――――

ㄱ. B의 증발 엔탈피($\triangle H^0_{증발}$)는 $20r$kJ/mol이다.

ㄴ. 250K, 1기압에서 몰당 깁스 자유 에너지(G_m)는 A(g)가 A(l)보다 크다.

ㄷ. $\dfrac{\text{B}(l)\text{의 }\triangle S^0_{기화}}{\text{A}(l)\text{의 }\triangle S^0_{기화}} = \dfrac{6}{5}$이다.

① ㄱ   ② ㄴ   ③ ㄱ, ㄴ
④ ㄴ, ㄷ   ⑤ ㄱ, ㄴ, ㄷ

16-104B. GFN359-1 상태함수

이상기체 1몰이 경로 (가) 또는 (나)를 따라 상태 A에서 상태 B로 변한다. A와 B에서 온도는 같다.

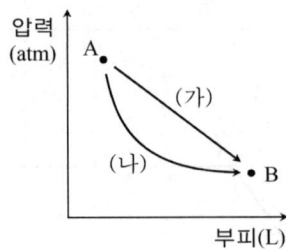

이에 대한 설명으로 옳은 것만을 〈보기〉에서 있는 대로 고른 것은?

―――――――〈보 기〉―――――――

ㄱ. $\triangle E$는 (가) < (나)이다.

ㄴ. 기체가 주위에 한 일의 양은 (나) < (가)이다.

ㄷ. 기체가 주위로부터 받은 열의 양은 (나) < (가)이다.

ㄹ. $\triangle S$는 (나) < (가)이다.

① ㄱ, ㄴ   ② ㄴ, ㄷ   ③ ㄹ
④ ㄱ, ㄴ, ㄷ   ⑤ ㄱ, ㄴ, ㄷ, ㄹ

16-105B. GFN359-2 상태함수

다음은 단원자 이상기체 1몰이 경로 1 (--➤)또는 경로 2(→)를 따라 A로부터 B로 상태가 변하는 것을 나타낸 것이다.

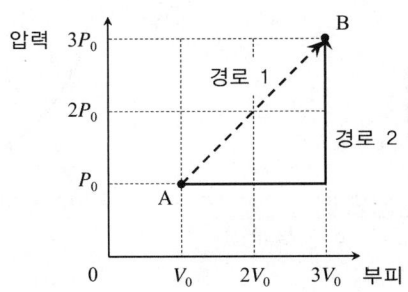

$\dfrac{\text{경로2에서의 열}(q)}{\text{경로1에서의 열}(q)}$은?

① 2   ② $\dfrac{5}{3}$ ③ $\dfrac{3}{2}$ ④ $\dfrac{5}{4}$ ⑤ $\dfrac{7}{8}$

16-106B. GFN360 등온가역팽창

이상 기체 n몰이 절대온도 T에서 가역적으로 상태 A에서 상태 B로 이동한다.

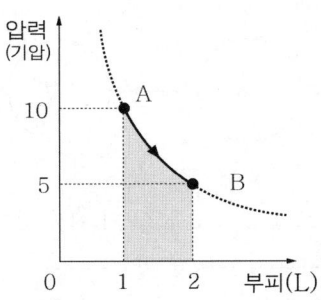

이에 대한 설명으로 옳은 것만을 〈보기〉에서 있는 대로 고른 것은?

─〈보 기〉─
ㄱ. 기체의 내부 에너지 변화는 0이다. ($\triangle E = 0$)
ㄴ. 기체의 엔트로피 변화 $\triangle S$는 $nR\ln2$이다.
ㄷ. 기체의 자유 에너지 변화 $\triangle G$는 $-nRT\ln2$이다.
ㄹ. 주위의 엔트로피는 감소한다.

① ㄱ, ㄴ   ② ㄴ, ㄷ   ③ ㄹ
④ ㄱ, ㄴ, ㄷ   ⑤ ㄱ, ㄴ, ㄷ, ㄹ

16-107B. GFN362 자유팽창

그림은 일정 온도에서 이상기체 1몰이 진공 중으로 자유 팽창하여 2배의 부피가 되는 과정을 나타낸 것이다.

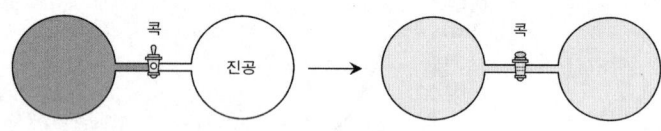

이에 대한 설명으로 옳은 것만을 〈보기〉에서 있는 대로 고른 것은?

―――〈보 기〉―――
ㄱ. 엔트로피는 증가한다.
ㄴ. 엔탈피는 증가한다.
ㄷ. 깁스 자유 에너지는 감소한다.
ㄹ. $\Delta S = R\ln 2$이다.

① ㄱ, ㄴ   ② ㄱ, ㄷ   ③ ㄹ
④ ㄱ, ㄷ, ㄹ   ⑤ ㄱ, ㄴ, ㄷ, ㄹ

16-108B. GFN363 가역, 비가역 팽창

이상 기체 n몰이 절대온도 T에서 비가역 과정 (가) 또는 가역 과정 (나)를 거쳐 A에서 B로 이동한다.

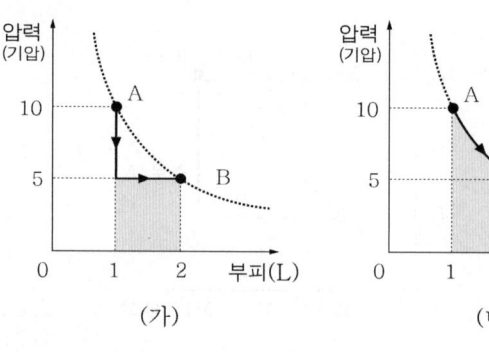

이에 대한 설명으로 옳은 것만을 〈보기〉에서 있는 대로 고른 것은?

―――〈보 기〉―――
ㄱ. 주위로부터 받은 열의 크기는 (가) < (나)이다.
ㄴ. 계의 엔트로피 변화 ΔS는 (가)와 (나)에서 같다.
ㄷ. 주위의 엔트로피 변화 $\Delta S_{주위}$는 (가)와 (나)에서 같다.
ㄹ. 우주의 엔트로피 변화 $\Delta S_{우주}$는 (가)와 (나)에서 같다.

① ㄱ, ㄴ   ② ㄴ, ㄷ   ③ ㄹ
④ ㄱ, ㄴ, ㄷ   ⑤ ㄱ, ㄴ, ㄷ, ㄹ

16-109B. GFN367 등온, 단열팽창

이상기체 1몰이 등온가역과정 (가) 또는 단열가역과정 (나)로 팽창하여 같은 부피에 도달하였다.

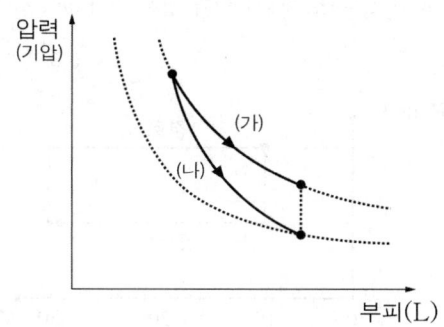

이에 대한 설명으로 옳은 것만을 〈보기〉에서 있는 대로 고른 것은?

──〈보 기〉──

ㄱ. 기체가 주위에 한 일의 절대값은 (나) < (가)이다.
ㄴ. 기체가 주위로부터 받은 열은 (나) < (가)이다.
ㄷ. (나)에서 내부 에너지는 감소한다.
ㄹ. (나)에서 계의 엔트로피는 증가한다.

① ㄱ, ㄴ   ② ㄴ, ㄷ   ③ ㄹ
④ ㄱ, ㄴ, ㄷ   ⑤ ㄱ, ㄴ, ㄷ, ㄹ

16-110B. GFS205 이상기체의 상태 변화

부피가 25L, 압력이 1.0atm인 1.0mol의 이상 기체가 그림과 같은 과정을 거쳐 처음 상태로 돌아온다.

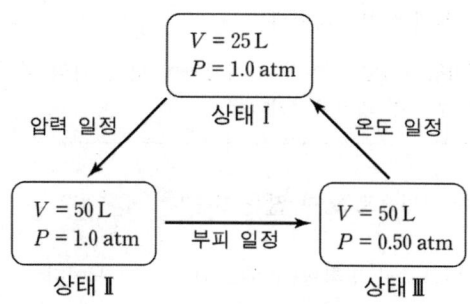

이에 대한 설명으로 옳은 것만을 〈보기〉에서 있는 대로 고른 것은?

──〈보 기〉──

ㄱ. 기체의 엔트로피는 상태 I이 상태 II보다 작다.
ㄴ. 상태 II에서 상태 III으로 변할 때, 기체가 하는 일은 0이다.
ㄷ. 기체의 내부 에너지는 상태 I과 상태 III이 같다.

① ㄱ   ② ㄴ   ③ ㄱ, ㄴ
④ ㄴ, ㄷ   ⑤ ㄱ, ㄴ, ㄷ

16-111B. GFS210 이상기체의 상태 변화

다음은 과정 (가)와 (나)에 대한 설명이다.

> (가) 300K, 1기압의 이상 기체 1몰이 등온 가역 과정으로 2배의 부피로 팽창하였다.
>
> (나) 300K, 1기압의 이상 기체 1몰이 단열 가역 과정으로 2배의 부피로 팽창하였다.

이에 대한 설명으로 옳지 <u>않은</u> 것은?

① 계의 엔트로피 변화량($\triangle S$)는 (나) < (가)이다.
② 엔탈피 변화량($\triangle H$)은 (나) < (가)이다.
③ 내부 에너지 변화량($\triangle E$)은 (나) < (가)이다.
④ 주위의 엔트로피 변화량($\triangle S_{(주위)}$)은 (가) < (나)이다.
⑤ 우주의 엔트로피 변화량($\triangle S_{(우주)}$)은 (나) < (가)이다.

16-112B. GFS212 이상기체 열역학

그림은 단원자 이상 기체 1몰의 압력과 부피가 변화하는 경로 1과 경로 2를 각각 실선과 점선으로 나타낸 것이다. 경로 1에서 일과 열은 각각 w_1, q_1이고, 경로 2에서 일과 열은 각각 w_2, q_2이다.

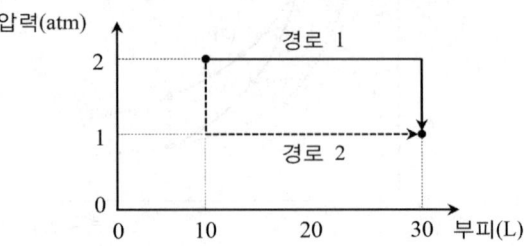

이에 대한 설명으로 옳은 것만을 〈보기〉에서 있는 대로 고른 것은?

> ───〈보 기〉───
>
> ㄱ. $\dfrac{w_1}{w_2} = 2$이다.
>
> ㄴ. $\dfrac{q_1}{q_2} = \dfrac{11}{7}$이다.
>
> ㄷ. 경로 1에서 기체의 엔트로피 변화량은 $R\ln 2$보다 크다.

① ㄱ   ② ㄴ   ③ ㄱ, ㄴ
④ ㄴ, ㄷ   ⑤ ㄱ, ㄴ, ㄷ

문제번호	정답	문제번호	정답	문제번호	정답	문제번호	정답
1	5	41	5	81	2		
2	5	42	5	82	1		
3	5	43	2	83	3		
4	5	44	1	84	3		
5	2	45	1	85	2		
6	2	46	4	86	3		
7	4	47	2	87	4		
8	5	48	5	88	2		
9	3	49	1	89	3		
10	4	50	2	90	4		
11	5	51	3	91	1		
12	4	52	3	92	2		
13	1	53	3	93	5		
14	2	54	2	94	3		
15	3	55	4	95	1		
16	5	56	4	96	2		
17	5	57	3	97	2		
18	2	58	4	98	3		
19	4	59	1	99	3		
20	3	60	3	100	3		
21	1	61	3	101	3		
22	4	62	3	102	3		
23	4	63	2	103	1		
24	1	64	3	104	2		
25	2	65	4	105	5		
26	1	66	1	106	5		
27	1	67	3	107	4		
28	3	68	1	108	1		
29	4	69	4	109	4		
30	4	70	2	110	5		
31	4	71	3	111	5		
32	3	72	1	112	5		
33	3	73	5				
34	1	74	2				
35	1	75	5				
36	5	76	3				
37	5	77	4				
38	5	78	2				
39	5	79	1				
40	4	80	5				

17

전기화학

해설 링크 모음

17. 전기화학 핵심 써머리

1. 전기 화학

1) 화학적 에너지와 전기 에너지의 상호 교환에 관한 학문

2) 산화-환원 반응을 사용

3) 갈바니 전지: 화학적 에너지를 전기 에너지로 바꾸는 장치

4) 전해 전지: 전기 에너지를 이용하여 화학 반응을 일으키는 장치

2. 갈바니 전지

1) 산화전극: 산화반응이 일어나는 전극

2) 환원전극: 환원반응이 일어나는 전극

3) 전지 전위 : 전자 이동의 추진력(E_{cell})

   (1) 전위의 단위는 볼트(V), 1V=1J/1C

   (2) 표준 환원 전위(E_{red}^0): 환원 반쪽 반응에 대한 추진력 척도

   (3) 표준 환원 전위를 이용하여 표준 전지 전위를 구할 수 있다.

   $E_{cell}^0 = E_{red}^0(환원 전극) - E_{red}^0(산화 전극)$

3. 자유 에너지와 일

1) $\triangle G = -nFE$

   (1) F: 패러데이 상수 = 96500C/mol

   (2) n: 균형 반응식에서 (숨어있는)전자의 계수

4. 농도차 전지

1) 두 개의 반쪽 전지에 동일한 성분이 농도만 다르게 들어있는 갈바니 전지

2) 전자는 그 농도를 같게 하는 방향으로 자발적으로 흐른다.

   (1) 금속 M과 M^{n+}로 구성된 농도전지의 기전력은 다음과 같다.

   $$E_{cell} = \frac{0.0592}{n}\log\frac{큰 농도}{작은 농도}$$

5. 네른스트 식

1) 네른스트 식은 전지 전위가 전지 성분의 농도에 어떻게 의존하는지 나타내는 식이다.

   $$E_{cell} = E_{cell}^0 - \frac{0.0592}{n}\log Q \text{ (25℃에서)}$$

2) 갈바니 전지가 평형에 도달하면 Q=K이고, $E_{cell} = 0$이다.

   (1) 이로부터 다음 식이 유도된다.

   $$E_{cell}^0 = \frac{0.0592}{n}\log K \quad (25℃)$$

6. 전기분해(전해전지)

1) 전기 에너지를 이용하여 비자발적인 화학 반응을 일으킴

2) 외부 전원의 (−)극에 연결된 전극

　(1) 환원 반응이 진행(환원 전극)

　(2) 가장 강한 산화제가 우선적으로 전자를 얻음

3) 외부 전원의 (+)극에 연결된 전극

　(1) 산화 반응이 진행(산화 전극)

　(2) 가장 강한 환원제가 우선적으로 전자를 잃음

4) 수용액을 전기분해 할 때,

　(1) Na^+, K^+, Li^+, Mg^{2+}, Al^{3+}은 전자를 받지 않는다.

　(2) NO_3^-, SO_4^{2-}는 전자를 잃지 않는다.

　(3) 백금(Pt) 전극, 탄소(C) 전극은 비활성 전극이다.

　(4) 물이 환원된다면, (−)극에서 H_2, OH^- 생성

$$2H_2O(l) + 2e^- \rightarrow H_2(g) + 2OH^-(aq)$$

　(5) 물이 산화된다면, (+)극에서 O_2, H^+ 생성

$$2H_2O(l) \rightarrow O_2(g) + 4H^+(aq) + 4e^-$$

심화주제 17-1: 금속의 활동도 서열

1) 금속의 활동도 서열: 환원 능력의 순서로 금속 원소들을 나열함

2) 금속의 활동도 서열이 높을수록 → 금속은 더 강한 환원제 → 표준환원전위는 더 낮음

강한 환원제 ↑	이 원소들은 수용성 H^+ 이온(산)이나 액체 H_2O와 빠르게 반응하여 H_2 기체를 방출한다.	$Li \rightarrow L^+ + e^-$
		$K \rightarrow K^+ + e^-$
		$Ba \rightarrow Ba^{2+} + 2e^-$
		$Ca \rightarrow Ca^{2+} + 2e^-$
		$Na \rightarrow Na^+ + e^-$
	이 원소들은 수용성 H^+ 이온이나 수증기와 반응하여 H_2 기체를 방출한다.	$Mg \rightarrow Mg^{2+} + 2e^-$
		$Al \rightarrow Al^{3+} + 3e^-$
		$Mn \rightarrow Mn^{2+} + 2e^-$
		$Zn \rightarrow Zn^{2+} + 2e^-$
		$Cr \rightarrow Cr^{3+} + 3e^-$
		$Fe \rightarrow Fe^{2+} + 2e^-$
	이 원소들은 수용성 H^+ 이온과 반응하여 H_2 기체를 방출한다.	$Co \rightarrow Co^{2+} + 2e^-$
		$Ni \rightarrow Ni^{2+} + 2e^-$
		$Sn \rightarrow Sn^{2+} + 2e^-$
		$H_2 \rightarrow 2H^+ + 2e^-$
약한 환원제	이 원소들은 수용성 H^+ 이온과 반응하지 않아 H_2 기체를 방출하지 않는다.	$Cu \rightarrow Cu^{2+} + 2e^-$
		$Ag \rightarrow Ag^+ + e^-$
		$Hg \rightarrow Hg^{2+} + 2e^-$
		$Pt \rightarrow Pt^{2+} + 2e^-$
		$Au \rightarrow Au^{3+} + 3e^-$

17-01A. EC201. 산화-환원 반응

산화−환원 반응에 대한 다음 설명 중 옳지 <u>않은</u> 것은?

① 전자는 환원제에서 산화제로 이동한다.
② 산화제는 산화−환원 반응 동안 환원되는 물질이다.
③ 산화 반응은 전자를 얻는 것이다.
④ 산화 반응은 항상 환원 반응과 함께 일어난다.
⑤ 환원제는 산화제에게 전자를 주고 스스로 산화된다.

17-02A. EC202. 산화-환원 반응

다음 반응에 대한 설명으로 옳지 <u>않은</u> 것은?

$$Zn(s) + Cu^{2+}(aq) \rightarrow Zn^{2+}(aq) + Cu(s)$$

① Zn은 환원제이다.
② Cu^{2+}는 산화제이다.
③ Zn은 산화된다.
④ Cu^{2+}는 환원된다.
⑤ Zn의 산화수는 감소한다.

17-03A. EC203. 갈바니 전지★★

25℃에서 다음 갈바니 전지의 전지 전위는 1.1V이다. 이에 대한 설명으로 옳지 <u>않은</u> 것은?

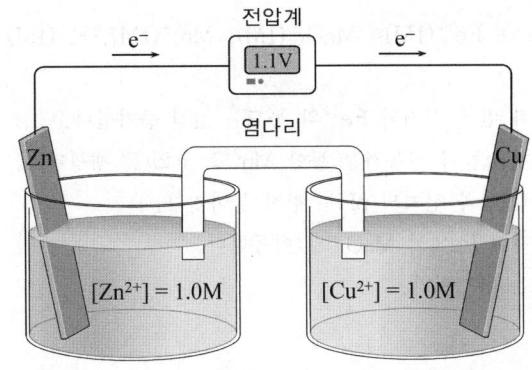

① Zn 전극은 산화 전극이다.
② Zn 전극은 (−)극이다.
③ 염다리의 음이온은 Zn 전극 쪽으로 이동한다.
④ 전지의 표준 전지 전위(E_{cell}^0)는 1.1V이다.
⑤ 전기 에너지가 화학적 에너지로 변환된다.

17-04B. EC204. 갈바니 전지 (전지 선 표현법)★

25℃에서 다음 갈바니 전지에 대한 설명으로 옳지 <u>않은</u> 것은?

$$Zn(s)|\ Zn^{2+}(1.0M)\ \|\ Cu^{2+}(1.0M)|Cu(s) \qquad E_{cell}^0 = 1.1V$$

① Zn 전극은 산화 전극이고, Cu 전극은 환원 전극이다.
② 전자는 Zn 전극에서 Cu 전극으로 자발적으로 이동한다.
③ 전지의 자유 에너지는 점점 감소한다.
④ 환원 반쪽 전지에서 Cu^{2+}의 농도는 점점 감소한다.
⑤ 전지가 평형에 도달했을 때, $E_{cell} = E_{cell}^0$이다.

17-05B. EC205. 갈바니 전지 (전지 선 표현법)

25℃에서 다음 전지의 표준 전지 전위는 1.95V이다. 이에 대한 설명으로 옳지 <u>않은</u> 것은?

$$Fe(s) |\ Fe^{2+}(1M)\ \|\ MnO_4^-(1M),\ Mn^{2+}(1M),\ H^+(1M)|Pt(s)$$

① 산화 반쪽 전지의 Fe^{2+}의 농도는 점점 증가한다.
② 전자 n몰이 이동하는 동안 Mn^{2+}는 $0.2n$몰 생성된다.
③ 환원 반쪽 전지의 pH는 점점 높아진다.
④ 전자는 Fe에서 MnO_4^-로 이동한다.
⑤ Pt는 환원된다.

17-06B. EC206. 표준 환원 전위★

다음은 25℃에서 금속 이온의 표준 환원 전위(E_{red}^0) 자료이다. 이에 대한 설명으로 옳지 <u>않은</u> 것은?

$$Ag^+(aq)\ +\ e^-\ \rightleftarrows\ Ag(s) \qquad E_{red}^0 = 0.80V$$
$$Cu^{2+}(aq)\ +\ 2e^-\ \rightleftarrows\ Cu(s) \qquad E_{red}^0 = 0.34V$$
$$Zn^{2+}(aq)\ +\ 2e^-\ \rightleftarrows\ Zn(s) \qquad E_{red}^0 = -0.76V$$

① Ag^+는 Cu^{2+}보다 강한 산화제이다.
② Zn는 Ag보다 강한 환원제이다.
③ 금속성은 Ag가 Zn보다 크다.
④ $Zn(s)+Cu^{2+}(aq) \rightarrow Zn^{2+}(aq)+Cu(s)$는 표준 상태에서 자발적으로 진행된다.
⑤ 1.0M $AgNO_3(aq)$에 Cu 막대를 담그면 표면에 Ag가 석출된다.

17-07B. EC207. 표준 환원 전위★

다음은 25℃에서 금속 이온의 표준 환원 전위(E_{red}^0) 자료이다. 이에 대한 설명으로 옳지 <u>않은</u> 것은?

$$Cu^{2+}(aq)\ +\ 2e^-\ \rightleftarrows\ Cu(s) \qquad E_{red}^0 = 0.34V$$
$$2H^+(aq)\ +\ 2e^-\ \rightleftarrows\ H_2(g) \qquad E_{red}^0 = aV$$
$$Zn^{2+}(aq)\ +\ 2e^-\ \rightleftarrows\ Zn(s) \qquad E_{red}^0 = -0.76V$$

① $a=0$이다.
② Cu^{2+}는 Zn^{2+}보다 강한 산화제이다.
③ H_2는 Cu보다 강한 환원제이다.
④ 진한 $HCl(aq)$에 Cu 막대를 넣으면 $H_2(g)$를 발생하며 녹는다.
⑤ 진한 $HCl(aq)$에 Zn 막대를 넣으면 $H_2(g)$를 발생하며 녹는다.

17-08B. EC208. 표준 환원 전위★

다음 표준 환원 전위를 이용하여 아래 전지의 표준 기전력을 구한 것으로 옳은 것은?

$$Ag^+(aq)\ +\ e^-\ \rightleftarrows\ Ag(s) \qquad E_{red}^0 = 0.80V$$
$$Zn^{2+}(aq)\ +\ 2e^-\ \rightleftarrows\ Zn(s) \qquad E_{red}^0 = -0.76V$$

$$Zn(s)|\ Zn^{2+}(1.0M)\ \|\ Ag^+(1.0M)|Ag(s)$$

① $-1.56V$
② $1.56V$
③ $2.36V$
④ $-2.36V$
⑤ $0.04V$

17-09B. EC209. 표준 환원 전위★

다음 표준 환원 전위를 이용하여 아래 전지의 표준 기전력을 구한 것으로 옳은 것은?

$$Ag^+(aq) + e^- \rightleftharpoons Ag(s) \qquad E^0_{red} = 0.80V$$
$$Fe^{3+}(aq) + e^- \rightleftharpoons Fe^{2+}(aq) \qquad E^0_{red} = 0.77V$$

$$Pt(s)| \ Fe^{3+}(1.0M), \ Fe^{2+}(1.0M) \parallel Ag^+(1.0M)|Ag(s)$$

① 0.03V
② −0.03V
③ 1.57V
④ −1.57V
⑤ 0.0V

17-10B. EC210. 표준 환원 전위★

다음 표준 환원 전위를 이용하여 아래 산화 환원 반응의 표준 기전력을 구한 것으로 옳은 것은?

$$Cu^{2+}(aq) + 2e^- \rightleftharpoons Cu(s) \qquad E^0_{red} = 0.34V$$
$$Fe^{2+}(aq) + 2e^- \rightleftharpoons Fe(s) \qquad E^0_{red} = -0.44V$$

$$Fe(s) + Cu^{2+}(aq) \rightarrow Fe^{2+}(aq) + Cu(s)$$

① −0.10V
② −0.78V
③ 0.78V
④ 0.10V
⑤ −0.34V

17-11B. EC211. 표준 환원 전위

다음 표준 환원 전위를 이용하여 아래 산화 환원 반응의 표준 기전력을 구한 것으로 옳은 것은?

$$Al^{3+}(aq) + 3e^- \rightleftharpoons Al(s) \qquad E^0_{red} = -1.66V$$
$$Mn^{2+}(aq) + 2e^- \rightleftharpoons Mn(s) \qquad E^0_{red} = -1.18V$$

$$2Al^{3+}(aq) + 3Mn(s) \rightarrow 2Al(s) + 3Mn^{2+}(aq)$$

① 0.48V
② −0.48V
③ 2.84V
④ −2.84V
⑤ 0.36V

17-12B. EC212. 표준 환원 전위

다음은 25℃에서 표준 전지 전위 자료이다. 이에 대한 설명으로 옳지 <u>않은</u> 것은?

$$X(s) + 2H^+(aq) \rightleftharpoons X^{2+}(aq) + H_2(g) \qquad E^0 = -0.34V$$
$$Y(s) + 2H^+(aq) \rightleftharpoons Y^{2+}(aq) + H_2(g) \qquad E^0 = 0.76V$$

① Y는 X보다 강한 환원제이다.
② X^{2+}는 Y^{2+}보다 강한 산화제이다.
③ 1M XSO_4 용액에 Y막대를 넣으면 Y표면에 X가 석출된다.
④ $X(s)| \ X^{2+}(1.0M) \parallel Y^{2+}(1.0M)|Y(s)$의 $E^0 = 1.10V$이다.
⑤ 진한 염산에 Y 막대를 넣으면 수소 기체를 발생하며 녹는다.

17-13B. EC213. 표준 환원 전위

다음은 25℃에서 표준 전지 전위 자료이다. 이에 대한 설명으로 옳지 <u>않은</u> 것은?

$$X(s) + 2H^+(aq) \rightarrow X^{2+}(aq) + H_2(g) \qquad E^0 = 0.76V$$
$$Y^{2+}(aq) + X(s) \rightarrow Y(s) + X^{2+}(aq) \qquad E^0 = 1.10V$$

Y^{2+}가 Y가 되는 표준 환원 전위는?

① 0.34V
② −0.34V
③ 1.86V
④ −1.86V
⑤ 0.0V

17-14A. EC214. 전지 전위와 자유 에너지

다음 중 1F의 전하량에 대한 설명으로 옳은 것은?

① 전자 96500개의 전하량
② 전자 96500몰의 전하량
③ 전자 1몰의 전하량
④ 전자 1개의 전하량
⑤ 전자 6.25×10^{18}개의 전하량

17-15A. EC215. 전지 전위와 자유 에너지

0.1몰의 Fe^{2+}를 모두 Fe로 환원시키기 위해 필요한 전하량은?

① 0.1F
② 0.2F
③ 0.3F
④ 0.1C
⑤ 0.2C

17-16A. EC216. 전지 전위와 자유 에너지

어떤 산화 환원 반응에서 1 쿨롬(C)의 전자가 1V의 전위차만큼 자발적으로 이동했다. 이 과정에서 계가 주위에 할 수 있는 일의 최대값은?

① 1J
② 6.02×10^{23}J
③ 96500J
④ 1kJ
⑤ 96500kJ

17-17B. EC217. 전지 전위와 자유 에너지

어떤 산화 환원 반응에서 전자 2몰이 0.78V의 전위차만큼 자발적으로 이동했다. 이 과정에서 계가 주위에 할 수 있는 일의 최대값은?

① 1J
② 6.02×10^{23}J
③ $(2 \times 96500 \times 0.78)$J
④ (96500×0.78)J
⑤ 96500J

17-18B. EC218. 전지 전위와 자유 에너지

다음 반응에 대한 $\triangle G^0$는?

$$Fe(s) + Cu^{2+}(aq) \rightleftarrows Fe^{2+}(aq) + Cu(s) \qquad E^0 = 0.78V$$

① $-(2 \times 96500 \times 0.78)$kJ/mol
② $-(2 \times 96.5 \times 0.78)$kJ/mol
③ $(2 \times 96.5 \times 0.78)$kJ/mol
④ $(2 \times 96500 \times 0.78)$kJ/mol
⑤ $-(2 \times 0.78)$kJ/mol

17-19B. EC219. 전지 전위와 자유 에너지

다음은 25℃에서 반쪽 반응의 표준 환원 전위 자료이다.

$$Ni^{2+}(aq) + 2e^- \rightleftarrows Ni(s) \qquad E^0_{red} = -0.28V$$
$$Ag^+(aq) + e^- \rightleftarrows Ag(s) \qquad E^0_{red} = 0.80V$$

아래 전지 반응의 $\triangle G^0$는?

$$Ni(s) + 2Ag^+(aq) \rightarrow Ni^{2+}(aq) + 2Ag(s)$$

① $(2 \times 96500 \times 1.08)$kJ/mol
② $-(2 \times 96500 \times 1.08)$kJ/mol
③ $-(2 \times 96.5 \times 1.08)$kJ/mol
④ $-(2 \times 96.5 \times 0.52)$kJ/mol
⑤ $(2 \times 96500 \times 0.52)$kJ/mol

17-20B. EC220. 전지 전위와 자유 에너지

25℃에서 다음 반응의 $\triangle G^0 = -1360$kJ/mol이다. 이 반응의 E^0_{cell}은?

$$4NH_3(g) + 3O_2(g) \rightarrow 2N_2(g) + 6H_2O(l)$$

① $\dfrac{13600}{12 \times 965}$V
② $\dfrac{136}{12 \times 965}$V
③ $\dfrac{13600}{6 \times 965}$V
④ $\dfrac{1360}{6 \times 965}$V
⑤ $\dfrac{1360}{12 \times 965}$V

17-21B. EC221. 네른스트 식과 르 샤틀리에 원리★

다음은 반응 $Zn(s)+Cu^{2+}(aq) \rightarrow Zn^{2+}(aq)+Cu(s)$를 기초로 한 전지에서 화학종의 농도를 나타낸 것이다. $E > E^0$인 것은?

	$[Zn^{2+}]$	$[Cu^{2+}]$
①	1.0M	1.0M
②	0.1M	1.0M
③	1.0M	0.1M
④	0.1M	0.1M
⑤	2.0M	1.0M

17-22B. EC222. 네른스트 식★★

아래의 표준 환원 전위 자료를 이용하여 다음 전지의 기전력을 구한 것으로 옳은 것은? (단, 온도는 25℃이다.)

$$Zn(s)| \; Zn^{2+}(0.010M) \parallel Cu^{2+}(1.0M)|Cu(s)$$

$$Cu^{2+}(aq) \; + \; 2e^- \; \rightleftharpoons \; Cu(s) \qquad E^0_{red}=0.34V$$

$$Zn^{2+}(aq) \; + \; 2e^- \; \rightleftharpoons \; Zn(s) \qquad E^0_{red}=-0.76V$$

① $(1.1+0.0592)V$

② $(1.1+\dfrac{0.0592}{2})V$

③ $(1.1-\dfrac{0.0592}{2})V$

④ $(1.1-\dfrac{0.0592}{4})V$

⑤ $(1.1-0.0592)V$

17-23B. EC223. 네른스트 식

아래의 표준 환원 전위 자료를 이용하여 다음 전지의 기전력을 구한 것으로 옳은 것은? (단, 온도는 25℃이다.)

$$Cr(s)| \; Cr^{3+}(0.0010M) \parallel Ni^{2+}(0.010M)|Ni(s)$$

$$Ni^{2+}(aq) \; + \; 2e^- \; \rightleftharpoons \; Ni(s) \qquad E^0_{red}=-0.25V$$

$$Cr^{3+}(aq) \; + \; 3e^- \; \rightleftharpoons \; Cr(s) \qquad E^0_{red}=-0.74V$$

① $0.49V$

② $(0.49+\dfrac{0.0592}{6})V$

③ $(0.49-\dfrac{0.0592}{6})V$

④ $(0.49+0.0592)V$

⑤ $(0.49-0.0592)V$

17-24B. EC224. 네른스트 식

25℃에서 다음 전지의 기전력이 0.58V일 때, 환원 반쪽 전지 수용액의 pH는? (단, 사용하는 네른스트식은 $E=E^0-\dfrac{0.06}{n}\log Q$이고, $E^0_{red}(Zn^{2+}/Zn)=-0.76V$이다.)

$$Zn(s)| \; Zn^{2+}(1.0M) \parallel H^+(aq) \; | \; H_2(1atm)|Pt(s)$$

① 3.0

② 4.0

③ 5.0

④ 6.0

⑤ 7.0

17-25B. EC225. 네른스트 식-환원 전위

다음은 25℃에서 표준 환원 전위 자료이다.

$$Ag^+(aq) + e^- \rightleftarrows Ag(s) \qquad E^0_{red} = 0.80V$$

25℃, $[Ag^+] = 10M$일 때, 환원 전위(E_{red}(V))는?

① $0.80 + 0.0592$

② $0.80 - 0.0592$

③ 0.80

④ $0.80 + \dfrac{0.0592}{2}$

⑤ $0.80 - \dfrac{0.0592}{2}$

17-26B. EC226. 네른스트 식-환원 전위★

다음은 전지 선 표현법과 25℃에서 표준 환원 전위 자료이다. 이 전지에 대한 설명으로 옳지 <u>않은</u> 것은? (단, 온도는 25℃이다.)

$$Zn(s)\,|\,Zn^{2+}(0.01M) \parallel Ag^+(10M)\,|\,Ag(s)$$

$$Ag^+(aq) + e^- \rightleftarrows Ag(s) \qquad E^0_{red} = 0.80V$$

$$Zn^{2+}(aq) + 2e^- \rightleftarrows Zn(s) \qquad E^0_{red} = -0.76V$$

① Ag 전극의 환원 전위(E_{red})는 $(0.80 + 0.0592)$V이다.

② Zn 전극의 환원 전위(E_{red})는 $(-0.76 - 0.0592)$V이다.

③ 전지 전위는 $(1.56 + 2 \times 0.0592)$V이다.

④ 전류가 흐르면 Zn 전극의 환원 전위는 점점 증가한다.

⑤ 전류가 흐르면 Ag 전극의 환원 전위는 점점 증가한다.

17-27B. EC227. 농도차 전지

25℃에서 다음 농도 전지에 대한 설명으로 옳지 <u>않은</u> 것은?

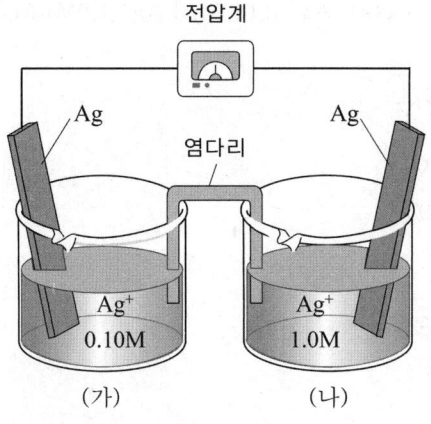

① (가)에서 Ag^+의 농도는 점점 증가한다.

② (가)의 Ag 전극은 산화 전극이다.

③ (나)에서 Ag^+의 농도는 점점 감소한다.

④ (나)의 Ag 전극은 환원 전극이다.

⑤ 평형에서 Ag^+ 농도는 (가)<(나)이다.

17-28B. EC228. 농도 전지

25℃에서 1.0M의 $CuSO_4(aq)$과 0.010M의 $CuSO_4(aq)$에 각각 Cu 전극을 담가서 만든 농도 전지의 기전력은?

① $\dfrac{0.0592}{2}$V

② 0.0592V

③ 2×0.0592V

④ $\dfrac{0.0592}{3}$

⑤ 3×0.0592V

17-29B. EC229. 농도 전지

25℃에서 다음 농도차 전지의 기전력은?

$$Ag(s)| \ Ag^+(0.010M) \parallel Ag^+(1.0M)|Ag(s)$$

① $\dfrac{0.0592}{2}V$

② $0.0592V$

③ $2 \times 0.0592V$

④ $\dfrac{0.0592}{3}$

⑤ $3 \times 0.0592V$

17-30B. EC230. 농도 전지

25℃에서 0.10M $Ni^{2+}(aq)$과 xM $Ni^{2+}(aq)$에 각각 Ni 전극을 담가 농도차 전지를 만들었을 때, 0.10M $Ni^{2+}(aq)$의 Ni 전극의 질량은 점점 증가했고 초기 기전력은 0.0592V였다. x는?

① 10

② 1

③ 0.1

④ 0.01

⑤ 0.001

17-31B. EC231. 네른스트 식-침전 포함 전지★

그림은 25℃에서 불용성 침전 AgX(s)의 포화 용액과 1.0M $AgNO_3$ 용액으로 만든 농도차 전지이다. 이 전지의 기전력이 0.592V일 때, 25℃에서 AgX(s)의 K_{sp}는?

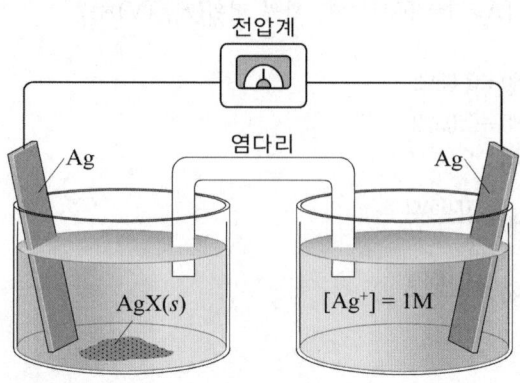

① 1.0×10^{-10}

② 1.0×10^{-20}

③ 1.0×10^{-8}

④ 1.0×10^{-30}

⑤ 1.0×10^{-40}

17-32B. EC232. 네른스트 식-착화합물 포함 전지★

그림은 반쪽 전지 (가)와 (나)로 구성된 갈바니 전지이다. (가)와 (나)는 각각 평형 상태에 있다. 스위치를 닫았을 때 전압계에서 측정되는 전압(V)은?

(단, 온도는 25℃로 일정하다. 25℃에서 $\dfrac{RT}{F}\ln 10 = 0.06V$, $Ag(NH_3)_2^{+}$의 K_f는 1.6×10^7이고, AgCl의 K_{sp}는 1.0×10^{-10}이다.)

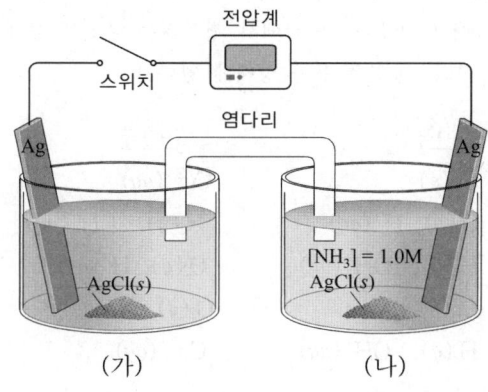

(가)   (나)

① $0.06\times\log(4000)$

② $0.03\times\log(4000)$

③ $0.06\times\log(1000)$

④ $0.06\times\log(2000)$

⑤ $0.03\times\log(1000)$

17-33B. EC233. 전해 전지★

그림은 1M HI(aq)를 백금 전극으로 전기 분해하는 장치이다. 이에 대한 설명으로 옳지 <u>않은</u> 것은?

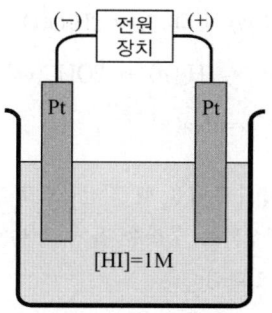

① 산화 전극은 외부 전원의 (+)극에 연결되어 있다.

② (+)극에서 산화 반응이 일어난다.

③ 환원 전극은 외부 전원의 (−)극에 연결되어 있다.

④ (−)극에서 환원 반응이 일어난다.

⑤ 화학적 에너지를 전기적 에너지로 바꾼다.

17-34B. EC234. 전기분해 순서★★

다음은 25℃에서 금속의 표준 환원 전위 자료이다.

$$Ag^{+}(aq) + e^{-} \rightleftarrows Ag(s) \qquad E^0_{red} = 0.80V$$

$$Cu^{2+}(aq) + 2e^{-} \rightleftarrows Cu(s) \qquad E^0_{red} = 0.34V$$

$$Zn^{2+}(aq) + 2e^{-} \rightleftarrows Zn(s) \qquad E^0_{red} = -0.76V$$

25℃의 전해 전지 용액에 Cu^{2+}, Ag^{+}, Zn^{2+} 이온이 0.10M씩 들어 있다. 전해 전지의 전압을 점점 증가시킬 때, 환원 전극에서 금속 이온이 석출되는 순서로 옳은 것은?

① $Ag^{+} \rightarrow Cu^{2+} \rightarrow Zn^{2+}$

② $Ag^{+} \rightarrow Zn^{2+} \rightarrow Cu^{2+}$

③ $Cu^{2+} \rightarrow Ag^{+} \rightarrow Zn^{2+}$

④ $Cu^{2+} \rightarrow Zn^{2+} \rightarrow Ag^{+}$

⑤ $Zn^{2+} \rightarrow Cu^{2+} \rightarrow Ag^{+}$

17-35B. EC235. 전기분해 순서★

표는 25℃에서 반쪽 반응의 표준 환원 자료이다.

$$S_2O_8^{2-}(aq) + 2e^- \rightleftharpoons 2SO_4^{2-}(aq) \qquad E_{red}^0 = 2.01V$$
$$O_2(g) + 4H^+(aq) + 4e^- \rightleftharpoons 2H_2O(l) \qquad E_{red}^0 = 1.23V$$
$$2H_2O(l) + 2e^- \rightleftharpoons H_2(g) + 2OH^-(aq) \qquad E_{red}^0 = -0.83V$$
$$Na^+(aq) + e^- \rightleftharpoons Na(s) \qquad E_{red}^0 = -2.71V$$

25℃에서 Na_2SO_4 수용액을 백금 전극으로 전기분해 했을 때 (−)극과 (+)극에서 생성되는 물질을 옳게 짝지은 것은? (단, 모든 물질은 표준 상태에 있다.)

	(−)극	(+)극
①	$Na(s)$	$S_2O_8^{2-}(aq)$
②	$H_2(g)$, $OH^-(aq)$	$O_2(g)$, $H^+(aq)$
③	$O_2(g)$, $H^+(aq)$	$H_2(g)$, $OH^-(aq)$
④	$S_2O_8^{2-}(aq)$	$Na(s)$
⑤	$Na(s)$	$O_2(g)$, $H^+(aq)$

17-36B. EC236. 전기분해 순서★

표는 25℃에서 반쪽 반응의 표준 환원 자료이다.

$$O_2(g) + 4H^+(aq) + 4e^- \rightleftharpoons 2H_2O(l) \qquad E_{red}^0 = 1.23V$$
$$Ni^{2+}(aq) + 2e^- \rightleftharpoons Ni(s) \qquad E_{red}^0 = -0.23V$$
$$2H_2O(l) + 2e^- \rightleftharpoons H_2(g) + 2OH^-(aq) \qquad E_{red}^0 = -0.83V$$

25℃에서 $Ni(NO_3)_2$ 수용액을 탄소 전극으로 전기분해 했을 때 (−)극과 (+)극에서 생성되는 물질을 옳게 짝지은 것은? (단, 모든 물질은 표준 상태에 있다.)

	(−)극	(+)극
①	$Ni(s)$	$O_2(g)$, $H^+(aq)$
②	$H_2(g)$, $OH^-(aq)$	$O_2(g)$, $H^+(aq)$
③	$Ni(s)$	$CO_2(g)$
④	$H_2(g)$, $H^+(aq)$	$O_2(g)$, $OH^-(aq)$
⑤	$H_2(g)$, $H^+(aq)$	$O_2(g)$, $H^+(aq)$

17-37B. EC237. 전기분해 순서★

표는 25℃에서 반쪽 반응의 표준 환원 자료이다.

$$O_2(g) + 4H^+(aq) + 4e^- \rightleftharpoons 2H_2O(l) \qquad E_{red}^0 = 1.23V$$
$$Cu^{2+}(aq) + 2e^- \rightleftharpoons Cu(s) \qquad E_{red}^0 = 0.34V$$
$$2H_2O(l) + 2e^- \rightleftharpoons H_2(g) + 2OH^-(aq) \qquad E_{red}^0 = -0.83V$$

그림은 25℃에서 1.0M $CuSO_4$ 수용액을 구리(Cu) 전극으로 전기분해 했을 때 (−)극과 (+)극에서 생성되는 물질을 옳게 짝지은 것은? (단, 모든 물질은 표준 상태에 있다.)

	(−)극	(+)극
①	$Cu(s)$	$Cu^{2+}(aq)$
②	$O_2(g)$, $H^+(aq)$	$H_2(g)$, $OH^-(aq)$
③	$H_2(g)$, $OH^-(aq)$	$O_2(g)$, $H^+(aq)$
④	$Cu(s)$	$O_2(g)$, $H^+(aq)$
⑤	$H_2(g)$, $OH^-(aq)$	$Cu^{2+}(aq)$

17-38B. EC238. 전기분해의 화학양론

다음 염의 1M 수용액을 백금 전극으로 전기분해 할 때 (−)극에서 금속이 석출되지 <u>않는</u> 것은?

① $CuSO_4$
② $AgNO_3$
③ K_2SO_4
④ $Zn(NO_3)_2$
⑤ $AgNO_3$

17-39B. EC239. 전기분해의 화학양론

다음 염의 수용액을 백금 전극으로 전기분해할 때 (−)극에서 수소 기체가 발생하지 <u>않는</u> 것은?

① NaCl
② KCl
③ $LiNO_3$
④ Na_2SO_4
⑤ $ZnSO_4$

17-40B. EC240. 전기분해의 화학양론★★

$NaNO_3$ 수용액에 0.40F의 전하량을 흘려 백금 전극으로 전기분해 했을 때 (−)극에서 발생하는 기체의 종류와 몰수는?

	기체의 종류	몰수
①	H_2	0.4몰
②	H_2	0.2몰
③	H_2	0.1몰
④	O_2	0.1몰
⑤	O_2	0.2몰

17-41B. EC241. 전기분해의 화학양론

다음 염의 수용액을 백금 전극으로 전기분해 하였다. 1F의 전하량을 흘렸을 때 (−)극에 석출되는 금속의 몰수가 가장 큰 것은?

① $CuSO_4$
② $AlCl_3$
③ $NiSO_4$
④ $AgNO_3$
⑤ $NaNO_3$

17-42B. EC242. 전기분해의 화학양론

0.50M 황산구리($CuSO_4$) 수용액 100.0mL에 들어있는 구리 이온을 모두 석출시키기 위해 전해 전지에 흘려주어야 하는 전하량은?

① 0.050F
② 0.10F
③ 0.20F
④ 1.0F
⑤ 0.010F

17-43B. EC243. 전기분해의 화학양론

$CuSO_4$ 수용액을 전기 분해하여 Cu(원자량: 63.5)를 얻는다. a초 동안 b 암페어(A)의 전류를 흘려 얻을 수 있는 구리의 최대 질량은?

① $\frac{a \times b \times 63.5}{96500}$ g
② $\frac{a \times b \times 63.5}{96500 \times 2}$ g
③ $a \times b$ g
④ $2a \times b$ g
⑤ $\frac{a \times 2b \times 63.5}{96500}$ g

17-44B. EC244. 전기분해의 화학양론

$AgNO_3$ 수용액을 백금 전극으로 전기 분해 하였다. (−)극에서 Ag(s) 1.08g이 석출되는 동안 (+)극에서 발생한 기체의 몰수는? (단, Ag의 원자량은 108이다.)

① 0.0100몰

② 0.00500몰

③ 0.00250몰

④ 0.0250몰

⑤ 0.0500몰

17-45B. EC245. 전기분해의 화학양론

$CuSO_4$ 수용액을 백금 전극으로 전기 분해 하였다. STP 조건에서 산소(O_2) amL가 발생하는 동안 석출되는 Cu의 최대 질량은? (단, Cu의 원자량은 bg/mol이다. STP에서 기체 1몰의 부피는 22.4L이다.)

① $\dfrac{2ab}{22400}$ g

② $\dfrac{2ab}{22.4}$ g

③ $\dfrac{b}{22.4a}$ g

④ $\dfrac{a}{22.4b}$ g

⑤ $\dfrac{22400}{ab}$ g

17-46B. EC246. 네른스트 식

25℃에서 다음 전지의 기전력은? (단, 사용하는 네른스트식은 $E = E^0 - \dfrac{0.06}{n} \log Q$이고, $E_{red}^0(Zn^{2+}/Zn) = -0.76V$이다.)

$$Zn(s)|\ Zn^{2+}(0.1M)\ \|\ H^+(pH{=}3.0)\ |\ H_2(0.1atm)|Pt(s)$$

① 0.70V

② 0.88V

③ 0.64V

④ 1.10V

⑤ 0.34V

17-47B. EC247. 네른스트 식

25℃에서 불용성 침전 AgY(s)의 포화 용액과 1.0M의 $AgNO_3$ 용액에 각각 Ag 전극을 담가 만든 농도 전지의 기전력이 xV였다. 25℃에서 AgY(s)의 K_{sp}는? (단, $x > 0$이다.)

① $10^{-\frac{x}{0.0592}}$

② $10^{-\frac{2x}{0.0592}}$

③ $10^{-\frac{0.0592}{x}}$

④ $10^{-\frac{0.0592}{2x}}$

⑤ $10^{\frac{0.0592}{x}}$

17-48C. EC248. 네른스트 식★

25℃에서 다음 전지의 전지 전위는 0.56V이다.

$$Cu(s)|\ Cu^{2+}(1.0M)\ \|\ Ag^+(1.0M)\ |\ Ag(s)$$

산화 반쪽 전지에 진한 NH_3를 녹여 $Cu(NH_3)_4^{2+}$가 생성된 후 NH_3의 평형 농도가 1.0M가 되었고, 환원 반쪽 전지에 $NaCl(s)$을 녹여 $AgCl(s)$이 생성된 후 Cl^-의 평형 농도가 1.0M가 되었다. 이때, 전지 전위는?
(단, 온도는 일정하다. 25℃에서 $Cu(NH_3)_4^{2+}$의 K_f는 1.0×10^{13}이고, $AgCl$의 K_{sp}는 1.0×10^{-10}이다. $\frac{RT}{F}\ln10=0.06V$이고, 첨가한 NH_3, $NaCl$에 의한 부피 변화는 무시한다.)

① $-0.35V$
② $0.35V$
③ $-0.45V$
④ $0.45V$
⑤ $0.56V$

17-49B. EC249. 전기분해의 화학양론

$CuSO_4$ 수용액을 백금 전극으로 전기 분해 하였다. $(-)$극에서 Cu ag이 석출되는 동안 $(+)$극에서 발생한 기체의 몰수는? (단, Cu의 원자량은 bg/mol이다.)

① $\frac{a}{2b}$ 몰
② $\frac{a}{4b}$ 몰
③ $\frac{a}{b}$ 몰
④ $\frac{2a}{b}$ 몰
⑤ $\frac{4a}{b}$ 몰

17-50A. EC301-1. 산화 환원 반응

다음 설명 중 옳은 것은?

① 전자는 산화제에서 환원제로 이동한다.
② 산화제는 산화-환원반응 동안 산화되는 것이다.
③ 산화반응은 전자를 얻는 것이다.
④ 산화반응과 환원반응은 항상 동시에 일어난다.
⑤ 환원제는 다른 물질을 산화시킨다.

17-51A. EC302. 산화 환원 반응

$Fe(s) + Cu^{2+}(aq) \rightarrow Fe^{2+}(aq) + Cu(s)$ 반응에서 환원제로 작용한 것은?

① $Fe(s)$
② $Cu^{2+}(aq)$
③ $Fe(s)$, $Fe^{2+}(aq)$
④ $Cu^{2+}(aq)$, $Cu(s)$
⑤ $Fe(s)$, $Cu(s)$

17-52B. EC303. 표준 환원 전위

다음은 세 가지 반쪽 반응식과 25℃에서의 표준 환원 전위이다.

○ $Ag^+(aq) + e^- \rightarrow Ag(s)$	$E° = 0.80$ V
○ $Cu^{2+}(aq) + 2e^- \rightarrow Cu(s)$	$E° = 0.34$ V
○ $Pb^{2+}(aq) + 2e^- \rightarrow Pb(s)$	$E° = -0.13$ V

이에 대한 설명으로 옳은 것만을 〈보기〉에서 있는 대로 고른 것은?

─────〈보 기〉─────

ㄱ. Ag^+, Cu^{2+}, Pb^{2+} 중에서 Ag^+가 가장 강한 산화제이다.

ㄴ. $Ag(s), Cu(s), Pb(s)$ 중에서 $Pb(s)$가 가장 강한 환원제이다.

ㄷ. 표준 상태에서 전지 전위는 $Cu \mid Cu^{2+} \parallel Ag^+ \mid Ag$가 $Pb \mid Pb^{2+} \parallel Ag^+ \mid Ag$보다 크다.

① ㄱ   ② ㄴ   ③ ㄱ, ㄴ
④ ㄴ, ㄷ   ⑤ ㄱ, ㄴ, ㄷ

17-53B. EC304-1. 표준 환원 전위

금속의 표준환원전위가 높을 때의 설명 중 옳은 것은?

① 산화되기 어렵다.
② 이온화 경향이 크다.
③ 전자를 잃기 쉽다.
④ 강한 환원제이다.
⑤ 대기 중의 산소(O_2)와 쉽게 반응하여 산화된다.

17-54B. EC305. 상식

산화─환원 반응에 대한 다음의 설명 중 맞는 것은?

① 금속이 산화되면 그 산화수는 감소한다.
② 표준 환원전위가 큰 금속일수록 쉽게 산화된다.
③ $Zn^{2+}(aq) + Cu(s) \rightarrow Cu^{2+}(aq) + Zn(s)$ 반응은 자발적이다.
④ 철로 된 배의 선체가 부식되는 것을 방지하기 위해 마그네슘 조각을 연결하여 희생 산화전극으로 사용할 수 있다.
⑤ 산화력의 세기는 $Br_2 > Cl_2 > F_2$이다.

17-55C. EC309. 상식

다음 중 산화제와 환원제로 겸하여 쓰이는 것은?

① H_2SO_4
② $Na_2S_2O_3$
③ HNO_3
④ $CuCl_2$
⑤ H_2O_2

17-56B. EC314. 갈바니 전지

다음 전지에 대한 다음 설명 중 옳지 않은 것은?

$Zn \mid ZnSO_4 \parallel CuSO_4 \mid Cu$

① Zn 전극에서 산화반응이 일어난다.
② Zn 극의 질량은 감소하고 Cu극은 증가한다.
③ 전자는 Cu극에서 Zn극으로 이동한다.
④ SO_4^{2-}는 염다리를 통해 Zn 극으로 이동한다.
⑤ Zn 전극은 양극(anode)이다.

17-57B. EC315. 갈바니 전지

다음 전지에 대한 설명 중 옳은 것을 모두 고른 것은?

$$Zn \mid ZnSO_4(0.1\ M) \parallel CuSO_4(0.1\ M) \mid Cu$$

─〈보 기〉─

가. Zn극의 질량이 감소한다.
나. 염다리 속 양이온의 알짜 이동 방향은 Cu극 쪽이다.
다. 전자는 Zn극에서 Cu극으로 이동한다.
라. Cu극에서는 산화반응이 일어난다.

① 가, 나, 다
② 가, 다
③ 나, 라
④ 라
⑤ 가, 나, 다, 라

17-58B. EC316. 갈바니 전지

다음 전지에서 반응이 진행될 때, 이에 대해 설명한 것으로 옳은 것만을 〈보기〉에서 있는대로 고른 것은?

$$Zn \mid Zn^{2+}(1.0\ M) \parallel Pb^{2+}(1.0\ M) \mid Pb$$

─〈보 기〉─

ㄱ. Pb 전극의 질량이 증가한다.
ㄴ. Zn^{2+}의 농도가 증가한다.
ㄷ. 전자가 Zn전극에서 Pb전극으로 이동한다.

① ㄱ   ② ㄴ   ③ ㄱ, ㄴ
④ ㄴ, ㄷ   ⑤ ㄱ, ㄴ, ㄷ

17-59B. EC318. 갈바니 전지

다음은 25℃에서 두 가지 반쪽 반응과 표준 환원 전위 자료이다.

○ $Ag^+(aq) + e^- \rightleftharpoons Ag(s)$	$E° = 0.799\ V$
○ $Pb^{2+}(aq) + 2e^- \rightleftharpoons Pb(s)$	$E° = -0.127\ V$

이로부터 구한 다음 전지반응의 표준 기전력(V)은?

$$Pb(s) + 2Ag^+(aq) \rightarrow Pb^{2+}(aq) + 2Ag(s)$$

① 0.926
② -0.926
③ 0.672
④ 0.545
⑤ 1.053

17-60B. EC320. 갈바니 전지

다음은 25℃에서 두 가지 반쪽 반응과 표준 환원 전위 자료이다.

○ $Cr^{3+}(aq) + 3e^- \rightleftharpoons Cr(s)$	$E° = -0.74\ V$
○ $Hg_2^{2+}(aq) + 2e^- \rightleftharpoons 2Hg(l)$	$E° = 0.80\ V$

이로부터 구한 다음 전지의 표준 기전력은?

$$Cr(s) \mid Cr^{3+}(aq) \parallel Hg_2^{2+}(aq) \mid Hg(l)$$

① 0.06 V
② 1.54 V
③ -1.54 V
④ 0.92 V
⑤ 3.88 V

17-61C. EC322. 상식

다음 중 오른쪽으로 진행되기 어려운 반응은 어느 것인가?

① $2Na + Zn^{2+} \rightarrow 2Na^+ + Zn$

② $Zn + 2AgNO_3 \rightarrow Zn(NO_3)_2 + 2Ag$

③ $Cu + 2HCl \rightarrow CuCl_2 + H_2$

④ $Sn + Cu^{2+} \rightarrow Sn^{2+} + Cu$

⑤ $2Ag^+(aq) + Zn(s) \rightarrow 2Ag(s) + Zn^{2+}(aq)$

17-62C. EC323. 상식

다음 반응 중 표준 상태에서 자발적으로 일어나는 것은?

① $Pb(s) + Mg^{2+}(aq) \rightarrow Pb^{2+}(aq) + Mg(s)$

② $2Ag(s) + Zn^{2+}(aq) \rightarrow 2Ag^+(aq) + Zn(s)$

③ $2Au(s) + 6H^+(aq) \rightarrow 2Au^{3+}(aq) + 3H_2(g)$

④ $2Ag(s) + 2H^+(aq) \rightarrow 2Ag^+(aq) + H_2(g)$

⑤ $Ni(s) + 2H^+(aq) \rightarrow Ni^{2+}(aq) + H_2(g)$

17-63A. EC324. 패러데이

1F의 전하량은?

① 16 개의 전자가 갖는 전하량

② 전자 96500 개가 갖는 전하량

③ 1 개의 전자가 갖는 전하량

④ 아보가드로수의 전자가 갖는 전하량

⑤ 1C의 전하량

17-64A. EC325. 패러데이

다음 중 1F의 전하량이 의미하는 것은?

① 물질 1 몰의 전하량

② 전자 1 개의 전하량

③ 전자 6.02×10^{23} 개의 전하량

④ 전자 96500 개의 전하량

⑤ 전자 96500 mol의 전하량

17-65B. EC326. 산화환원 반응의 자발성

다음은 25℃에서 두 가지 반쪽 반응과 표준 환원 전위 자료이다.

○ $Ni^{2+}(aq) + 2e^- \rightarrow Ni(s)$ $E^0_{red} = -0.28$ V

○ $Ag^+(aq) + e^- \rightarrow Ag(s)$ $E^0_{red} = +0.80$ V

25℃에서 다음 전지 반응의 표준자유에너지 변화($\Delta G°$)값은?

$$Ni(s) + 2Ag^+(aq) \rightarrow Ni^{2+}(aq) + 2Ag(s)$$

① -208 kJ

② $+208$ kJ

③ -104 kJ

④ $+104$ kJ

⑤ -416 kJ

17-66B. EC327. 산화환원 반응의 자발성

25℃에서 다음 반응의 $\triangle G^0$는?

$$Zn(s) + Cu^{2+}(aq) \rightarrow Zn^{2+}(aq) + Cu(s) \qquad E° = 1.10 \text{ V}$$

① -21.2 kJ

② -110 kJ

③ -186 kJ

④ -212 kJ

⑤ -256 kJ

17-67B. EC328-1. 산화환원 반응의 자발성★★

25℃에서 $Zn(s) + 2Ag^+(aq) \rightarrow Zn^{2+}(aq) + 2Ag(s)$의 $E^0_{cell} = 1.56V$
이다. 이에 대한 설명으로 옳지 않은 것은?

① 비가역 반응이다.
② 자유에너지 변화($\Delta G°$)는 약 -300 kJ이다.
③ 평형상수는 1보다 매우 크다.
④ Zn 1몰이 반응할 때, 이동하는 전자 수는 2몰이다.
⑤ $2Zn(s)+4Ag^+(aq) \rightarrow 2Zn^{2+}(aq)+4Ag(s)$의 $E^0_{cell}=3.12V$이다.

17-68B. EC330-1. 산화환원 반응의 자발성

다음은 Fe^{2+}가 공기 중의 산소에 의해 산화되는 반응과 관련된 반쪽 반응식과 25℃에서의 표준 환원 전위이다.

$$\circ \ O_2(g) + 4H^+(aq) + 4e^- \rightarrow 2H_2O \quad E° = 1.23 \text{ V}$$
$$\circ \ Fe^{3+} + e^- \rightarrow Fe^{2+} \quad\quad\quad\quad\quad E° = 0.77 \text{ V}$$

25℃에서 다음 반응의 평형상수(K)는?

$$O_2(g) + 4Fe^{2+}(aq) + 4H^+(aq) \rightarrow 2H_2O(l) + 4Fe^{3+}(aq)$$

① 1.0×10^{20}
② 1.0×10^{31}
③ 1
④ 2.0×10^{20}
⑤ 2.0×10^{31}

17-69B. EC335-1. 네른스트 식

25 ℃에서 다음 반응의 전지 전압(E_{cell})을 구하시오.

$$Mg(s) \mid Mg^{2+}(2.0 \text{ M}) \parallel Pb^{2+}(0.10 \text{ M}) \mid Pb(s)$$

(단, Mg^{2+}/Mg와 Pb^{2+}/Pb의 E^0_{red}는 각각, $-2.356V$, $-0.125V$이다.)

① 1.27 V
② 2.19 V
③ 1.23 V
④ 2.27 V
⑤ 2.23 V

17-70B. EC336-1. 네른스트 식

다음은 25℃에서 반쪽 반응과 표준 환원 전위이다.

$$Sn^{4+}(aq) + 2e^- \rightarrow Sn^{2+}(aq) \quad E^0_{red} = +0.15 \text{ V}$$

25℃에서 $[Sn^{2+}] = 0.1M$, $[Sn^{4+}] = 0.001M$인 반쪽 전지의 환원 전위(E_{red})는?

① $(0.15 + 0.059)$ V
② $(0.15 - 0.059)$ V
③ $(0.15 + 0.059/2)$ V
④ $(0.15 - 0.059/2)$ V
⑤ 0.15 V

17-71B. EC337. 네른스트 식 (환원전위)

25 ℃에서 다음 수소 반쪽 전지의 환원 전위는 얼마인가?

$$H^+(0.1 \text{ M}) \mid H_2(1 \text{ atm}) \mid Pt$$

① 0.0592 V
② −0.0592 V
③ 0.592 V
④ −0.592 V
⑤ 5.92 V

17-72B. EC338-1. 네른스트 식 (환원전위)

25℃에서 다음 전지의 전지전위가 0.58 V라면 환원 반쪽 전지 전해질 용액의 pH는 얼마인가? (단, Zn^{2+}/Zn의 E_{red}^0는 −0.76V이다.)

$$Zn(s) \mid Zn^{2+}(1 \text{ M}) \parallel H^+(? \text{ M}) \mid H_2(1 \text{ atm}) \mid Pt(s)$$

① 1.1
② 2.1
③ 3.1
④ 4.1
⑤ 5.1

17-73B. EC339. 네른스트 식(환원전위)

25℃에서 다음 전지의 전지 전위가 0.28V이고, 용액의 pH = 6.93 이다. 음극(cathode)의 표준 산화전위(E_{ox}^0)는 얼마인가?

$$Pt(s) \mid H_2(1 \text{ atm}) \mid H^+(aq) \parallel Pb^{2+}(1 \text{ M}) \mid Pb(s)$$

① −0.34 V
② 0.34 V
③ −0.13 V
④ 0.13 V
⑤ 0

17-74B. EC340. 상식

다음 산화−환원 반응에 대한 설명 중 옳은 것을 모두 조합한 것은?

───〈보 기〉───
가. 산화−환원 반응에서 기전력이 양수이면(E > 0) 정반응이 자발적으로 진행된다.
나. 금속의 종류와 농도가 일정해도 전극전위는 온도 변화에 영향을 받는다.
다. 반전지 반응식 중에 H^+이 들어있으면 전극전위는 pH의 영향을 받는다.
라. 동일한 반응에 대하여 표준 산화전위와 표준 환원전위는 절대값이 같고 부호가 반대이다.

① 가, 나, 다
② 가, 다
③ 나, 라
④ 라
⑤ 가, 나, 다, 라

17-75C. EC343-1. 상식

전기분해가 일어나는 동안 전해액을 잘 저어주어야 한다. 그 이유로 가장 적합한 것은?

① 용액의 전기저항을 감소하기 위하여
② 과전압을 증가시키기 위하여
③ 농도 편극을 제거하기 위하여
④ 전하 균형을 유지하기 위하여
⑤ 분극 현상을 없애주기 위하여

17-76B. EC344. 상식

다음 염의 수용액을 백금 전극으로 전기분해할 때, (−)극에서 금속이 석출되지 않는 것은?

① $CuSO_4$
② $AgNO_3$
③ K_2SO_4
④ $Zn(NO_3)_2$
⑤ $Ni(NO_3)_2$

17-77B. EC344-1 상식

다음 이온 화합물의 수용액에 백금 전극을 담가 전기분해할 때, (+)극에서 O_2 기체가 발생하지 않는 것은?

① $CuSO_4$
② $AgNO_3$
③ K_2SO_4
④ $Zn(NO_3)_2$
⑤ NaI

17-78B. EC344-2 상식

다음 이온 화합물의 수용액에 백금 전극을 담가 전기분해할 때, (+)극과 (−)극에서 모두 기체가 발생하는 것은?

① $CuSO_4$
② $AgNO_3$
③ K_2SO_4
④ $Zn(NO_3)_2$
⑤ NaI

17-79B. EC347. 전기분해 양론

$CuSO_4$ 수용액을 전기 분해하여 구리를 얻는다. 5 시간 동안 전류를 통하여 0.404 g의 구리를 얻었다면 사용된 전류의 세기는? (단, Cu의 원자량은 63.5)

① 6.8×10^{-2} A
② 3.4×10^{-2} A
③ 6.8×10^{-1} A
④ 3.4×10^{-1} A
⑤ 1.36×10^{-1} A

17-80B. EC348. 전기분해 양론

0.5 M의 황산구리 $CuSO_4$ 수용액 100 mL 속에 있는 구리 이온(Cu^{2+})을 모두 석출시키려면 몇 F의 전류가 흘러야 되는가?

① 0.01 F
② 0.05 F
③ 0.10 F
④ 0.50 F
⑤ 1.00 F

17-81B. EC349. 전기분해 양론

황산구리($CuSO_4$) 수용액을 전기 분해하여 구리 0.01 몰을 얻고자 한다. 9.65 A의 전류를 얼마동안 흘려주어야 하는가? (1F=96500C)

① 50 초
② 100 초
③ 200 초
④ 500 초
⑤ 600 초

17-82B. EC351. 전기분해 양론

전해전지에서 100.0g의 Al을 생성하기 위해 얼마나 많은 전하량이 필요한가? (단, Al의 원자량은 26.98이며 1F=96480 C/mol이다.)

① 3.71 C
② 1.07×10^6 C
③ 1.11 C
④ 3.21×10^6 C
⑤ 3.56×10^5 C

17-83B. EC352. 전기분해 양론

CrO_3로부터 Cr을 도금에 사용하기 위해 24100 C의 전하량을 통과시켰다. 몇 g의 Cr이 도금되겠는가? (Cr의 F.W.=52.0)

① 13.0 g
② 6.50 g
③ 3.25 g
④ 2.16 g
⑤ 0.25 g

17-84B. EC353. 전기분해 양론

다음 물질의 수용액을 백금 전극을 이용하여 전기분해를 하였다. 1F의 전하량에 의해 (−)극에서 석출되는 금속의 질량이 가장 큰 것은?

① KNO_3 (K = 39)
② $NiSO_4$ (Ni = 59)
③ $AgNO_3$ (Ag = 108)
④ $Pb(NO_3)_2$ (Pb = 207)
⑤ $Al(NO_3)_3$ (Al = 27)

17-85B. EC354. 전기분해 양론

같은 무게의 금속을 전기분해로 얻는데 가장 많은 전하량이 필요한 것은? (단, 원자량은 각각 Na=23, Mg=24, Al=27, K=39, Ag=108이다.)

① $NaNO_3$
② $MgSO_4$
③ $AlCl_3$
④ KNO_3
⑤ $AgNO_3$

17-86B. EC355. 상식

다음 중 산화−환원 반응에 속하지 않는 것은?

① 나트륨(Na)을 물에 넣음
② 납이온을 황산염 이온으로 적정하여 침전시킴
③ 쓰레기를 소각함
④ 철이 부식됨
⑤ 광합성

17-87B. EC356. 상식

구리조각(Cu)을 묽은 질산(HNO_3)에 넣으면 푸른색 Cu^{2+}이온이 생성되고 NO 기체가 생성된다. 이에 대한 옳은 설명은?

① Cu가 H^+에 의해 산화되었다.

② Cu가 NO_3^-에 의해 산화되었다.

③ NO_3^-가 H^+에 의해 산화되었다.

④ NO_3^-가 H^+에 의해 환원되었다.

⑤ Cu가 NO_3^-에 의해 환원되었다.

17-88B. EC357. 상식

환원제의 세기 순서가 맞는 것은?

① $Ag(s) < Cu(s) < H_2(g) < Zn(s)$

② $Cu(s) < H_2(g) < Zn(s) < Ag(s)$

③ $Zn(s) < Cu(s) < Ag(s) < H_2(g)$

④ $Zn(s) < H_2(g) < Cu(s) < Ag(s)$

⑤ $Ag(s) < Zn(s) < H_2(g) < Cu(s)$

17-89C. EC358(687). 상식

다음 화합물 중 산화제/환원제로 겸해서 사용되는 것은?

① HNO_3

② I_2

③ HNO_2

④ $FeSO_4$

⑤ H_2SO_4

17-90B. EC362-1. 산화환원 반응의 자발성

다음은 두 가지 환원 반쪽 반응식과 25℃에서의 표준 환원 전위이다.

$$Zn^{2+}(aq) + 2e^- \rightarrow Zn(s) \qquad E° = -0.76 \text{ V}$$
$$Ag^+(aq) + e^- \rightarrow Ag(s) \qquad E° = +0.80 \text{ V}$$

이로부터 25℃에서 다음 반응의 $\triangle G^0$를 구했을 때, x는?

$$2Ag^+(aq) + Zn(s) \rightarrow Zn^{2+}(aq) + Ag(s) \qquad \triangle G^0 = x\text{J}$$

① $[0.80 - 2 \times (-0.76)]$

② $-2 \times 96485 \times [0.80 - (-0.76)]$

③ $-2 \times 96485 \times [0.80 - 2 \times (-0.76)]$

④ $-8.314 \times 298 \times [0.80 - (-0.76)]$

⑤ $2 \times 96485 \times [0.80 - 2 \times (-0.76)]$

17-91B. EC363-1. 산화환원 반응의 자발성

다음과 같은 암모니아의 산화반응을 이용한 연료전지가 있다. 표준 상태에서 이 전지의 전지전위는?

(단, 온도는 25℃이다. $1F = 96485 C \cdot mol^{-1}$이다.)

$$4NH_3(g) + 3O_2(g) \rightarrow 2N_2(g) + 6H_2O(l) \qquad \Delta G° = -1356.8 \text{kJ}$$

① 14.04 V

② 4.69 V

③ 3.51 V

④ 1.17 V

⑤ 2.01 V

17-92B. EC365. 네른스트 식★

다음은 두 가지 환원 반쪽 반응식과 25℃에서의 표준 환원 전위이다.

$$Ni^{2+}(aq) + 2e^- \rightarrow Ni(s) \qquad E° = -0.25 \text{ V}$$
$$Cr^{3+}(aq) + 3e^- \rightarrow Cr(s) \qquad E° = -0.74 \text{ V}$$

25℃에서 다음 전지의 전지전위값은?

$$Cr(s) \mid Cr^{3+}(0.0010 \text{ M}) \parallel Ni^{2+}(0.010 \text{ M}) \mid Ni(s)$$

① 0.71 V
② −0.71 V
③ −0.49 V
④ 0.49 V
⑤ 0V

17-93B. EC366. 네른스트 식

다음은 두 가지 반쪽 반응과 25℃에서의 표준 환원 전위이다.

$$Zn^{2+}(aq) + 2e^- \rightarrow Zn(s) \qquad E° = -0.76 \text{ V}$$
$$Ag^+(aq) + e^- \rightarrow Ag(s) \qquad E° = +0.80 \text{ V}$$

25℃에서 다음 전지의 전지 전위는?

$$Zn(s) \mid Zn^{2+}(0.100 \text{ M}) \parallel Ag^+(0.010 \text{ M}) \mid Ag(s)$$

(단, 사용하는 네른스트식은 $E = E^0 - \dfrac{0.06}{n}\log Q$이다.)

① 0.04V
② 1.56V
③ 1.38V
④ 1.47V
⑤ 1.0V

17-94B. EC369. 네른스트 식

298K에서 진행되는 갈바니전지 반응($Fe^{2+} + Cd \rightarrow Fe + Cd^{2+}$)에서 Cd^{2+}와 Fe^{2+}의 농도가 각각 0.010 M과 2.00 M일 때 이 전지의 cell potential을 구하시오.
(단, $E° = -0.044V$, F= 96500 C/mol, R=8.314J/mol·K이다.)

① 0.024 V
② 0.034 V
③ 0.044 V
④ 0.054 V
⑤ 0.084 V

17-95B. EC373. 산화환원 반응 양론

0.0200 M $CuSO_4$수용액 100 mL에 Zn막대를 담갔다 꺼냈더니 Cu^{2+}의 농도가 1/2로 감소되었다. 이 변화가 일어나는 동안 흐른 전하량은?

① 5790 C
② 3860 C
③ 579 C
④ 193 C
⑤ 9650 C

17-96A. EC375. 산화환원 반응★

다음 반응에서 SO_2의 역할은 무엇인가?

$$SO_2 + 2H_2O + Cl_2 \rightarrow H_2SO_4 + 2HCl$$

① 산화제
② 촉매
③ 용매
④ 환원제
⑤ 중화제

17-97A. EC378. 상식

무색의 질산은($AgNO_3$) 수용액에 구리(Cu)줄을 넣었더니, 구리줄의 표면에 금속 은(Ag)이 석출되었고 용액은 엷은 푸른색으로 변했다. 이 반응에 대한 〈보기〉의 설명 중 옳은 것을 모두 고른 것은?

─〈보 기〉─

ㄱ. 구리는 산화되었다.
ㄴ. 은 이온은 산화제이다.
ㄷ. 은 이온의 산화수는 증가하였다.
ㄹ. 전자는 구리에서 은 이온으로 이동하였다.

① ㄱ, ㄴ   ② ㄴ, ㄷ   ③ ㄹ
④ ㄱ, ㄴ, ㄹ   ⑤ ㄱ, ㄴ, ㄷ, ㄹ

17-98A. EC381. 상식

산화─환원반응의 설명 중 옳은 것만을 〈보기〉에서 있는 대로 고른 것은?

─〈보 기〉─

ㄱ. 어떤 화학종이 전자를 얻으면 산화된다.
ㄴ. 산화반응과 환원반응은 동시에 진행된다.
ㄷ. 금속의 환원전위는 금속이온의 농도와 무관하다.
ㄹ. 전극전위의 절대값은 측정할 수 없다.

① ㄱ, ㄴ   ② ㄴ, ㄷ   ③ ㄴ, ㄹ
④ ㄱ, ㄴ, ㄷ   ⑤ ㄱ, ㄴ, ㄷ, ㄹ

17-99B. EC382-1. 갈바니 전지

다음의 갈바니 전지에 대한 설명으로 옳은 것은?

$$Cu \mid Cu^{2+} \parallel Ag^+ \mid Ag$$

① 구리전극은 시간이 갈수록 두꺼워진다.
② 구리쪽의 전극을 음극(cathode)라 부른다.
③ 전자는 은에서 구리쪽으로 흐른다.
④ 구리전극에서는 산화반응이 일어난다.
⑤ 이 전지가 작동하기 위해서는 염다리는 필요하지 않다.

17-100B. EC383. 상식★

다음 각각의 짝지는 두 금속막대를 묽은 염산에 넣고 도선으로 연결하여 전지를 만들었을 때 전지의 기전력이 가장 큰 것은?

① Zn − Pb
② Zn − Cu
③ Pb − Ag
④ Zn − Ag
⑤ Cu − Ag

17-101B. EC386-1. 상식

다음 중 25℃, 표준 상태에서 정반응이 일어나지 않는 것은?

① $2KI + Cl_2 \rightarrow 2KCl + I_2$
② $2KBr + F_2 \rightarrow 2KF + Br_2$
③ $2KF + Cl_2 \rightarrow 2KCl + F_2$
④ $2KI + Br_2 \rightarrow 2KBr + I_2$
⑤ $2KBr + Cl_2 \rightarrow 2KCl + Br_2$

17-102B. EC387-1 상식

다음 중 25℃, 표준 상태에서 정반응이 자발적인 것은?

① $Cu^{2+} + Zn \rightarrow Cu + Zn^{2+}$

② $Fe^{2+} + 2Ag \rightarrow 2Ag^+ + Fe$

③ $I_2 + 2Cl^- \rightarrow Cl_2 + 2I^-$

④ $2Na^+ + Zn \rightarrow 2Na + Zn^{2+}$

⑤ $Sr^{2+} + Zn \rightarrow Sr + Zn^{2+}$

17-103B. EC389. 농도차 전지

$[Cu^{2+}]=0.500M$인 용액과 $[Cu^{2+}]=1.25\times 10^{-7}$인 용액에 각각 Cu 전극을 담가 농도차 전지를 만들었다. 다음 중 이 농도차 전지의 전지전위에 가장 가까운 것은? (단, 온도는 25℃이다.)

① 0.00 V

② 0.10 V

③ 0.20 V

④ 0.34 V

⑤ 0.40 V

17-104B. EC390. 침전평형과 전기화학

다음은 두 가지 반쪽 반응식과 25℃에서의 표준 환원 전위(E)이다.

○ $Ag^+(aq) + e^- \rightarrow Ag(s)$	$E = 0.80V$
○ $AgCl(s) + e^- \rightarrow Ag(s) + Cl^-(aq)$	$E = 0.22V$

이로부터 구한 25℃에서 $AgCl(s)$의 K_{sp}에 가장 가까운 것은?

① 1×10^{-8}

② 1×10^{-10}

③ 1×10^{-12}

④ 1×10^{-16}

⑤ 1×10^{-20}

17-105B. EC391. 네른스트 식★

25℃에서 다음 전지의 전지 전위는?

$Pt|\ H_2(1atm)\ |\ H^+(0.1M)\ \|\ H^+(1M)\ |\ H_2(1atm)\ |\ Pt$

① -0.592 V

② 0.0592 V

③ 0 V

④ 0.0596 V

⑤ -0.0592 V

17-106B. EC396. 전해전지 양론

M^{3+}이온이 들어 있는 용액을 5.0A 전류로 10분간 전기분해하여 1.18g의 금속 M을 석출하였다. 금속 M의 원자량은?
(단, M은 임의의 금속 원소 기호이다. 1F = 96500 C/mol 이다.)

① 101
② 103
③ 106
④ 110
⑤ 114

17-107B. EC398-1. 전해전지

다음 중 전해전지에 대한 설명으로 옳지 않은 것은?

① 전기적 에너지가 화학적 에너지로 변환된다.
② 전해전지의 (−)극에는 외부전원의 (+)극이 연결된다.
③ 산화반응이 일어나는 자리는 (+)극이다.
④ 환원반응이 일어나는 자리는 (−)극이다.
⑤ 환원전극에는 외부전원의 (−)극이 연결된다.

17-108D. EC3108-1. 산화환원 적정

SHE ‖ Fe^{2+} (0.1M) | Pt 의 환원 반쪽전지 전해질 용액을 0.1M Ce^{4+} 표준 용액으로 적정한다. 당량점에서 전지전위는 얼마인가?

$$Ce^{4+} + e^- \rightarrow Ce^{3+} \qquad E° = 1.44 \text{ V}$$
$$Fe^{3+} + e^- \rightarrow Fe^{2+} \qquad E° = 0.68 \text{ V}$$

① 1.06 V
② 1.78 V
③ 0.89 V
④ 0.53 V
⑤ 2.12 V

17-109B. EC487 산화환원 반응의 자발성

다음은 두 가지 표준 환원 전위 자료이다.

$$CdS(s) + 2e^- \rightarrow Cd(s) + S^{2-}(aq) \quad E° = -1.21 V$$
$$Cd^{2+}(aq) + 2e^- \rightarrow Cd(s) \qquad E° = -0.402 V$$

이로부터 계산한 황화 카드뮴(CdS)의 용해도곱 상수(K_{sp})는?
(단, 온도는 25℃로 일정하다.)

① 3.9×10^{-28}
② 3.9×10^{-22}
③ 3.9×10^{-32}
④ 3.9×10^{-12}
⑤ 3.9×10^{-8}

17-110B. ECS733-2 네른스트 식(환원전위)

pH가 1.0만큼 감소할 때, 반쪽 반응의 환원 전위가 가장 큰 폭으로 증가하는 것은? (단, 온도는 25℃로 일정하다.)

① $ClO^- + H_2O + 2e^- \rightarrow 2OH^- + Cl^-$

② $AgCl + e^- \rightarrow Ag + Cl^-$

③ $O_2 + 4H^+ + 4e^- \rightarrow 2H_2O$

④ $H_2O_2 + 2H^+ + 2e^- \rightarrow 2H_2O$

⑤ $ClO_3^- + 3H^+ + 2e^- \rightarrow HClO_2 + H_2O$

17-111B. ECB54 산화환원 반응의 자발성 (변리사 기출)

다음은 2가지 금속과 관련된 반응의 25℃에서의 표준 환원 전위 (E^0)이다.

$Al^{3+}(aq) + 3e^- \rightarrow Al(s)$	$E^0 = -1.66V$
$Mg^{2+}(aq) + 2e^- \rightarrow Mg(s)$	$E^0 = -2.37V$

25℃에서 $2Al^{3+}(aq) + 3Mg(s) \rightleftharpoons 2Al(s) + 3Mg^{2+}(aq)$의 표준 자유 에너지 변화$(\triangle G^0)$는? (단, 패러데이 상수 $F = a$J/V·mol이다.)

① $-0.71a$J/mol

② $-1.42a$J/mol

③ $-2.13a$J/mol

④ $-3.79a$J/mol

⑤ $-4.26a$J/mol

17-112B. ECB56 라티머 도표 (변리사 기출)★

다음은 구리와 관련된 세 가지 반쪽 반응과 25℃에서의 표준 환원 전위(E^0)이다. x는?

○ $Cu^{2+}(aq) + e^- \rightarrow Cu^+(aq)$	$E^0 = 0.16V$
○ $Cu^+(aq) + e^- \rightarrow Cu(s)$	$E^0 = 0.52V$
○ $Cu^{2+}(aq) + 2e^- \rightarrow Cu(s)$	$E^0 = xV$

① 0.34

② 0.42

③ 0.60

④ 0.68

⑤ 1.34

17-113B. ECB56-1 라티머 도표★

다음은 25℃, 산성 용액에서 Cr과 관련된 라티머 도표(Latimer diagram)이다. (가)에 해당하는 값으로 가장 적절한 것은?

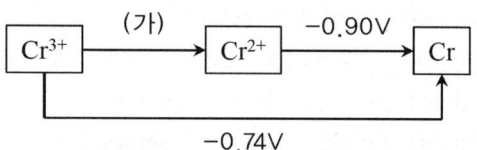

① $+1.64V$

② $+0.16V$

③ $-0.42V$

④ $-0.16V$

⑤ $+1.1V$

17-114B. ECB57 전기분해의 양론 (변리사 기출)

숟가락의 은(Ag) 전기도금에서 숟가락은 환원 전극으로, 순수 은 (Ag) 조각은 산화 전극으로 작용한다. 이 둘을 시안화은(AgCN) 용액 속에 담그고 9.65A의 전류를 흐르게 하여 표면적이 54cm^2 숟 가락 표면을 40μm의 평균 두께로 도금하였다. 전기도금 하는데 소 요된 시간(초)은? (단, 은의 밀도는 10g/cm^3 로 가정하고, 원자량 은 108g/mol이다. 패러데이 상수 F=96500C/mol, 1μm=10^{-4}cm 이다.)

① 100
② 200
③ 300
④ 400
⑤ 500

17-115B. ECN375. 갈바니 전지

그림은 갈바니 전지의 장치와 전지에서 진행되는 산화·환원 반응식 을 나타낸 것이다.

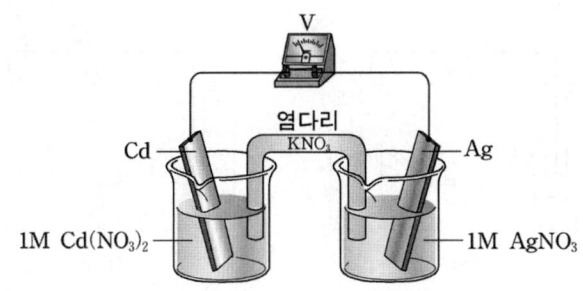

$$Cd(s) + 2Ag^+(aq) \rightarrow Cd^{2+}(aq) + 2Ag(s) \qquad E^0 = 1.20V$$

이에 대한 설명으로 옳지 않은 것은?

① 전지는 표준 상태에 있다.
② 전지에서 측정되는 초기 전압은 1.20V이다.
③ 전지의 (−)극 금속 막대의 질량은 증가한다.
④ 염다리의 K$^+$는 오른쪽 비커로 이동한다.
⑤ 전류가 흐르는 동안 전지의 자유 에너지는 점점 감소한다.

17-116B. ECN379-1. 표준환원전위

다음은 25℃에서 표준 수소 전극(SHE)을 포함하는 갈바니 전지 (가)와 (나)의 구조를 나타낸 것이다. X와 Y는 임의의 금속 원소이다.

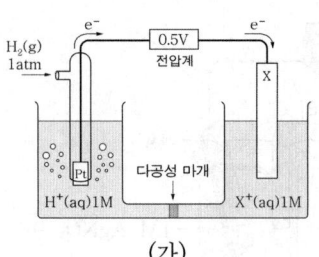 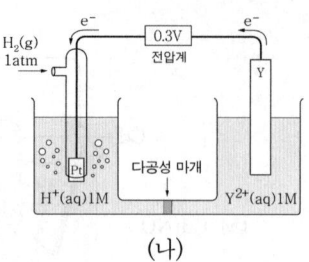

(가)   (나)

이에 대한 설명으로 옳은 것만을 〈보기〉에서 있는 대로 고른 것은?

─────〈보 기〉─────

ㄱ. E_{red}^o(X⁺/X)는 0.5V이다.

ㄴ. E_{red}^o(Y²⁺/Y)는 0.3V이다.

ㄷ. X⁺(aq)는 Y²⁺(aq)보다 강한 산화제이다.

ㄹ. 2X⁺(aq)+Y(s) → 2X(s)+Y²⁺(aq)의 E_{cell}^o은 0.2V이다.

① ㄱ, ㄴ   ② ㄱ, ㄷ   ③ ㄹ
④ ㄴ, ㄷ   ⑤ ㄱ, ㄴ, ㄷ, ㄹ

17-117B. ECN379-2. 표준환원전위

표는 25℃에서 몇 가지 반쪽 반응의 표준 환원 전위(E_{red}^o) 자료이다.

반쪽 반응	E_{red}^o (V)
$Ag^+(aq) + e^- \rightleftharpoons Ag(s)$	0.80V
$Cu^{2+}(aq) + 2e^- \rightleftharpoons Cu(s)$	0.34V
$2H^+(aq) + 2e^- \rightleftharpoons H_2(g)$	0.00V
$Zn^{2+}(aq) + 2e^- \rightleftharpoons Zn(s)$	−0.76V

이에 대한 설명으로 옳은 것만을 〈보기〉에서 있는 대로 고른 것은? (단, 모든 화학종은 표준 상태에 있다.)

─────〈보 기〉─────

ㄱ. Ag⁺는 Cu²⁺보다 강한 산화제이다.

ㄴ. Zn(s) 막대를 1M CuSO₄ 용액에 넣으면 Zn 막대 표면에 Cu(s)가 석출된다.

ㄷ. Ag(s)는 진한 염산(HCl) 용액에서 수소기체(H₂)를 발생하며 녹는다.

① ㄱ   ② ㄴ   ③ ㄱ, ㄴ
④ ㄴ, ㄷ   ⑤ ㄱ, ㄴ, ㄷ

17-118B. ECN380. 표준환원전위

다음은 25℃에서 전지 반응과 표준 기전력을 나타낸 것이다.

(가)	$Ni(s)+Cu^{2+}(aq) \rightarrow Ni^{2+}(aq)+Cu(s)$	$E_1^o = 0.57V$
(나)	$2Ag^+(aq)+Ni(s) \rightarrow 2Ag(s)+Ni^{2+}(aq)$	$E_2^o = 1.03V$
(다)	$Cu(s)+2Ag^+(aq) \rightarrow Cu^{2+}(aq)+2Ag(s)$	E_3^o

이에 대한 설명으로 옳은 것만을 〈보기〉에서 있는 대로 고른 것은?

〈보 기〉

ㄱ. (나)의 전지식은 $Ni(s)|Ni^{2+}(aq) \parallel Ag^+(aq)|Ag(s)$이다.

ㄴ. $E_{red}^o(Ag^+/Ag) < E_{red}^o(Cu^{2+}/Cu)$ 이다.

ㄷ. $E_3^o = +0.46V$이다.

① ㄱ 　　　② ㄴ 　　　③ ㄴ, ㄷ

④ ㄱ, ㄷ 　　⑤ ㄱ, ㄴ, ㄷ

17-119B. ECN396. 일상의 전기화학 -부식★

다음은 철(Fe)이 산소(O_2)에 의해 부식되는 반응식이다.

$$2Fe(s) + O_2(g) + 4H^+(aq)$$
$$\rightarrow 2Fe^{2+}(aq) + 2H_2O(l) \qquad E^0 = 0.84V$$

철을 부식으로부터 보호할 수 있는 방법으로 옳은 것을 〈보기〉에서 있는 대로 고른 것은?

〈보 기〉

ㄱ. 산소를 차단한다.

ㄴ. 주위의 pH를 높인다.

ㄷ. 철보다 표준 환원 전위가 큰 금속과 접촉시킨다.

① ㄱ 　　　② ㄴ 　　　③ ㄱ, ㄴ

④ ㄴ, ㄷ 　　⑤ ㄱ, ㄴ, ㄷ

17-120B. ECN397. 일상의 전기화학 -납축전지★

다음은 납 축전지의 반응식과 25℃에서의 표준 전지 전위이다.

$$PbO_2(s) + Pb(s) + 2H_2SO_4(aq)$$
$$\rightarrow 2PbSO_4(s) + 2H_2O(l) \qquad E_{cell} = 2.2V$$

그림은 방전 중인 전지 (가)와 충전 중인 전지 (나)를 나타낸 것이다. A와 D는 산화 전극이다.

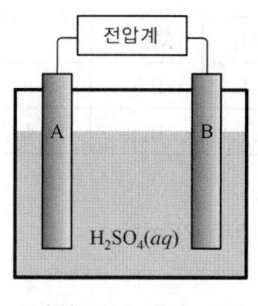
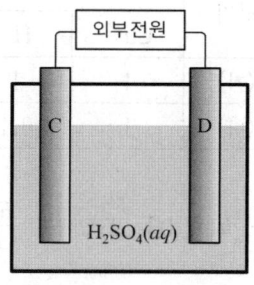

(가) 방전 중인 전지　　　(나) 충전 중인 전지

이에 대한 설명으로 옳지 않은 것은?

① 전극 A에서 $PbSO_4$가 생성된다.

② 전극 A는 (−)극이다.

③ 전극 B의 무게는 점점 증가한다.

④ 전극 C는 외부전원의 (+)극과 연결된다.

⑤ 전극 D에서 PbO_2가 생성된다.

17-121B. ECS248 네른스트 식

다음은 갈바니 전지를 선 표현법으로 나타낸 것이다.

$$Cu(s) \mid Cu^{2+}(aq) \parallel H^+(aq), \ MnO_4^-(aq), \ Mn^{2+}(aq) \mid Pt(s)$$

표는 25℃에서 이온의 농도를 달리하여 전지 (가)와 (나)를 만들었을 때 각 전지의 전지 전위(E_{cell})를 나타낸 것이다.

전지	농도(M)				E_{cell} (V)
	Cu^{2+}	H^+	MnO_4^-	Mn^{2+}	
(가)	1	1	0.1	0.1	a
(나)	1	0.1	0.1	0.1	b

$a - b$는? (단, 25℃에서 $\dfrac{RT}{F}\ln 10 = 0.0592V$이다.)

① $\dfrac{8}{5} \times 0.0592$

② $-\dfrac{8}{5} \times 0.0592$

③ $\dfrac{2}{3} \times 0.0592$

④ $-\dfrac{2}{3} \times 0.0592$

⑤ 2×0.0592

17-122C. ECS268 전해 전지

다음은 25℃에서 금속 A와 B에 대한 표준 환원 전위(E_{red}^0) 자료이다.

$$A^+(aq) + e^- \rightleftharpoons A(s) \qquad E_{red}^0 = 0.80V$$
$$B^{2+}(aq) + 2e^- \rightleftharpoons B(s) \qquad E_{red}^0 = 0.34V$$

그림은 25℃에서 $A^+(aq)$와 $B^{2+}(aq)$의 혼합 수용액 1L를 백금 전극으로 전기 분해하기 위한 장치이다.

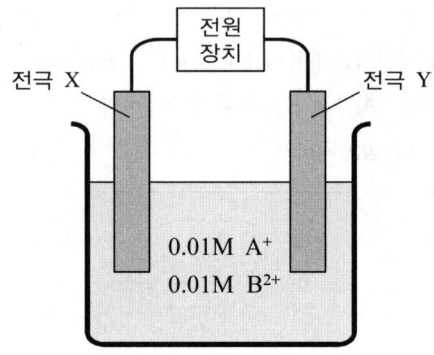

전기 분해가 일어나기 위한 최소 전압으로 전류를 흘려주었을 때, 전극 X에서 기체가 1mmol 발생했다. 이 때, 전극 Y에 석출된 금속의 질량(g)은?
(단, 온도는 25℃로 일정하다. A와 B의 몰질량은 각각 a와 b이다. 전기 분해 과정에서, 용액의 음이온은 반응에 참여하지 않는다.)

① $\dfrac{4a}{1000}$

② $\dfrac{2a}{1000}$

③ $\dfrac{4b}{1000}$

④ $\dfrac{2b}{1000}$

⑤ $\dfrac{a}{1000}$

17-123B. ECS733-1 환원전위★

자료는 두 가지 반쪽 반응식과 25℃에서의 표준 환원 전위(E^0_{red})이며, 그림은 25℃에서 전극 I과 II의 환원 전위(E_{red})를 $\log[A^{2+}]$ 또는 $\log[B^+]$에 대하여 나타낸 것이다. A와 B는 금속 원소이다.

○ 전극 I : $A^{2+}(aq) + 2e^- \rightleftharpoons A(s)$ $E^0_{red}(A)$

○ 전극 II : $B^+(aq) + e^- \rightleftharpoons B(s)$ $E^0_{red}(B)$

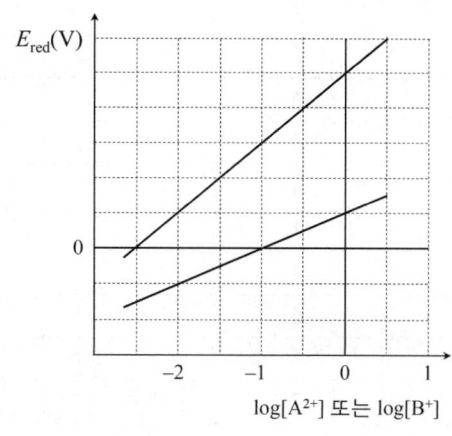

이에 대한 설명으로 옳은 것만을 〈보기〉에서 있는 대로 고른 것은?

─────〈보 기〉─────

ㄱ. $E^0_{red}(A) > E^0_{red}(B)$이다.

ㄴ. 전극 I과 전극 II를 이용하여 갈바니 전지를 만들었을 때, A는 산화 전극이다.

ㄷ. 1M HCl(aq)에 A(s) 막대를 담그면 수소기체를 발생하며 녹는다.

① ㄱ   ② ㄴ   ③ ㄱ, ㄴ
④ ㄴ, ㄷ   ⑤ ㄱ, ㄴ, ㄷ

17-124B. ECS256 연료전지★

다음은 수소−산소 연료 전지의 모형도와 25℃에서 전체 반응에 대한 자료이다.

$$2H_2(g) + O_2(g) \rightarrow 2H_2O(l) \qquad E^0 = 1.23V$$

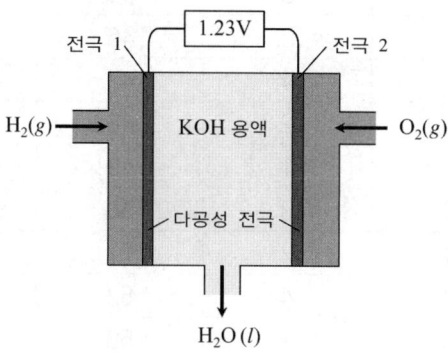

이에 대한 설명으로 옳은 것만을 〈보기〉에서 있는 대로 고른 것은? (단, 패러데이 상수는 fC/mol이다.)

─────〈보 기〉─────

ㄱ. 전극 1은 환원 전극이다.

ㄴ. 25℃에서 $H_2O(l)$의 $\triangle G^0_f$는 $-(2 \times f \times 1.23)$J/mol이다.

ㄷ. 80℃, 표준 상태에서 전지 전위는 1.23V보다 작다.

① ㄱ   ② ㄴ   ③ ㄱ, ㄴ
④ ㄴ, ㄷ   ⑤ ㄱ, ㄴ, ㄷ

문제번호	정답	문제번호	정답	문제번호	정답	문제번호	정답
1	3	41	4	81	3	121	1
2	5	42	2	82	2	122	1
3	5	43	2	83	4	123	2
4	5	44	3	84	3	124	4
5	5	45	1	85	3		
6	3	46	3	86	2		
7	4	47	2	87	2		
8	2	48	2	88	1		
9	1	49	1	89	3		
10	3	50	4	90	2		
11	2	51	1	91	4		
12	4	52	3	92	4		
13	1	53	1	93	4		
14	3	54	4	94	1		
15	2	55	5	95	4		
16	1	56	3	96	4		
17	3	57	1	97	4		
18	2	58	5	98	3		
19	3	59	1	99	4		
20	1	60	2	100	4		
21	2	61	3	101	3		
22	1	62	5	102	1		
23	1	63	4	103	3		
24	1	64	3	104	2		
25	1	65	1	105	2		
26	5	66	4	106	5		
27	5	67	5	107	2		
28	2	68	2	108	1		
29	3	69	2	109	1		
30	5	70	2	110	5		
31	2	71	2	111	5		
32	1	72	3	112	1		
33	5	73	4	113	3		
34	1	74	5	114	2		
35	2	75	3	115	3		
36	1	76	3	116	2		
37	1	77	5	117	3		
38	3	78	3	118	4		
39	5	79	1	119	3		
40	2	80	3	120	4		

18
배위 화합물

해설 링크 모음

18. 배위 화합물 핵심 써머리

1. 배위 화합물

1) 첫 주기 전이금속

   (1) $4s$ 오비탈에 한 개 또는 그 이상의 전자와 다수의 $3d$ 전자를 갖는다.

   (2) 대부분의 전이 금속 화합물들은 색을 띤다.

2) 대부분의 전이금속 원소들은 배위 화합물을 형성한다.

   (1) 배위 화합물: 중심 금속 이온에 리간드들이 결합된 착이온을 포함

   (2) 착이온에서 금속 이온에 직접 결합한 원자 수(배위수)는 주로 2, 4, 6이다.

   (3) 킬레이트 리간드는 전이 금속에 한 개 이상의 결합을 한다.

3) 배위수에 따라 중심금속의 혼성 오비탈이 결정된다.

   (1) 배위수 2: sp

   (2) 배위수 4: sp^3(사면체), dsp^2(평면사각)

   (3) 배위수 6: sp^3d^2 또는 d^2sp^3

2. 이성질 현상

1) 이성질체: 화학식은 같으나 성질이 다른 두 개 또는 그 이상의 화합물

   (1) 배위권 이성질 현상: 금속 주위의 리간드 배위 조성이 다르다.

   (2) 결합 이성질 현상: 하나 또는 그 이상의 리간드 결합 원소가 다르다.

   (3) 입체 이성질 현상

      ① 기하 이성질 현상: 이성질체의 결합은 동일하나 공간 배열이 다르다. (시스, 트랜스)

      ② 광학 이성질 현상: 대칭면을 가지지 않는 분자들은 광학 이성질 현상을 나타낸다.

2) 입체 이성질체 수 = 기하이성질체 수 + 광학활성인 기하이성질체 수

   (예 1) $MA_2B_2C_2$

      ① $MA_2B_2C_2$는 5개의 기하이성질체(㉮, ㉯, ㉰, ㉱, ㉲)를 가진다.

      ② 그 중 하나(㉮)는 광학활성이다. (㉮의 광학이성질체는 ㉮')

      ③ 그러므로 $MA_2B_2C_2$의 입체이성질체 수는 6이다. (㉮, ㉮', ㉯, ㉰, ㉱, ㉲)

   (예 2) $M(gly)_3$

      ① $M(gly)_3$는 4개의 기하이성질체(㉮,㉯,㉰,㉱)를 가진다.

      ② 그 중 두 개(㉮, ㉯)는 광학활성이다. (㉮와 ㉯의 광학 이성질체는 각각 ㉮'와 ㉯')

      ③ 그러므로 $M(gly)_3$의 입체이성질체 수는 6이다. (㉮, ㉮', ㉯, ㉯', ㉰, ㉱)

〈대표적인 팔면체 착화합물의 이성질체 종류/ 구조〉

착화합물	대표적인 기하 이성질체의 구조/ 개수 (회색 원표시 구조는 광학 활성인 구조)
(1) MA_4B_2	
(2) MA_3B_3	
(3) MA_3B_2C	
(4) MA_4BC	
(5) $MA_2B_2C_2$	
(6) MA_3BCD	
(7) $M(en)_2A_2$	

뒷 페이지에 이어집니다.

질문/ 상담 : 다음카페 박인규 일반화학

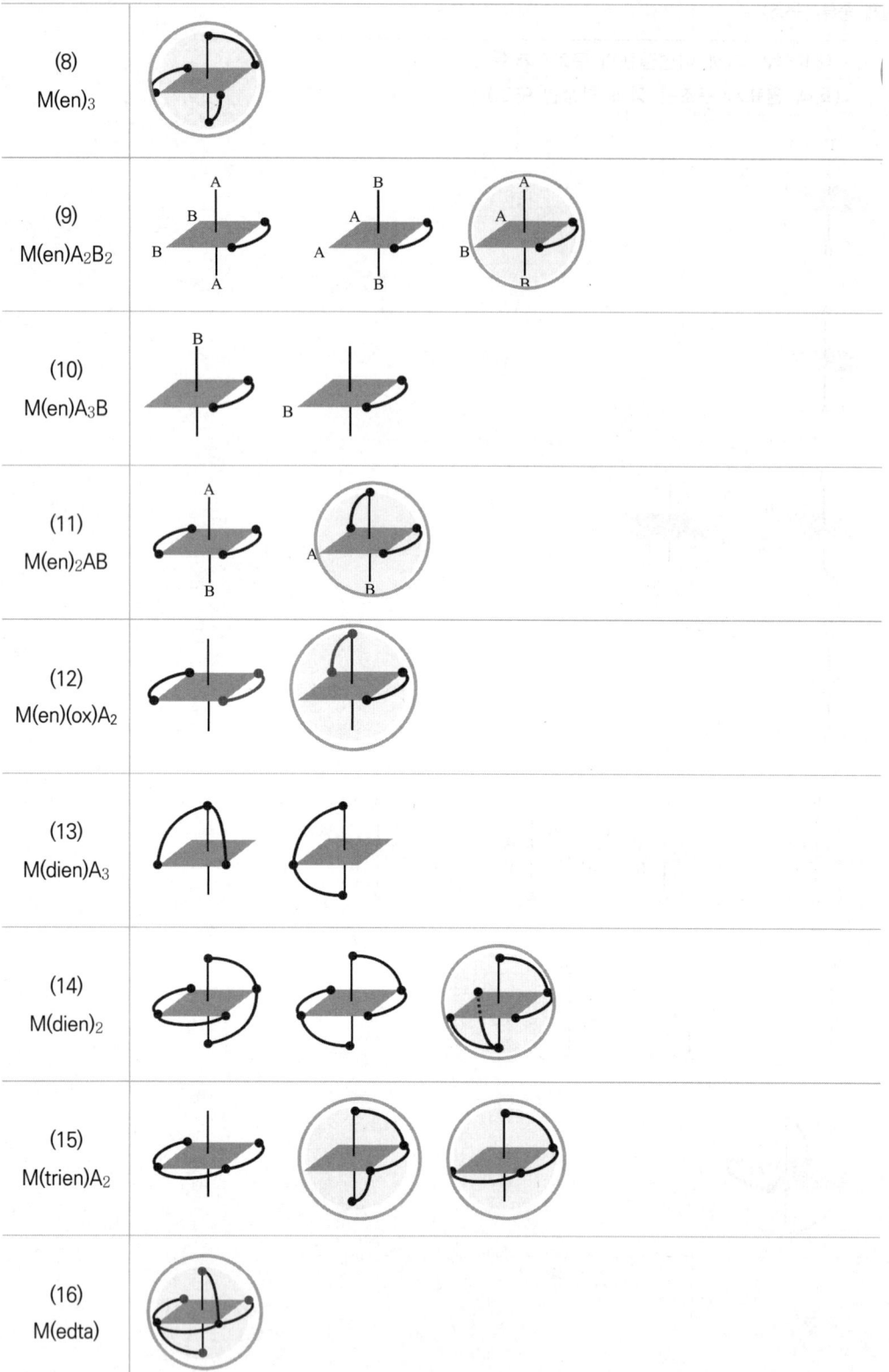

(8) M(en)$_3$	
(9) M(en)A$_2$B$_2$	
(10) M(en)A$_3$B	
(11) M(en)$_2$AB	
(12) M(en)(ox)A$_2$	
(13) M(dien)A$_3$	
(14) M(dien)$_2$	
(15) M(trien)A$_2$	
(16) M(edta)	

3. 결정장 이론

1) 결정장 이론을 이용하여 착이온의 색깔과 자기적 성질을 설명할 수 있다.

2) 결정장 모형에서는 리간드를 $3d$오비탈의 에너지를 갈라지게 하는 점전하로 간주한다.

3) 착물의 색깔은 d오비탈 중 한 오비탈에서 다른 오비탈로의 전자 전이에 의해 발생한다.

4) 자기적 성질은 갈라진 $3d$ 에너지 준위를 $3d$ 전자가 어떻게 채우는가로 결정된다.

5) 결정장 갈라짐 에너지(△)에 영향을 주는 요소

　(1) 기하 구조: 사면체, 평면사각, 팔면체에 따라 $3d$오비탈의 갈라짐 모양이 다르다.

　(2) 중심금속의 산화수와 주기: 다른 조건이 같다면, 산화수가 클수록, 아래 주기 금속일수록 △가 크다.

　(3) 리간드: 분광화학적 계열에 따라 △의 크기가 달라진다.

$$\text{I}^- < \text{Br}^- < \text{Cl}^- < \text{F}^- < \text{OH}^- < \text{H}_2\text{O} < \text{NH}_3 < \text{en} < \text{NO}_2^- < \text{CN}^-, \text{CO}$$

약한장 리간드 ―――――― △증가 ――――――→ 강한장 리간드

　① 강한장 리간드: △가 크다. 저스핀 착물을 형성, 짧은 흡수 파장

　② 약한장 리간드: △가 작다. 고스핀 착물을 형성, 긴 흡수 파장

〈배위화합물의 기하구조에 따른 오비탈 에너지 갈라짐 모양〉

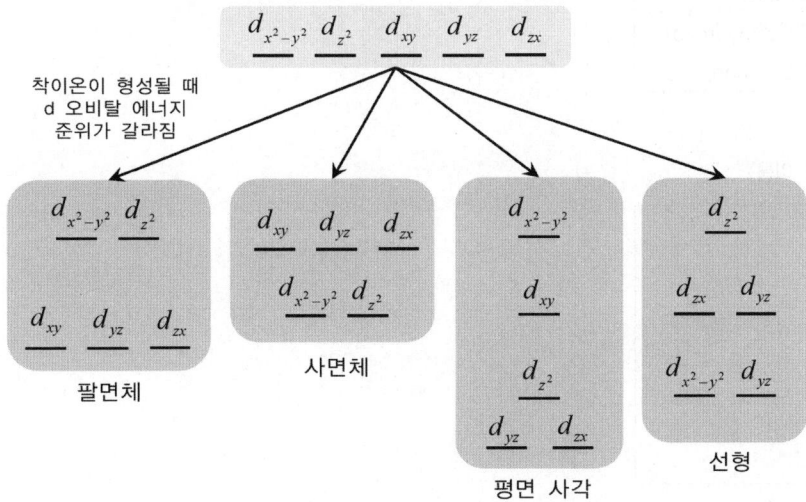

〈고스핀(high spin)과 저스핀(low spin)에서 전자 배치〉

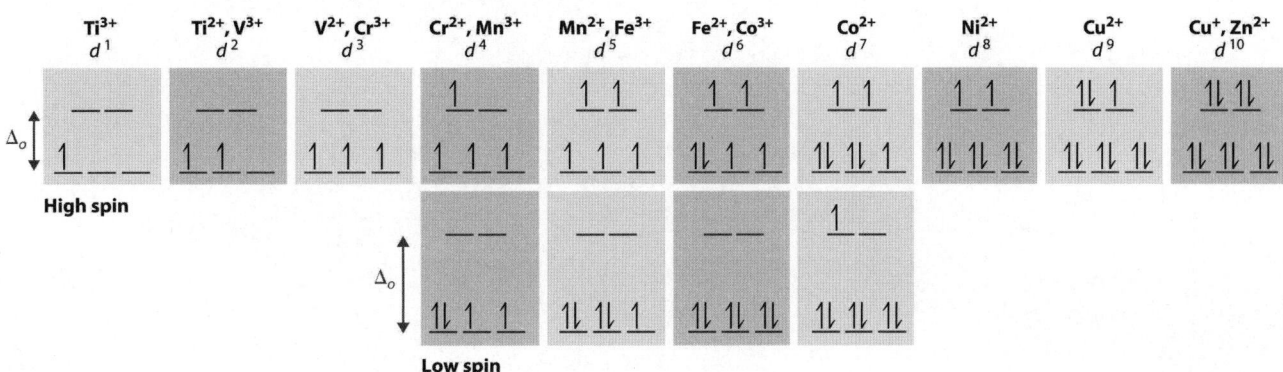

심화주제 18-1: 배위 화합물의 명명법

1) 접두사와 관계없이 알파벳 순서로 명명한다.

2) 영어이름: 양이온 먼저, 음이온 나중

3) 한글이름: 음이온 먼저, 양이온 나중

4) 리간드는 금속이온보다 먼저 부른다.

5) 단순한 리간드 수를 나타내는 접두사: 모노, 다이, 트라이, 테트라, 펜타, 헥사

6) 복잡한 리간드 수를 나타내는 접두사: 비스, 트리스, 테트라키스..

7) 착이온이 음전하를 띠면 금속 이름에 접미사 −산(-ate)를 붙인다.

　(1) 영문 표기시 금속 이름에 라틴명을 쓰기도 한다.

〈대표적인 한자리 리간드와 그 이름〉

리간드	리간드 이름	리간드	리간드 이름
H_2O	아쿠아(aqua)	F^-	플루오로(fluoro)
NH_3	암민(ammine)	Cl^-	클로로(chloro)
CO	카보닐(carbonyl)	Br^-	브로모(bromo)
NO	나이트로실(nitrosyl)	I^-	아이오도(iodo)
en	에틸렌다이아민	OH^-	하이드록소(hydroxo)
		CN^-	사이아노(cyano)

〈음이온성 착이온에서의 몇 가지 금속 이온에 대한 라틴어 이름〉

금속	음이온 착물에서의 금속 이름
철(iron)	철산(ferrate)
구리(copper)	구리산(cuprate)
납(lead)	납산(plumbate)
은(silver)	은산(argentate)
금(gold)	금산(aurate)
주석(tin)	주석산(stannate)

심화주제 18-2: 복잡한 배위 화합물의 이성질체 수

〈복잡한 배위화합물의 입체 이성질체 수〉

Formula	Number of Stereoisomers	Pairs of Enantiomers
Ma_6	1	0
Ma_5b	1	0
Ma_4b_2	2	0
Ma_3b_3	2	0
Ma_4bc	2	0
Ma_3bcd	5	1
Ma_2bcde	15	6
$Mabcdef$	30	15
$Ma_2b_2c_2$	6	1
Ma_2b_2cd	8	2
Ma_3b_2c	3	0
$M(AA)(BC)de$	10	5
$M(AB)(AB)cd$	11	5
$M(AB)(CD)ef$	20	10
$M(AB)_3$	4	2
$M(ABA)cde$	9	3
$M(ABC)_2$	11	5
$M(ABBA)cd$	7	3
$M(ABCBA)d$	7	3

심화주제 18-2: 복잡한 배위 화합물의 이성질체 수

심화주제 18-3: 전이원소의 성질

1. 전이원소

1) 부분적으로 채워진 d 나 f 부껍질을 가지고 있는 원소이다.

2) d 구역 전이원소

  (1) 부분적으로 전자가 채워진 d 부껍질을 가지고 있는 원소이다.

  (2) 보통 이 원소들을 간단하게 전이원소라 한다.

3) f 구역 전이원소

  (1) 보통의 산화상태에서 부분적으로 채워진 f 부껍질을 가진 원소이다.

  (2) 내부 전이원소라고 하며, 주기율표 밑에 있는 두 줄의 원소이다.

    ① 첫 번째 줄에 있는 원소를 란타넘족 원소라 하며, 단단하고, 녹는점이 높다.

    ② 두 번째 줄에 있는 원소를 악티늄족 원소라 하며, 모든 원소들이 방사성을 가지고 있다.

2. 전이원소의 특징

1) 모든 전이원소들은 금속성을 띤다.

2) 대부분의 전이금속 화합물은 색깔이 있으며, 상자기성이다.

3) 다양한 산화수를 갖고 있어서 산화-환원반응에 참여한다.

4) 궤도함수 사이에 전자전이가 가능하다.

5) 원소들의 양이온(가끔 중성원자의 경우에도)은 Lewis 산으로 작용하며, 착화합물을 형성하려는 경향이 매우 크다.

6) 열, 전기가 잘 통하며 촉매 또는 전자 재료로도 사용한다.

7) 묽은 산과의 반응성이 크다.

3. 전이원소의 성질

1) 녹는점

  (1) 5B족이나 6B족까지 증가하다가 감소한다.

  (2) 이 성질은 금속결합의 세기에 달려 있다.

    ① 금속원자 내에 있는 짝을 이루지 않은 전자의 수에 달려 있다.

    ② 전이원소 주기의 첫 원소들은 짝을 이루지 않은 d 전자의 수가 6B족까지 증가하다가 그 후에는 전자가 짝을 이루기 시작한다.

  (3) 4주기 원소에서 Fe 이후로 녹는점이 감소하는 것은 짝진 전자들의 반발 때문이다.

  (4) 녹는점이 가장 낮은 것은 Hg(-39°C)이며, 가장 높은 것은 W(3,410°C)이다.

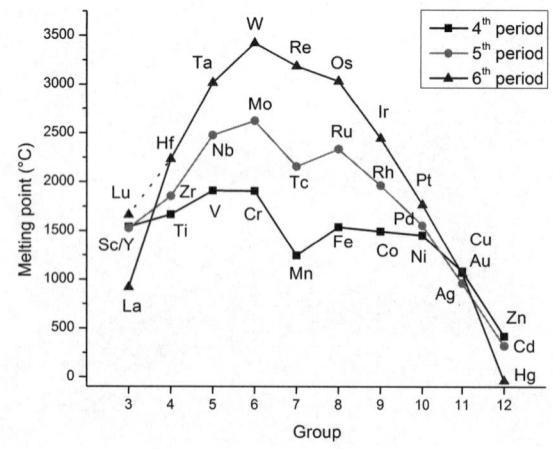

심화주제 18-3: 전이원소의 성질

2) 원자 반지름

(1) 주기의 오른쪽으로 갈수록 유효핵전하가 증가하므로 감소한다.

(2) 끝부분이 증가하는 것은 전자간의 반발이 핵과 인력보다 크게 작용하기 때문이다.

(3) 어느 족에서나 4주기에서 5주기로 가면서 증가한다.

(4) 5주기와 6주기 전이원소의 반지름은 유사하다. 이를 란타넘족 수축이라 한다.

　① 란타넘 계열에서 전자는 4f 오비탈에 채워진다.

　② 4f 오비탈은 란타넘계열 원소의 내부에 묻혀있으므로 전자가 더 들어가도 원자의 크기에 기여하지 못한다

　③ 이로 인하여 같은 족에 있는 4d와 5d원소들(각각 5주기와 6주기 원소들)은 화학적 성질이 매우 비슷하다.

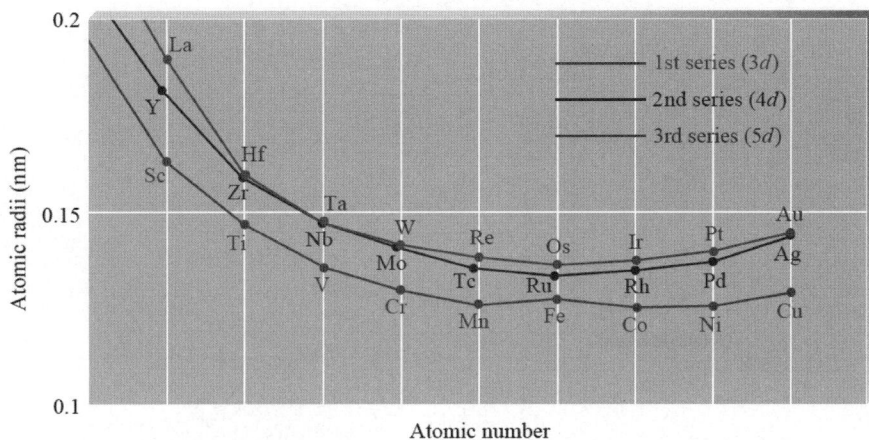

3) 이온화 에너지

(1) 4주기 전이원소의 이온화 에너지는 원자번호가 증가함에 따라 점진적으로 증가한다.

(2) 세 번째 이온화 에너지(3d오비탈에서 전자를 제거)는 첫 번째 이온화 에너지보다 더 큰 기울기로 증가한다.

　① 이것은 전이 금속 첫 주기를 가로질러 갈 때 3d오비탈의 에너지가 크게 감소함을 보여주는 증거이다.

(3) 6주기 원소는 4주기나 5주기 원소의 이온화 에너지보다 높다.

　① 이들 원소의 반응성이 상대적으로 낮기 때문이다.

　② 주족원소와 반대의 경향이다.

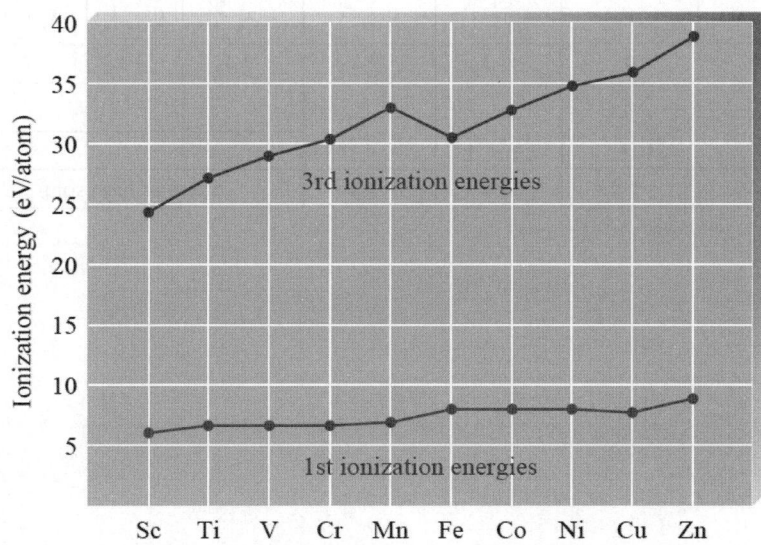

심화주제 18-4: 결정장 안정화 에너지(Crystal Field Stabilization Energy, CFSE)

1. 결정장 안정화 에너지(CFSE)

1) t_{2g}오비탈은 평균에너지 준위(구형장 에너지)에 비해 $0.4\Delta_o$만큼 더 낮은 상태가 된다.

2) e_g오비탈은 평균에너지 준위(구형장 에너지)에 비해 $0.6\Delta_o$만큼 더 높은 상태가 된다.

3) 구형장에서 전자의 평균 에너지와 팔면체장에서 전자의 에너지와의 차이가 결정장 안정화 에너지이다.

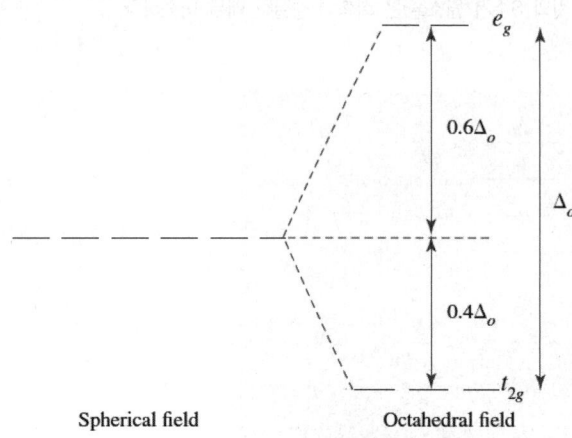

2. 결정장 안정화 에너지 계산

1) CFSE는 전자들이 t_{2g}와 e_g 오비탈에 어떻게 배치되는지에 따라 결정된다.

2) CFSE는 다음 식에 의해 계산된다. (팔면체 착물의 경우)

CFSE = $(-0.4\Delta_o \times t_{2g}$전자 수$)$ + $(+0.6\Delta_o \times e_g$전자 수$)$

〈팔면체 착물에서 고스핀과 저스핀 전자배치에 따른 CFSE〉

Configuration		d^1	d^2	d^3	d^4	d^5	d^6	d^7	d^8	d^9	d^{10}
Examples		Ti^{3+}	Ti^{2+}, V^{3+}	V^{2+}, Cr^{3+}	Cr^{2+}, Mn^{3+}	Mn^{2+}, Fe^{3+}	Fe^{2+}, Co^{3+}	Co^{2+}, Ni^{3+}	Ni^{2+}, Pt^{2+}	Cu^{2+}	Zn^{2+}
HIGH SPIN	e_g	— —	— —	— —	↑ _	↑ ↑	↑ ↑	↑ ↑	↑↓ ↑	↑↓ ↑↓	↑↓ ↑↓
HIGH SPIN	t_{2g}	↑ _ _	↑ ↑ _	↑ ↑ ↑	↑ ↑ ↑	↑ ↑ ↑	↑↓ ↑ ↑	↑↓ ↑↓ ↑	↑↓ ↑↓ ↑↓	↑↓ ↑↓ ↑↓	↑↓ ↑↓ ↑↓
HIGH SPIN	CFSE	$-\frac{2}{5}\Delta_o$	$-\frac{4}{5}\Delta_o$	$-\frac{6}{5}\Delta_o$	$-\frac{3}{5}\Delta_o$	0	$-\frac{2}{5}\Delta_o$	$-\frac{4}{5}\Delta_o$	$-\frac{6}{5}\Delta_o$	$-\frac{3}{5}\Delta_o$	0
LOW SPIN	e_g				— —	— —	— —	↑ _			
LOW SPIN	t_{2g}				↑↓ ↑ ↑	↑↓ ↑↓ ↑	↑↓ ↑↓ ↑↓	↑↓ ↑↓ ↑↓			
LOW SPIN	CFSE	Same as high spin			$-\frac{8}{5}\Delta_o$	$-\frac{10}{5}\Delta_o$	$-\frac{12}{5}\Delta_o$	$-\frac{9}{5}\Delta_o$	Same as high spin		

심화주제 18-5: 금속 카보닐 결합

1. 금속 카보닐 결합

  1) 금속과 카보닐(CO)는 안정한 착화합물을 형성한다.

    (1) 예: $Ni(CO)_4$, $Fe(CO)_5$, $Cr(CO)_6$ 등

2. 금속 카보닐 결합의 안정성

  1) 금속과 CO 리간드 사이의 착물이 안정한 이유는 CO 리간드가 금속원자로부터 '역제공'되는 전자밀도를 받아들일 수 있는 능력을 갖기 때문이다.

  2) CO의 HOMO와 LUMO는 각각 효과적인 σ주개와 π받개로 작용한다.

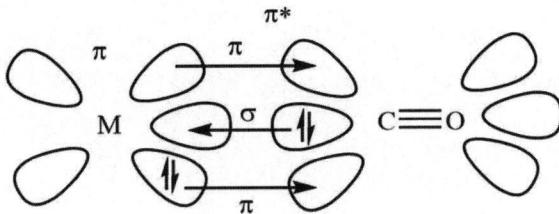

Synergic bonding in metal carbonyls

  (1) CO는 σ주개로서의 역할을 한다. CO의 HOMO는 σ대칭을 가지며, 탄소 쪽에 큰 로브가 있다. CO의 σ궤도함수는 전자밀도를 금속 원자에 제공하여 σ주개로서의 역할을 하고 중심 금속원자와 σ결합을 형성한다.

  (2) CO는 π받개로서의 역할을 한다. CO의 LUMO는 두 개의 π^*궤도함수로, 탄소 쪽에 큰 로브가 있다. π대칭을 가지는 금속의 d궤도함수와 겹칠 수 있기 때문에 π상호작용을 통하여 금속원자의 채워진 d궤도함수로부터 CO 리간드에 비어있는 π^*궤도함수로 전자가 이동하여 $d\pi \rightarrow \pi^*$가 되어 전자들이 비편재화된다.

3. 금속-CO의 결합길이와 신축진동수

  1) 금속의 (−)전하가 클수록 π결합성이 증가한다.

    (1) π결합성이 커질수록 C−O의 결합은 더 약해지고, 결합은 길어지고, 신축진동수는 감소한다.

    (2) π결합성이 커질수록 M−C의 결합은 더 강해지고, 결합은 짧아진다.

  2) 금속의 (+)전하가 클수록 π결합성이 약해진다.

    (1) π결합성이 약해질수록 C−O의 결합은 더 강해지고, 결합은 짧아지고, 신축진동수는 증가한다.

    (2) π결합성이 약해질수록 M−C의 결합은 더 약해지고, 결합은 길어진다.

심화주제 18-6: 18전자 규칙

1. 18전자 규칙

1) 안정한 전형원소 화합물에서 원자가 전자 수는 8이듯이 (8전자 규칙: s, p오비탈이 모두 채워질 때 안정)
안정한 전이금속 화합물에서 원자가 전자 수는 18이라는 규칙 (18전자 규칙: s, p, d오비탈이 모두 채워질 때 안정)

2) 금속의 최외각 궤도함수의 전자배치가 $ns^2 (n-1)d^{10} np^6$일 때 18개의 전자를 가지게 되어 안정한 화합물을 만든다는 규칙

   (1) 금속과 리간드로부터 제공된 전자의 합이 영족기체의 전자배치를 가지면 안정하다.

   (2) 화합물의 Δ_o이 클수록 18전자 규칙을 잘 지킨다.

   예: $[Cr(CO)_6]$:

   – Cr: 6전자 ($4s^1$, $3d^5$)

   – 6(CO): 6×2=12전자 (각 CO가 2개의 전자를 제공)

   – 전체: 18전자

2. 18전자 규칙의 예외

1) 8전자 규칙에서와 같이 18전자 규칙에서도 많은 예외가 있음

2) 18전자 규칙의 예외

   (1) 사각평면 d^8 전이금속 화합물은 16전자 규칙을 따른다.

   (2) $[FeCl_4]^-$: 13전자, $[WCl_6]^{2-}$: 14전자, $[TcF_6]^{2-}$: 15전자

   (3) Δ_o이 작으면 반결합성 e_g^* 궤도함수가 쉽게 점령되어 규칙을 벗어난다.

   $[Co(H_2O)_6]^{2+}$ = 19전자
   $[Ni(en)_3]^{2+}$ = 20전자
   $[Cu(NH_3)_6]^{2+}$ = 21전자
   $[Zn(NH_3)_6]^{2+}$ = 22전자

18-01A. CO201. 전이 원소

다음 중 전이 원소가 <u>아닌</u> 것은?

① Fe
② Pt
③ Ba
④ Ag
⑤ Pd

18-02A. CO202. 전이 원소

다음 중 전이 원소에 대한 설명으로 옳지 <u>않은</u> 것은?

① 모든 전이 원소는 금속이다.
② 전이 원소는 한 종류의 양이온만을 만들 수 있다.
③ 4주기 전이 금속에서 원자가 전자는 $4s$ 전자와 $3d$ 전자이다.
④ 4주기 전이 금속에서 최외각 전자는 $4s$이다.
⑤ 바닥 상태에서 $_{25}Mn^{2+}$의 전자 배치는 $[Ar]3d^5$이다.

18-03A. CO203. 전이 금속의 전자 배치

다음 중 자유 금속 이온 상태에서 반자기성인 것은? (단, 금속 이온은 바닥 상태에 있다.)

① Cr^{3+}
② Fe^{2+}
③ Mn^{2+}
④ Cu^+
⑤ Co^{2+}

18-04B. CO204. 배위 결합★

그림은 화학식이 $[Cr(NH_3)_2(H_2O)_2Cl_2]^+$인 팔면체 착이온의 구조를 나타낸 것이다.

이에 대한 설명으로 옳지 않은 것은?

① Cr의 산화수는 +3이다.
② Cr 이온과 NH_3는 배위 결합을 이룬다.
③ 배위수는 6이다.
④ 극성을 가진다.
⑤ 물에 $[Cr(NH_3)_2(H_2O)_2Cl_2]Br$ 1몰을 용해 시켰을 때, 해리되는 이온의 수는 4몰이다.

18-05A. CO205. 리간드

다음 중 리간드로 작용할 수 <u>없는</u> 것은?

① $C_2O_4^{2-}$
② NH_4^+
③ NO_2^-
④ SCN^-
⑤ CO

18-06A. CO206. 배위 화합물의 기하 구조

다음 착이온의 기하학적 구조가 대응된 것으로 옳지 <u>않은</u> 것은?

	착이온	기하학적 구조
①	$[Ag(NH_3)_2]^+$	선형
②	$[Co(H_2O)_6]^{3+}$	팔면체
③	$[Fe(CN)_6]^{3-}$	팔면체
④	$[CoCl_4]^{2-}$	팔면체
⑤	$[CuCl_2]^-$	선형

18-07B. CO207. 원자가 결합 이론★

다음의 각 착이온에서 중심 원자의 혼성 궤도함수가 대응된 것으로 옳지 <u>않은</u> 것은?

	착이온	혼성 오비탈
①	$[Zn(NH_3)_4]^{2+}$ (사면체)	sp^3
②	$[Ni(CN)_4]^{2-}$ (평면 사각)	dsp^2
③	$[Ag(NH_3)_2]^+$ (선형)	sp
④	$[CoCl_6]^{3-}$ (팔면체)	d^2sp^3
⑤	$[Co(CN)_6]^{3-}$ (팔면체)	sp^3

18-08A. CO208. 금속의 산화수

다음 배위 화합물에서 중심 금속 Ni의 산화수는?

$$K_4[Ni(CN)_6]$$

① +1
② +2
③ +3
④ +4
⑤ +5

18-09A. CO209. 킬레이트제

다음 중 킬레이트제(cheating agent)로 쓰일 수 있는 것은?

① NH_3
② Cl^-
③ CO
④ en (에틸렌다이아민, $NH_2CH_2CH_2NH_2$)
⑤ CN^-

18-10A. CO210. 킬레이트제

다음 중 킬레이트 리간드가 <u>아닌</u> 것은?

① en ($NH_2CH_2CH_2NH_2$)
② diene ($NH_2CH_2CH_2NHCH_2CH_2NH_2$)
③ o-phen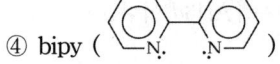
④ bipy (　　　　　)
⑤ nitrite ion (NO_2^-)

18-11A. CO211. 킬레이트제

다음 중 주개 원자(donor atom)를 가장 많이 포함하는 리간드는?

① $CH_3CH_2CH_2NH_2$
② SCN^-
③ CO_3^{2-}
④ $C_2O_4^{2-}$
⑤ $EDTA^{4-}$

18-12B. CO212. 킬레이트 효과★

다음 중 25℃에서 형성 상수(K_f)의 값이 가장 큰 착이온은?

① $[Ni(NH_3)_6]^{2+}$

② $[NiCl_6]^{4-}$

③ $[Ni(en)_3]^{2+}$

④ $[Ni(C_2O_4)_3]^{4-}$

⑤ $[Ni(EDTA)]^{2-}$

18-13B. CO213. EDTA

다음 중 EDTA에 대한 설명으로 옳지 <u>않은</u> 것은?

① 열역학적으로 매우 안정한 착화합물을 형성한다.

② 여섯 자리 리간드로 작용할 수 있다.

③ 팔면체 착물을 만들 때 금속 이온과 1 : 1로 결합한다.

④ 수용액에서 금속 이온과 배위 결합을 형성할 때 $\triangle S^0 < 0$이다.

⑤ pH가 높아질수록 금속 이온과의 결합 세기가 강해진다.

18-14B. CO214. 리간드

다음 중 각 리간드에서 주개 원자(donor atom)를 나타낸 것으로 옳지 <u>않은</u> 것은?

① NH_3 : N

② CN^- : N

③ CO : C

④ SCN^- : S 또는 N

⑤ NO_2^- : N 또는 O

18-15B. CO215. 금속의 산화수

다음 착이온에서 중심 금속의 산화수는?

$$[Co(en)_2(SCN)Cl]^+$$

① +1

② +2

③ +3

④ +4

⑤ +5

18-16B. CO216. 금속의 산화수

다음 배위 화합물에서 중심 금속의 산화수는?

$$Na_2[Mn(EDTA)]$$

① +1

② +2

③ +3

④ +4

⑤ +5

18-17B. CO217. 배위수

다음 착이온에서 배위수가 대응된 것으로 옳지 <u>않은</u> 것은?

착물	배위수
① $[Ag(NH_3)_2]^+$	2
② $[Ni(NH_3)_4]^{2+}$	4
③ $[CoCl_2(en)_2]^+$	4
④ $[Ni(EDTA)]^{2-}$	6
⑤ $[Fe(C_2O_4)_3]^{2-}$	6

18-18B. CO218. 이성질 현상★

다음 중 배위권 이성질체끼리 짝지어진 것은?

① $[Cr(NH_3)_5SO_4]Br$와 $[Cr(NH_3)_5Br]SO_4$
② $[Co(NH_3)_4(NO_2)Cl]Cl$와 $[Co(NH_3)_4(ONO)Cl]Cl$
③ $cis-[Pt(NH_3)_2Cl_2]$와 $trans-[Pt(NH_3)_2Cl_2]$
④ $fac-[Co(NH_3)_3Cl_3]$와 $mer-[Co(NH_3)_3Cl_3]$
⑤ $cis-[Co(en)_2Cl_2]^-$와 $trans-[Co(en)_2Cl_2]^-$

18-19B. CO219. 이성질 현상

다음 팔면체 착물의 기하 이성질체 수는?

$$[Co(NH_3)_4Cl_2]$$

① 1
② 2
③ 3
④ 4
⑤ 5

18-20B. CO220. 이성질 현상

다음 팔면체 착물의 기하 이성질체 수는?

$$[Co(NH_3)_3Cl_3]$$

① 1
② 2
③ 3
④ 4
⑤ 5

18-21B. CO221. 이성질 현상★★

그림은 화학식이 $[Co(en)_2Br_2]$인 두 배위 화합물 (가)와 (나)의 구조를 나타낸 것이다. 이에 대한 설명으로 옳지 않은 것은?

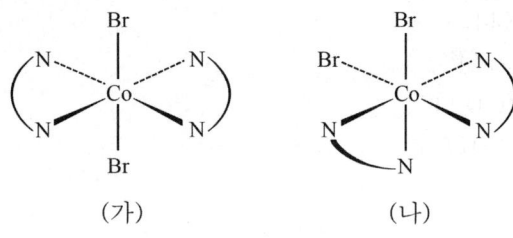

(가)   (나)

① (가)와 (나)는 기하 이성질체 관계이다.
② (가)는 광학 활성이 없다.
③ (나)는 광학 활성이 있다.
④ (나)는 광학 이성질체를 가진다.
⑤ $[Co(en)_2Br_2]$는 (가)와 (나)를 포함하여 모두 4개의 입체 이성질체를 가진다.

18-22B. CO222. 이성질 현상★

다음 중 거울상 이성질체가 존재하지 않는 것은?

① $[Co(en)_2Cl_2]^+$
② $[Co(NH_3)_4(en)]^+$
③ $[Co(NH_3)_2(en)_2]^+$
④ $[Fe(C_2O_4)_3]^{3-}$
⑤ $[Ni(EDTA)]^{2-}$

18-23B. CO223. 이성질 현상★★

다음 팔면체 착물의 입체 이성질체 수는?

$$[Co(en)(NH_3)_2Br_2]^+$$

① 1
② 2
③ 3
④ 4
⑤ 5

18-24B. CO224. 결정장 이론★

다음 중 결정장 이론에 대한 설명으로 옳지 <u>않은</u> 것은?

① 팔면체 착물에서 $d_{x^2-y^2}$, d_{z^2} 궤도함수는 d_{xy}, d_{yz}, d_{xz} 궤도함수보다 에너지가 높다.
② 팔면체 착물에서 강한장 리간드가 배위될수록 결정장 갈라짐 에너지($\triangle$)는 커진다.
③ 팔면체 착물에서 강한장 리간드가 배위되면 높은 스핀 착물이 형성된다.
④ 강한장 리간드가 배위될수록 흡수 파장은 짧아진다.
⑤ 팔면체 착물에서 $d_{x^2-y^2}$, d_{z^2} 궤도함수는 e_g에 속한다.

18-25B. CO225. 결정장 이론

다음 중 결정장 분리의 크기가 가장 큰 리간드는?

① CN^-
② F^-
③ NH_3
④ H_2O
⑤ Cl^-

18-26B. CO226. 결정장 이론

다음 중 결정장 분리의 크기가 가장 작은 리간드는?

① CO
② F^-
③ OH^-
④ Cl^-
⑤ Br^-

18-27B. CO227. 결정장 이론

바닥 상태에서 $[Cr(CO)_6]^{2+}$의 홀전자 수는?

① 1개
② 2개
③ 3개
④ 4개
⑤ 5개

18-28B. CO228. 결정장 이론

바닥 상태에서 $[CrCl_6]^{4-}$의 홀전자 수는?

① 1개
② 2개
③ 3개
④ 4개
⑤ 5개

18-29B. CO229. 결정장 이론

다음은 사면체와 사각 평면 착물의 중심 금속에서 d 오비탈의 에너지 준위를 나타낸 것이다. (가)와 (나)가 모두 옳은 것은?

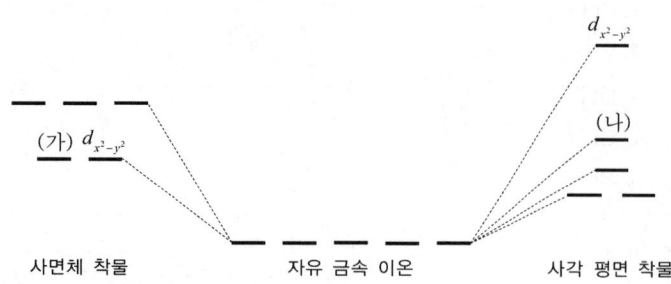

	(가)	(나)
①	d_{z^2}	d_{z^2}
②	d_{z^2}	d_{xy}
③	d_{xy}	d_{z^2}
④	d_{xy}	d_{xy}
⑤	d_{xz}	d_{xz}

18-30B. CO230. 결정장 이론

다음은 선형 착이온의 중심 금속에서 d 오비탈의 에너지 준위를 나타낸 것이다. (가)는? (단, 두 리간드는 z축 위에 놓여있다.)

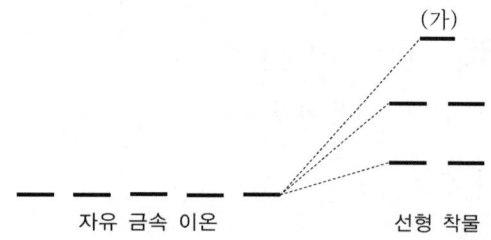

① d_{xy}

② $d_{x^2-y^2}$

③ d_{yz}

④ d_{xz}

⑤ d_{z^2}

18-31B. CO231. 결정장 이론

다음 중 바닥 상태에서 홀전자 수가 가장 많은 것은?

① $[Ni(CN)_4]^{2-}$ (사각 평면)

② $[PtCl_4]^{2-}$ (사각 평면)

③ $[NiCl_4]^{2-}$ (사면체)

④ $[FeCl_4]^{-}$ (사면체)

⑤ $[Fe(CN)_6]^{3-}$ (팔면체)

18-32B. CO232. 결정장 이론

다음 중 $d-d$ 전이에 의한 색깔을 띠지 않는 이온은?

① $Cu^{2+}(aq)$

② $Fe^{3+}(aq)$

③ $Zn^{2+}(aq)$

④ $Ni^{2+}(aq)$

⑤ $Cr^{2+}(aq)$

18-33B. CO233. 결정장 이론

다음 팔면체 착물 중 가장 긴 파장의 빛을 흡수하는 것은?

① $[FeF_6]^{3-}$

② $[Fe(CN)_6]^{3-}$

③ $[Fe(H_2O)_6]^{3+}$

④ $[Fe(Cl)_6]^{3-}$

⑤ $[Fe(NH_3)_6]^{3+}$

18-34B. CO234. 결정장 이론

다음 각 착이온의 최대 흡수 파장이 증가하는 순서로 옳게 배열된 것은?

$$Co(H_2O)_6^{2+}, \quad Co(CN)_6^{4-}, \quad CoCl_4^{2-}$$

① $Co(H_2O)_6^{2+} < Co(CN)_6^{4-} < CoCl_4^{2-}$
② $Co(H_2O)_6^{2+} < CoCl_4^{2-} < Co(CN)_6^{4-}$
③ $Co(CN)_6^{4-} < Co(H_2O)_6^{2+} < CoCl_4^{2-}$
④ $Co(CN)_6^{4-} < CoCl_4^{2-} < Co(H_2O)_6^{2+}$
⑤ $CoCl_4^{2-} < Co(CN)_6^{4-} < Co(H_2O)_6^{2+}$

18-35B. CO235. 결정장 이론★

$Cr(NH_3)_6^{3+}$, $Cr(H_2O)_6^{3+}$, $Cr(H_2O)_4Cl_2^+$는 각각 보라, 노랑, 녹색 중 하나의 색을 띤다. 각 착이온의 색이 옳게 대응된 것은?

	$Cr(NH_3)_6^{3+}$	$Cr(H_2O)_6^{3+}$	$Cr(H_2O)_4Cl_2^+$
①	보라	노랑	녹색
②	보라	녹색	노랑
③	노랑	보라	녹색
④	노랑	녹색	보라
⑤	녹색	노랑	보라

18-36B. CO236. 배위 화합물

그림은 화학식이 $[Cr(NH_3)_3(H_2O)_2CO]^{2+}$인 착이온 (가)와 (나)의 구조를 나타낸 것이다.

이에 대한 설명으로 옳지 않은 것은?

① (가)에서 Cr의 산화수는 +2이다.
② (가)와 (나)는 서로 입체 이성질체이다.
③ (가)에서 결합각은 $\angle Cr-C-O$이 $\angle Cr-O-H$보다 크다.
④ (가)는 광학 활성이 없다.
⑤ (나)는 반자성이다.

18-37B. CO237. 배위 화합물-결정장 이론

다음은 바닥 상태에서 세 가지 착이온에 대한 자료이다. (가)~(다)는 $[Cr(NH_3)_5Cl]^{2+}$, $[Co(NH_3)_4Br_2]^+$, $[Fe(H_2O)_6]^{3+}$ 중 하나이다. 이에 대한 설명으로 옳지 않은 것은?

착이온	홀전자 수
(가)	5
(나)	3
(다)	0

① t_{2g} 전자 수는 (가)와 (나)가 같다.
② (가)는 높은 스핀 착물이다.
③ (다)는 반자기성이다.
④ (가)는 $[Fe(H_2O)_6]^{3+}$이다.
⑤ (나)의 기하 이성질체 수는 2이다.

18-38B. CO238. 배위 화합물-결정장 이론

다음은 바닥 상태에서 착이온 (가)와 (나)에 대한 자료이다. X와 Y는 Co와 Ni 중 하나이다. 이에 대한 설명으로 옳지 <u>않은</u> 것은?

착이온	화학식	홀전자 수
(가)	$[XCl_4]^{2-}$	3
(나)	$[YCl_4]^{2-}$	2

① (가)는 사면체 착이온이다.

② X는 Co이다.

③ (나)에서 중심 금속의 혼성 오비탈은 sp^3이다.

④ (가)에서 $3d_{xy}$ 오비탈에 들어있는 전자 수는 1이다.

⑤ (나)에서 $3d_{x^2-y^2}$ 오비탈에 들어있는 전자 수는 1이다.

18-39B. CO239. 배위 화합물-결정장 이론

다음은 네 가지 팔면체 착이온의 색깔에 대한 자료이다. (가)~(다)는 $[Ni(NH_3)_6]^{2+}$, $[Ni(H_2O)_6]^{2+}$, $[Cu(H_2O)_6]^+$ 중 하나이다. 이에 대한 설명으로 옳지 <u>않은</u> 것은? (단, 착이온의 색은 $d-d$전이에 의해서만 나타난다.)

착이온	색깔
(가)	파랑색
(나)	초록색
(다)	무색
$[Ni(en)_3]^{2+}$	보라색

① (가)는 $[Ni(NH_3)_6]^{2+}$이다.

② (다)는 $[Cu(H_2O)_6]^+$이다.

③ en은 NH_3보다 강한장 리간드이다.

④ 최대 흡수 파장은 (가)가 (나)보다 길다.

⑤ 결정장 갈라짐 에너지($\triangle$)는 (가)가 (나)보다 크다.

18-40A. CO303. 전자배치

바닥상태 $_{24}Cr$의 전자 배치는?

① $1s^2\,2s^2\,2p^6\,3s^2\,3p^6\,4s^2\,3d^4$

② $1s^2\,2s^2\,2p^6\,3s^2\,3p^6\,4s^1\,3d^5$

③ $1s^2\,2s^2\,2p^6\,3s^2\,3p^6\,4s^2\,3d^6$

④ $1s^2\,2s^2\,2p^6\,3s^2\,3p^5\,4s^1\,3d^5$

⑤ $1s^2\,2s^2\,2p^6\,3s^2\,3p^5\,4s^2\,3d^5$

18-41A. CO305. 전자배치

다음 중 바닥상태의 구리(Cu)의 전자배열을 바르게 나타낸 것은?

① $[Ar]3d^{10}\,4s^1$

② $[Ar]3d^8\,4s^2$

③ $[Ar]3d^9\,4s^1$

④ $[Ar]3d^9\,4s^2$

18-42B. CO310-1. 전자배치

다음 이온 중에서 상자기성인 것을 모두 고른 것은?

〈보 기〉

ㄱ. Sc^{3+}

ㄴ. Co^{2+}

ㄷ. V^{3+}

ㄹ. MnO_4^{2-}

① ㄱ, ㄴ   ② ㄴ, ㄷ   ③ ㄴ, ㄷ, ㄹ

④ ㄱ, ㄴ, ㄷ   ⑤ ㄱ, ㄴ, ㄷ, ㄹ

18-43B. CO311. 전이금속★

다음은 4 주기 전이금속 원소의 특성을 설명한 것이다. 이들 중 옳지 않은 것은?

① 열과 전기전도성이 큰 금속이다.
② 원소나 그 화합물은 촉매로 쓰이는 것이 많다.
③ 금속 이온이나 착이온은 대부분 특유의 색깔을 나타낸다.
④ 최외각 전자는 모두 2 개여서 족이 달라도 성질이 비슷하다.
⑤ 4s 오비탈의 전자 뿐 아니라 3d 오비탈의 전자도 결합에 쓰인다.

18-44B. CO315. 루이스 산, 염기

다음 중 Br이 루이스 염기로 작용하는 경우는?

① Na금속과 반응하여 NaBr을 만들 때
② Br(기체)로부터 Br^-(기체)로 될 때
③ Br_2(액체)가 Br원자로 해리될 때
④ Co^{3+}가 Br^-와 반응하여 $CoBr_4^-$가 될 때
⑤ Br^-가 Cl_2와 반응하여 Br_2가 될 때

18-45B. CO316. 리간드의 종류

다음 중 금속이온과 배위결합을 할 수 없는 것은?

① PH_3
② H_2O
③ CN^-
④ CO_3^{2-}
⑤ BF_3

18-46B. CO317-1. 금속의 산화수

다음 각 착물에서 금속의 산화수가 옳지 않은 것은?

① $[Ni(CN)_5]^{3-}$	+2
② $Ni(CO)_4$	0
③ $[Co(en)_2(H_2O)Br]^{2+}$	+2
④ $[Cu(H_2O)_2(C_2O_4)_2]^{2-}$	+2
⑤ $[Ni(NH_3)_5(NO_2)]^+$	+2

18-47B. CO317-2. 금속의 산화수

다음 각 착물에서 금속의 산화수가 옳지 않은 것은?

① $(NH_4)_3[RhCl_6]$	+3
② $[Cr(NH_3)_4(SCN)_2]Br$	+2
③ $[Cu(en)_2]SO_4$	+2
④ $Na_2[Mn(EDTA)]$	+2
⑤ $[Cr(NH_3)_5Cl]SO_4$	+3

18-48B. CO318-1. 금속의 산화수

다음 화합물에서 중심 금속의 산화수가 옳지 않은 것은?

① $K[Co(NH_3)_2(CN)_4]$	+3
② $[Os(CO)_5]$	+6
③ $Na[Co(H_2O)_3(OH)_3]$	+2
④ $[V(NH_3)_4Cl_2]$	+2
⑤ $[Co(H_2O)_2(NH_3)Cl_3]^-$	+2

18-49A. CO320. 금속의 산화수

다음 중 $Na_2[CuBr_4]$의 화합물에서 중심금속의 산화수는?

① -2
② 0
③ $+2$
④ $+4$
⑤ $+6$

18-50B. CO321. 금속의 산화수

다음 배위화합물에서 중심금속의 산화수를 틀리게 결정한 것은?

① $K[Co(NH_3)_2(CN)_4]$: $+3$
② $Na[B(NO_3)_4]$: $+2$
③ $Na_2[CuBr_4]$: $+2$
④ $K_3[Fe(CN)_6]$: $+3$
⑤ $Na[Co(NH_3)_3(OH)_3]$: $+2$

18-51A. CO323. 금속의 산화수

배위 화합물 $K[Pt(NH_3)Cl_5]$에서 중심금속 Pt의 산화상태는?

① $+1$
② $+2$
③ $+3$
④ $+4$
⑤ 0

18-52A. CO325. 착물의 기하구조

$[Ni(H_2O)_6]^{2+}$ 착화합물의 기하학적 구조는 다음 중 어느 것인가?

① 직선형
② 정사면체
③ 평면사각형
④ 정팔면체
⑤ 삼각이중피라미드

18-53A. CO327. 킬레이트 리간드

다음 중 어느 것이 킬레이트제인가?

① CH_3CH_2OH
② PH_3
③ CO
④ $NH_2CH_2CH_2NH_2$
⑤ $CH_3CH_2CH_2NH_2$

18-54B. CO328. 리간드

다음 중 틀린 것은?

① 옥살산 음이온(oxalate)과 에틸렌다이아민(ethylenediamine)분자는 킬레이트 시약이다.
② 짝짓지 않는 전자를 갖고 있는 착화합물은 상자성(paramagnetic)을 보인다.
③ NH_3는 리간드로 작용할 수 있지만 NH_4^+는 리간드가 될 수 없다.
④ Cu^+는 2 개의 짝짓지 않은 전자(unpaired electron)를 갖는다.
⑤ EDTA는 여섯자리 리간드이다.

18-55A. CO329. 킬레이트

다음 리간드 중 킬레이트(chelate) 리간드가 아닌 것은?

① 에틸렌디아민
② cyanide
③ porphin
④ dien
⑤ phen

18-56B. CO330-1. 킬레이트★

EDTA(Ethylenediaminetetracetate) 이온은 대표적 킬레이트제이다. 설명 중 옳지 않은 것은?

① 납중독 치료제로 사용될 수 있다.
② 최대 6개의 배위결합을 형성할 수 있다.
③ 소량의 중금속 측정에 방해 요소가 된다.
④ 열역학적으로 매우 안정한 착화합물을 형성한다.
⑤ 전이금속과 매우 강한 배위 결합을 형성한다.

18-57B. CO331. 리간드

다음 중 팔면체 착이온을 형성하기 위한 ligand 수가 잘못된 것은?

① NO_3^- : 3
② $NH_2CH_2CH_2NH_2$: 3
③ $^-OOCCOO^-$: 3
④ EDTA : 1
⑤ $NH_2CH_2CH_2CH_3$: 6

18-58B. CO332-1. 배위화합물의 이성질체

다음의 팔면체 착물 중 기하 이성질체가 존재하는 것을 모두 고른 것은?

〈보 기〉
ㄱ. $[Cl(en)Cl_4]^-$
ㄴ. $[Ni(C_2O_4)_2ClBr]^{4-}$
ㄷ. $[Cd(NH_3)_2Cl_4]^{2-}$
ㄹ. $[CoCl_2(en)_2]^+$

① ㄱ, ㄴ
② ㄴ, ㄷ
③ ㄴ, ㄷ, ㄹ
④ ㄱ, ㄴ, ㄷ
⑤ ㄱ, ㄴ, ㄷ, ㄹ

18-59B. CO333. 배위화합물의 이성질체

$[Co(NH_3)_4Cl_2]$의 착물은 정팔면체 구조를 가지고 있다. 이 착물의 기하 이성질체의 수는 몇 개인가?

① 6
② 4
③ 3
④ 2
⑤ 1(no isomer)

18-60B. CO334. 배위화합물의 이성질체

팔면체 구조 배위화합물인 $[Co(NH_3)_3Cl_3]$에는 몇 가지 기하 이성질체가 존재하는가?

① 2
② 3
③ 4
④ 6
⑤ 1

18-61B. CO336. 배위화합물의 이성질체

다음 중 거울상이성질체(enantiomer)가 존재하지 않는 것은 무엇인가?

① $[Co(en)_2Cl_2]^+$

② $[Co(NH_3)_4(en)]^+$

③ $[Co(NH_3)_2(en)_2]^+$

④ $[Fe(C_2O_4)_3]^{2-}$

⑤ $[Fe(en)Cl_2Br_2]^-$

18-62B. CO337. 이성질체

다음의 배위화합물 중 광학이성질체(거울상이성질체)를 갖는 것은? 리간드 en은 에틸렌다이아민($H_2NCH_2CH_2NH_2$)이다.

① $[Pt(NH_3)_2ClBr]$

② $[Pt(NH_3)(N_3)ClBr]^-$

③ cis$-[Co(en)_2Cl_2]^+$

④ trans$-[Co(en)_2Cl_2]^+$

⑤ $[Fe(NH_3)_3Cl_2Br]$

18-63B. CO338. 이성질체

다음 중 광학활성인 이성질체가 가능한 화학종은?

① $[Pt(NH_3)_2Cl_2]$

② $[Cr(H_2O)_6]^{3+}$

③ $[Co(en)_3]^{3+}$

④ $[Co(NH_3)_4Cl_2]^+$

⑤ $[Cr(H_2O)_5Cl]^{2+}$

18-64B. CO339. 이성질체

착화합물에 대한 다음 설명 중 옳지 않은 것은?

① Zn^{2+}은 정사면체 구조인 $[Zn(NH_3)_4]^{2+}$을 잘 만든다.

② 착화합물은 루이스의 산 −염기 개념으로 설명할 수 있다.

③ 착화합물은 수용액에서 성분 이온으로 나누어지지 않는다.

④ Co^{3+}의 착이온인 $[Co(NH_3)_5Cl]^{2+}$은 기하 이성질체를 갖는다.

⑤ Fe^{3+}은 CN^- 6 개와 배위결합을 하여 착이온 $[Fe(CN)_6]^{3-}$을 만든다.

18-65B. CO340-1. 이성질체

화학식이 $[Fe(NH_3)_3Cl_2Br]$인 정팔면체 착물의 모든 기하이성질체 수는?

① 1

② 2

③ 3

④ 4

⑤ 5

18-66B. CO341. 결정장 이론

결정장 이론(Crystal field theory)에서 10 Dq에 영향을 가장 적게 미치는 요소는?

① 기하구조(geometry)

② 리간드의 종류

③ 중심금속의 종류

④ 중심금속의 산화수

⑤ 반응차수

18-67B. CO342. 결정장 이론

결정장 이론에 관한 다음의 설명 중 틀린 것은?

① 10 Dq의 값이 크면 저스핀 화합물을 형성한다.
② 10 Dq의 값은 리간드의 성질에 따라 절대값이 달라진다.
③ 정팔면체의 10 Dq는 정사면체의 10 Dq보다 작다.
④ 10 Dq의 값은 금속의 산화 상태에 따라 변한다.
⑤ 스핀쌍 에너지가 10 Dq보다 크면 고스핀 화합물을 형성한다.

18-68B. CO346. 결정장 이론

$[Cr(en)_3]^{2+}$이온에서 홀전자 수는 몇 개인가? (en : 강한 장 리간드이다)

① 1 개
② 2 개
③ 3 개
④ 4 개
⑤ 5 개

18-69B. CO348. 결정장 이론

$[CoF_6]^{3-}$의 착이온에 포함된 홀전자의 수는?

① 0
② 3
③ 4
④ 5
⑤ 6

18-70B. CO349. 결정장 이론

팔면체 착물 $[Fe(CN)_6]^{3-}$에서 짝짓지 않은 전자의 수는 몇 개인가?

① 0
② 1
③ 2
④ 3
⑤ 4

18-71B. CO350. 결정장 이론

다음 착이온 중 반자성인 것은?

① $[Fe(CN)_6]^{4-}$
② $[Cu(NH_3)_4]^{2+}$
③ $[Ti(H_2O)_6]^{3+}$
④ $NiCl_4^{2-}$
⑤ $[Co(NH_3)_6]^{2+}$

18-72B. CO351. 결정장 이론

다음 착화합물의 결정장 에너지 분포를 이용하여 홀전자의 수가 가장 많은 것을 고르시오.

① $[Ni(CN)_4]^{2-}$, 사각평면
② $[PtCl_4]^{2-}$, 사각평면
③ $[NiCl_4]^{2-}$, 사면체
④ $[FeCl_4]^{-}$, 사면체
⑤ $[CoF_6]^{3-}$, 팔면체

18-73B. CO352-1. 결정장 이론

다음의 각 착물 중 홀전자 수가 가장 큰 것은?

① $[Pt(NH_3)_4]^{2+}$ (사각평면)

② $Pt(NH_3)_2Cl_2$ (사각평면)

③ $[FeO_4]^{2-}$ (사면체)

④ $[Cu(en)_2]^{2+}$ (사각평면)

⑤ $[Cu(en)_3]^{2+}$ (팔면체)

18-74B. CO353. 결정장 이론

다음 설명을 읽고 틀린 것을 골라라.

① $[Fe(H_2O)_4(C_2O_4)]^+$에서 Fe의 배위수는 5이다.

② $[CoCl_4]^{2-}$의 구조는 정사면체이고, $[Co(H_2O)_6]^{2+}$는 정팔면체이다.

③ $[Co(NH_3)_6]^{3+}$는 반자성이고 $[CoF_6]^{3-}$는 상자성이다.

④ Cu^+의 전자 배치는 $[Ar]4s^0 3d^{10}$이다.

⑤ $[NiCl_4]^{2-}$는 사면체이고 $[Ni(CN)_4]^{2-}$는 평면사각이다.

18-75B. CO354. 결정장 이론

$Co(H_2O)_6^{2+}$ 착이온의 d 전자 분포는 높은 스핀(high spin)이다. 스핀 양자수 합은 ($\sum m_s$) 얼마인가?

① 1/2

② 1

③ 3/2

④ 2

⑤ 5/2

18-76B. CO356. 결정장 이론

다음 양이온 중 색깔을 나타내지 않는 것은?

① $Cu^{2+}(aq)$

② $Fe^{3+}(aq)$

③ $Zn^{2+}(aq)$

④ $Ni^{2+}(aq)$

⑤ $Cr^{2+}(aq)$

18-77B. CO357. 결정장 이론

배위화합물의 색깔을 결정하는 요인으로 맞는 것을 모두 고르면?

〈보 기〉
ㄱ. 금속원자와 산화상태
ㄴ. 리간드의 종류
ㄷ. 착이온의 기하 구조

① ㄱ   ② ㄴ   ③ ㄱ, ㄷ

④ ㄱ, ㄴ   ⑤ ㄱ, ㄴ, ㄷ

18-78B. CO358. 결정장 이론

CFT에 의해 ligand와 용액의 색깔을 가장 이상적으로 짝지은 것은?

① 강한 장 - 노란색

② 강한 장 - 보라색

③ 약한 장 - 붉은색

④ 약한 장 - 노란색

⑤ 강한 장 - 파랑색

18-79B. CO359. 결정장 이론

다음의 팔면체 착물 중 어느 것이 가장 긴 가시광선 영역의 빛을 흡수하겠는가?

① $[FeF_6]^{3-}$

② $[Fe(CN)_6]^{3-}$

③ $[Fe(H_2O)_6]^{3+}$

④ $[FeCl_6]^{3-}$

⑤ $[Fe(NH_3)_6]^{3+}$

18-80B. CO360. 결정장 이론

다음 중 틀린 것은?

① $[Fe(H_2O)_4(C_2O_4)]^+$에서 Fe(Ⅲ)의 배위수는 6이다.

② $[Pt(NH_3)_3Cl_3]Cl$ 에서 백금(Pt)의 산화수는 4이고, 배위수는 6이다.

③ Cr^{3+} 착화합물은 밝은 색깔을 갖는 반면에, Zn^{2+} 착화합물은 색깔이 없다.

④ $[Co(CN)_6]^{3-}$는 $[Co(NH_3)_6]^{3+}$보다 긴 파장에서 빛을 흡수한다.

18-81B. CO363. 결정장 이론

$[Ni(CN)_4]^{2-}$ 착이온이 반자성임을 이용하여 혼성화궤도 및 기하학적 형태가 맞게 짝지어진 것은? (Ni 원자번호 28)

① dsp^2, 정사면체

② dsp^2, 평면사각형

③ sp^3, 정사면체

④ sp^3, 평면사각형

⑤ sp^3d^2, 정팔면체

18-82B. CO364. 결정장 이론

$[Zn(NH_3)_4]^{2+}$의 중심금속 이온의 혼성궤도함수는?

① sp

② sp^3

③ dsp^2

④ d^2sp^2

⑤ sp^2

18-83D. CO365(568). 리간드장 이론

금속 카르보닐 화합물에 대한 다음의 설명 중 틀린 것은?

① 공유결합성 분자라고 할 수 있다.

② 18 전자규칙이 적용된다.

③ 금속에서 CO의 π^*오비탈로 전자가 전이되는데, 이것은 C−O 삼중결합을 강화시킨다.

④ 자유 CO 분자가 $Ni(CO)_4$의 CO 리간드로 바뀐다면 C−O의 결합길이는 길어지고 신축 진동수는 감소한다.

⑤ 리간드장 이론으로 설명될 수 있다.

18-84B. CO366. 배위 화합물

어떤 배위화합물의 화학식을 $Co(NH_3)_5Cl_3$라고 나타낼 수 있을 때 이것 1 몰을 녹인 수용액에 충분한 양의 질산은($AgNO_3$) 용액을 가하여 백색 침전을 얻었다. 이 침전은 무엇이며, 이론적으로 얻을 수 있는 최대 몰 수는?

① $CoCl_3$, 1 몰

② $Co(NO_3)_3$, 1 몰

③ AgCl , 3 몰

④ AgCl , 2 몰

⑤ NH_4NO_3, 2몰

18-85B. CO367. 배위 화합물

자주색 암민코발트 착화합물인 $CoCl_3 \cdot 5NH_3$ 1몰에 과량의 질산은 용액을 가하였더니, 2 몰의 염화은(AgCl)의 앙금이 생성되었다. 다음 설명 중 옳지 않은 것은?

① Co의 산화수는 +3이다.
② 암민코발트 착이온은 팔면체 구조이다.
③ 암민코발트 착이온의 전하량은 +2이다.
④ 리간드로 결합한 염화 이온의 수는 2 개이다.
⑤ 착화합물의 조성식은 $[Co(NH_3)_5Cl]Cl_2$이다.

18-86B. CO371-1. 명명법★

다음 중 명명법과 화학식이 일치하는 것을 있는대로 고른 것은?

─〈보 기〉─
ㄱ. 테트라하이드록소아연(II)산 소듐 : $Na_2[Zn(OH)_4]$
ㄴ. 질산 다이클로로비스(에틸렌다이아민)코발트(III) : $[CoCl_2(en)_2]NO_3$
ㄷ. 염화 트라이아쿠아브로모백금(II) : $[Pt(H_2O)_3Br]Cl$

① ㄱ   ② ㄴ   ③ ㄴ, ㄷ
④ ㄱ, ㄴ   ⑤ ㄱ, ㄴ, ㄷ

18-87B. CO371-2. 명명법

다음 중 기하 이성질체를 가지는 것을 모두 고른 것은?

─〈보 기〉─
ㄱ. sodium tetrahydroxozincate(II)
ㄴ. dichlorobis(ethylenediamine)cobalt(III) nitrate
ㄷ. triaquabromoplatinum(IV)bromide

① ㄱ   ② ㄴ   ③ ㄴ, ㄷ
④ ㄱ, ㄴ   ⑤ ㄱ, ㄴ, ㄷ

18-88B. CO376. 명명법

다음 화합물, $[Co(NH_3)_6]Cl_3$의 IUPAC 이름이 옳은 것은?

① Hexaamminecobaltate(III) chloride
② Hexaamminecobalt(II) trichloride
③ Hexaamminecobalt(III) chloride
④ Hexaamminecobalt(III) trichloride
⑤ Hexaamminecobaltate(III) trichloride

18-89B. CO381. 산화수

다음 화합물 중 Cu의 산화수가 나머지와 다른 것은?

① Cu_2O
② $[Cu(NH_3)_4]^{2+}$
③ $CuCl_2$
④ $CuSO_4$
⑤ $CuSO_4 \cdot 5H_2O$

18-90B. CO386. 이성질체

다음 착이온 중에서 chiral 착물은?

① square planar $[Pt(NH_3)ClBrI]^-$
② octahedral $[Co(NH_3)_4Cl_2]^+$
③ octahedral $[Co(en)_3]^{3+}$
④ tetrahedral $[NiCl_4]^{2-}$
⑤ square planar $[Pt(en)_2]^{2+}$

18-91B. CO387. 결정장 이론

팔면체 착화합물 $[Co(NH_3)_6]Cl_3$에서 중심금속의 전자배치에 관한 질문이다. 짝짓지 않은 전자가 몇 개인가? 코발트(Co)는 9 족 원소 이다.

① 0

② 1

③ 4

④ 6

⑤ 3

18-92B. CO389. 결정장 이론

$[Cr(CN)_6]^{4-}$ 착이온의 홀전자수는 몇 개인가?

① 1 개

② 2 개

③ 3 개

④ 4 개

⑤ 5 개

18-93B. CO390. 결정장 이론

자기장내에서 상자기성을 나타낼 것으로 예상되는 배위화합물은?

① $[CoF_6]^{3-}$

② $[Co(NH_3)_6]^{3+}$

③ $[Co(CN)_6]^{3-}$

④ $[Co(en)_3]^{3+}$

⑤ $[Co(CO)_6]^{3+}$

18-94D. CO393. 리간드장 이론

일산화탄소(CO)는 산화수(oxidation state)가 0이거나 낮은 금속과 강한 배위결합을 이룬다. 그 이유를 설명한 것 중 가장 타당한 것 은?

① 트랜스(trans) 효과

② CO 분자의 극성

③ 반발력의 감소

④ 파이(π)결합 확률의 증가

⑤ 킬레이트 효과

18-95B. CO398. 배위 화합물

다음의 배위화합물들의 기하학적 구조를 틀리게 쓴 것은?

① $[Pt(Cl)(NO_2)(NH_3)_2]$: tetrahedral

② $[Cr(H_2O)_3Cl_3]$: octahedral

③ $[NiBr_2Cl_2]^{2-}$: tetrahedral

④ $[CoF_6]^{3-}$: octahedral

⑤ $[Ni(CN)_4]^{2-}$: square planar

18-96B. CO399. 명명법

다음의 배위화합물에 대하여 IUPAC 명명법에 의하여 잘 명명된 답을 고르시오.

$$[Co(NH_3)_5(OH)]Br_2$$

① Pentaamminehydroxocobalt(Ⅱ) bromide

② Dibromopentaaminohydroxy cobalt(Ⅱ)

③ Pentaamminehydroxocobalt(Ⅲ) bromide

④ Dibromopentaaminohydroxy cobalt(Ⅲ)

⑤ Pentaamoniahydroxocobalt(Ⅲ) bromide

18-97C. CO3123. 배위 화합물

다음은 1 몰랄농도(m) 백금착화합물 수용액의 어는점 내림을 조사한 결과이다. 단, 물의 몰랄 어는점 내림상수는 1.86℃/m이다.

	화학식	어는점 내림(℃)
A	$PtCl_2 \cdot 4NH_3$	5.58
B	$PtCl_2 \cdot 3NH_3$	3.72
C	$PtCl_2 \cdot 2NH_3$	1.86
D	$KPtCl_3 \cdot NH_3$	3.72
E	K_2PtCl_4	5.58

위 화합물의 1 m 수용액에 $AgNO_3$용액을 과량 가할 때 얻어지는 AgCl의 몰수가 가장 큰 것은?

① A
② B
③ C
④ D
⑤ E

18-98B. CO3107. 킬레이트 리간드

다음 화합물은 킬레이트화제로서 인체의 납중독 치료제로 사용할 수 있다. 이 때 만일 Pb^{2+} 이온과 킬레이트를 형성한다면 몇 자리 배위자로 작용하겠는가?

① 3
② 4
③ 5
④ 6
⑤ 8

18-99B. CO3109. 배위 화합물

$[Ni(en)_3]^{2+}$에서 니켈이온의 배위수는?

① 1
② 2
③ 3
④ 4
⑤ 6

18-100B. CO3110. 킬레이트 효과

다음의 착화합물 중에서 가장 안정적인 것은?

① $[Co(NH_3)_6]^{2+}$
② $[Co(NH_3)_6]^{3+}$
③ $[Co(H_2O)_6]^{2+}$
④ $[Co(en)_3]^{3+}$
⑤ $[CoF_6]^{3-}$

18-101A. CO3111. 킬레이트 리간드

Cu^{2+}용액과 킬레이트를 생성시킬 수 있는 것은?

① ethylenediamine
② ammonia
③ thiocyanate ion
④ iodide ion
⑤ aquo complex ion

18-102B. CO3116. 결정장 이론

고스핀(high spin) 및 저스핀(low spin) 팔면체 착물의 리간드장 안정화에너지가 동일한 전자배치는?

① d^3

② d^4

③ d^5

④ d^6

⑤ d^7

18-103B. CO3117. 결정장 이론

$[Ti(H_2O)_6]^{3+}$ ($_{22}Ti$: [Ar] $3d^2 4s^2$)의 10 Dq는 57.2 kcal/mole이다. 이 이온의 CFSE는 얼마인가?

① -22.9 kcal/mole

② 22.9 kcal/mole

③ -57.2 kcal/mole

④ 57.2 kcal/mole

⑤ -68.7 kcal/mole

18-104C. CO3119-1. 결정장 이론

$[Cr(H_2O)_6]^{2+}$에서 Cr^{2+}이온의 $3d^4$전자가 결정장에서 전자쌍을 이룰 때의 평균 전자짝지움 에너지(pairing energy)는 $23500 cm^{-1}$이고 결정장 갈라짐에너지 값이 $13900 cm^{-1}$이다. 이 착물의 결정장 안정화 에너지는?

① $-23500 cm^{-1}$

② $13900 cm^{-1}$

③ $-8340 cm^{-1}$

④ $1260 cm^{-1}$

⑤ $-6950 cm^{-1}$

18-105B. CO3120. 결정장 이론

〈보기〉의 착이온 중 상자기성(paramagnetic)인 것을 모두 고른 것은? (단, Fe와 Co의 원자번호는 각각 26과 27이다.)

〈보 기〉

ㄱ. $[Co(CN)_6]^{3-}$

ㄴ. $[CoF_6]^{3-}$

ㄷ. $[FeF_6]^{3-}$

ㄹ. $[Fe(CN)_6]^{3-}$

① ㄱ, ㄹ　　　　② ㄴ, ㄷ, ㄹ　　　③ ㄱ, ㄴ, ㄹ

④ ㄴ, ㄷ　　　　⑤ ㄱ, ㄴ, ㄷ, ㄹ

18-106B. CO3121. 결정장 이론

다음 중 상자성인 배위화합물은?
(참고 : $_{26}Fe$, $_{27}Co$, $_{30}Zn$, $_{78}Pt$)

① $[Co(CN)_6]^{3-}$

② $[Fe(CN)_6]^{3-}$

③ $[Fe(CN)_6]^{4-}$

④ $[ZnCl_4]^{2-}$

⑤ $[Pt(NH_3)_2Cl_2]$

18-107B. CO3122. 결정장 이론

$K_4[Fe(CN)_6]$ 착물은 자기장에 반발한다. 〈보기〉 중 옳은 것을 모두 고른 것은? (단, $_{26}Fe$)

―――――〈보 기〉―――――
ㄱ. 정육면체 구조
ㄴ. sp^3d
ㄷ. 낮은 스핀 착물
ㄹ. 센 장 리간드

① ㄱ, ㄹ   ② ㄴ, ㄷ, ㄹ   ③ ㄱ, ㄴ, ㄹ
④ ㄷ, ㄹ   ⑤ ㄱ, ㄴ, ㄷ, ㄹ

18-108B. CO3124. 결정장 이론

Ni의 착물은 배위자(리간드)의 종류에 따라 다음과 같은 자기적 성질을 갖는다.

$[NiCl_4]^{2-}$(상자성) $[Ni(CN)_4]^{2-}$ (반자성)

위 착물의 자기적 성질을 이용하여 원자가결합법에 의한 Ni의 전자배치를 작성할 때, 화학결합에 참여하는 혼성오비탈의 종류가 차례로 맞게 표기된 것은?($_{28}Ni$)

① sp^3 , d^2sp
② sp^2 , dsp^2
③ sp^2 , d^2sp
④ sp^3 , dsp^2
⑤ sp^3 , sp^3d^2

18-109A. CO3126. 결정장 이론

다음 중 가시광선 영역에서 가장 짧은 파장의 빛을 흡수하는 화학종은?

① $[FeF_6]^{3-}$
② $[Fe(H_2O)_6]^{3+}$
③ $[Fe(CN)_6]^{3-}$
④ $[Fe(NH_3)_6]^{3+}$
⑤ $[FeBr_6]^{3-}$

18-110A. CO3127. 결정장 이론

다음 착물 중 어느 것이 가시광선 영역에서 가장 짧은 파장의 빛을 흡수하는가?

① $[CrF_6]^{3-}$
② $[Cr(H_2O)_6]^{3+}$
③ $[Cr(NH_3)_6]^{3+}$
④ $[Cr(en)_3]^{3+}$
⑤ $[Cr(CN)_6]^{3-}$

18-111C. CO3135. 상식

다음 표준액 중 특히 차광보존을 요하는 것은?

① 0.1 N $-AgNO_3$
② 0.1 N $-$ NaCl
③ 0.1 N $-$ HCl
④ 0.1 N $-K_2CrO_4$
⑤ 0.1 N $-Ba(OH)_2$

18-112B. CO441-1. 이성질체

다음 착이온 중 4개의 입체 이성질체를 가지는 것은?

① $[Co(C_2O_4)_2(H_2O)_2]^-$

② $[Pt(NH_3)_4I_2]^{2+}$

③ $[Ir(NH_3)_3Cl_3]$

④ $[Cr(en)(NH_3)_2I_2]^+$

⑤ $[Cu(NH_3)_3(H_2O)_2Cl]^+$

18-113B. CO439(85)-2. 명명법★

다음의 배위 화합물 0.01mol씩을 각각 물에 녹여 1L 수용액을 만들었을 때, 가장 많은 입자로 해리하는 것은?

① 테트라클로로코발트(II)산 포타슘

② 브로민화 아쿠아트라이카보닐백금(II)

③ 다이사이아노비스(옥살라토)철(III)산 소듐

④ 아이오딘화 트라이암민클로로에틸렌다이아민크로뮴(III)

⑤ 브로민화 트리스에틸렌다이아미니켈(II)

18-114B. CO440(85)-2. 명명법

다음 중 기하 이성질 현상이 가능한 것은?

① 테트라클로로철(III)산 이온

② 펜타암민아쿠아루테늄(III) 이온

③ 테트라카보닐다이하이드록소크로뮴(III) 이온

④ 암민트라이클로로백금(II)산 이온

⑤ 사사이아노니켈(II)산 포타슘

18-115B. CO523-1. 배위 화합물

다음 화합물 0.010 몰씩을 1.0L의 물에 각각 녹였다.

$$KNO_3, \ [Co(NH_3)_6]Cl_3, \ Na_2[PtCl_6],$$
$$[Cu(NH_3)_2Cl_2], \ Pt(NH_3)_2Cl_2$$

수용액의 전기 전도도가 가장 큰 것은?

① KNO_3

② $[Co(NH_3)_6]Cl_3$

③ $Na_2[PtCl_6]$

④ $[Cu(NH_3)_2Cl_2]$

⑤ $Pt(NH_3)_2Cl_2$

18-116B. CO462-1 결정장 이론

세 가지 착이온 $Co(NH_3)_6^{3+}$, $Co(CN)_6^{3-}$, CoF_6^{3-}의 최대 흡수 파장은 각각 290nm, 440nm, 770nm 중 하나이다. 각 착이온이 최대 흡수 파장이 옳게 짝지어진 것은?

	$Co(NH_3)_6^{3+}$	$Co(CN)_6^{3-}$	CoF_6^{3-}
①	290nm	440nm	770nm
②	440nm	290nm	770nm
③	290nm	440nm	770nm
④	770nm	440nm	290nm
⑤	290nm	770nm	440nm

18-117B. CO531. 결정장 이론

$[Fe(CN)_6]^{3-}$은 $[Fe(H_2O)_6]^{3+}$보다 적은 수의 홀전자를 갖는다. 각 물질의 결정장 안정화 에너지(CFSE)를 모두 맞게 나타낸 것은?

	$[Fe(CN)_6]^{3-}$	$[Fe(H_2O)_6]^{3+}$
①	$-\Delta_0$	$-\Delta_0$
②	$-2\Delta_0$	0
③	$-\dfrac{2}{5}\Delta_0$	Δ_0
④	$-\dfrac{3}{5}\Delta_0$	$-\dfrac{2}{5}\Delta_0$
⑤	$-2\Delta_0$	Δ_0

18-118B. CO539. 결정장 이론

헥사시아노철(III)산 이온에서 결정장 갈라짐 에너지(Δ_0)는 240kJ/mol이다. 헥사시아노철(III)산 이온의 결정장 안정화 에너지(CFSE)는?

① 240kJ/mol
② 120kJ/mol
③ −240kJ/mol
④ −120kJ/mol
⑤ −480kJ/mol

18-119B. COB55. 배위 화합물 (변리사 기출)

결정장 이론에 근거한 착이온들에 관한 설명으로 옳은 것만을 〈보기〉에서 있는 대로 고른 것은? (단, Cr, Co, Ni의 원자 번호는 24, 27, 28이다.)

──〈보 기〉──
ㄱ. z축 상에 중심 금속이온과 리간드들이 놓여 있는 선형 $Ag(NH_3)_2^+$에서 d_{z^2} 궤도함수가 d_{xz} 궤도함수보다 낮은 에너지 준위에 있다.
ㄴ. 평면 사각형 구조를 가지는 $Ni(CN)_4^{2-}$는 반자기성이다.
ㄷ. 정팔면체 $Cr(CN)_6^{4-}$와 사면체 $CoCl_4^{2-}$에 대하여 바닥상태 전자 배치에서 각각의 홀전자 수는 같다.

① ㄱ
② ㄴ
③ ㄱ, ㄷ
④ ㄴ, ㄷ
⑤ ㄱ, ㄴ, ㄷ

18-120B. COB57. 배위 화합물 (변리사 기출)

배위 화합물 A는 $[Co(en)_2Cl_2]Cl$이고, 배위 화합물 B는 $[Co(en)_3]Cl_3$, (en=ethylenediamine, $H_2NCH_2CH_2NH_2$)이다. 이에 대한 설명으로 옳은 것만을 〈보기〉에서 있는 대로 고른 것은?

──〈보 기〉──
ㄱ. A는 기하 이성질체와 광학 이성질체를 가진다.
ㄴ. B는 광학 이성질체만 가진다.
ㄷ. 결정장 갈라짐 에너지(Δ_o)는 A가 B보다 크다.

① ㄱ
② ㄷ
③ ㄱ, ㄴ
④ ㄴ, ㄷ
⑤ ㄱ, ㄴ, ㄷ

18-121B. COB58. 배위 화합물 (변리사 기출)

다음은 H_2O, Br^-, 두 자리 리간드 phen이 배위 결합된 정팔면체 Co(III) 착이온 (가)와 (나)의 화학식이다. phen은 이다.

(가) $[Co(H_2O)_3(phen)Br]^{2+}$ (나) $[Co(H_2O)_2(phen)Br_2]^+$

이에 관한 설명으로 옳은 것만을 〈보기〉에서 있는 대로 고른 것은?

〈보 기〉
ㄱ. (가)의 모든 기하이성질체는 광학 비활성이다.
ㄴ. 기하이성질체의 수는 (나)가 (가)보다 크다.
ㄷ. (나)의 기하이성질체 중 광학 비활성인 것이 있다.

① ㄱ
② ㄷ
③ ㄱ, ㄴ
④ ㄴ, ㄷ
⑤ ㄱ, ㄴ, ㄷ

18-122B. COB59. 배위 화합물 (변리사 기출)

표는 결정장 이론에 근거한 바닥상태의 3가지 착이온 (가)~(다)에 관한 자료이다. 각 착이온의 배위 구조는 정사면체, 사각 평면, 정팔면체 중 하나이다.

	(가)	(나)	(다)
화학식	$[Fe(CN)_6]^{4-}$	$[CoCl_4]^{2-}$	$[Ni(CN)_4]^{2-}$
홀전자 수	0	3	0

이에 관한 설명으로 옳은 것만을 〈보기〉에서 있는 대로 고른 것은? (Fe, Co, Ni의 원자 번호는 26, 27, 28이다.)

〈보 기〉
ㄱ. (나)에서 Co 이온의 $3d_{z^2}$ 오비탈에 전자가 2개 있다.
ㄴ. (다)에서 Ni 이온의 에너지 준위는 $3d_{xy} > 3d_{z^2}$이다.
ㄷ. 중심 금속이온의 $3d_{xy}$ 오비탈에 있는 전자 수는 (가) > (나)이다.

① ㄱ   ② ㄴ   ③ ㄱ, ㄷ
④ ㄴ, ㄷ   ⑤ ㄱ, ㄴ, ㄷ

18-123B. CON403-1. 배위화합물

다음은 착이온의 구조를 나타낸 것이다.

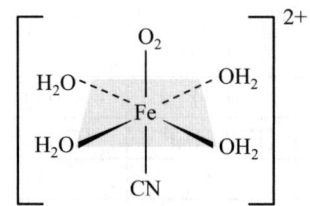

이에 대한 설명으로 옳은 것만을 〈보기〉에서 있는 대로 고른 것은?

─〈보 기〉─

ㄱ. Fe의 산화수는 +2이다.

ㄴ. Fe 이온은 루이스 산이다.

ㄷ. ∠Fe−C−N은 ∠Fe−O−O보다 크다.

① ㄱ   ② ㄴ   ③ ㄱ, ㄴ

④ ㄴ, ㄷ   ⑤ ㄱ, ㄴ, ㄷ

18-124B. CON403-2. 리간드 종류 −킬레이트 효과

다음은 수용액에서 일어나는 〈반응 1〉과 〈반응 2〉에 대한 자료이다.

〈반응 1〉 $[Cu(H_2O)_4]^{2+}$ + $2NH_3$

$$\rightleftharpoons [Cu(H_2O)_2(NH_3)_2]^{2+} + 2H_2O$$

〈반응 2〉 $[Cu(H_2O)_4]^{2+}$ + en

$$\rightleftharpoons [Cu(H_2O)_2(en)]^{2+} + 2H_2O$$

이에 대한 설명으로 옳은 것만을 〈보기〉에서 있는 대로 고른 것은?
(단, 두 반응에서 ΔH^0는 같다. 온도는 일정하다.)

─〈보 기〉─

ㄱ. 〈반응 1〉의 ΔS^0보다 〈반응 2〉의 ΔS^0가 더 크다.

ㄴ. 〈반응 1〉의 K보다 〈반응 2〉의 K가 더 크다.

ㄷ. 〈반응 2〉에서 중심 금속의 배위수는 감소한다.

① ㄱ   ② ㄴ   ③ ㄱ, ㄴ

④ ㄴ, ㄷ   ⑤ ㄱ, ㄴ, ㄷ

18-125B.　CON413. 이성질체 종류

표는 세 가지 착이온에 대한 자료이다.

착이온	중심 금속의 혼성 오비탈
$[PtCl_2(en)]^{2+}$	dsp^2
$[FeCl_2(C_2O_4)(en)]^-$	d^2sp^3
$[NiCl_2F_2]^{2-}$	sp^3

이에 대한 설명으로 옳은 것만을 〈보기〉에서 있는 대로 고른 것은?

──────〈보 기〉──────
ㄱ. $[PtCl_2(en)]^{2+}$의 기하 이성질체 수는 2이다.
ㄴ. $[FeCl_2(C_2O_4)(en)]^-$에서 중심 금속의 배위수는 4이다.
ㄷ. $[FeCl_2(C_2O_4)(en)]^-$의 입체 이성질체 수는 3이다.

① ㄱ　　　　② ㄷ　　　　③ ㄱ, ㄴ
④ ㄴ, ㄷ　　　⑤ ㄱ, ㄴ, ㄷ

18-126B.　CON418. 결정장 이론

중성 리간드 A, B는 Mn^{2+}이온과 배위되어 착이온을 형성한다. $[MnA_6]^{2+}$는 $[MnB_6]^{2+}$보다 홀전자 수가 많다.

이에 대한 설명으로 옳은 것만을 〈보기〉에서 있는 대로 고른 것은?

──────〈보 기〉──────
ㄱ. 흡수파장은 $[MnA_2B_4]^{2+}$가 $[MnA_4B_2]^{2+}$보다 짧다.
ㄴ. $[MnB_6]^{2+}$는 높은 스핀 착물이다.
ㄷ. $[MnA_6]^{2+}$에서 e_g오비탈에는 2개의 전자가 들어있다.
ㄹ. $[MnB_6]^{2+}$에서 t_{2g}오비탈에는 1개의 홀전자가 들어있다.

① ㄱ, ㄴ　　　　② ㄴ, ㄷ　　　　③ ㄹ
④ ㄱ, ㄷ, ㄹ　　　⑤ ㄱ, ㄴ, ㄷ, ㄹ

18-127B. COS430 배위 화합물

헴(heme)은 Fe^{2+}이온을 포함하는 팔면체 착물이다. 다음은 헴의 산소 운반 과정에 대한 설명이다.

○ 산소의 농도가 높은 허파에서 O_2는 헴의 Fe^{2+}이온과 결합하여 저스핀 화합물인 옥시헤모글로빈을 형성한다.

○ 산소의 농도가 낮은 조직에서 O_2가 해리되며 H_2O로 치환되어 고스핀 화합물인 디옥시헤모글로빈을 형성한다.

○ CO는 Fe^{2+}이온과 강하게 결합하여 헴이 O_2와 결합하는 것을 방해한다.

○ 매우 높은 농도의 O_2를 흡입하면 헴으로부터 CO가 떨어져 나간다.

이에 대한 설명으로 옳은 것만을 〈보기〉에서 있는 대로 고른 것은?

───────〈보 기〉───────

ㄱ. O_2는 H_2O보다 강한장 리간드이다.

ㄴ. 옥시헤모글로빈은 디옥시헤모글로빈보다 흡수 파장이 길다.

ㄷ. ∠Fe−C−O은 ∠Fe−O−O보다 크다.

─────────────────────

① ㄱ   ② ㄴ   ③ ㄱ, ㄷ

④ ㄴ, ㄷ   ⑤ ㄱ, ㄴ, ㄷ

18-128B. COS433 이성질체 (피트 2022)

다음은 3가지 착이온 (가)~(다)의 화학식이다. bipy는 이며 두자리 리간드이다.

$$[CoBr_4Cl_2]^{3-} \qquad [Co(bipy)Br_2Cl_2]^{-} \qquad [Co(bipy)_2BrCl]^{+}$$

(가)   (나)   (다)

이에 대한 설명으로 옳은 것만을 〈보기〉에서 있는 대로 고른 것은? (단, 모든 착이온의 배위 구조는 정팔면체이다.)

───────〈보 기〉───────

ㄱ. (가)는 기하 이성질체와 광학 이성질체를 모두 갖는다.

ㄴ. 입체 이성질체 수는 (나) > (다)이다.

ㄷ. (다)에서 결합각 ∠Cl−Co−Br이 90°인 이성질체는 광학 활성을 갖는다.

─────────────────────

① ㄱ   ② ㄴ   ③ ㄱ, ㄴ

④ ㄴ, ㄷ   ⑤ ㄱ, ㄴ, ㄷ

18-129B. COS440 배위 화합물의 명명법

다음은 팔면체 착물 (가)~(다)를 체계적으로 명명한 것이다.

| (가) 브롬화 펜타암민클로로코발트(Ⅲ) |
| (나) 염화 펜타암민브로모코발트(Ⅲ) |
| (다) 염화 테트라아쿠아다이클로로코발트(Ⅲ) |

이에 대한 설명으로 옳은 것만을 〈보기〉에서 있는 대로 고른 것은?

─────〈보 기〉─────
ㄱ. (가)와 (나)는 배위권 이성질체이다.
ㄴ. 최대 흡수 파장은 (나)가 (가)보다 길다.
ㄷ. (다) 1몰이 녹아있는 용액에 과량의 $AgNO_3$를 가하면 2몰의 $AgCl$이 침전된다.

① ㄱ   ② ㄴ   ③ ㄱ, ㄴ
④ ㄴ, ㄷ   ⑤ ㄱ, ㄴ, ㄷ

18-130B. COS434 결정장 이론

다음은 팔면체 착이온 $[CoCl_2(en)_2]^+$의 입체 이성질체 A~C에 대한 자료이다.

입체 이성질체	색깔	자기적 성질
A	녹색	
B	보라	낮은 스핀 착물
C	보라	

이에 대한 옳은 설명을 〈보기〉에서 있는 대로 고른 것은?

─────〈보 기〉─────
ㄱ. A는 쌍극자 모멘트를 가진다.
ㄴ. 결정장 갈라짐 에너지는 $cis-[CoCl_2(en)_2]^+$가 $trans-[CoCl_2(en)_2]^+$보다 크다.
ㄷ. C는 상자성이다.

① ㄱ   ② ㄴ   ③ ㄱ, ㄴ
④ ㄴ, ㄷ   ⑤ ㄱ, ㄴ, ㄷ

18-131B. COS731 배위 화합물

그림은 화학식이 [CoCl₂(NH₃)₃(NO₂)]인 배위 화합물 (가)와 (나)의 구조식을 나타낸 것이다.

(가)   (나)

이에 대한 설명으로 옳지 <u>않은</u> 것은?

① 입체 이성질체의 개수는 (가)가 (나)보다 크다.

② (나)에서 Co의 산화수는 +3이다.

③ (가)에서 결합각은 ∠Co−N−O가 ∠Co−N−H보다 크다.

④ (가)는 (나)의 구조 이성질체이다.

⑤ (가)는 광학 활성이 없다.

18-132B. COS715 배위 화합물

금속 M의 정팔면체 착이온 (가)~(라)의 화학식이다. A~C는 한자리 중성 리간드이고 acac⁻은 이다.

착이온	화학식
(가)	$[MA_3B_2C]^{2+}$
(나)	$[MA_2B_2C_2]^{2+}$
(다)	$[M(acac)B_2C_2]^+$

이에 대한 설명으로 옳은 것만을 〈보기〉에서 있는 대로 고른 것은?

───〈보 기〉───

ㄱ. (가)는 광학 활성인 입체 이성질체를 가진다.

ㄴ. (다)의 모든 입체 이성질체는 쌍극자 모멘트를 가진다.

ㄷ. 입체 이성질체 수는 (가)<(다)<(나)이다.

① ㄱ   ② ㄴ   ③ ㄱ, ㄴ

④ ㄴ, ㄷ   ⑤ ㄱ, ㄴ, ㄷ

18-133B. COS693 배위 화합물

표는 배위 화합물 (가)~(다)에 대한 자료이다.

	화학식	착이온의 배위 구조
(가)	$(NH_4)[Cr(H_2O)_6](SO_4)_2$	팔면체
(나)	$Na[Ag(CN)_2]$	선형
(다)	$[Pt(NH_3)_4](ClO_4)_2$	평면 사각

바닥 상태에서 (가)~(다)에 대한 설명으로 옳지 <u>않은</u> 것은? (단, $[Ag(CN)_2]^-$에서 Ag-C 결합은 z축에 있다.)

① (가)에서 홀전자 수는 3이다.

② (다)는 반자기성이다.

③ (나)에서 Ag^+에서 에너지 준위는 $4d_{x^2-y^2}$이 $4d_{yz}$보다 높다.

④ (나)에서 결합각 Ag-C-N은 180°이다.

⑤ (다)에서 Pt의 혼성 오비탈은 dsp^2이다.

18-134B. COS551 배위 화합물

다음은 (가)~(라)에 대한 설명이다. (가)~(라)는 각각 $[NiBr_4]^{2-}$, $[Fe(CN)_6]^{3-}$, $[FeCl_6]^{3-}$, $[Cu(NH_3)_6]^+$ 중 하나이다.

○ 홀전자 수는 (다)<(가)이다.

○ (나)에서 중심 금속의 혼성 오비탈은 sp^3이다.

○ (라)는 무색이다.

(가)~(라)에 대한 설명으로 옳은 것만을 <보기>에서 있는 대로 고른 것은? (단, 착이온의 색은 d 궤도함수 사이의 전자 전이 때문이다. 모든 화학종은 바닥상태에 있다.)

───────〈보 기〉───────

ㄱ. (다)는 반자기성이다.

ㄴ. (나)에서 중심 금속의 $3d_{x^2-y^2}$에는 2개의 전자가 들어있다.

ㄷ. 최대 흡수 파장은 (다)<(가)이다.

① ㄱ   ② ㄴ   ③ ㄱ, ㄴ

④ ㄴ, ㄷ   ⑤ ㄱ, ㄴ, ㄷ

18-135B. CO668 킬레이트 리간드

킬레이트가 안정하기 위해 갖추어야 할 조건 중 옳은 것만을 〈보기〉에서 있는 대로 고른 것은?

―――――――〈보 기〉―――――――
ㄱ. 금속원자의 수를 포함하여 육원환(6각링)이 가장 안정하다.
ㄴ. 킬레이트시약의 염기성이 강할수록 금속킬레이트는 안정하다.
ㄷ. 배위기의 수가 많은 킬레이트시약일수록 불안정하다.
ㄹ. 환내에 공액 이중결합이 있을 때, 환내의 공명에 비례하여 안정하다.

① ㄱ, ㄴ   ② ㄴ, ㄷ   ③ ㄴ, ㄹ
④ ㄱ, ㄴ, ㄷ   ⑤ ㄱ, ㄴ, ㄷ, ㄹ

18-136D. COM451-1 Jahn-Teller 효과

그림 (가)는 정팔면체 착이온을, (나)는 z축 방향으로 결합길이가 늘어난 상태를 나타낸 것이다. (나)에서 오비탈의 에너지 준위 비교가 옳은 것은?

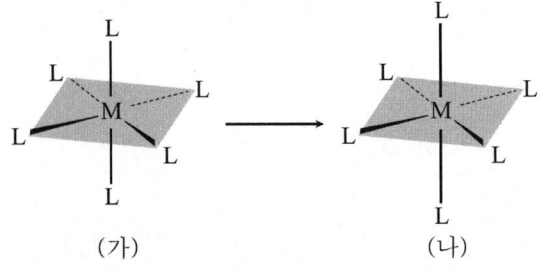

(가)   (나)

① $d_{x^2-y^2} = d_{z^2} < d_{xy} = d_{yz} = d_{xz}$

② $d_{xy} = d_{yz} = d_{xz} < d_{x^2-y^2} = d_{z^2}$

③ $d_{z^2} < d_{x^2-y^2} < d_{xy} < d_{yz} = d_{xz}$

④ $d_{yz} = d_{xz} < d_{xy} < d_{z^2} < d_{x^2-y^2}$

⑤ $d_{xy} < d_{yz} = d_{xz} < d_{x^2-y^2} < d_{z^2}$

18-137D. COM451-2 Jahn-Teller 효과

그림 (가)는 정팔면체 착이온을, (나)는 z축 방향으로 결합길이가 수축한 상태를 나타낸 것이다. (나)에서 오비탈의 에너지 준위 비교가 옳은 것은?

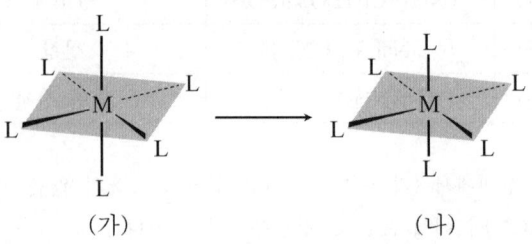

(가)   (나)

① $d_{x^2-y^2} = d_{z^2} < d_{xy} = d_{yz} = d_{xz}$

② $d_{xy} = d_{yz} = d_{xz} < d_{x^2-y^2} = d_{z^2}$

③ $d_{z^2} < d_{x^2-y^2} < d_{xy} < d_{yz} = d_{xz}$

④ $d_{yz} = d_{xz} < d_{xy} < d_{z^2} < d_{x^2-y^2}$

⑤ $d_{xy} < d_{yz} = d_{xz} < d_{x^2-y^2} < d_{z^2}$

18-138D. CO4103-1 Jahn-Teller 효과

trans−$[Ni(NH_3)_2(CN)_4]^{2-}$에서 두 개의 NH_3는 z축에 놓여있다. Ni^{2+}의 $3d$ 오비탈 에너지 준위 비교가 옳은 것은?

① $d_{x^2-y^2} = d_{z^2} < d_{xy} = d_{yz} = d_{xz}$

② $d_{xy} = d_{yz} = d_{xz} < d_{x^2-y^2} = d_{z^2}$

③ $d_{z^2} < d_{x^2-y^2} < d_{xy} < d_{yz} = d_{xz}$

④ $d_{yz} = d_{xz} < d_{xy} < d_{z^2} < d_{x^2-y^2}$

⑤ $d_{xy} < d_{yz} = d_{xz} < d_{x^2-y^2} < d_{z^2}$

문제번호	정답	문제번호	정답	문제번호	정답	문제번호	정답
1	3	41	1	81	2	121	5
2	2	42	3	82	2	122	5
3	4	43	4	83	3	123	4
4	5	44	4	84	4	124	3
5	2	45	5	85	4	125	2
6	4	46	3	86	5	126	4
7	5	47	2	87	2	127	3
8	2	48	2	88	3	128	4
9	4	49	3	89	1	129	2
10	5	50	2	90	3	130	2
11	5	51	4	91	1	131	1
12	5	52	4	92	2	132	4
13	4	53	4	93	1	133	3
14	2	54	4	94	4	134	4
15	3	55	2	95	1	135	3
16	2	56	3	96	3	136	4
17	3	57	1	97	1	137	5
18	1	58	3	98	4	138	4
19	2	59	4	99	5		
20	2	60	1	100	4		
21	5	61	2	101	1		
22	2	62	3	102	1		
23	4	63	3	103	1		
24	3	64	4	104	3		
25	1	65	3	105	2		
26	5	66	5	106	2		
27	2	67	3	107	4		
28	4	68	2	108	4		
29	2	69	3	109	3		
30	5	70	2	110	5		
31	4	71	1	111	1		
32	3	72	4	112	4		
33	4	73	3	113	3		
34	3	74	1	114	3		
35	3	75	3	115	2		
36	5	76	3	116	2		
37	5	77	5	117	2		
38	5	78	1	118	5		
39	4	79	4	119	2		
40	2	80	4	120	3		

19

핵화학

해설 링크 모음

19. 핵화학 핵심 써머리

1. 핵의 안정도와 방사성 붕괴

1) 어떤 핵들은 자발적으로 더 안정한 핵으로 붕괴한다.

2) 방사능 붕괴의 형태

   (1) α-입자(^4_2He) 생성

   (2) β-입자($^0_{-1}e$, β^-) 생성

   (3) 양전자(^0_1e, β^+) 생성

   (4) γ-선은 핵붕괴와 입자반응에 수반되어 생긴다.

   (5) 전자포획: 한 개의 내부 오비탈 전자가 핵에 의해 포획되는 과정

3) 핵종에 따른 붕괴 형태: 불안정한 핵종은 다음의 방법으로 안정한 핵종에 다다를 수 있다.

   (1) 중성자가 과잉인 핵종(안정영역 위): 자발적으로 베타선 방출

   (2) 양성자가 과잉인 핵종(안정영역 아래): 자발적으로 양전자 방출 또는 전자포획

   (3) 너무 무거운 핵종: 자발적으로 알파선을 방출

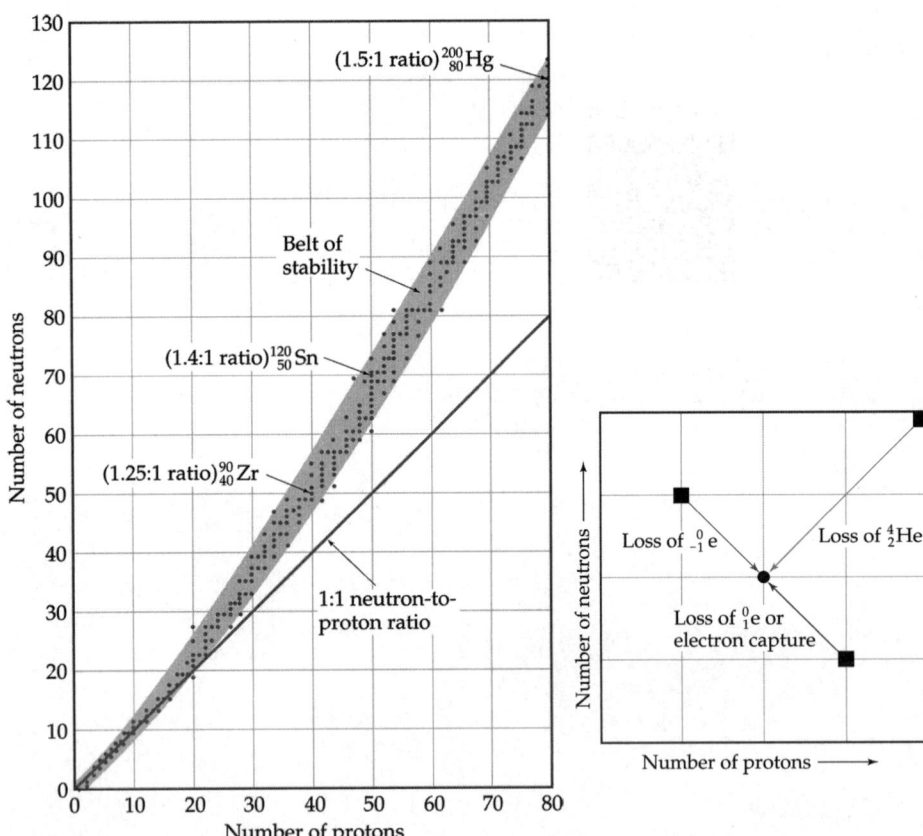

2. 핵반응의 속도

1) 방사성 붕괴는 1차 속도식을 따름: 반감기는 항상 일정

$$\ln[A] = -kt + \ln[A]_0$$

$$t_{1/2} = \frac{\ln 2}{k}$$

2) 방사성 시료의 반감기: 초기량의 절반에 도달하는데 필요한 시간

3) 방사성 탄소 연대 측정은 대상물의 기원 연대를 측정하기 위해 $_6^{14}C/_6^{12}C$의 비를 사용한다.

3. 핵의 열역학적 안정도와 핵 에너지 생성

1) 가장 안정한 핵은 $_{26}^{56}Fe$이며, 핵자당 결합에너지가 가장 크다.

2) 덜 안정한 핵종에서 더 안정한 핵종으로 핵과정이 진행될 때 에너지가 방출된다.

(1) 핵융합 ; 두 개의 가벼운 핵이 더 무겁고 안정한 핵으로 합쳐지는 과정

(2) 핵분열 : 무거운 핵이 더.안정한 두 개의 가벼운 핵으로 쪼개지는 과정

3) 핵반응의 에너지 변화량은 핵반응 전과 후의 질량 차이로부터 계산할 수 있다.

(1) 핵반응에 의해 질량이 변할 때 $E=mc^2$에 해당하는 만큼의 에너지를 얻거나 잃는다.

4. 방사선 손상

1) 방사선은 생명체에 직접적인 손상 또는 후손에게 물려주는 유전적 손상의 원인이 될 수 있다.

2) 방사선의 생물학적 효과는 방사선의 에너지, 침투력, 이온화 능력과 방사선을 발생시키는 핵자의 화학적 성질에 의존한다.

〈방사선 측정 단위〉

단위	측정량	설명
베크렐(Bq)	붕괴 건수	1Bq = 1붕괴/초
큐리(Ci)	붕괴 건수	1Ci = 3.7×10¹⁰붕괴/초
그레이(Gy)	조직 1kg당 흡수에너지	1Gy=1J/kg조직
래드(rad)	조직 1kg당 흡수에너지	1rad = 0.01Gy
시버트(Sv)	조직손상	1Sv = 1J/kg
렘(rem)	조직손상	1rem = 0.01Sv

3) 방사선의 의학적 이용

(1) 생체 내 시술

(2) 치료 시술

(3) 영상 시술

〈몇가지 방사성 핵종의 의학적 이용〉

방사성 동위원소	방사선	반감기	용도
플루오린-18	β^+	110분	PET 정밀촬영
인-32	β^-	14.28일	백혈병 치료
코발트-60	β^-, γ	5.27년	암치료
아이오딘-123	γ	13.2시간	갑상선 치료
아이오딘-131	β^-	8일	갑상선 치료

19-01B. 핵화학 (NU6-1)

방사선에 대한 다음 설명 중 옳지 않은 것은?

① α-선 방사는 He 원자핵의 방출을 의미한다.
② α-붕괴가 일어나면 질량수 4만큼 감소한다.
③ β-선은 고에너지 전자의 방출을 의미한다.
④ β-붕괴가 일어나도 질량수가 변하지 않는다.
⑤ β-붕괴가 일어나면 원자번호가 1만큼 감소한다.

19-02B. 핵화학 (NU1.4)

화학 반응과 핵반응을 비교한 것으로 옳지 않은 것은?

① 화학반응에서는 핵 자체가 변하거나 다른 원소가 만들어지지 않는다.
② 핵반응에서는 원자핵 변화가 수반되며 다른 원소로 변할 수 있다.
③ 화학 반응에서 동위원소는 같은 화학적 성질을 가지지만, 핵반응에서 동위원소는 다른 성질을 가진다.
④ 핵반응의 속도는 온도나 촉매의 영향을 받는다.
⑤ 핵반응에 수반되는 에너지 변화는 화학반응에 수반되는 것보다 훨씬 더 크다.

19-03B. 핵화학 (NU1.5)

양성자 6개와 중성자 8개로 이루어진 핵종을 옳게 나타낸 것은?

① $^{14}_{6}C$

② $^{8}_{6}C$

③ $^{14}_{8}O$

④ $^{8}_{6}O$

⑤ $^{14}_{6}N$

19-04B. 핵화학 (NU11)

방사선에 대한 설명으로 옳지 않은 것은?

① 알파 입자는 (−)극에 끌린다.
② 베타 입자는 (+)극에 끌린다.
③ 입자의 질량은 양전자가 전자보다 크다.
④ 알파 입자는 베타 입자보다 질량이 크다.
⑤ 투과력은 감마선이 알파선보다 크다.

19-05B. 핵화학 (NU2)

다음은 우라늄이 붕괴되어 토륨이 생성되는 핵반응이다. (가)에 해당하는 입자는?

$$^{238}_{92}U \rightarrow ^{234}_{90}Th + (가)$$

① $^{4}_{2}He$

② $^{0}_{-1}e$

③ $^{1}_{0}n$

④ $^{1}_{1}H$

⑤ $^{2}_{1}H$

19-06B. 핵화학 (NU3)★

$^{232}_{90}Th$ 핵 반응하여 $^{228}_{88}Ra$ 이 되었다. 방출된 입자는?

① α 입자

② β 입자

③ γ 선

④ 양전자(positron)

⑤ 중성자(neutron)

19-07B. 핵화학 (NU5)

다음 핵반응에 따른 결과가 옳지 않은 것은?

① $^{39}_{17}Cl$에 의한 베타 방출 : $^{39}_{18}Ar$

② $^{22}_{11}Na$에 의한 양전자 방출 : $^{22}_{10}Ne$

③ $^{224}_{88}Ra$에 의한 알파 방출 : $^{220}_{86}Rn$

④ $^{82}_{38}Sr$에 의한 전자포획 : $^{82}_{37}Rb$

⑤ $^{37}_{18}Ar$에 의한 베타 방출: $^{37}_{17}Cl$

19-08B. 핵화학 (NU6)

다음의 방사성 붕괴 중 질량수가 변하는 것은?

① 알파(α) 입자 생성

② 베타(β) 입자 생성

③ 감마(γ) 선 방출

④ 양전자(positron) 방출

⑤ 전자 포획

19-09B. 핵화학 (NU7)

다음의 방사성 붕괴 중 원자번호가 변하지 않는 것은?

① 알파(α) 입자 생성
② 베타(β) 입자 생성
③ 감마(γ) 선 방출
④ 양전자(positron) 방출
⑤ 전자 포획

19-10B. 핵화학 (NU4)

다음 핵반응에서 (가)에 해당하는 것은?

$$^{27}_{13}\text{Al} + {}^{4}_{2}\text{He} \rightarrow {}^{30}_{15}\text{P} + \text{(가)}$$

① $^{1}_{0}e$

② $^{1}_{0}H$

③ $^{1}_{0}n$

④ $^{1}_{1}H$

⑤ $^{0}_{0}\gamma$

19-11B. 핵화학 (NU8)

다음과 같은 핵과정에서 (ㄱ)~(ㄷ)에 대한 설명으로 옳은 것만을 〈보기〉에서 모두 고른 것은?

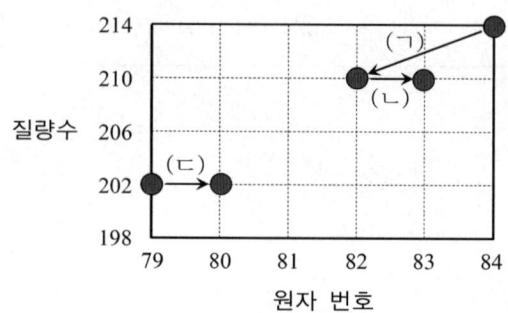

〈보 기〉

ㄱ. 알파 입자 생성
ㄴ. 베타 입자 생성
ㄷ. 감마 입자 생성

① ㄱ
② ㄴ
③ ㄱ, ㄴ
④ ㄴ, ㄷ
⑤ ㄱ, ㄴ, ㄷ

19-12B. 핵화학 (NU9)

방사성 동위원소인 바나듐 $^{53}_{23}V$이 베타선과 감마선을 한 개씩 방출하였을 때, 생성되는 핵종의 원자번호는?

① 22
② 21
③ 23
④ 24
⑤ 25

19-13B. 핵화학 (NU10)

$^{232}_{90}Th$ 이 몇 단계의 α 및 β 붕괴를 거쳐 $^{208}_{82}Pb$ 로 되었다. 이 붕괴 과정에서 α 및 β 붕괴는 각각 몇 번씩 일어났는가?

① α 붕괴 6회, β 붕괴 4회
② α 붕괴 3회, β 붕괴 2회
③ α 붕괴 6회, β 붕괴 5회
④ α 붕괴 4회, β 붕괴 6회
⑤ α 붕괴 5회, β 붕괴 5회

19-14B. 핵화학 (NU12)

안정 영역(zone of stability)에 있는 핵종에 비해 중성자가 너무 많은 핵종은 어떤 방사성 붕괴를 일으킬 것으로 예상되는가?

① 알파 입자 방출
② 양전자 방출
③ 베타 입자 방출
④ 전자 포획
⑤ 중성자 방출

19-15B. 핵화학 (NU13)★

$^{12}_{7}N$ 는 불안정한 핵종이다. 이 핵종은 어떤 입자를 방출하며 방사성 붕괴를 일으킬 것으로 예상되는가?

① $^{0}_{-1}e$
② $^{0}_{1}e$
③ 알파 입자
④ 중성자
⑤ 감마선

19-16B. 핵화학 (NU14)★

$^{11}_{6}C$ 는 불안정한 핵종이다. 이 핵종은 어떤 입자를 방출하며 방사성 붕괴를 일으킬 것으로 예상되는가?

① 알파 입자 방출
② 양전자 방출
③ 베타 입자 방출
④ 감마선 방출
⑤ 자발적 분열(가벼운 핵종과 중성자 방출)

19-17B. 핵화학 (NU17)★

^{14}C는 베타 붕괴를 일으키며 붕괴되며, 이 핵반응의 반감기는 5700년이다. 살아있는 나무의 ^{14}C 함량의 25%를 포함하는 나무 시료는 얼마나 오래되었는가?

① 5700년
② 11400년
③ 17100년
④ 22800년
⑤ 28500년

19-18B. 핵화학 (NU18)

방사성 동위원소인 ^{90}Sr의 반감기는 28년이다. 주어진 ^{90}Sr 시료의 64%가 분해되는데 걸리는 시간은?

① 9년
② 18년
③ 41년
④ 1년
⑤ 50년

19-19B. 핵화학 (NU19)

토륨−234의 베타 붕괴 반응의 속도 상수는 $2.876×10^{-2}$/day이다. 이 핵종의 반감기는?

① 48.19일
② 1.220일
③ 0.693일
④ 24.10일
⑤ 96.38일

19-20C. 핵화학 (NU20)

방사성 동위원소인 ^{90}Sr의 반감기는 28년이다. 10g의 ^{90}Sr 시료가 분해되어 0.56g이 되는데 걸리는 시간은?

① 78
② 234
③ 117
④ 175
⑤ 543

19-21B. 핵화학 (NU21)

어떤 방사성 동위원소의 반감기는 10년이다. 초기 활성의 6%로 감소하는데 걸리는 시간에 가장 가까운 것은?

① 20년
② 30년
③ 40년
④ 50년
⑤ 60년

19-22B. 핵화학 (NU23)

$^{45}_{20}Ca$의 붕괴반응에 대한 속도상수는 4.230×10^{-3}/day이다. $^{45}_{20}Ca$의 반감기는?

① 81.91
② 163.8
③ 327.7
④ 409.6
⑤ 622.5

19-23C. 핵화학 (NU24)

K−40의 반감기는 1.30×10^9년이다. 3.37×10^9년 후에 초기 시료의 몇 %가 남아있겠는가?

① 83.4%
② 16.6%
③ 76.5%
④ 23.5%
⑤ 43.6%

19-24B. 화학 (NU27)

자연계에 존재하는 원소 중에서 핵자 당 결합에너지가 가장 큰 것은 어느 것인가?

① H−2
② He−4
③ Co−59
④ Fe−56
⑤ U−235

19-25B. NU5913-1 방사선량 단위★

생체조직 1kg 당 10^{-2}J의 에너지를 축적하는 방사선량을 나타내는 단위는?

① rad
② rem
③ Gy
④ Sv
⑤ Bq

19-26B. NU5913-2 방사선량 단위

생체조직 1kg 당 1J의 에너지를 축적하는 방사선량을 나타내는 단위는?

① rad
② rem
③ Gy
④ Sv
⑤ R

19-27B. NU5914 상식

다음 중 양전자 방출 단층 촬영(PET)에 이용되는 방사성 핵종이 아닌 것은?

① $^{11}_{6}C$
② $^{13}_{7}N$
③ $^{15}_{8}O$
④ $^{18}_{9}F$
⑤ $^{14}_{6}C$

19-28B. NUP10160 상식

자연계에 존재하는 방사선핵종 중에는 안정한 동위원소로 바로 붕괴하지 않고 다른 불안정한 방사성핵종으로 붕괴되는 몇 가지 단계를 거치면서 안정화되는 4가지 방사성붕괴계열이 존재한다. 그러한 계열 중의 하나인 질량수 238인 우라늄(U)이 계속 붕괴 끝에 생성되는 안정한 동위원소는 무엇인가?

① ^{206}Pb
② ^{210}Po
③ ^{222}Rn
④ ^{210}Bi
⑤ ^{230}Tr

문제번호	정답	문제번호	정답
1	5		
2	4		
3	1		
4	3		
5	1		
6	1		
7	5		
8	1		
9	3		
10	3		
11	3		
12	4		
13	1		
14	3		
15	2		
16	2		
17	2		
18	3		
19	4		
20	3		
21	3		
22	2		
23	2		
24	4		
25	1		
26	3		
27	5		
28	1		

20

점군

해설 링크 모음

20. 점군 핵심 써머리

1. 점군(point group)이란

1) 대칭적 특성에 따라 분자들을 분류하는 체계

2) 특정 분자가 어떤 대칭요소들을 가지는지에 따라 그 분자가 속한 점군이 결정됨

2. 대칭요소와 대칭조작

3) 대칭요소: 분자나 어떤 물체가 가지는 대칭적 특징들 (회전축, 거울면, 반전중심 등)

4) 대칭조작: 실질적인 거울면 반사, 축과 점을 중심으로 한 움직임

5) '대칭요소를 가진다': 대칭조작 A를 하기 전과 후의 분자 모양, 방향, 위치가 완전히 동일하여 조작 전과 구별할 수 없다면, 그 분자는 대칭요소 A를 가진다.

3. 대칭조작의 종류

1) 동등조작(E): 분자에 아무런 변화를 일으키지 않는다. 모든 분자는 대칭요소 E를 가진다.

2) 회전조작(C_n): 대칭축을 중심으로 360°/n 돌린다.

  (1) C_2: 180°돌린다.

  (2) C_3: 120°돌린다.

  (3) 대칭축을 중심으로 180°회전시켜도 이전과 동일하다면 그 분자는 대칭요소 C_2를 가진다.

  (4) 대칭축을 중심으로 120°회전시켜도 이전과 동일하다면 그 분자는 대칭요소 C_3를 가진다.

  (5) n값이 가장 큰 회전축을 주회전축(주축)이라 한다.

3) 반사조작(σ): 거울면에 대하여 반사시킨다.

  (1) 거울면이 주축에 대하여 수직이면 그 면을 σ_h(horizontal)이라 한다.

  (2) 거울면이 주축을 포함하며, 바깥쪽 원자를 지나면 σ_v(vertical)이라 한다.

  (3) 주축에 수직인 C_2축을 양분하는 대칭면을 σ_d(dihedral)라 한다.

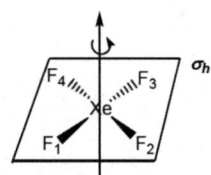 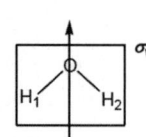 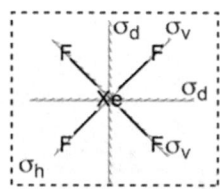

4) 반전(i): 각 점은 분자의 중심점에 대하여 시작점이 반대방향을 같은 거리로 이동한다.

$$(x, y, z) \rightarrow (-x, -y, -z)$$

5) 회전반사조작 또는 반사회전 (S_n) : 360°/n 만큼 회전시킨 후 회전축의 수직면에 반사시킴

〈분자가 속한 점군을 결정하는 순서도〉

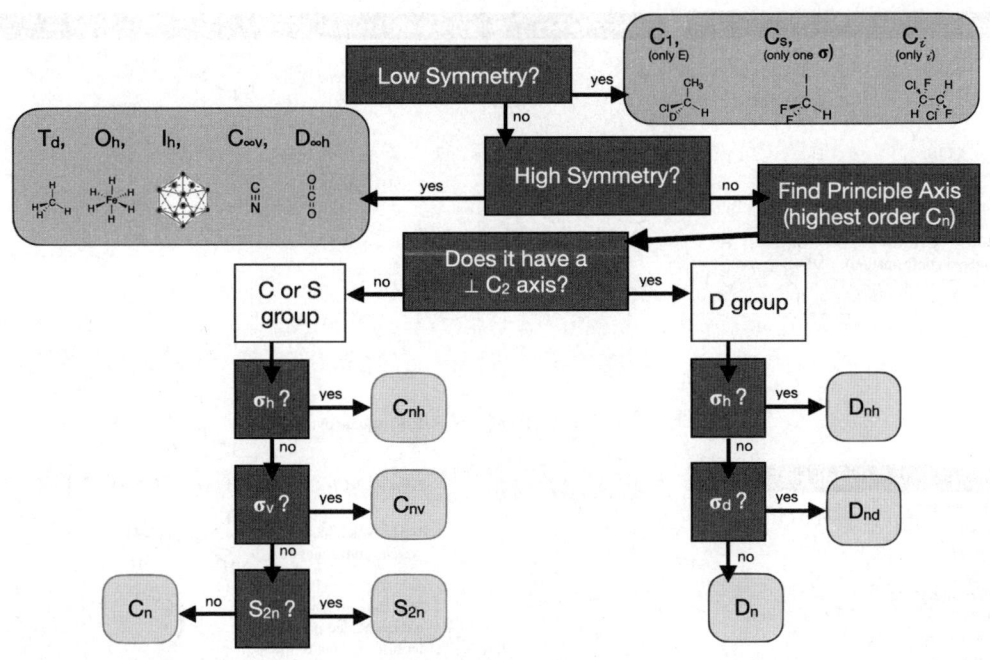

〈대표적인 점군의 모식도〉

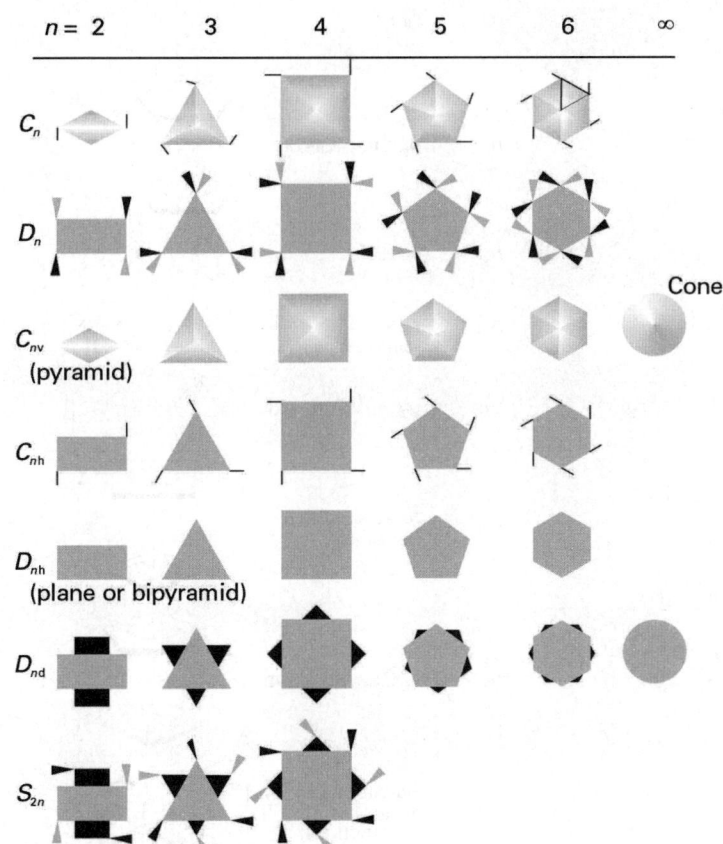

〈대칭성이 작은 점군들〉

Group	Symmetry	Examples	
C_1	No symmetry other than the identity operation	CHFClBr	(structure of CHFClBr)
C_s	Only one mirror plane	$H_2C=CClBr$	(structure of H₂C=CClBr)
C_i	Only an inversion center; few molecular examples	HClBrC—CHClBr (staggered conformation)	(staggered structure)

〈대칭성이 큰 점군들〉

Group	Description	Examples
$C_{\infty v}$	These molecules are linear, with an infinite number of rotations and an infinite number of reflection planes containing the rotation axis. They do not have a center of inversion.	C_∞ H—Cl
$D_{\infty h}$	These molecules are linear, with an infinite number of rotations and an infinite number of reflection planes containing the rotation axis. They also have perpendicular C_2 axes, a perpendicular reflection plane, and an inversion center.	C_∞ O=C=O
T_d	Most (but not all) molecules in this point group have the familiar tetrahedral geometry. They have four C_3 axes, three C_2 axes, three S_4 axes, and six σ_d planes. They have no C_4 axes.	(CH₄ structure)
O_h	These molecules include those of octahedral structure, although some other geometrical forms, such as the cube, share the same set of symmetry operations. Among their 48 symmetry operations are four C_3 rotations, three C_4 rotations, and an inversion.	(SF₆ structure)
I_h	Icosahedral structures are best recognized by their six C_5 axes, as well as many other symmetry operations—120 in all.	(icosahedron structure) $B_{12}H_{12}^{2-}$ with BH at each vertex of an icosahedron

〈점군 C와 D의 분자 예〉

General Label	Point Group	Example	
C_{nh}	C_{2h}	difluorodiazene	(N₂F₂ structure)
	C_{3h}	$B(OH)_3$, planar	(B(OH)₃ structure)
C_{nv}	C_{2v}	H_2O	(H₂O structure)
	C_{3v}	PCl_3	(PCl₃ structure)
	C_{4v}	BrF_5 (square pyramid)	(BrF₅ structure)
	$C_{\infty v}$	HF, CO, HCN	H—F C≡O H—C≡N
C_n	C_2	N_2H_4, which has a *gauche* conformation	(N₂H₄ structure)
	C_3	$P(C_6H_5)_3$, which is like a three-bladed propeller distorted out of the planar shape by a lone pair on the P	(P(C₆H₅)₃ structure)
D_{nh}	D_{3h}	BF_3	(BF₃ structure)
	D_{4h}	$PtCl_4^{2-}$	(PtCl₄²⁻ structure)
	D_{5h}	$Os(C_5H_5)_2$ (eclipsed)	(eclipsed osmocene structure)
	D_{6h}	benzene	(benzene structure)
	$D_{\infty h}$	F_2, N_2 acetylene (C_2H_2)	F—F N≡N H—C≡C—H
D_{nd}	D_{2d}	$H_2C=C=CH_2$, allene	(allene structure)
	D_{4d}	Ni(cyclobutadiene)$_2$ (staggered)	(Ni(cyclobutadiene)₂ structure)
	D_{5d}	$Fe(C_5H_5)_2$ (staggered)	(staggered ferrocene structure)
D_n	D_3	$[Ru(NH_2CH_2CH_2NH_2)_3]^{2+}$ (treating the $NH_2CH_2CH_2NH_2$ group as a planar ring)	(Ru complex structure)

〈대표적인 점군과 대칭요소들〉

Point Group	Structure	Symmetry Elements	Examples
C_1	–	None	CHFClBr
C_s	–	One plane	ONCl, OSCl$_2$
C_2	–	One C_2 axis	H$_2$O$_2$
C_{2v}	AB$_2$ bent or XAB$_2$ planar	One C_2 axis and two σ_v at 90°	H$_2$O, SO$_2$ NO$_2$, H$_2$CO
C_{3v}	AB$_3$ pyramidal	One C_3 axis and three σ_v planes	NH$_3$, PH$_3$, CHCl$_3$
C_{nv}	–	One C_n axis and n σ_v planes	BrF$_5$ (C_{4v})
$C_{\infty v}$	ABC linear	One C_∞ axis and ∞ σ_v planes	HCN, SCO, OCN$^-$, SCN$^-$
D_{2h}	Planar	Three C_2 axes, two σ_v planes, one σ_h plane, and center of symmetry	C$_2$H$_4$, N$_2$O$_4$
D_{3h}	AB$_3$ planar	One C_3 axis, three C_2 axes, three σ_v and one σ_h plane	BF$_3$, CO$_3^{2-}$, NO$_3^-$, SO$_3$
D_{4h}	AB$_4$ planar	One C_4 and four C_2 axes, one σ_h and four σ_v planes, and center of symmetry	XeF$_4$, PtCl$_4^{2-}$
$D_{\infty h}$	AB$_2$ linear	One C_∞ axis, ∞ C_2 axes, ∞ σ_v and one σ_h planes, and center of symmetry	CO$_2$, NO$_2^+$CS$_2$
T_d	AB$_4$	Four C_3 and three C_2 axes, six σ_v planes, and three S_4 axes	CH$_4$, P$_4$MnO$_4^-$, SO$_4^{2-}$
O_h	AB$_6$ octahedral	Three C_4, four C_3, six C_2, four S_6, and three S_4 axes, nine σ_v planes center of symmetry	SF$_6$, Cr(CO)$_6$, PF$_6^-$
I_h	Icosahedral	6 C_5, 10 C_3, and 15 C_2 axes, 15 planes, 20 S_6 axes	B$_{12}$, B$_{12}$H$_{12}^{2-}$

심화주제 20-1: IR활성과 라만 활성

1. 분자의 대칭성과 광학적 성질
1) 분자의 대칭적 성질을 이용하여 분자의 진동에 따른 IR활성, 라만 활성 여부를 알 수 있다.

2. IR 활성
1) 분자가 진동할 때 쌍극자 모멘트(dipole moment)의 변화가 있는 모드만 IR 흡수 신호가 잘 관찰된다.

2) 분자의 IR 활성
    (1) IR 활성인 분자: CO, HCl, H_2O 등
    (2) IR 불활성인 분자: H_2, N_2, F_2, Cl_2 등

3) N개 원자로 이루어진 분자의 진동 모드 수
    (1) 선형의 경우: $3N-5$
    (2) 비선형의 경우: $3N-6$

3. Raman 활성
1) 분자가 진동할 때 편극도(polarizability)의 변화가 있는 모드만 Raman 산란 신호가 잘 관찰된다.

2) 편극도는 분자의 부피가 대칭적으로 증가/감소될 때 가장 많이 변한다.

〈CO_2의 진동모드별 IR활성, 라만활성 분류표〉

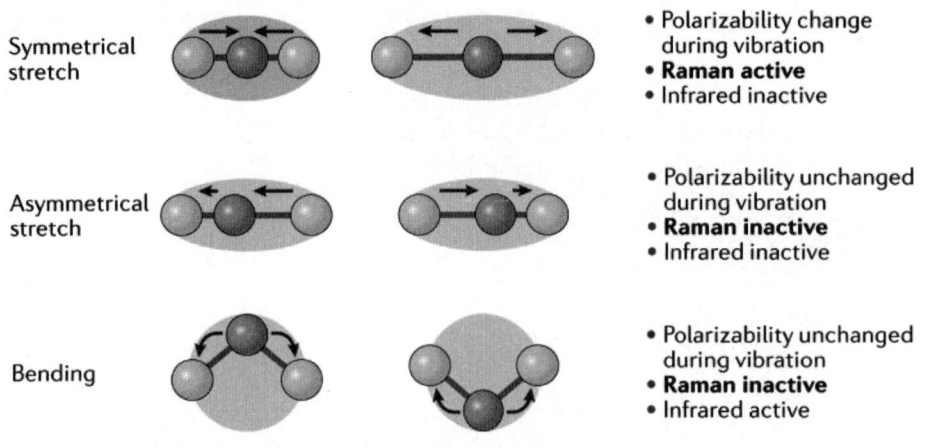

- Symmetrical stretch
    - Polarizability change during vibration
    - **Raman active**
    - Infrared inactive

- Asymmetrical stretch
    - Polarizability unchanged during vibration
    - **Raman inactive**
    - Infrared inactive

- Bending
    - Polarizability unchanged during vibration
    - **Raman inactive**
    - Infrared active

심화주제 20-1: IR활성과 라만 활성

20-01. 점군 (PG01)

다음 중 H_2O와 같은 점군에 속하는 것은?

① NH_3
② CO_2
③ OF_2
④ C_6H_6
⑤ NF_3

20-02. 점군 (PG21)

다음 대칭요소와 그에 대한 대칭조작이 옳지 않은 것은?

① E: 항등요소 − 모든 원자를 그대로 둔다.
② C_n: 회전축 − 360°/n 돌린다.
③ σ: 거울면 − 거울면을 통한 반사
④ i : 대칭 중심축 − 중심에 대한 반전
⑤ S_n: 반사 회전축 − 360°/n 회전 후에 회전축에 수직인 면에 반사

20-03. 점군 (PG21.5)

다음 중 C_3 대칭 요소를 가지지 않는 것은?

① H_2O
② NH_3
③ C_6H_6
④ CH_3Cl
⑤ NF_3

20-04. 점군 (PG5)

다음 중 점군 C_{2v}에 해당하는 것은?

① $CHClBrF$
② H_2O_2
③ NHF_2
④ H_2O
⑤ NH_3

20-05. 점군 (PG10)

다음 중 점군 C_{2v}에 해당하지 않는 것은?

① H_2O
② SF_4
③ CH_2Cl_2
④ PF_5
⑤ CH_2O

20-06. 점군 (PG6)

다음 중 점군 C_{3v}에 해당하는 것은?

① SiHClBrF
② H_2O_2
③ NHF_2
④ H_2O
⑤ NH_3

20-07. 점군 (PG11)

다음 중 점군 C_{3v}에 해당하지 않는 것은?

① NH_3
② $POCl_3$
③ BF_3
④ PCl_3
⑤ $CHCl_3$

20-08. 점군 (PG7)

다음 중 점군 C_{4v}에 해당하는 것은?

① IF_5
② XeO_4
③ CH_4
④ XeF_4
⑤ NH_3

20-09. 점군 (PG8)

다음 중 점군 $C_{\infty v}$에 해당하는 것은?

① SiHClBrF
② H_2O_2
③ SO_2Cl_2
④ $POCl_3$
⑤ HCl

20-11. 점군 (PG13)

다음 중 점군 D_{2h}에 해당하지 않는 것은?

① C_2H_4
② N_2O_4
③ 나프탈렌( )
④ 안트라센( )
⑤ C_2H_2

20-10. 점군 (PG12)

다음 중 점군 $C_{\infty v}$에 해당하지 않는 것은?

① CO
② CO_2
③ OCS
④ HCl
⑤ HCN

20-12. 점군 (PG14)

다음 중 점군 D_{3h}에 해당하지 않는 것은?

① BF_3
② BH_3
③ PCl_5
④ cyclopropane
⑤ SF_6

20-13. 점군 (PG15)

다음 중 점군 D_{4h}에 해당하지 않는 것은?

① XeF_4
② CF_4
③ trans$-[CoCl_2(NH_3)_4]$
④ cyclobutane
⑤ $[Ni(CN)_4]^{2-}$(평면 사각)

20-14. 점군 (PG16)

다음 중 점군 $D_{\infty h}$에 해당하지 않는 것은?

① CO_2
② H_2
③ O_2
④ C_2H_2
⑤ C_2H_4

20-15. 점군 (PG17)

다음 중 점군 T_d에 해당하지 않는 것은?

① CH_4
② $SiCl_4$
③ CCl_4
④ XeF_4
⑤ $[CoCl_4]^{2-}$(사면체)

20-16. 점군 (PG18)

다음 중 점군 O_h에 해당하지 않는 것은?

① SF_6
② $[CoCl_6]^{3-}$
③ cubane(C_8H_8,)
④ $SeCl_6$
⑤ 벤젠 (C_6H_6)

20-17. 점군 (PG2)

다음 중 점군 C_1에 해당하는 것은?

① SiHClBrF

② H_2O_2

③ NHF_2

④ H_2O

⑤ NH_3

20-18. 점군 (PG3)

다음 중 점군 C_2에 해당하는 것은?

① SiHClBrF

② H_2O_2

③ NHF_2

④ H_2O

⑤ NH_3

20-19. 점군 (PG4)

다음 중 점군 C_s에 해당하는 것은?

① SiHClBrF

② H_2O_2

③ NHF_2

④ H_2O

⑤ NH_3

20-20. 점군 (PG9)

다음 중 점군 C_s에 해당하지 않는 것은?

① $SOCl_2$

② CH_2ClBr

③ CF_2ClBr

④ HClO

⑤ NH_3

20-21. 점군 (PG19)

다음 중 같은 점군에 속하는 물질끼리 짝지어진 것이 아닌 것은?

① H_2O, SO_2

② NH_3, PCl_3

③ CO, HCl

④ BF_3, PCl_5

⑤ XeF_4, SF_6

20-22. 점군 (PG20)

다음 중 분자와 대칭군의 연결이 옳지 않은 것은?

① $C_6H_6 - D_{6h}$

② $CO_2 - C_{\infty h}$

③ $CH_4 - T_d$

④ $NH_3 - C_{3v}$

⑤ $H_2O - C_{2v}$

20-23. 점군 (PG22E)

다음 중 NH_3가 가지는 대칭 요소가 아닌 것은?

① E

② C_3

③ C_2

④ σ_h

⑤ σ_v

20-24. 점군 (PG23E)

BF_3의 점군은?

① C_{3h}

② C_{3v}

③ D_{3h}

④ D_{3d}

⑤ $D_{\infty h}$

20-25. 점군 (PG24E)

H_2O 분자는 어느 점군에 속하는가?

① C_{2v}

② C_5

③ C_2

④ C_3

⑤ C_{3v}

20-27. 점군 (PG26)

H_2O의 진동 정상 모드(vibrational normal mode)의 개수는 얼마인가?

① 3

② 5

③ 9

④ 12

⑤ 15

20-26. 점군 (PG25E)

다음 중 NH_3가 갖는 대칭 요소는?

[단순 회전축(C_n), 대칭 중심(i), 대칭면(σ), 전반사축(S_n), 항등 요소(E)]

① E, C_3 , σ

② C_3 , i , σ

③ i , σ, S_3

④ σ, S_3 , E

⑤ S_3 , E , C_3

20-28. 점군 (PG26.5)

O_2의 진동 정상 모드(vibrational normal mode)의 개수는 얼마인가?

① 1

② 3

③ 5

④ 8

⑤ 9

20-29. 점군 (PG27)

CO_2의 진동 모드의 개수는 얼마인가?

① 4
② 5
③ 9
④ 10
⑤ 12

20-30. 점군 (PG28)

CH_4의 진동 방식(vibrational normal mode)의 개수는 얼마인가?

① 3
② 5
③ 9
④ 12
⑤ 15

20-31. 점군 (PG29E)

CH_4, H_2O, O_2의 진동 정상 모드(vibrational normal mode)의 개수를 모두 더하면 얼마인가?

① 15
② 14
③ 13
④ 12
⑤ 11

문제번호	정답	문제번호	정답
1	3		
2	4		
3	1		
4	4		
5	4		
6	5		
7	3		
8	1		
9	5		
10	2		
11	5		
12	5		
13	2		
14	5		
15	4		
16	5		
17	1		
18	2		
19	3		
20	5		
21	5		
22	2		
23	3, 4		
24	3		
25	1		
26	1		
27	1		
28	1		
29	1		
30	3		
31	3		

21

분광학

해설 링크 모음

21. 분광학 핵심 써머리

1. 분광광도법 개요

1) 분광학: 전자파(빛)과 물질의 상호작용을 이용하여 물질에 대한 정보를 알아내는 학문

2) 분광학에 이용되는 전자파

전자파	상호작용	응용
X-선	내부전자의 전이	X-ray 분광법
자외선	최외각 전자의 전이	UV-Vis 분광법 선 분광법 원자 분광법
가시광선		
적외선	분자의 진동운동	적외선 분광법
마이크로파	자기장에서 전자의 스핀	전자스핀 공명
라디오파	자기장에서 핵스핀	핵자기 공명

3) 원자에 의한 흡수: 최외각 전자가 들뜬 상태로 전이하면서 빛을 흡수, 매우 좁은 파장대의 스펙트럼

4) 분자에 의한 흡수: 분자는 분자의 진동과 회전운동으로 인하여 여러 가지 에너지 준위가 존재하고, 이 에너지 준위간의 간격이 매우 좁아 실제 분자에 의한 흡수 스펙트럼은 넓은 띠로 나타난다.

2. UV-Vis 분광광도법

1) 주로 정량 분석에 이용됨

   (1) 각종 의약품에서 성분농도 분석

3. 형광 광도법

1) 발광 현상: 들뜬 상태의 분자는 과잉의 에너지를 외부로 방출하고 다시 바닥 상태로 되돌아 옴

2) 에너지를 방출(완화, relaxation)

   (1) 주변에 열로 방출: 대부분의 물질이 이 방법으로 완화됨

   (2) 빛 에너지로 방출: 일부 화합물의 경우 발광현상을 나타냄

3) 발광(luminescence)의 종류

   (1) 형광: 들뜬 일중항에서 바닥 일중항 상태로 내려오면서 발광

     ① 일중항→일중항 전이: 같은 스핀을 가진 상태들 사이에서의 전이

   (2) 인광: 들뜬 일중항에서 들뜬 삼중항으로 전이한 후 바닥 일중항 상태로 내려오면서 발광

     ① 삼중항→일중항 전이: 반대 스핀을 가진 상태들 사이에서의 전이

   (3) 화학발광: 화학 반응으로 생성된 들뜬 화학종이 발광하는 현상

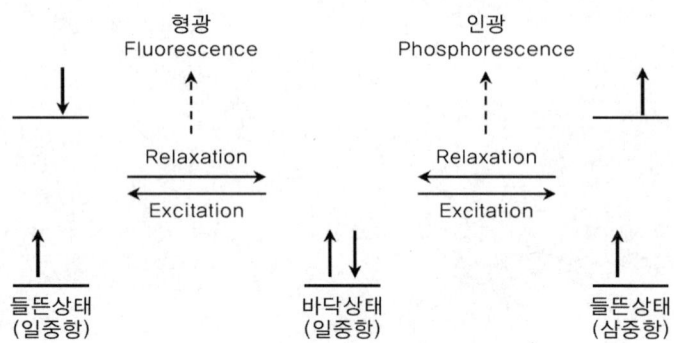

4. 핵자기 공명 (NMR) 분광법

1) ^1H NMR은 분자 내 존재하는 양성자의 종류와 수를 알아내는 데 사용된다.

2) ^{13}C NMR은 분자 내 존재하는 탄소 원자의 종류와 수를 알아내는 데 사용된다.

5. ^1H NMR 분광법

1) ^1H NMR 스펙트럼

(1) 봉우리의 세기를 화학적 이동(chemical shift)에 대하여 나타낸다.

(2) 화학적 이동의 값은 δ(델타) 척도로 나타내며, δ척도의 단위는 ppm이다.

(3) 화학적 이동값은 왼쪽으로 갈수록 증가한다.

(4) 낮은장이란 왼쪽을 의미하고, 높은장이란 오른쪽을 의미한다.

2) ^1H NMR 신호의 개수

(1) 신호의 개수는 서로 다른 양성자 종류와 같다.

3) ^1H NMR 신호의 위치

(1) 양성자가 나타내는 봉우리의 위치는 주위의 전자적 환경에 따라 달라진다.

(2) 벗김 효과 → 신호를 낮은장(왼쪽)으로 이동

(3) 가리움 효과 → 신호를 높은장(오른쪽)으로 이동

(4) 전기 음성인 원소는 벗김 효과를 받게 한다.

4) ^1H NMR 신호의 세기

(1) 각 신호 아래의 면적은 흡수를 일으키는 양성자의 수에 비례한다.

5) ^1H NMR 스핀-스핀 갈라짐

(1) 스핀-스핀 갈라짐은 이웃한 양성자와의 핵스핀 상호작용(짝지음, coupling)에 의해 나타난다.

(2) 동등한 양성자끼리는 상대방을 갈라지게 하지 않는다.

(3) 같은 탄소 또는 바로 이웃 탄소에 붙어있는 n개의 동등하지 않은 양성자는 신호를 n+1개로 갈라지게 한다.

(4) 흡수를 일으키는 양성자와 동등하지 않으나 자신들끼리는 동등한 양성자 두 세트가 흡수 양성자와 인접해 있는 경우에는 n+1 법칙에 의해 갈라짐이 일어난다.

(5) 흡수를 일으키는 양성자와 동등하지 않고 또 자신들끼리도 동등하지 않은 양성자 두 세트가 흡수 양성자와 인접해 있는 경우 갈라져 나오는 NMR 신호의 수는 (n+1)(m+1)이다.

(6) 일곱개 이상으로 갈라지는 봉우리는 다중선이라고 부른다.

〈대표적인 proton 유형별 화학적 이동값〉

Type of proton	Chemical shift (ppm)	Type of proton	Chemical shift (ppm)
sp^3 —C—H	0.9–2	sp^2 C=C(H)	4.5–6
• RCH_3	~0.9	benzene—H	6.5–8
• R_2CH_2	~1.3		
• R_3CH	~1.7		
Z=C—C—H, Z = C, O, N	1.5–2.5	R—C(=O)—H	9–10
—C≡C—H	~2.5	R—C(=O)—OH	10–12
sp^3 —C—H (Z), Z = N, O, X	2.5–4	RO—H or R—N—H	1–5

〈자세한 작용기별 화학적 이동값〉

Type of hydrogen		Chemical shift (δ)	Type of hydrogen		Chemical shift (δ)
Reference	$Si(CH_3)_4$	0	Alcohol	—C—O—H	2.5–5.0
Alkyl (primary)	$—CH_3$	0.7–1.3			
Alkyl (secondary)	$—CH_2—$	1.2–1.6	Alcohol, ether	H —C—O—	3.3–4.5
Alkyl (tertiary)	—CH—	1.4–1.8			
Allylic	C=C—C(H)	1.6–2.2	Vinylic	C=C(H)	4.5–6.5
Methyl ketone	—C(=O)—CH_3	2.0–2.4	Aryl	Ar—H	6.5–8.0
Aromatic methyl	Ar—CH_3	2.4–2.7	Aldehyde	—C(=O)—H	9.7–10.0
Alkynyl	—C≡C—H	2.5–3.0			
Alkyl halide	H —C—Hal	2.5–4.0	Carboxylic acid	—C(=O)—O—H	11.0–12.0

6. ¹³C NMR 분광법

1) 신호의 개수는 서로 다른 종류의 탄소 개수와 같다.

2) ¹³C 신호는 갈라지지 않는다.

3) ¹³C 신호의 상대적인 위치는 벗김 효과와 가리움 효과에 따라 결정된다.

4) sp^3 혼성화된 탄소는 가리움 효과를 받아 높은장(오른쪽)에서 나타난다.

5) 전기 음성인 원소(O, N, 할로젠)는 벗김 효과를 받게하여 낮은장(왼쪽)에 나타나게 한다.

6) 알켄과 벤젠고리 탄소는 낮은장(왼쪽)에서 흡수를 일으킨다.

7) 카보닐 탄소는 매우 심하게 벗김 효과를 받고 낮은장(왼쪽)에서 흡수를 일으킨다.

〈대표적인 탄소원자의 환경에 따른 화학적 이동값〉

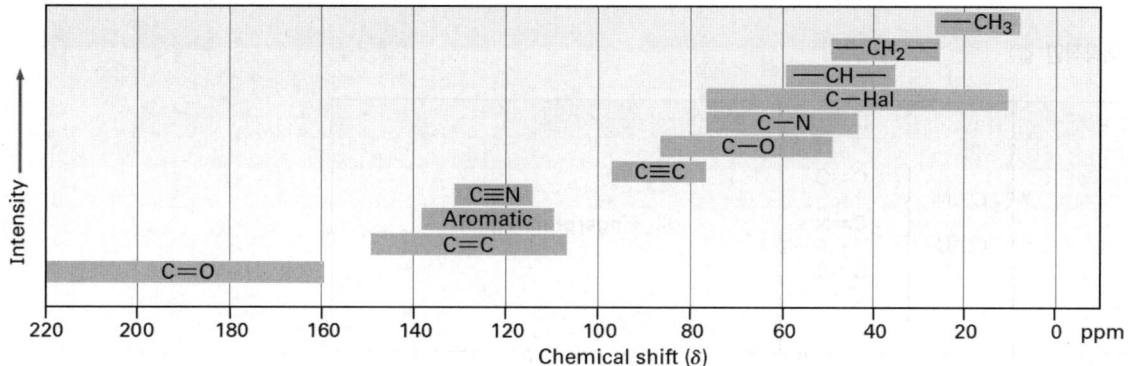

7. 적외선 분광법

1) 적외선(IR) 분광법을 이용하여 화합물 내에 존재하는 작용기를 알아낼 수 있다.

2) IR 분광법에서 적외선 진동수는 파수(wave number)라는 단위로 표시된다.

3) 파수가 증가함에 따라 적외선의 진동수와 에너지가 증가한다.

4) 작용기의 종류에 따라 흡수하는 적외선의 진동수가 다르다.

    (1) 센 결합은 높은 진동수로 진동하고 높은 파수를 흡수한다.

    (2) 가벼운 질량의 원자는 높은 진동수로 진동하고 높은 파수를 흡수한다.

    (3) H와 연결된 결합은 항상 높은 파수에서 나타난다.

    (4) 단일<이중<삼중결합 순서로 결합은 강해지고 파수는 높아진다.

〈결합의 종류에 따른 파수의 대략적인 값〉

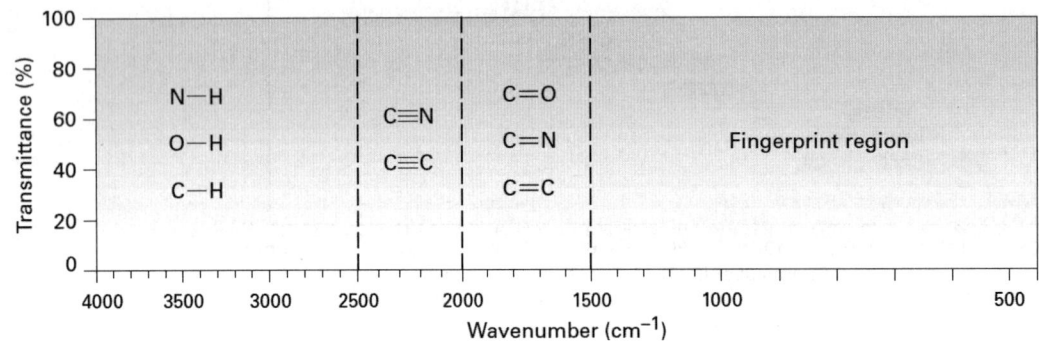

〈작용기별 파수와 특징〉

Functional Group	Absorption (cm^{-1})	Intensity	Functional Group	Absorption (cm^{-1})	Intensity
Alkane			Amine		
C–H	2850–2960	Medium	N–H	3300–3500	Medium
Alkene			C–N	1030–1230	Medium
=C–H	3020–3100	Medium	Carbonyl compound		
C=C	1640–1680	Medium	C=O	1670–1780	Strong
Alkyne			Aldehyde	1730	Strong
≡C–H	3300	Strong	Ketone	1715	Strong
C≡C	2100–2260	Medium	Ester	1735	Strong
Alkyl halide			Amide	1690	Strong
C–Cl	600–800	Strong	Carboxylic acid	1710	Strong
C–Br	500–600	Strong	Carboxylic acid		
Alcohol			O–H	2500–3100	Strong, broad
O–H	3400–3650	Strong, broad	Nitrile		
C–O	1050–1150	Strong	C≡N	2210–2260	Medium
Arene			Nitro		
C–H	3030	Weak	NO$_2$	1540	Strong
Aromatic ring	1660–2000	Weak			
	1450–1600	Medium			

심화주제 21-1: 분광법 전반적인 내용

1. 개요

  1) 빛의 이중성: 빛은 파동성과 입자성을 동시에 가진다.

  2) 빛의 파동성: 빛의 파동은 서로 수직으로 진동하는 전기장(electric field)과 자기장(magnetic field)으로 이루
어져 있으며, 파장(wavelength), 진동수(frequency), 속도(velocity), 진폭(amplitude), 파수(wave
number) 등의 특성을 가진다.

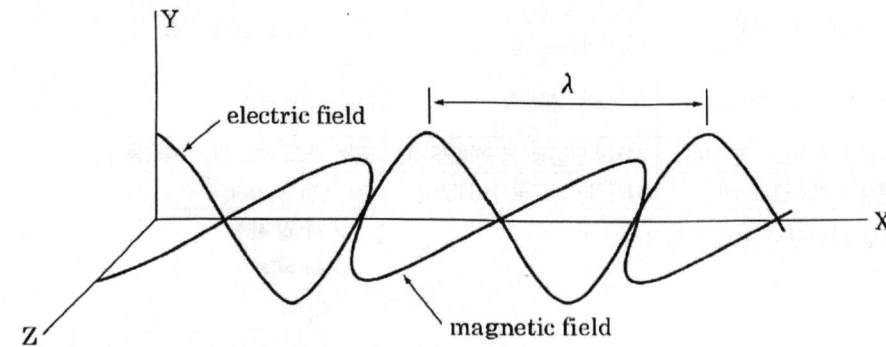

    (1) 파장(λ): 파동의 꼭지점과 꼭지점 사이의 거리

    (2) 진동수(ν): 파동이 1초 동안 진동하는 횟수, 단위 s^{-1}(예, 10^6 s^{-1} = 10^6 Hz = 1 MHz)

    (3) 광속(c): $c = \lambda\nu$

    (4) 파수($\bar{\nu}$): 단위 거리에 있는 파동의 수, 단위 m^{-1} 또는 cm^{-1} ($\bar{\nu} = 1/\lambda$)

  3) 빛의 입자성: 빛은 광자(photon)라고 하는 에너지를 가진 입자로도 이해할 수 있다.

    (1) 광자에너지(E): $E = h\nu = hc/\lambda$이며, h는 Planck 상수

2. 원리

  1) 분광학에 이용되는 전자기파

    (1) 전자기 스펙트럼(electromagnetic spectrum)은 넓은 파장 또는 에너지 범위에서 나타난다.

    (2) 빛의 에너지 세기는 진동수에 비례하고 파장에 반비례한다. (파수에 비례)

    (3) 특정 파장을 가진 빛 입자는 특정 물질과 상호작용한다.

    (4) 비교적 높은 에너지를 가진 X-선은 물질의 내부 전자의 전이(transition)를 유발시키고, 그보다 작은 에너지의
자외선은 원자가 전자(valence electron)의 전이에 관여하며, 적외선은 분자의 진동 상태만을 변화시킨다.

〈분광학에 이용되는 전자파의 특성과 응용 영역〉

빛의 종류	파장 λ	상호작용	응용	알 수 있는 정보
X-선	0.1~100 Å	내부 전자 (core electron)의 전이	X-ray 분광법	결정 구조, 화학적 조성
자외선	180~400 nm	최외각 전자 (valence electron)의 전이	UV-Vis 분광법, 형광분광법 선광분석법 ORD/CD 원자분광법	분자의 전자 구조, 화합물 농도, 특정 원소의 종류와 양 분석 형광 분석
가시광선	400~780 nm			
적외선 (근적외선)	2.5~25 μm (800~2500nm)	분자진동운동의 전이	적외선 분광법 (근적외선분광법)	작용기 정보, 분자 구조
마이크로파	0.01~10 cm	분자회전운동의 전이	마이크로 분광학	분자 기하 구조
라디오파	0.5~10 m	자기장에 전자스핀의 전이	전자스핀공명 분광학(ESR)	분자 구조, 핵스핀 상호작용, 전자스핀 상호작용
		자기장에 핵스핀의 전이	핵자기공명분광학 (NMR)	

*ESR에 이용되는 전자기파가 마이크로파로 나와있는 출처도 있음

2) 빛의 흡수 및 방출

(1) 바닥 상태(기저 상태, ground state): 물질(원자, 이온, 분자) 입자들은 고유한 에너지 준위를 가지며 이 때 가장 낮은 상태를 바닥 상태라고 한다. 실온에서 대부분의 입자들은 기저 상태로 존재한다.

(2) 들뜬 상태(여기 상태, excited state): 입자 부근을 광자들이 지나갈 때 광자의 에너지가 입자의 여기 상태의 기저 상태에 에너지 준위 차와 일치할 경우 흡수가 일어난다. 이 때 물질 입자들이 흡수한 에너지만큼 높은 에너지 상태로 들뜨는데 이것을 들뜬 상태라고 한다.

(3) 빛의 흡수(absorption): 빛과 물질의 상호작용에 의해 빛의 세기가 감소되는 현상(바닥 상태의 입자가 빛 에너지를 흡수하여 들뜬 상태로 여기하는 현상)

$$M + h\nu \rightarrow M^* \quad \text{(M: 바닥 상태의 물질, } h\nu\text{: 광자의 에너지, } M^*\text{: 들뜬 상태의 물질)}$$

(4) 빛의 방출(emission): 들뜬 상태의 입자가 보다 낮은 에너지로 전이할 때 광자의 형태로 에너지를 방출하는 현상. 들뜬 상태에서 약 10^{-6}~10^{-9}초 정도 머무른 후 이완되어(relaxation) 원 상태인 바닥 상태로 되돌아가며 이 때 그 차이에 해당하는 에너지를 열에너지 또는 빛에너지로 방출한다.

$$M^* + h\nu \rightarrow M$$

흡수 에너지는 각 화학종에 대하여 고유한 값이므로, 물질에 가해진 특정 파장의 빛(입사광)의 세기에 대하여 물질을 통과한 빛(투과광)의 세기, 즉 물질이 가해진 특정 파장의 빛을 흡수하는 정도(흡광도)를 측정하면, 물질의 종류나 그 존재량을 알 수 있다.

3) 원자 흡수(atomic absorption)

(1) 원자는 주로 최외각 전자가 들뜬 상태로 전이하면서 빛을 흡수한다(전자전이).

(2) 이 때 나타나는 흡수스펙트럼은 선 폭이 매우 좁게 나타나는 특징을 가진다(선 스펙트럼).

4) 분자 흡수(molecular absorption)

(1) 분자는 원자와 다르게 전자전이 외에 분자의 진동과 회전으로 인하여 여러 가지 에너지 준위가 존재한다.
  (전자전이+진동전이+회전전이)

(2) 따라서, 원자와는 다르게 폭이 넓은 흡수대를 보인다(연속 스펙트럼).

심화주제 21-2: 광흡수법칙(Beer-Lambert 법칙)

1) 투광도(T): $T = \dfrac{I}{I_0}$ (I: 시료를 통과한 빛의 세기 = 투과광의 세기, I_0: 원래 빛의 세기 = 입사광의 세기)

2) 흡광도(A): A = -logT = $-\log\left(\dfrac{I}{I_0}\right)$

3) Beer-Lambert 법칙: A = abc (a: 흡광계수, b: 빛이 시료를 통과한 거리, c: 시료의 농도)

4) 비흡광도($E_{1cm}^{1\%}$): 검액 농도가 1%(w/v), 액층 두께(b)가 1cm일 때의 흡광계수

5) 몰흡광계수(ε): 검액 농도가 1 mol/L, 액층 두께(b)가 1cm일 때의 흡광계수(흡광계수는 물질 고유의 값)

심화주제 21-3: 원자분광법

1. 개요

원자분광법(atomic spectrophotometry)은 원자에 의한 빛의 흡수와 방출을 이용하여 시료에 함유되어 있는 금속 원소들의 종류와 그 양을 분석하는 방법이다.

2. 기본원리

1) 원자는 최외각 전자의 전이와 관련하여 빛을 흡수하거나 방출한다.

2) 원자흡광 또는 원자발광 스펙트럼 분석을 통해 시료 중 금속 원소를 정성 또는 정량할 수 있다.

3) 금속 원자의 흡광이나 발광을 관찰하기 위해서는 금속을 원자화해야 한다.

4) 원자흡광법(AAS)은 금속 원자를 적절히 처리하여 생성된 기체 상태의 중성 원자가 특정 파장의 전자기선을 흡수하는 것을 관찰한다.

5) 원자발광법(AES)은 빛 또는 열에너지를 흡수한 원자가 방출시키는 고유 파장의 빛을 검출한다.

   (1) 주로 유도결합플라즈마 방식(ICP)을 이용함

3. 원자화 장치

1) 화염방식: 아세틸렌 연료+공기로 불꽃을 만들어 그 열로 시료를 원자화

2) 전기가열방식: 흑연로에 시료를 넣고 고온으로 원자화

3) 냉증기 방식: 화학 반응을 이용하여 시료 중 금속(주로 수은)을 원자화

4. 특징

1) 시료 중 원자의 종류와 양을 분석한다.

2) 전자 전이와 관련된 빛의 흡수 또는 방출을 측정한다.

3) 관찰 대상 전자기선의 파장 영역: UV, VIS, X-ray 영역

4) 관찰 스펙트럼 형태: 선스펙트럼

심화주제 21-4: 자외선 분광법

1. 개요

1) 자외가시부흡광도측정법(ultraviolet-visible spectrophotometry): 물질과 자외선 또는 가시광선의 상호작용을 이용하는 분석법으로 물질의 흡수 파장대를 이용한 확인 시험 및 시료 중의 분석 성분에 의하여 흡수되는 빛의 흡광도부터 그 성분을 정량하는 방법

2) 미량 성분을 신속하게 분석할 수 있고, 정확도와 재현성이 뛰어나고, 기기 조작이 간단하여 가장 널리 사용되는 대표적 기기분석 방법

3) 각종 화합물의 정성, 정량, 화학 구조의 추정, 검체의 조성 결정, 검체의 안정도 상수 측정, 산-염기의 평형 상수 측정 등 광범위한 분야에서 응용

4) 사용하는 광(전자기복사선)의 파장 범위는 자외부(ultraviolet, UV, 약 180~400 nm) 및 가시부(visible, 약 400~780 nm) 영역

5) 이 영역의 광이 분자 및 이온에 흡수되어 얻어지는 흡수 스펙트럼은 주로 전자의 전이(electronic transition)에 기인

2. 원리

1) 발색단(chromophore): 분자의 일부분 중 자외선 또는 가시광선을 흡수할 수 있는 모든 관능기(functional group)

2) 물질의 흡광: 물질 내 발색단이 빛 에너지를 흡수함으로써 발색단의 전자에너지 준위가 변화(전자전이)하는 과정

3) 유기화합물의 결합은 두 원자의 궤도함수가 겹쳐 2개 또는 그 이상의 분자궤도함수를 형성, 즉 낮은 에너지의 결합분자궤도함수(bonding molecular orbital)와 높은 에너지의 반결합분자궤도함수(antibonding molecular orbital)로 형성

4) 불포화결합과 비공유전자쌍을 가지는 유기분자는 시그마분자궤도함수(σ)와 파이분자궤도함수(π), 그리고 비결합분자궤도함수(n, nonbonding)를 가진다. 분광학적 선택규칙(selection rule)에 따라 전자는 이동은 같은 종류의 오비탈간에서 가장 확률이 높으며, 다른 종류 오비탈간의 전이는 주로 관찰되지 않는다. 자외부 및 가시부 영역의 빛에 의한 전자전이는 $\sigma \rightarrow \sigma^*$, n $\rightarrow \sigma^*$, $\pi \rightarrow \pi^*$, n $\rightarrow \pi^*$의 네 가지 경우로 일어날 수 있다.

3. 조색단

1) 조색단(auxochrome): 자신은 빛을 흡수하지 못하지만 이웃하는 발색단의 흡수 파장이나 흡광도에 영향을 미치는 관능기

2) 조색단이 발색단에 미치는 효과를 크게 네 가지로 분류

   (1) 장파장 이동(bathochromic shift, red shift): 발색단의 흡수극대파장(λ_max)을 장파장 쪽으로 이동시키는 현상

   (2) 단파장 이동(hypsochromic shift, blue shift): 발색단의 λ_{max}를 단파장 쪽으로 이동시키는 현상

   (3) 흡광증가(hyperchromic shift): 발색단의 ϵ_{max}를 증가시키는 현상

   (4) 흡광감소(hypochromic shift): 발색단의 ϵ_{max}를 감소시키는 현상

심화주제 21-5: 형광광도법

1. 개요

형광광도법(fluorophotometry)은 형광물질의 용액에 특정 파장 영역의 들뜸광(excitation wavelength)을 비출 때 방출되는 형광(fluorescence)의 광도를 측정하는 방법이다. 이 방법은 인광(phosphorescence)을 방출할 수 있는 인광물질의 분석에도 적용된다.

2. 원리

물질이 흡수한 에너지를 빛으로 방출하는 현상을 발광(luminescence) 현상이라 하고, 빛이 방출되는 전자상태의 차이에 의해 형광, 인광, 화학발광(chemiluminescence) 등으로 분류한다. 형광은 들뜬 일중항(excited singlet) 상태에서 바닥 일중항(ground singlet) 상태로 내려오면서 발광하는 현상이고, 인광은 들뜬 일중항 상태에서 들뜬 삼중항(triplet) 상태로 전이한 후, 바닥 일중항 상태로 내려오면서 발광하는 현상이다

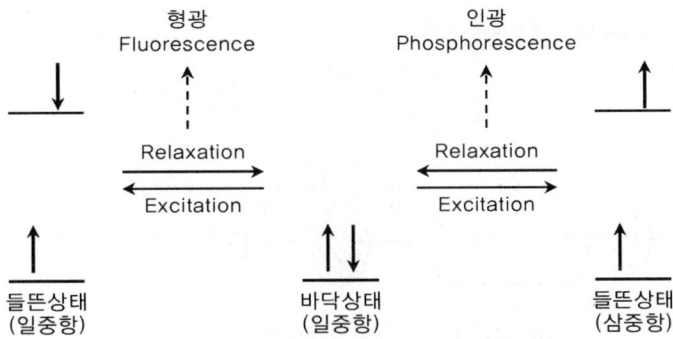

3. 형광을 잘 나타내는 분자구조

1) 낮은 에너지 준위의 $\pi \rightarrow \pi^*$ 전이를 하는 방향족 화합물
2) 분자구조가 단단한 판상화합물
3) 방향족환의 수가 많은 화합물
4) 방향족화합물에 할로겐족 치환시 할로젠의 원자량이 클수록 형광 감소(중원소효과)
5) 방향족환에 카르복실산이나 카르보닐 치환시 형광 감소
6) 질소가 포함된 방향족화합물 형광 감소
7) 유기킬레이트제가 금속이온과 착물 형성시 형광세기 증가

4. 형광스펙트럼

1) 들뜸(excitation) 스펙트럼: 시료에 조사되는 빛의 들뜸 파장(excitation wavelength)을 변화시키면서 형광 파장(emission wavelength)을 일정 파장으로 고정하고 발광 세기를 측정한 스펙트럼(들뜸 파장과 형광 강도와의 관계를 나타내는 스펙트럼). UV/Vis 스펙트럼과 유사
2) 방출(emission) 스펙트럼: 들뜸 파장을 고정시킨 후 방출되는 형광의 파장에서 형광 세기를 측정한 스펙트럼 (특정 들뜸 파장에서 방출되는 형광의 파장과 형광 강도와의 관계를 나타내는 스펙트럼). 들뜸 스펙트럼과 선대칭 관계. 발광된 형광의 파장은 흡광한 파장보다 긴 파장 쪽에서 관찰된다(Stokes' law).

심화주제 21-6: 선광도법

1. 개요

편광계(polarimeter)를 이용하여 편광광선이 광학활성물질에 의해 편광된 편광면의 회전각도(선광도, optical rotation)를 측정하는 방법이다. 광학활성물질의 정성 및 정량분석에 이용되고, 파장과 선광도의 관계로부터 광학활성물질의 입체구조 해석이 가능하다.

2. 원리

광학활성물질이 편광편광(plane-polarized light)을 회전시키는 성질을 선광성이라 하고, 그 회전각도를 선광도라고 한다. 편광편광은 진폭이 같은 좌우 원편광(circularly polarized light)이 겹쳐서 이루어지며, 두 원편광이 광학활성물질 안에서의 굴절률(refractive index) 차이로 인해 편광면의 회전이 일어나는 선광성질을 나타낸다.

3. 장치

1) 광원: 나트륨 램프(단색광원, 589 nm), 수은 램프, 제논 램프, 할로겐을 넣은 텅스텐 램프
2) 편광자: 빛을 단일 편광상태(평면편광)로 전환, 방해석결정이나 니콜프리즘 사용
3) 광검지기: 광전자증배관(photomultiplier tube) 사용
4) 셀: 석영셀(quartz cell) 사용

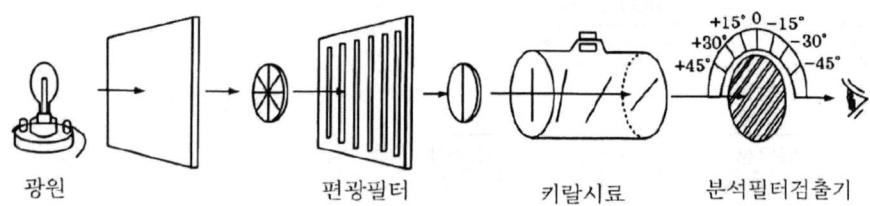

광원   편광필터   키랄시료   분석필터검출기

4. 특징

1) 선광도는 농도, 통과 시료 길이에 비례
2) 선광도는 광학활성물질의 구조, 온도, 용매 및 파장의 영향을 받는다.
3) 거울상 이성질체(enantiomer)는 선광도의 절대값이 같고 부호만 반대
4) 선광의 성질은 편광의 진행방향을 마주 보고서 편광면을 우측으로 회전시키는 것을 우선성, 좌측으로 회전시키는 것을 좌선성이라 하고 편광면의 회전각도를 나타내는 숫자 앞에 각각 기호를 + 또는 -로 표시한다. 예를 들면 +20°는 우측으로 20°, -20°는 좌측으로 20°회전시키는 것을 나타낸다.

5. 비선광도(specific rotation)

특정 온도, 파장, 용매에서 100 mm의 시료관에서 1 g/mL의 시료용액에 의하여 명면편광을 회전시킨 이론적인 선광도를 비선광도라 정의(통상 온도 20°C, 층장 100 mm에서 나트륨스펙트럼의 D선을 광선으로 써서 측정)

$$[\alpha]_\lambda^T = \frac{100 \times \alpha}{l \times c}$$

α: 편광면을 회전시킨 각도

l: 측정에 쓰는 측정관의 길이(층장), mm

T: 측정온도, °C

c: 용액 1 mL 중에 들어있는 약품의 g 수

λ: 사용한 스펙트럼의 특정 단색광의 파장 또는 명칭

심화주제 21-7: 핵스핀 양자수

1. 정의

1) 핵스핀 양자수(I)는 원자핵이 가지는 고유한 각운동량(스핀)을 나타내는 양자수이다.

2) 전자의 스핀(s)과 비슷하지만, 이는 양성자와 중성자들의 짝지음 상태로 결정된다.

2. I 값의 특징

1) I는 정수 또는 반정수 값을 가진다.

2) 양성자 수(Z)와 중성자 수(N)가 모두 짝수이면 $I = 0$

3) 양성자 수(Z)와 중성자 수(N) 중 하나라도 홀수일 때, I는 0이 아닌 값을 가질 수 있다.

3. 예시

^{12}C: Z=6, N=6 → I=0

^{13}C: Z=6, N=7 → I=1/2

^{14}N: Z=7, N=7 → I=1

^{1}H: Z=1, N=0 → I=1/2

4. 핵스핀과 허용스핀상태 수

1) 핵스핀 양자수가 I일 때, 원자핵은 ($2I$+1)개의 허용된 스핀상태 수를 가진다.

2) I가 0이 아닌 핵만 자기 모멘트(μI)를 가지며 외부 자기장에 반응한다.

3) 핵스핀 I가 자기장 속에 있을 때, 에너지 준위가 ($2I$+1)개로 갈라진다.

4) 외부 자기장 속에서 핵스핀의 에너지 준위 간 전이가 일어날 때, 그 에너지 차이에 해당하는 라디오파를 흡수하거나 방출하며, 이를 핵자기공명(NMR) 현상이라 한다.

심화주제 21-8: 회전 분광학

1. 정의

회전 분광학은 분자의 회전 운동이 양자화되어 있다는 사실을 이용해, 그 에너지 준위 사이의 전이를 관찰하는 분광학이다. 주로 마이크로파 영역에서 측정된다.

2. 회전 에너지의 양자화

1) 분자는 자유롭게 회전하지 못하고, 회전 양자수 $J = 0, 1, 2, \cdots$에 따라 $E_J = B \cdot J(J+1)$ 형태로 불연속적인 에너지 준위를 가진다.

2) B는 회전상수로, 분자의 질량과 결합길이에 의해 결정된다.

3. 전이와 선택규칙

1) 전이 가능한 경우는 $\triangle J = \pm 1$이다.

2) 즉, J에서 바로 인접한 회전준위로만 전이할 수 있다.

3) 이때 분자는 마이크로파를 흡수하거나 방출한다.

4. 조건

1) 분자의 영구 쌍극자 모멘트(전하의 비대칭)가 있어야 회전 에너지 준위 사이의 전이 가능하다.

2) CO, HCl는 전이가 가능하지만 H_2, N_2 같은 대칭분자는 전이가 불가능하다.

5. 스펙트럼 특징

1) 인접한 선 사이 간격이 $2B$로 일정하다.

2) 이를 통해 결합길이와 분자 구조를 구할 수 있다.

심화주제 21-9: 진동 분광학

1. 정의

분자의 결합이 진동하면서 생기는 진동 에너지 준위 간 전이를 관찰하는 분광학으로, 적외선(IR)영역의 빛

흡수나 방출을 이용한다. 결합 세기와 질량에 따라 진동수가 달라진다.

2. 진동 에너지의 양자화

1) 분자는 연속적으로 진동하지 못하고 다음과 같은 형태의 양자화된 에너지 준위를 가진다.

$$E_v = (v + \frac{1}{2})h\nu$$

(1) v는 0, 1, 2, …의 정수값을 가질 수 있는 양자수이다.

(2) ν는 기본 진동수이며 $\nu = \frac{1}{2\pi}\sqrt{\frac{k}{\mu}}$ (k: 결합상수, μ: 환산질량)

① 결합이 강할수록 빠른 진동

② 원자가 무거울수록 느린 진동

3. 전이 규칙과 조건

1) $\triangle v = \pm 1$(기본전이)

2) 전이 시 쌍극자 모멘트가 변해야 IR 흡수 가능 → 비대칭 진동만 IR 활성

4. 응용

1) 결합 종류와 강도(예: C=O ~1700 cm^{-1}, O-H ~3500 cm^{-1}) 분석

2) 구조·반응 모니터링, 작용기 확인 등에 활용

21-01. 분광 광도법 (SP4.6)

다음은 IR과 UV−spectroscopy에 관한 설명이다. 옳은 조합은?

① 신축운동−IR   핵자기 공명−UV
② 핵자기 공명−IR   신축운동−UV
③ 신축운동−IR   전자의 여기−UV
④ 전자의 여기−IR   핵자기 공명−UV
⑤ 전자의 여기−UV   핵자기 공명−IR

21-02. NMR 원리 (SP5)

그림은 외부 자기장(B_0) 하에 놓인 핵이 라디오파 광자($h\nu$)를 받아 스핀이 뒤집히면서 낮은 에너지 상태에서 높은 에너지 상태로 전이되는 과정을 나타낸 것이다. 이에 대한 설명으로 옳지 않은 것은?

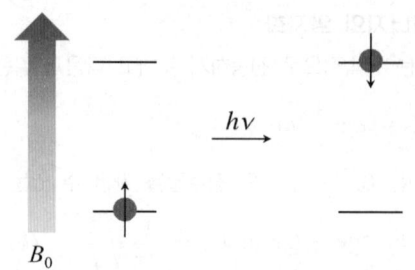

① 외부 자기장의 세기가 커질수록 핵의 두 스핀 상태의 에너지 차이도 커진다.
② 외부 자기장의 세기가 커질수록 핵이 공명을 일으키는 데 필요한 진동수(ν)도 커진다.
③ 주위 환경이 다른 양성자는 조금씩 다른 진동수에서 흡수를 일으킨다.
④ 주위 환경이 다른 양성자가 흡수하는 진동수의 차이를 검출하여 양성자의 종류와 수를 알아낼 수 있다.
⑤ 모든 종류의 원자는 NMR에서 흡수를 일으킬 수 있다.

21-03. ¹H NMR 분광법 (SP6)

다음 중 ¹H NMR 분광법을 통해 알아내는 정보는?

① 화합물의 분자식과 분자량
② 화합물 내에 존재하는 작용기의 종류
③ 분자 내에 존재하는 양성자의 종류와 수
④ 분자 내에 존재하는 탄소의 종류와 수
⑤ 화합물의 종류와 농도

21-04. ¹H NMR 분광법 (SP6.5)

다음은 ¹H NMR 신호의 특징과 그로부터 해석할 수 있는 정보를 짝지은 것이다. 옳지 않은 것은?

① 신호의 위치 — 양성자가 놓인 전자적 환경
② 신호의 개수 — 서로 다른 환경에 놓여있는 양성자의 수
③ 봉우리 아래의 면적 — 동등한 환경에 놓인 양성자의 수
④ 신호의 세기 — 양성자가 놓인 전자적 환경
⑤ 봉우리의 갈라짐 — 인접한 양성자의 수

21-05. ¹H NMR 신호의 개수 (SP7)

CH_3CH_2Cl의 ¹H NMR에서 몇 개의 신호가 나타나는가?

① 1개
② 2개
③ 3개
④ 4개
⑤ 5개

21-06. ¹H NMR 신호의 개수 (SP8)

$CH_3CH_2CH_2CH_3$의 ¹H NMR에서 몇 개의 신호가 나타나는가?

① 1개
② 2개
③ 3개
④ 4개
⑤ 5개

21-07. ¹H NMR 신호의 개수 (SP9)

$CH_3CH_2OCH_2CH_3$의 ¹H NMR에서 몇 개의 신호가 나타나는가?

① 1개
② 2개
③ 3개
④ 4개
⑤ 5개

21-08. ¹H NMR 신호의 개수 (SP10)

다음 물질의 ¹H NMR에서 몇 개의 신호가 나타나는가?

$$ClCH_2CH_2CH_2Br$$

① 1개
② 2개
③ 3개
④ 4개
⑤ 5개

21-09. ¹H NMR 신호의 개수 (SP11)

다음 물질의 ¹H NMR에서 몇 개의 신호가 나타나는가?

$$CH_3CH_2OH$$

① 1개
② 2개
③ 3개
④ 4개
⑤ 5개

21-10. ¹H NMR 신호의 위치 (SP12)

그림은 고립되어 있는 양성자 (가)와 전자 밀도에 둘러싸인 양성자 (나)가 외부 자기장 (B_0) 환경에 놓인 것을 나타낸 것이다. 이에 대한 설명으로 옳지 않은 것은?

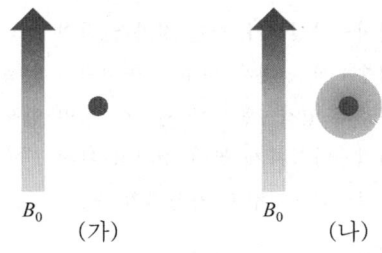

① (가)는 B_0의 효과를 모두 느낀다.
② (나)는 전자에 의해 가리움 효과를 받는다.
③ (나)는 B_0보다 큰 자기장을 느낀다.
④ (가)는 (나)보다 낮은장 쪽에서 흡수한다.
⑤ 화학적 이동은 (가)가 (나)보다 크다.

21-11. ^{1}H NMR 신호의 위치 (SP13)

다음 중 양성자 H_a와 H_b에 대한 설명으로 옳지 않은 것은?

$$Cl\,CH_2\,CH_3$$
$$\uparrow \qquad \uparrow$$
$$H_a \quad H_b$$

① H_a는 H_b보다 핵 주위 전자 밀도가 작다.

② H_a는 H_b보다 더 큰 벗김 효과를 받는다.

③ H_a는 H_b보다 외부 자기장을 더 크게 느낀다.

④ H_a는 H_b보다 더 낮은장 쪽에서 흡수한다.

⑤ H_a는 H_b보다 화학적 이동이 감소한다.

21-12. ^{1}H NMR 신호의 위치 (SP14)

아래의 화합물에서 양성자 a~c의 화학적 이동(ppm)의 크기 비교가 옳은 것은?

$$\overset{a}{Cl CH_2}\,\overset{b}{CH_2}\,\overset{c}{CH_2 Br}$$

① a > b > c

② a > c > b

③ b > a > c

④ b > c > a

⑤ c > b > a

21-13. ^{1}H NMR 신호의 위치 (SP15)

아래의 화합물에서 양성자 a~c의 화학적 이동(ppm)의 크기 비교가 옳은 것은?

$$\overset{a}{CH_3}O\overset{b}{CH_2}O-\overset{CH_3}{\underset{CH_3}{C}}-\overset{c}{CH_3}$$

① a > b > c

② a > c > b

③ b > a > c

④ b > c > a

⑤ c > b > a

21-14. ^{1}H NMR 신호의 위치 (SP16)

아래의 화합물에서 양성자 a~c의 화학적 이동(ppm)의 크기 비교가 옳은 것은?

$$\overset{a}{H_3C}-\overset{\overset{O}{\|}}{C}-\overset{b}{CH_2}\overset{c}{CH_3}$$

① a > b > c

② a > c > b

③ b > a > c

④ b > c > a

⑤ c > b > a

21-15. ^{1}H NMR 신호의 위치 (SP17)

아래의 화합물에서 양성자 a~c의 화학적 이동(ppm)의 크기 비교가 옳은 것은?

$$
\begin{array}{c}
O \\
\parallel \\
\underset{\underset{H_a}{\uparrow}}{H_3C} - C - O - \underset{\underset{H_b}{\uparrow}}{CH_2}\,\underset{\underset{H_c}{\uparrow}}{CH_3}
\end{array}
$$

① a > b > c

② a > c > b

③ b > a > c

④ b > c > a

⑤ c > b > a

21-16. ^{1}H NMR 신호의 세기 (SP18)

아래의 화합물에서 양성자 a~c의 봉우리 아래 면적 비율로 옳은 것은?

$$
\begin{array}{c}
O \\
\parallel \\
\underset{a}{H_3C} - C - \underset{b}{CH_2}\,\underset{c}{CH_3}
\end{array}
$$

	a		b		c
①	1	:	1	:	1
②	1	:	2	:	3
③	3	:	2	:	3
④	2	:	3	:	2
⑤	2	:	2	:	1

21-17. ^{1}H NMR 신호의 갈라짐 (SP19)

아래에 화살표로 표시한 양성자의 NMR 신호는 몇 개의 봉우리로 갈라지는가?

$$Cl - CH_2\underset{\uparrow}{CH_2} - Cl$$

① 1개

② 2개

③ 3개

④ 4개

⑤ 5개

21-18. ^{1}H NMR 신호의 갈라짐 (SP20)

아래에 화살표로 표시한 양성자의 NMR 신호는 몇 개의 봉우리로 갈라지는가?

$$Cl - CH_2\underset{\uparrow}{CH_2} - Br$$

① 1개

② 2개

③ 3개

④ 4개

⑤ 5개

21-19. ¹H NMR 신호의 갈라짐 (SP21)

아래에 화살표로 표시한 양성자의 NMR 신호는 몇 개의 봉우리로
갈라지는가?

$$H_3C - \overset{\displaystyle \overset{O}{\|}}{C} - O - CH_2CH_3$$
↑

① 1개
② 2개
③ 3개
④ 4개
⑤ 5개

21-20. ¹H NMR 신호의 갈라짐 (SP22)

아래에 화살표로 표시한 양성자의 NMR 신호는 몇 개의 봉우리로
갈라지는가?

$$H_3C - \overset{\displaystyle \overset{O}{\|}}{C} - O - CH_2CH_3$$
↑

① 1개
② 2개
③ 3개
④ 4개
⑤ 5개

21-21. ¹H NMR 신호의 갈라짐 (SP23)

아래에 화살표로 표시한 양성자의 NMR 신호는 몇 개의 봉우리로
갈라지는가?

$$H_3C - \overset{\displaystyle \overset{O}{\|}}{C} - O - CH_2CH_3$$
↑

① 1개
② 2개
③ 3개
④ 4개
⑤ 5개

21-22. ¹H NMR 신호의 갈라짐 (SP26)

아래에 화살표로 표시한 양성자의 NMR 신호는 몇 개의 봉우리로
갈라지는가?

$$CH_3CH_2CH_2Br$$
↑

① 3개
② 4개
③ 5개
④ 6개
⑤ 12개

21-23. ^{1}H NMR 신호의 갈라짐 (SP27)

아래에 화살표로 표시한 양성자의 NMR 신호는 몇 개의 봉우리로 갈라지는가?

$$ClCH_2\underset{\uparrow}{CH_2}CH_2Cl$$

① 3개
② 4개
③ 5개
④ 6개
⑤ 7개

21-24. ^{1}H NMR 신호의 갈라짐 (SP28)

아래에 화살표로 표시한 양성자의 NMR 신호는 몇 개의 봉우리로 갈라지는가?

$$ClCH_2\underset{\uparrow}{CH_2}CH_2Br$$

① 3개
② 4개
③ 5개
④ 6개
⑤ 9개

21-25. ^{1}H NMR 신호의 갈라짐 (SP29)

아래에 화살표로 표시한 양성자의 NMR 신호는 몇 개의 봉우리로 갈라지는가?

$$\begin{array}{c} H_3C \\ \\ H_3C \end{array} \underset{\uparrow}{CH}-\overset{\overset{\displaystyle O}{\|}}{C}-O-CH_3$$

① 3개
② 4개
③ 5개
④ 6개
⑤ 7개

21-26. ^{1}H NMR 신호의 갈라짐 (SP30)

아래에 화살표로 표시한 양성자의 NMR 신호는 몇 개의 봉우리로 갈라지는가?

$$CH_3\underset{\uparrow}{CH_2}CH_2CH_2CH_3$$

① 3개
② 4개
③ 5개
④ 6개
⑤ 12개

21-27. ¹H NMR 신호의 갈라짐 (SP31)

아래에 화살표로 표시한 양성자의 NMR 신호는 몇 개의 봉우리로 갈라지는가?

$$CH_3 CH_2 CH_2 CH_2 CH_3$$

① 3개
② 4개
③ 5개
④ 6개
⑤ 7개

21-28. ¹³C NMR 분광법 (SP32)

다음 중 ¹³C NMR 분광법을 통해 알아내는 정보는?

① 화합물의 분자식과 분자량
② 화합물 내에 존재하는 작용기의 종류
③ 분자 내에 존재하는 양성자의 종류와 수
④ 분자 내에 존재하는 탄소의 종류와 수
⑤ 화합물의 종류와 농도

21-29. ¹³C NMR 분광법 (SP32.5)

다음 중 ¹³C NMR 분광법에 대한 설명으로 옳지 않은 것은?

① ¹³C NMR의 신호는 갈라지지 않는다.
② 각기 다른 종류의 탄소는 각각 하나의 신호로 나타난다.
③ 봉우리 아래의 면적은 흡수를 일으키는 탄소의 수에 비례한다.
④ 전기 음성도가 큰 원소는 낮은장 쪽에서 흡수를 일으키게 한다.
⑤ 카보닐 탄소는 알케인의 탄소보다 더 낮은장에서 흡수한다.

21-30. ¹³C NMR 신호의 개수 (SP33)

다음 화합물의 ¹³C NMR 스펙트럼에는 몇 개의 선이 나타나는가?

$$CH_3 CH_2 CH_2 CH_2 CH_3$$

① 1개
② 2개
③ 3개
④ 4개
⑤ 5개

21-31. ^{13}C NMR 신호의 개수 (SP34)

다음 화합물의 ^{13}C NMR 스펙트럼에는 몇 개의 선이 나타나는가?

$$H_3C-C(=O)-O-C(CH_3)(CH_3)-CH_3$$

① 1개
② 2개
③ 3개
④ 4개
⑤ 5개

21-32. ^{13}C NMR 신호의 위치 (SP35)

다음 화합물의 ^{13}C NMR 신호에서 화학적 이동이 증가하는 순서대로 나타낸 것은?

$$\underset{C_a}{CH_3}\underset{C_b}{CH_2}\underset{C_c}{CH_2OH}$$

① $C_a > C_b > C_c$
② $C_c > C_b > C_a$
③ $C_a > C_c > C_b$
④ $C_b > C_a > C_c$
⑤ $C_b > C_c > C_a$

21-33. ^{13}C NMR 신호의 위치 (SP37)

다음 화합물의 ^{13}C NMR 신호에서 화학적 이동이 증가하는 순서대로 나타낸 것은?

$$\underset{C_a}{CH_3}\underset{C_b}{CH_2}-\underset{C_c}{C(=O)}-CH_2CH_3$$

① $C_a > C_b > C_c$
② $C_c > C_b > C_a$
③ $C_a > C_c > C_b$
④ $C_b > C_a > C_c$
⑤ $C_b > C_c > C_a$

21-34. 적외선 분광법 원리 (SP39)

다음의 각 결합이 흡수하는 적외선 스펙트럼의 파수 크기를 비교한 것으로 옳지 않은 것은?

① $C-H > C-O$
② $N-H > N-O$
③ $O-H > C-O$
④ $C\equiv C > C=C$
⑤ $C-C > C=C$

21-35. IR 분광법-작용기와 파수 (SP40)

다음의 세 가지 결합 (가)~(다)에서 파수가 커지는 순서대로 나열한 것은?

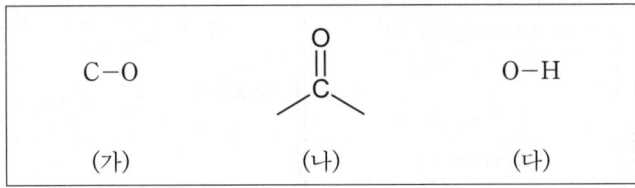

① (가) < (나) < (다)
② (가) < (다) < (나)
③ (나) < (가) < (다)
④ (나) < (다) < (가)
⑤ (다) < (나) < (가)

21-36. IR 분광법-작용기와 파수 (SP41)

다음의 세 가지 C-H 결합 (가)~(다)에서 파수가 커지는 순서대로 나열한 것은?

① (가) < (나) < (다)
② (가) < (다) < (나)
③ (나) < (가) < (다)
④ (나) < (다) < (가)
⑤ (다) < (나) < (가)

21-37. IR 분광법-작용기와 파수 (SP42)

다음은 IR 흡수 스펙트럼에서 결합의 종류에 따른 파수를 나타낸 것이다. 옳지 않은 것은?

	결합	파수(cm^{-1})
①	O-H	3600~3200
②	C-H	~3000
③	C≡C	2250
④	C=C	3000
⑤	C=O	1700

21-38. NMR (SP43)

다음 중 4개의 ^{13}C NMR 신호를 나타내는 화합물을 모두 고른 것은?

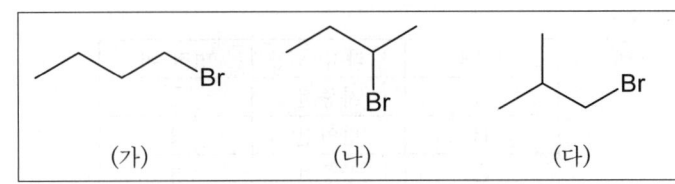

① (가)
② (나)
③ (가), (나)
④ (나), (다)
⑤ (가), (나), (다)

21-39. NMR (SP44)

화합물 (가)~(다) 중 두 개의 단일선 ^{1}H NMR 스펙트럼과 세 개의 ^{13}C NMR 스펙트럼을 나타내는 것을 모두 고른 것은?

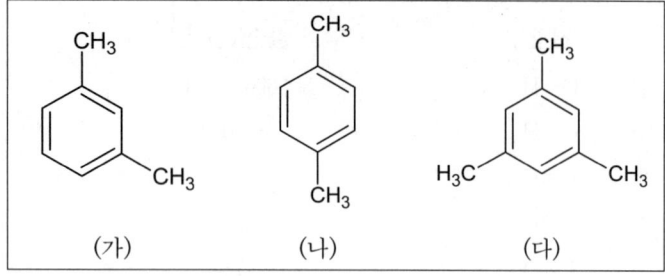

① (가)
② (나)
③ (가), (나)
④ (나), (다)
⑤ (가), (나), (다)

21-40. NMR (SP48)

다음은 2-butanone의 ^{1}H NMR 스펙트럼이다.

봉우리	갈라짐 모양	면적 비
A	사중선	2
B	단일선	3
C	삼중선	3

봉우리 A~C의 화학적 이동(δ) 크기를 비교한 것으로 옳은 것은?

① A > B > C
② A > C > B
③ B > A > C
④ B > C > A
⑤ C > A > B

21-41. 분광학 / 변리사 48회 (SP51)

다음은 에테인의 수소가 염소로 치환된 어떤 화합물의 ^{1}H NMR 스펙트럼이다.

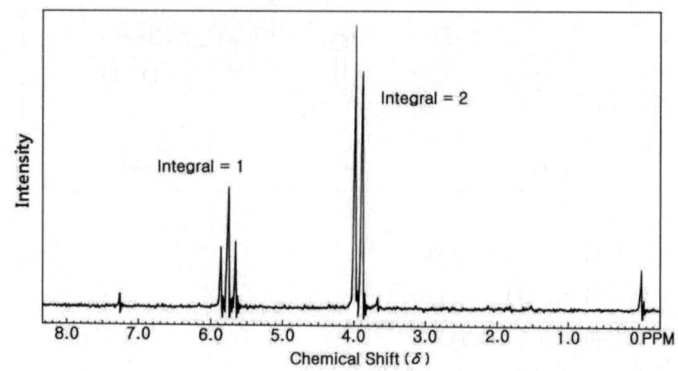

이에 해당하는 화합물로 옳은 것은?

① CH_3CH_2Cl
② $CHCl_2CH_3$
③ CH_2ClCH_2Cl
④ $CHCl_2CH_2Cl$
⑤ $CHCl_2CHCl_2$

21-42. 분광학 / 변리사 49회 (SP52)

그림은 화학식이 C_3H_8O인 알코올의 ^1H NMR 스펙트럼이고, a, b, c, d의 상대면적(integral) 비는 2 : 1 : 2 : 3이다.

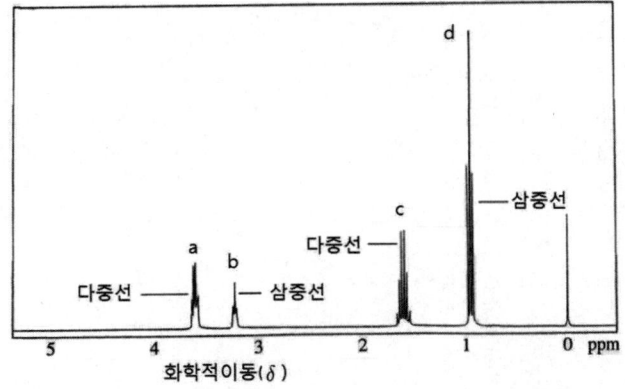

화학적이동(δ)

이에 대한 설명으로 옳은 것만을 〈보기〉에서 있는 대로 고른 것은?

───〈보 기〉───
ㄱ. 이 화합물은 1차 알코올이다.
ㄴ. b는 OH 작용기의 수소이다.
ㄷ. c는 a, d와 상호 작용(spin—spin coupling)을 한다.

① ㄱ, ㄴ
② ㄱ, ㄴ, ㄷ
③ ㄱ, ㄷ
④ ㄴ
⑤ ㄷ

21-43. 분광학 / 변리사 56회 (SP57)

다음 화합물의 적외선 흡수 스펙트럼에서 (가), (나), (다)에 해당하는 봉우리의 파수(wavenumber)를 비교한 것으로 옳은 것은?

(가): CH_2의 C-H 신축운동
(나): C-O 신축운동
(다): C=O 신축운동

① (가) > (나) > (다)
② (가) > (다) > (나)
③ (나) > (다) > (가)
④ (다) > (가) > (나)
⑤ (다) > (나) > (가)

21-44. SP6305-2 분광광도법 종류

다음 분광광도법의 종류와 적용되는 에너지 전이간의 연결이 옳지 않은 것은?

① 적외선분광광도법 — 분자의 진동전이
② 자외선분광광도법 — 분자의 전자전이
③ 가시광선분광광도법 — 분자의 회전전이
④ 형광광도법 — 분자의 전자전이
⑤ 원자분광법 — 원자의 전자전이

21-45. SP6305-1 분광광도법 종류

분광광도법을 이용하여 유기 의약품 원료를 확인 시험하고자 한다.
다음 중 어떤 실험법이 가장 실험목적에 알맞도록 구성되었는가?

① 원자분광법을 이용하여 분자량을 구한다.
② 자외선 분광광도법을 이용하여 순도를 구한다.
③ 적외선 분광광도법을 이용하여 구조를 확인한다.
④ 시료를 고온의 불꽃에 넣어 불꽃반응으로 모든 구성원소를 확인한다.
⑤ 시료의 알코올 용액에 대하여 X-선 회절법으로 순도를 확인한다.

21-46. SP6292 상식

다음 중 가장 큰 에너지를 흡수하는 과정은?

① 분자의 전자전이
② 분자의 진동전이
③ 분자의 회전전이
④ 자기장에서 핵스핀의 전이
⑤ 자기장에서 전자스핀의 전이

21-47. SP6306-1 상식

다음은 분광학에 이용되는 전자기파의 특성에 대한 설명이다. 이에
대한 설명으로 옳은 것만을 〈보기〉에서 있는 대로 고른 것은?

─────〈보 기〉─────
ㄱ. 적외선분광광도계는 분자의 진동운동 전이를 검출한다.
ㄴ. 원자흡광광도계는 원자의 최외각전자의 전이를 검출한다.
ㄷ. NMR은 자기장 안에서 분자의 회전운동 전이를 검출한다.

① ㄱ   ② ㄴ   ③ ㄱ, ㄴ
④ ㄴ, ㄷ   ⑤ ㄱ, ㄴ, ㄷ

21-48. SPP726 상식

핵스핀양자수(I)가 1인 핵을 자기장에 놓았을 때 가능한 에너지 상
태의 수는?

① 1
② 2
③ 3
④ 4
⑤ 5

21-49. SPP726-1 상식

핵스핀양자수(I)가 $\frac{1}{2}$인 핵을 자기장에 놓았을 때 가능한 에너지
상태의 수는?

① 1
② 2
③ 3
④ 4
⑤ 5

21-50. CF6311-1 분광법

원자흡광광도법에서 주로 검출하는 에너지 전이는?

① 핵스핀의 전이
② 원자의 진동운동 전이
③ 최외각전자의 전이
④ 원자 내부전자의 전이
⑤ 전자스핀의 전이

21-51. CF6311-2 분광법

적외선분광광도법에서 주로 검출하는 에너지 전이는?

① 핵스핀의 전이
② 원자의 진동운동 전이
③ 최외각전자의 전이
④ 원자 내부전자의 전이
⑤ 전자스핀의 전이

21-52. CF6310 분광법

UV/Vis 분광광도법에서 주로 검출하는 에너지 전이는?

① 원자 내부전자의 전이
② 최외각전자의 전이
③ 자기장 속에서 전자스핀의 전이
④ 분자의 진동운동
⑤ 핵스핀의 전이

21-53. CF6309 분광법

다음 중 광학활성이 있는 의약품의 광학적 순도를 측정하는데 가장 효과적인 방법은?

① 원자흡광광도법
② 선광도법
③ 자외/가시부 분광광도법
④ 적외선분광광도법
⑤ 형광광도법

21-54. SP6307 흡광도

분자의 흡광도에 대한 다음 설명 중 옳은 것만을 〈보기〉에서 있는 대로 고른 것은?

─────────〈보 기〉─────────
ㄱ. 몰흡광계수는 빛의 파장과 관계없이 항상 일정하다.
ㄴ. 일정한 조건에서 흡광도는 농도에 비례한다.
ㄷ. 흡광도는 분자량에 비례한다.
ㄹ. 흡광도는 빛이 통과한 거리에 비례한다.
────────────────────────

① ㄱ, ㄴ   ② ㄴ, ㄹ   ③ ㄹ
④ ㄱ, ㄴ, ㄷ   ⑤ ㄱ, ㄴ, ㄷ, ㄹ

21-55. SP6307 상식

원자 흡수 스펙트럼은 흡수대가 매우 좁은 피크로 나타나는 반면, 분자의 흡수 스펙트럼은 매우 넓은 띠로 나타난다. 그 이유로 가장 적합한 것은?

① 분자의 전이에 필요한 에너지가 매우 작기 때문
② 분자가 원자보다 에너지 준위가 불안정하기 때문
③ 분자가 원자보다 전이되기 어렵기 때문
④ 분자의 전자전이 외에 진동전이와 회전전이가 있기 때문
⑤ 분자 에너지 준위 사이의 간격이 크기 때문

21-56. SP6333 흡광도 계산

빛의 통과길이가 2.0cm인 측정용기(cell)를 사용하여 어느 용액의 투광도(%T)를 측정한 결과 50이었다. 1.0cm 측정용기를 사용하면 용액의 투광도(%T)는 얼마가 되는가?

① 25
② 71
③ 93
④ 50
⑤ 100

21-57. SP6336 흡광도 계산

화합물 X를 포함하는 알약 1개를 메탄올에 녹여 정확히 1000mL로 만들었다. 이 액을 폭 1cm의 셀에 넣고 242nm에서 흡광도를 측정한 결과, 0.395를 얻었다. 알약 1개에 들어있는 X의 양은? (단, 순수한 X의 242nm에서의 $E_{1cm}^{1\%}$ 는 395이다.)

① 1 mg
② 5 mg
③ 10 mg
④ 50 mg
⑤ 100 mg

21-58. SPP1044 선분광법 계산

고혈압 치료제인 methyldopa는 (S)-isomer만이 유효하다. 순수한 (S)-isomer의 specific rotation은 +16.8°이다. 만일 합성에서 얻은 화합물의 specific rotation이 +8.4°였다면 실제로 얻어진 (S)-isomer의 양은 몇 %인가?

① 75%
② 25%
③ 50%
④ 8.4%
⑤ 25.2%

문제번호	정답	문제번호	정답
1	3	41	4
2	5	42	2
3	3	43	2
4	4	44	3
5	2	45	3
6	2	46	1
7	2	47	3
8	3	48	3
9	3	49	2
10	3	50	3
11	5	51	2
12	2	52	2
13	3	53	2
14	3	54	2
15	3	55	4
16	3	56	2
17	1	57	3
18	3	58	1
19	1		
20	4		
21	3		
22	5		
23	3		
24	5		
25	5		
26	5		
27	3		
28	4		
29	3		
30	3		
31	4		
32	2		
33	2		
34	5		
35	1		
36	1		
37	4		
38	3		
39	4		
40	1		

박인규 편입 일반화학

적중2000제
진단모의고사 1회
(30문항/60분)

정답/ 해설:

 YouTube 채널 : 박인규 일반화학

해설 링크 모음

1. CF118 유효숫자 (1-09)

그림은 피펫에 들어있는 액체를 나타낸 것이다. 액체의 부피를 측정했을 때, 유효 숫자 개수는?

① 1
② 2
③ 3
④ 4
⑤ 5

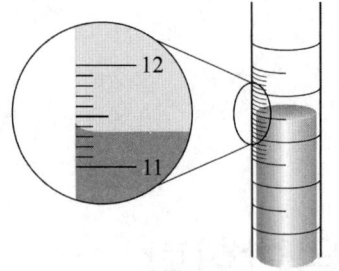

3. ST224. 원소의 질량 백분율 (3-26)

아크릴산($C_3H_4O_2$)에서 탄소의 질량 백분율은?
(단, $C_3H_4O_2$의 몰질량은 72g/mol이다.)

① 16%
② 32%
③ 48%
④ 50%
⑤ 12%

2. ST103. 무게 측정으로 개수 세기 (3-02)

물 분자 6.02×10^{23}개의 질량은 18.0g이다. 물 100mL에 포함된 물 분자의 개수는? (단, 물의 밀도는 1.00g/mL이다.)

① $\dfrac{6.02}{18.0} \times 10^{23}$

② 6.02×10^{23}개

③ $\dfrac{6.02}{18.0} \times 10^{25}$개

④ 100개

⑤ $\dfrac{100}{18}$개

4. LR228. 산염기 적정 (4-27)

이양성자산 H_2Y 시료 6.0g을 완전히 중화시키는 데 0.50M NaOH 용액 150mL가 필요하다. H_2Y의 몰질량(g/mol)은?

① 120
② 80
③ 160
④ 180
⑤ 200

5. LRB55. 산화 환원 반응 (변리사 기출) (4-135)

다음은 에탄올(C_2H_5OH)이 분해되는 반응의 반쪽 반응식이다.

반응 1: $C_2H_5OH(aq) + 3H_2O(l)$
$$\rightarrow 2CO_2(g) + 12H^+(aq) + 12e^-$$

반응 2: $Cr_2O_7^{2-}(aq) + H^+(aq) + e^-$
$$\rightarrow Cr^{3+}(aq) + H_2O(l)$$

혈장 시료 50.0g에 함유된 C_2H_5OH을 적정하는 데, 0.050M $K_2Cr_2O_7$ 40mL가 소모되었다. 혈장 시료 속의 C_2H_5OH 무게 %는? (단, 이 적정에서 반응 1과 2만 고려하며, 반응 2는 균형이 이루어지지 않았다. 반응 온도는 일정하고, 에탄올의 분자량은 46.0g/mol이다.)

① 0.023
② 0.046
③ 0.069
④ 0.092
⑤ 0.13

6. GS212. 이상 기체 방정식 (5-09)

32℃에서, 내부 압력이 2.0기압이고 부피가 50.0L인 타이어에 들어있는 기체의 몰수는? (단, 32℃에서 $RT=25L\cdot atm/mol$이다.)

① 1.0mol
② 2.0mol
③ 3.0mol
④ 4.0mol
⑤ 5.0mol

7. GS233. 기체의 양론 일정 부피 (5-25)

$A_2(g)$와 $B_2(g)$는 완전히 반응하여 $AB_2(g)$를 생성한다. 콕을 열어 반응이 완결된 후, 혼합 기체에서 $AB_2(g)$의 부분압은? (단, 온도는 일정하다.)

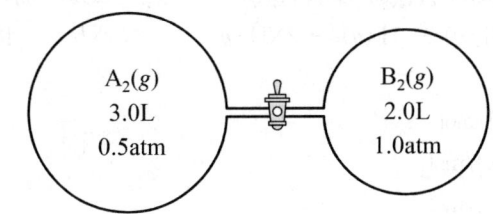

① 0.1기압
② 0.2기압
③ 0.3기압
④ 0.4기압
⑤ 0.5기압

8. HA226. $\triangle E$와 $\triangle H$ (6-20)

다음 발열 반응 중 일정한 압력 조건에서보다 일정한 부피 조건에서 더 많은 열을 방출하는 것은?

① $2SO_2(g) + O_2(g) \rightarrow 2SO_3(g)$
② $SO_3(g) + H_2O(l) \rightarrow H_2SO_4(aq)$
③ $S(s) + O_2(g) \rightarrow SO_2(g)$
④ $2C(s) + O_2(g) \rightarrow 2CO(g)$
⑤ $C(s) + O_2(g) \rightarrow CO_2(g)$

9. HA244. 표준 생성 엔탈피 (6-40)

다음은 25℃에서 히드라진(N_2H_2)과 암모니아(NH_3)에 대한 열화학 반응식이다. 이로부터 구한 25℃에서 $NH_3(g)$의 표준 생성 엔탈피는?

$$N_2(g) + 2H_2(g) \rightarrow N_2H_4(g) \qquad \triangle H = 95kJ$$
$$N_2H_4(g) + H_2(g) \rightarrow 2NH_3(g) \qquad \triangle H = -185kJ$$

① 280kJ/mol
② −90kJ/mol
③ −45kJ/mol
④ 140kJ/mol
⑤ −140kJ/mol

10. HA4106 열과 일 (6-103)

다음 과정 중 일정한 온도와 압력에서 다음 과정이 각각 진행될 때, 계가 주위에 PV일을 하는 것은?

① $N_2(g) \rightarrow N_2(l)$
② $CO(g) + H_2O(g) \rightarrow H_2(g) + CO_2(g)$
③ $Ca_3P_2(s) + 6H_2O(l) \rightarrow 3Ca(OH)_2(s) + 2PH_3(g)$
④ $2CH_3OH(l) + 3O_2(g) \rightarrow 2CO_2(g) + 4H_2O(l)$
⑤ $I_2(g) \rightarrow I_2(s)$

11. AO242. 마디면 (7-43)

다음 그림과 같은 확률 분포를 가지는 궤도함수는?

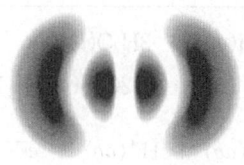

① $2p$
② $3p$
③ $4d$
④ $2s$
⑤ $4f$

12. AO351. 주기적 성질 (7-98)

다음 중 원자의 크기를 큰 것부터 감소하는 순서로 배열한 것은?

① Mg > K > Na > Ar
② K > Na > Mg > Ar
③ Ar > K > Na > Mg
④ Ar > Mg > Na > K
⑤ Na > Mg > Ar > K

13. AOB54. 주기적 성질 (변리사 기출) (7-172)

원자의 유효 핵전하에 관한 설명으로 옳은 것만을 〈보기〉에서 있는 대로 고른 것은?

────〈보 기〉────

ㄱ. $1s$ 전자의 유효 핵전하는 헬륨이 수소의 2배이다.

ㄴ. $2p$ 전자의 유효 핵전하는 산소가 질소보다 크다.

ㄷ. 플루오린에서 $1s$ 전자의 유효 핵전하는 $2p$ 전자의 유효 핵전하보다 크다.

① ㄱ

② ㄴ

③ ㄱ, ㄴ

④ ㄴ, ㄷ

⑤ ㄱ, ㄴ, ㄷ

14. CB328. 혼성 오비탈 (8-60)

다음 중 중심 원소의 혼성 궤도함수가 다른 것을 고르시오.

① SF_4

② PCl_5

③ ClF_3

④ I_3^-

⑤ XeF_4

15. CBS414 루이스 구조 (8-145)

다음은 중심 원자가 염소(Cl)인 화학종 (가)~(라)에 대한 자료이다. (가)~(라)는 각각 ClF_2^-, ClO_2^-, ClO_3^-, ClF_3 중 하나이다.

────────────────────────

○ Cl의 비결합 전자쌍 수는 (라) > (가) > (나)이다.

○ Cl의 혼성 오비탈에서 s오비탈 성분은 (가) > (다)이다.

────────────────────────

루이스 구조, 원자가 전자쌍 반발 이론과 원자가 결합 이론에 근거하여 이 화학종을 설명한 것으로 옳은 것은?

① Cl의 산화수는 (라) > (다)이다.

② (나)의 기하 구조는 사면체이다.

③ (다)의 기하 구조는 삼각 이중 피라미드이다.

④ (라)의 쌍극자 모멘트는 0이다.

⑤ (다)에서 모든 원자는 옥텟 규칙을 만족한다.

16. PT226. 고체의 유형 (9-26)

다음 중 고체 상태에서는 전기 전도성이 없고 용융 상태에서는 전기 전도성이 있는 것은?

① $P_4(s)$

② $S_8(s)$

③ $Li(s)$

④ $SiO_2(s)$

⑤ $CsCl(s)$

17. PT449 브래그 법칙 (9-123)

구리 X선관($\lambda = 154$pm)으로부터 나온 X선이 규소의 결정에 의해 14.22°의 각도로 회절이 일어났다. 일차 회절이라고(Bragg 방정식에서 $n = 1$의 경우) 가정했을 때, 규소에서의 층간 간격은 얼마가 되는가? (단, sin 14.22°$=0.25$로 한다.)

① 1.13×10^{-10}m
② 2.13×10^{-8}m
③ 3.13×10^{-10}m
④ 1.13×10^{-10}m
⑤ 2.13×10^{-6}m

18. LQ224. 증기압 내림 (10-24)

100℃에서 10% NaOH 수용액의 증기압(atm)은? (단, NaOH의 몰질량은 40이다. 용액은 이상용액이다.)

① $\dfrac{10}{12}$

② $\dfrac{10}{11}$

③ $\dfrac{20}{21}$

④ 1

⑤ $\dfrac{1}{11}$

19. LQ241. 삼투압 (10-43)

혈액의 삼투압은 25℃에서 7.70atm이다. 혈액과 등장인 용액을 만들기 위해 물 600mL에 넣어야 하는 NaCl의 질량은? (단, NaCl의 화학식량은 ag/mol이고 25℃에서 $RT = 24$L·atm/mol이다. 첨가한 NaCl는 완전히 해리하며 NaCl에 의한 부피 변화는 무시한다.)

① $\dfrac{7.7a}{160}$ g

② $\dfrac{7.7a}{80}$ g

③ $\dfrac{7.7a}{40}$ g

④ $\dfrac{7.7}{80a}$ g

⑤ $\dfrac{40}{7.7a}$ g

20. LQ3103. 농도계산 (10-109)

2 N 황산용액 100 mL를 만들기 위해서 필요한 48 % 황산원액(밀도 1.96 g/㎤)의 부피는 얼마인가? (단, H_2SO_4의 분자량은 98이다.)

① 10.4 mL
② 15.6 mL
③ 20.8 mL
④ 26.1 mL
⑤ 34.5 mL

21. CKS290 속도식 (11-107)

다음은 A, B의 반응식이다.

$$2A(g) \rightarrow B(g)$$

표는 온도 400K와 500K에서 일정 부피의 진공 용기에 A의 초기 농도를 달리하여 반응을 진행시켰을 때 반응시간에 따른 A의 농도를 나타낸 것이다.

시간(초)	A의 농도(M)	
	400K	500K
0	1.8	3.6
10	1.2	1.2
40	0.6	–

이에 대한 옳은 설명을 〈보기〉에서 있는 대로 고른 것은? (단, 역반응은 일어나지 않는다. 반응 메커니즘은 온도에 따라 변하지 않는다.)

〈보 기〉

ㄱ. 정반응은 A에 대한 2차 속도식을 따른다.
ㄴ. 40초에서 반응 속도는 400K에서가 500K에서보다 크다.
ㄷ. 정반응의 활성화 에너지는 $8.314 \times \ln 2$ kJ/mol이다.

① ㄱ   ② ㄴ   ③ ㄱ, ㄴ

④ ㄴ, ㄷ   ⑤ ㄱ, ㄴ, ㄷ

22. EQ226. 평형 상수 계산 (12-28)

다음은 A와 B가 반응하여 C를 생성하는 균형 반응식이다.

$$A(g) + B(g) \rightleftharpoons C(g)$$

표는 2개의 실린더에 동일한 양의 C(g)를 각각 넣고 온도 200K와 300K에서 반응이 진행되어 도달한 평형 상태 (가)와 (나)에 대한 자료이다.

평형	온도(K)	혼합 기체의 부피(L)	C의 몰분율
(가)	200	V_1	$\dfrac{2}{3}$
(나)	300	V_2	$\dfrac{1}{4}$

$\dfrac{300K에서\ K_p}{200K에서\ K_p} \times \dfrac{V_2}{V_1}$ 는? (단, 대기압은 1기압으로 일정하다.)

① $\dfrac{2}{27}$ ② $\dfrac{1}{9}$ ③ $\dfrac{4}{27}$

④ $\dfrac{3}{8}$ ⑤ 4

23. EQ231. 불균일 평형, 평형상수계산 (12-33)

다음은 A~C의 균형 반응식이다.

$$A(s) + B(g) \rightleftharpoons 2C(g)$$

온도 T_1에서 부피가 10L인 진공 상태의 강철 용기에 A(s)와 B(g)를 1몰씩 넣고 평형에 도달했을 때 전체 압력은 4기압이었다. T_1에서 정반응의 평형 상수 K_p는? (단, T_1에서 RT는 30L·atm/mol이다. 고체상의 부피는 무시한다.)

① 1

② 2

③ $\dfrac{2}{3}$

④ $\dfrac{4}{3}$

⑤ $\dfrac{1}{15}$

24. AB228. 약염기 용액의 평형(13-26)

1.0M 메틸아민(CH_3NH_2, $K_b=4.0\times10^{-4}$) 수용액에서 메틸아민의 이온화 백분율은?

① 2%

② 1%

③ 4%

④ 0.1%

⑤ 0.2%

25. SQ221. 분별 침전 (15-22)

다음은 25℃에서 금속 수산화물의 용해도곱 상수 자료이다.

$$Mg(OH)_2 : \quad K_{sp} = 9.0\times10^{-12}$$
$$Ca(OH)_2 : \quad K_{sp} = 1.0\times10^{-6}$$

Mg^{2+}와 Ca^{2+}가 각각 0.010M씩 함께 녹아있는 용액에 진한 NaOH(aq)를 서서히 가하였다. [OH$^-$]=aM일 때 $Mg(OH)_2$가 석출되기 시작했고, [OH$^-$]=bM일 때 $Ca(OH)_2$가 석출되기 시작했다. $\dfrac{a}{b}$는? (단, NaOH(aq)에 의한 부피 변화는 없다.)

① 3.0×10^{-2}

② 3.0×10^{-3}

③ 2.0×10^{-3}

④ 2.0×10^{-2}

⑤ 2.0×10^{-4}

26. GF239. $\triangle G^0$의 계산(16-45)

표는 300K에서 각 물질의 열역학 자료이다.

물질	$\triangle H_f^0$(kJ/mol)	S^0(J/K·mol)
$SO_2(g)$	−300	250
$SO_3(g)$	−400	250
$O_2(g)$	0	200

300K에서 반응 $2SO_2(g) + O_2(g) \rightleftharpoons 2SO_3(g)$의 K_p는? (단, 300K에서 RT는 2.5kJ/mol이다.)

① e^{56}

② e^{-56}

③ e^{28}

④ e^{-28}

⑤ 10^{28}

27. EC220. 전지 전위와 자유 에너지(17-20)

25℃에서 다음 반응의 $\triangle G^0 = -1360$kJ/mol이다. 이 반응의 E_{cell}^0은?

$$4NH_3(g) + 3O_2(g) \rightarrow 2N_2(g) + 6H_2O(l)$$

① $\dfrac{13600}{12 \times 965}$V

② $\dfrac{136}{12 \times 965}$V

③ $\dfrac{13600}{6 \times 965}$V

④ $\dfrac{1360}{6 \times 965}$V

⑤ $\dfrac{1360}{12 \times 965}$V

28. EC246. 네른스트 식(17-46)

25℃에서 다음 전지의 기전력은? (단, 사용하는 네른스트식은 $E = E^0 - \dfrac{0.06}{n} \log Q$이고, $E_{red}^0(Zn^{2+}/Zn) = -0.76$V이다.)

$$Zn(s)|\ Zn^{2+}(0.1M)\ \|\ H^+(pH=3.0)\ |\ H_2(0.1atm)|Pt(s)$$

① 0.70V

② 0.88V

③ 0.64V

④ 1.10V

⑤ 0.34V

29. ECS248 네른스트 식(17-121)

다음은 갈바니 전지를 선 표현법으로 나타낸 것이다.

$$Cu(s)\ |\ Cu^{2+}(aq)\ \|\ H^+(aq),\ MnO_4^-(aq),\ Mn^{2+}(aq)\ |\ Pt(s)$$

표는 25℃에서 이온의 농도를 달리하여 전지 (가)와 (나)를 만들었을 때 각 전지의 전지 전위(E_{cell})를 나타낸 것이다.

전지	농도(M)				E_{cell} (V)
	Cu^{2+}	H^+	MnO_4^-	Mn^{2+}	
(가)	1	1	0.1	0.1	a
(나)	1	0.1	0.1	0.1	b

$a - b$는? (단, 25℃에서 $\dfrac{RT}{F}\ln 10 = 0.0592$V이다.)

① $\dfrac{8}{5} \times 0.0592$

② $-\dfrac{8}{5} \times 0.0592$

③ $\dfrac{2}{3} \times 0.0592$

④ $-\dfrac{2}{3} \times 0.0592$

⑤ 2×0.0592

30. CON418. 결정장 이론 (18-126)

중성 리간드 A, B는 Mn^{2+}이온과 배위되어 착이온을 형성한다.
$[MnA_6]^{2+}$는 $[MnB_6]^{2+}$보다 홀전자 수가 많다.

이에 대한 설명으로 옳은 것만을 〈보기〉에서 있는 대로 고른 것은?

─────〈보 기〉─────

ㄱ. 흡수파장은 $[MnA_2B_4]^{2+}$가 $[MnA_4B_2]^{2+}$보다 짧다.

ㄴ. $[MnB_6]^{2+}$는 높은 스핀 착물이다.

ㄷ. $[MnA_6]^{2+}$에서 e_g오비탈에는 2개의 전자가 들어있다.

ㄹ. $[MnB_6]^{2+}$에서 t_{2g}오비탈에는 1개의 홀전자가 들어있다.

① ㄱ, ㄴ   ② ㄴ, ㄷ   ③ ㄹ

④ ㄱ, ㄷ, ㄹ   ⑤ ㄱ, ㄴ, ㄷ, ㄹ

문제번호	정답	문제번호	정답
1	4	16	5
2	3	17	3
3	4	18	2
4	3	19	2
5	4	20	1
6	4	21	3
7	4	22	3
8	4	23	2
9	3	24	1
10	3	25	2
11	2	26	1
12	2	27	1
13	4	28	3
14	5	29	1
15	4	30	4

해설 링크 모음

정답/ 해설:

▶ YouTube 채널 : 박인규 일반화학

기출 추가 제보/ 복원 요청:

다음카페 : 박인규 일반화학

박인규 편입 일반화학

적중2000제
진단모의고사 2회
(30문항/60분)

정답/ 해설:

 YouTube 채널 : 박인규 일반화학

해설 링크 모음

1. CF131-1. 단위와 디멘션/1-28

다음 중 압력과 부피의 곱이 가지는 물리량과 디멘션이 같은 것은?

① 에너지
② 질량
③ 압력
④ 온도
⑤ 부피

2. AM129-1 주기율표/2-26

그림은 주기율표를 나타낸 것이다. 다음 중 주족 원소가 아닌 것은? (단, A~E는 임의의 원소 기호이다.)

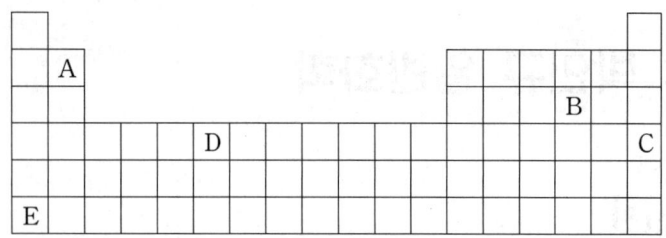

① A
② B
③ C
④ D
⑤ E

3. ST158. 한계 반응물과 양론 계산/3-13

다음은 에탄올(C_2H_5OH)의 연소 반응에 대한 균형 반응식이다.

$$C_2H_5OH + 3O_2 \rightarrow 2CO_2 + 3H_2O(l)$$

에탄올 46g과 산소 200g이 반응하였을 때, 생성되는 CO_2의 최대 질량은? (단, C, H, O의 원자량은 각각 12, 1, 16이다.)

① 22g
② 44g
③ 88g
④ 18g
⑤ 27g

4. LR244. 반쪽 반응법 (산성 용액)/4-41

다음은 산성 수용액에서 일어나는 반응의 불균형 반응식이다.

$$H^+(aq) + Cr_2O_7^{2-}(aq) + C_2H_5OH(l)$$
$$\rightarrow Cr^{3+}(aq) + CO_2(g) + H_2O(l)$$

균형을 맞추었을 때, H^+의 계수는?

① 2
② 4
③ 6
④ 8
⑤ 16

5. LR250. 산화-환원 적정/4-46

0.10M $SnCl_2$ 500mL를 0.20M $KMnO_4$ 표준 용액으로 적정하여 다음 반응을 진행시킬 때, 당량점까지 가해야 하는 $KMnO_4$ 용액의 부피는?

$$16H^+(aq) + 2MnO_4^-(aq) + 5Sn^{2+}(aq) \rightarrow$$
$$2Mn^{2+}(aq) + 5Sn^{4+}(aq) + 8H_2O(l)$$

① 40mL

② 50mL

③ 80mL

④ 100mL

⑤ 120mL

6. GS219. 부분압/5-15

온도와 부피가 일정한 용기에 $CH_4(g)$과 $He(g)$을 같은 질량으로 넣은 혼합 기체가 2.0기압을 나타낸다. 혼합 기체에서 He의 부분압은? (단, C, H, He의 원자량은 각각 12, 1, 4이다.)

① 0.4기압

② 1.6기압

③ 1.0기압

④ 1.5기압

⑤ 2.0기압

7. GS227. 기체의 양론/5-19

탄산 칼슘($CaCO_3$ 몰질량: 100g/mol)은 높은 온도에서 다음과 같이 생석회(CaO)와 이산화탄소(CO_2)로 분해된다.

$$CaCO_3(s) \rightarrow CaO(s) + CO_2(g)$$

150g의 $CaCO_3$가 열분해하여 생성된 CO_2가 STP 조건에서 나타내는 부피는? (단, STP 조건에서 이상기체 1몰의 부피는 22.4L이다.)

① 11.2L

② 22.4L

③ 33.6L

④ 75L

⑤ 50L

8. GS241. 기체 분자 운동론/5-33

온도와 부피가 일정한 밀폐된 용기에 $H_2(g)$과 $O_2(g)$가 0.1mol씩 함께 혼합되어 있다. 이에 대한 설명으로 옳지 <u>않은</u> 것은?

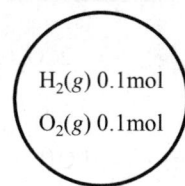

$H_2(g)$ 0.1mol

$O_2(g)$ 0.1mol

① 원자 당 평균 병진 운동 에너지는 H_2와 O_2가 같다.

② $\dfrac{H_2분자간\ 평균\ 거리}{O_2분자간\ 평균\ 거리} = 1$이다.

③ $\dfrac{H_2의\ 평균\ 속도}{O_2의\ 평균\ 속도} = 4$이다.

④ 단위 면적의 용기 벽에 충돌하는 빈도는 H_2와 O_2가 같다.

⑤ 용기에 작은 구멍을 뚫었을 때, 단위 시간 당 구멍을 빠져나오는 입자 수는 H_2가 O_2보다 크다.

9. HA237. 헤스의 법칙/6-32

다음은 각 반응의 엔탈피 자료이다.

$$2O_3(g) \rightarrow 3O_2(g) \qquad\qquad \triangle H = a\,\text{kJ}$$
$$O_2(g) \rightarrow 2O(g) \qquad\qquad \triangle H = b\,\text{kJ}$$
$$NO(g) + O_3(g) \rightarrow NO_2(g) + O_2(g) \qquad \triangle H = c\,\text{kJ}$$

$NO(g) + O(g) \rightarrow NO_2(g)$의 $\triangle H$는?

① $\dfrac{2c-a-b}{2}\text{kJ}$

② $\dfrac{2c+a-b}{2}\text{kJ}$

③ $(2c-a-b)\text{kJ}$

④ $(a+b-2c)\text{kJ}$

⑤ $\dfrac{a+b-2c}{2}\text{kJ}$

10. HA312. Hess의 법칙/6-56

다음은 세 가지 열화학 반응식이다.

$$\circ\ C_2H_5OH(l) + 3O_2(g) \rightarrow 2CO_2(g) + 3H_2O(l)$$
$$\triangle H^\circ = -1367\text{kJ}$$
$$\circ\ H_2(g) + \frac{1}{2}O_2(g) \rightarrow H_2O(l) \quad \triangle H^\circ = -286\text{kJ}$$
$$\circ\ C(s) + O_2(g) \rightarrow CO_2(g) \quad \triangle H^\circ = -394\text{kJ}$$

이 자료로부터 구한 다음 반응의 $\triangle H^\circ$는?

$$2C(s) + 3H_2(g) + \frac{1}{2}O_2(g) \rightarrow C_2H_5OH(l)$$

① $+2047$ kJ

② -279 kJ

③ $+687$ kJ

④ $+279$ kJ

⑤ $+680$ kJ

11. AO216. 보어의 수소 원자 모형/7-17

수소 원자의 이온화 에너지는 k이다. 라이먼 계열 중 가장 파장이 긴 광자의 에너지는?

① $\dfrac{3}{4}k$

② $\dfrac{1}{4}k$

③ $\dfrac{1}{2}k$

④ $\dfrac{1}{9}k$

⑤ $\dfrac{8}{9}k$

12. AO257. 보어의 수소원자 모형/7-61

다음은 수소 원자의 선 스펙트럼 중 일부를 나타낸 것이다. a는 가시광선 영역 중 가장 긴 파장에 해당한다. $\dfrac{a}{d}$는?

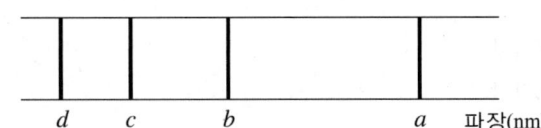

① $\dfrac{27}{20}$

② $\dfrac{5}{8}$

③ 2

④ $\dfrac{9}{5}$

⑤ $\dfrac{8}{5}$

13. CB217. 루이스 구조/8-17

다음 중 결합각이 가장 작은 것은?

① BeH_2
② BH_3
③ CH_4
④ NH_3
⑤ H_2O

14. CB235. 분자 오비탈/8-36

다음은 NO의 분자 궤도함수 에너지 준위 일부를 나타낸 도표이다. 바닥상태에서 NO에 대한 설명으로 옳지 <u>않은</u> 것은?

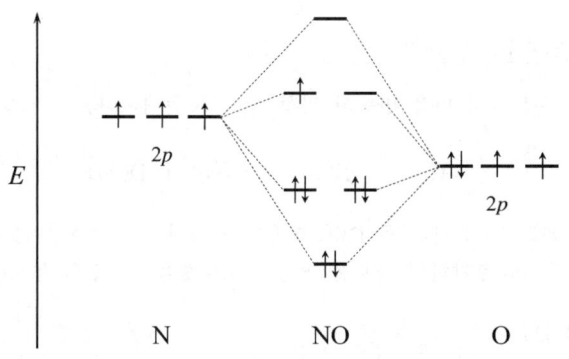

① NO의 결합 차수는 2.5차이다.
② σ_{2p} 분자 궤도함수에 대한 기여도는 O가 N보다 크다.
③ NO의 이온화 에너지는 N의 이온화 에너지보다 작다.
④ 결합성 전자의 밀도는 N보다 O쪽에서 더 크다.
⑤ 반결합성 전자의 밀도는 N보다 O쪽에서 더 크다.

15. PT355. 입방 단위세포/9-83

Ba는 BCC 구조로 결정화되고 밀도는 3.51 g/㎤ 이다. Avogadro 수가 6.02×10^{23} 이고, Ba의 몰질량이 137.3 g/mol이라 하면, 단위세포의 한 변의 길이는 얼마인가?

① 0.144 nm
② 0.352 nm
③ 0.505 nm
④ 0.670 nm
⑤ 1.230 nm

16. LQ213. 농도 환산 (M→%)/10-13

14M NaOH 수용액의 비중이 1.4일 때, 이 용액의 % 농도는? (단, NaOH의 몰질량은 40g/mol이다.)

① 40%
② 50%
③ 60%
④ 30%
⑤ 15%

17. LQ227. 증기압 내림/10-27

비휘발성 비전해질 물질 X 60g을 물 162g에 녹여 용액을 만들었다. 100℃에서 이 용액의 증기압이 0.90기압이었다. 물질 X의 몰질량은? (단, 용액은 이상 용액이다.)

① 40g/mol
② 50g/mol
③ 60g/mol
④ 70g/mol
⑤ 80g/mol

18. LQ316. 농도계산/10-67

32.0 g의 HCl (분자량 : 36.46 g)을 2.50 L 용액으로 만들면 몇 M 인가?

① 12.8 M
② 0.351 M
③ 0.0128 M
④ 0.0035 M
⑤ 0.023 M

19. CK221. 2차 속도식/11-20

A의 분해 반응은 2차 속도식을 따른다. A의 초기 농도가 2M이고, A의 40%가 소모될 때까지 걸린 시간이 20초였다. 반응 시작 후 30초에서 A의 농도는?

① 1.0M
② 0.8M
③ 0.6M
④ 0.5M
⑤ 0.4M

20. EQ219. 평형 농도 계산/12-21

어떤 온도에서 다음 반응의 평형 상수 K_c는 1이다.

$$A(aq) + B(aq) \rightleftharpoons C(aq) + D(aq)$$

A와 B를 1.0몰씩 넣은 1.0L 수용액이 평형에 도달하였다. 여기에 C 0.5몰을 추가하여 새로운 평형에 도달했을 때, C의 농도(M)는?

① 0.4M
② 0.5M
③ 0.6M
④ 0.9M
⑤ 1.0M

21. AQ221. 완충 용량/14-19

표는 25℃에서 부피 100mL인 완충용액 (가)와 (나)에 대한 자료이다. 이에 대한 설명으로 옳은 것은? (단, 25℃에서 HA의 pK_a는 5.0이다.)

완충 용액	초기 농도(M)		0.1M NaOH(aq) 50mL를 가한 후의 pH
	HA	NaA	
(가)	a	a	5.0+log2
(나)	b	b	5.0+log5

$\dfrac{a}{b}$는? (단, 25℃에서 HA의 pK_a는 5.0이다.)

① 0.5
② 0.25
③ 1
④ 2
⑤ 4

22. AQ230. 약산과 강염기의 적정 곡선/14-29

약산 HA 0.20M 용액 100mL를 0.20M NaOH(aq)로 적정한다. NaOH(aq) 20.0mL를 넣었을 때 pH는 a이고, 100mL를 넣었을 때 pH는 9.00이다. a는?

① 9.00$-$log4
② 9.00+log4
③ 5.00$-$log4
④ 5.00+log4
⑤ 7.00

23. SQ378. 선택적 침전/15-70

[Cu$^+$]=1.0 × 10^{-4}M , [Pb^{2+}]= 2.0 × 10^{-3}M인 혼합용액이 있다. 이 용액에 I$^-$ 이온을 첨가하여 CuI를 침전시키는데 필요한 I$^-$의 최소 농도는?

(단, PbI$_2$와 CuI의 K_{sp}는 각각 1.4 × 10^{-8}와 5.3 × 10^{-12} 이다.)

① 2.6 × 10^{-6} M
② 1.4 × 10^{-8} M
③ 5.3 × 10^{-8} M
④ 7.0 × 10^{-3} M
⑤ 2.6 × 10^{-5} M

24. GF439 자발성의 온도 의존성/16-87

ΔH와 ΔS가 주어졌을 때 다음 변화 중 일정한 T와 P에서 자발적인 것을 <보기>에서 있는 대로 고른 것은?

───────〈보 기〉───────
ㄱ. ΔH=+25kJ, ΔS =+5.0J/K, T = 300.K
ㄴ. ΔH=$-$10.kJ, ΔS =$-$40.J/K, T = 200.K
ㄷ. ΔH=$-$10.kJ, ΔS =+5.0J/K, T = 298K

① ㄱ   ② ㄴ   ③ ㄱ, ㄴ
④ ㄴ, ㄷ   ⑤ ㄱ, ㄴ, ㄷ

25. EC236. 전기분해 순서/17-36

표는 25℃에서 반쪽 반응의 표준 환원 자료이다.

$$O_2(g) + 4H^+(aq) + 4e^- \rightleftharpoons 2H_2O(l) \qquad E_{red}^0 = 1.23V$$

$$Ni^{2+}(aq) + 2e^- \rightleftharpoons Ni(s) \qquad E_{red}^0 = -0.23V$$

$$2H_2O(l) + 2e^- \rightleftharpoons H_2(g) + 2OH^-(aq) \qquad E_{red}^0 = -0.83V$$

25℃에서 $Ni_2(NO_3)_2$ 수용액을 탄소 전극으로 전기분해 했을 때 (−)극과 (+)극에서 생성되는 물질을 옳게 짝지은 것은? (단, 모든 물질은 표준 상태에 있다.)

	(−)극	(+)극
①	$Ni(s)$	$O_2(g)$, $H^+(aq)$
②	$H_2(g)$, $OH^-(aq)$	$O_2(g)$, $H^+(aq)$
③	$Ni(s)$	$CO_2(g)$
④	$H_2(g)$, $H^+(aq)$	$O_2(g)$, $OH^-(aq)$
⑤	$H_2(g)$, $H^+(aq)$	$O_2(g)$, $H^+(aq)$

26. PTS350 이온성 고체/9-145

그림 (가)와 (나)는 각각 염화 세슘($CsCl$)과 황화 아연(ZnS)의 결정 구조를 나타낸 것이다. 각 결정은 한 변의 길이가 a와 b인 정육면체이며 ●와 ○는 각각 양이온과 음이온이다.

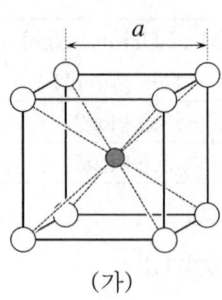 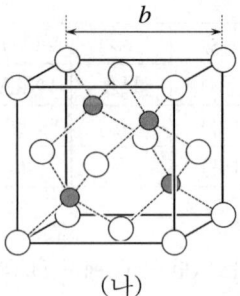

(가)   (나)

(가)와 (나)에 대한 설명으로 옳은 것은?

① Cl^-은 체심 입방 구조이다.

② Cs^+과 가장 가까운 Cs^+의 수는 8이다.

③ Cl^-로부터 $\sqrt{2}a$만큼 떨어진 거리에는 6개의 Cl^-가 있다.

④ Zn^{2+}과 S^{2-}의 최단 핵간 거리는 $\dfrac{\sqrt{3}b}{4}$이다.

⑤ Zn^{2+}과 Zn^{2+}의 최단 핵간 거리는 $\dfrac{\sqrt{3}b}{2}$이다.

27. LQ215. 농도 환산 (M→m)/10-15

3M NaOH 수용액의 밀도가 1.2g/mL일 때, 이 용액의 몰랄농도는? (단, NaOH의 화학식량은 40이다.)

① $2.5m$

② $\dfrac{25}{8}m$

③ $\dfrac{25}{9}m$

④ $3.2m$

⑤ $\dfrac{8}{3}m$

28. LQ235. 끓는점 오름/10-37

물 200g에 A 9.0g을 녹여 만든 용액의 정상 끓는점이 100.26℃였다. A의 몰질량은? (단, A는 비휘발성, 비전해질 화합물이다. 물의 끓는점 오름 상수는 0.52℃/m이다.)

① 80g/mol

② 90g/mol

③ 45g/mol

④ 180g/mol

⑤ 160g/mol

29. COS551 배위 화합물/18-134

다음은 (가)~(라)에 대한 설명이다. (가)~(라)는 각각 $[NiBr_4]^{2-}$, $[Fe(CN)_6]^{3-}$, $[FeCl_6]^{3-}$, $[Cu(NH_3)_6]^+$ 중 하나이다.

○ 홀전자 수는 (다)<(가)이다.

○ (나)에서 중심 금속의 혼성 오비탈은 sp^3이다.

○ (라)는 무색이다.

(가)~(라)에 대한 설명으로 옳은 것만을 〈보기〉에서 있는 대로 고른 것은? (단, 착이온의 색은 d 궤도함수 사이의 전자 전이 때문이다. 모든 화학종은 바닥상태에 있다.)

---〈보 기〉---
ㄱ. (다)는 반자기성이다.

ㄴ. (나)에서 중심 금속의 $3d_{x^2-y^2}$에는 2개의 전자가 들어있다.

ㄷ. 최대 흡수 파장은 (다)<(가)이다.
---

① ㄱ   ② ㄴ   ③ ㄱ, ㄴ

④ ㄴ, ㄷ   ⑤ ㄱ, ㄴ, ㄷ

30. COS433 이성질체 (피트 2022)/18-128

다음은 3가지 착이온 (가)~(다)의 화학식이다. bipy는  이며 두자리 리간드이다.

[CoBr$_4$Cl$_2$]$^{3-}$ [Co(bipy)Br$_2$Cl$_2$]$^-$ [Co(bipy)$_2$BrCl]$^+$

(가)   (나)   (다)

이에 대한 설명으로 옳은 것만을 〈보기〉에서 있는 대로 고른 것은? (단, 모든 착이온의 배위 구조는 정팔면체이다.)

─〈보 기〉─
ㄱ. (가)는 기하 이성질체와 광학 이성질체를 모두 갖는다.
ㄴ. 입체 이성질체 수는 (나) > (다)이다.
ㄷ. (다)에서 결합각 ∠Cl─Co─Br이 90°인 이성질체는 광학 활성을 갖는다.

① ㄱ   ② ㄴ   ③ ㄱ, ㄴ
④ ㄴ, ㄷ   ⑤ ㄱ, ㄴ, ㄷ

문제번호	정답	문제번호	정답
1	1	16	1
2	4	17	3
3	3	18	2
4	5	19	1
5	4	20	4
6	2	21	4
7	3	22	3
8	4	23	3
9	1	24	4
10	2	25	1
11	1	26	4
12	5	27	3
13	5	28	2
14	5	29	4
15	3	30	4

해설 링크 모음

정답/ 해설:

▶ YouTube 채널 : 박인규 일반화학

기출 추가 제보/ 복원 요청:

다음카페 : 박인규 일반화학

박인규 편입 일반화학

적중2000제
진단모의고사 3회
(30문항/60분)

정답/ 해설:

▶ YouTube 채널 : 박인규 일반화학

해설 링크 모음

1. ST144. 실험식과 조성 백분율/3-10

C, H, O로만으로 이루어진 어떤 화합물에서 C와 H의 질량 백분율은 각각 40%, $\frac{20}{3}$%이다. 이 화합물의 실험식은?

① CHO
② CH_2O
③ CH_2O_2
④ C_2HO_2
⑤ CH_3O

2. LR221. 침전 적정/4-20

$CaF_2(s)$는 불용성 침전이다. 2.1g의 $NaF(s)$를 녹여 만든 수용액 40mL에 xM $Ca(NO_3)_2$ 50mL를 가했을 때 당량점에 도달하였다. x는? (단, NaF의 몰질량은 42g/mol이다.)

① 0.25
② 0.5
③ 1.0
④ 0.48
⑤ 0.60

3. LR237. 산화제와 환원제/4-35

다음의 각 반응에서 밑줄 친 물질이 환원제가 <u>아닌</u> 것은?

① $\underline{CH_4}(g) + H_2O(l) \rightarrow CO(g) + 3H_2(g)$
② $\underline{Zn}(s) + HCl(aq) \rightarrow ZnCl_2(aq) + H_2(g)$
③ $\underline{I_2}(s) + 4Cl_2(g) \rightarrow 2ICl_4(l)$
④ $\underline{CH_4}(g) + 4S(s) \rightarrow CS_2(l) + 2H_2S(g)$
⑤ $\underline{CaC_2}(s) + 2H_2O(l) \rightarrow Ca(OH)_2(aq) + C_2H_2(g)$

4. LR252. 산염기 적정/4-48

실험식이 CH_2O인 어떤 일양성자 산 X 1.2g을 완전히 중화시키는 데 0.50M NaOH 40mL가 소모되었다. X의 분자식은?

① CH_2O
② $C_2H_4O_2$
③ $C_3H_6O_3$
④ C_3H_2O
⑤ $C_3H_5O_2$

5. GS229. 기체의 양론 (일정 압력)/5-21

그림은 488K, 대기압 1기압에서, 피스톤이 달린 실린더에 $H_2(g)$ 1g과 $O_2(g)$의 혼합 기체가 들어있는 초기 상태를 나타낸 것이다.

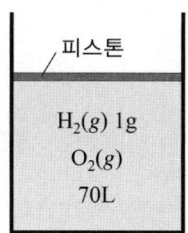

피스톤

$H_2(g)$ 1g
$O_2(g)$
70L

H_2가 모두 완전 연소된 후, 혼합 기체에서 O_2의 부분압은? (단, H의 원자량은 1이다. 온도는 일정하다. 피스톤의 무게와 마찰은 무시한다. 488K에서 RT는 40L·atm/mol이다. 모든 반응물과 생성물은 이상기체이다.)

① $\dfrac{1}{4}$ ② $\dfrac{2}{3}$ ③ $\dfrac{1}{3}$ ④ 1   ⑤ $\dfrac{1}{2}$

6. GS154. 제곱평균근 속도/5-30

그림은 300K에서 $A(g)$와 $B(g)$의 속력 분포를 나타낸 것이다. $\dfrac{\text{B의 분자량}}{\text{A의 분자량}}$은?

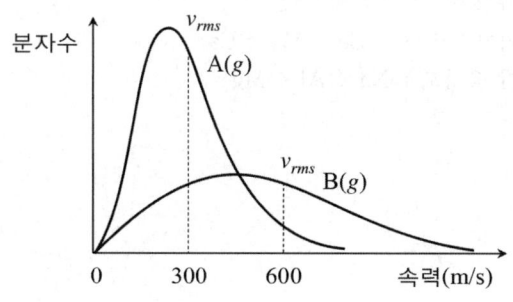

분자수

v_{rms}
$A(g)$

v_{rms} $B(g)$

0   300   600   속력(m/s)

① 1   ② 2   ③ 4
④ $\dfrac{1}{2}$ ⑤ $\dfrac{1}{4}$

7. HA228. $\triangle E$와 $\triangle H$ /6-22

다음은 300K에서 질소(N_2)와 수소(H_2)가 반응하여 암모니아(NH_3)를 생성하는 반응의 열화학 반응식이다.

$$N_2(g) + 3H_2(g) \rightarrow 2NH_3(g) \quad \triangle H = -92kJ$$

300K에서 이 반응의 $\triangle E$는? (단, 300K에서 $RT = 2.5kJ/mol$이다.)

① $-89.5kJ$

② $-94.5kJ$

③ $-97kJ$

④ $-87kJ$

⑤ $-92kJ$

8. HAN142 헤스의 법칙/6-117

다음은 298K에서 4가지 화학 반응식과 열화학 자료이다. $\triangle H_1 \sim \triangle H_3$는 각각 $a \sim c$ 중 하나이며, $a < b < c$이다.

화학 반응식	표준 반응 엔탈피 ($\triangle H^0$)
$H_2O(l) \rightarrow H_2O(g)$	x
$H_2(g) + \dfrac{1}{2}O_2(g) \rightarrow H_2O(g)$	$\triangle H_1$
$H_2O(l) \rightarrow 2H(g) + O(g)$	$\triangle H_2$
$H_2(g) + \dfrac{1}{2}O_2(g) \rightarrow 2H(g) + O(g)$	$\triangle H_3$

x는?

① $-a-b+c$ ② $a+b-c$ ③ $-2a+b+c$
④ $a-b+c$ ⑤ $a-b-2c$

9. AO232. 양자수/7-33

다음은 어떤 원자에 있는 궤도함수 (가)~(다)의 양자수를 나타낸 것이다. 이에 대한 설명으로 옳지 <u>않은</u> 것은?

궤도함수	양자수		
	n	l	m_l
(가)	2	0	a
(나)	2	1	0
(다)	2	1	+1

① (가)는 $2s$ 궤도함수이다.
② (나)는 $2p$ 궤도함수이다.
③ (가)와 (나)는 같은 껍질에 속한다.
④ (가)와 (나)는 같은 부껍질에 속한다.
⑤ (가)에서 $a = 0$이다.

10. AO251. 원자 반지름/7-55

다음 중 원자 반지름의 크기 비교가 옳은 것은?

① Al > Mg > K
② Li > Na > K
③ Li > Be > B
④ Ca > K > Mg
⑤ Cl > S > F

11. AO310-1(5160) 광전효과/7-75

파장이 440nm인 빛을 세슘 표면에 쪼일 때 전자들의 최대 운동 에너지는 1.54×10^{-19}J이었다. 세슘의 일함수(Φ)는? (단, 플랑크 상수는 6.626×10^{-34} J·s 이며, 광속은 3.0×10^8 m/s이다.)

① 1.23×10^{-16} J
② 3.21×10^{-18} J
③ 3.43×10^{-19} J
④ 6.21×10^{-20} J
⑤ 5.45×10^{-21} J

12. AO3P38. 주기적 성질/7-144

다음의 각 항에 제시된 내용에 대하여 그 크기의 비교가 맞는 것은?

① 원자 반지름 : Li < Be < B
② 1차 이온화에너지 : O < N < F
③ 전자친화도 : O < S < Se
④ 원자가전자 수 : Be < Mg < Ca
⑤ 전기 음성도 : Na < Al < Mg

13. CB208. 격자 에너지/8-08

다음 자료를 이용하여 KCl(s)의 격자 에너지를 구한 것으로 옳은 것은?

KCl의 표준생성 엔탈피	-410kJ/mol
K의 이온화 에너지	420kJ/mol
Cl의 전자 친화도	-350kJ/mol
Cl_2의 결합 에너지	240kJ/mol
K의 승화 엔탈피	90kJ/mol

① -290kJ/mol

② 690kJ/mol

③ 1090kJ/mol

④ -1090kJ/mol

⑤ 410kJ/mol

14. CB239. 가장 안정한 공명구조/8-40

OCN^-의 가장 안정한 공명구조에서 N의 형식전하는 a이고, CNO^-의 가장 안정한 공명구조에서 C의 형식전하가 b일 때, $a+b$는? (단, OCN^-와 CNO^-에서 중심 원자는 각각 C와 N이다.)

① -2

② -1

③ 0

④ 1

⑤ 2

15. CB351. 분자모양/8-76

다음 중 기하학적 구조가 다른 것을 고르시오.

① ICl_4^-

② AlH_4^-

③ BF_4^-

④ $SiCl_4$

⑤ CH_4

16. PT215. 증기압/9-14

그림은 A의 증기압 곡선이다.

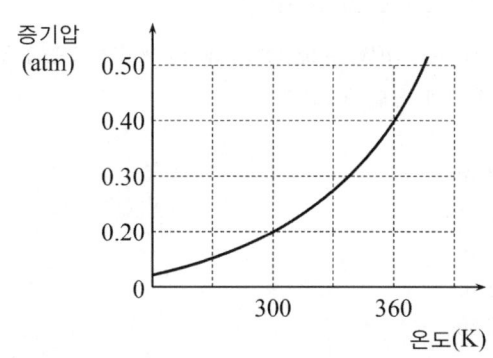

부피가 10L인 진공 상태의 강철 용기에 A 0.1몰을 넣고 온도를 서서히 변화시켰다. $\dfrac{360K에서 A(g)의압력}{300K에서 A(g)의압력}$은? (단, 300K와 360K에서 RT는 각각 25L·atm/mol, 30L·atm/mol이다.)

① 1.2   ② 1.5   ③ 2

④ 1   ⑤ 3

17. PT232. 입방 단위세포/9-32

알루미늄(Al) 결정은 면심 입방 구조이다. Al의 원자량이 ag/mol, 원자 반지름이 $b$pm, 아보가드로 수가 N_A일 때, Al(s) 결정의 밀도(g/mL)는?

① $\dfrac{4 \times (\dfrac{a}{N_A})}{(\dfrac{\sqrt{3}\,b}{4})^3} \times 10^{30}$

② $\dfrac{4 \times (\dfrac{a}{N_A})}{(\dfrac{4b}{\sqrt{3}})^3} \times 10^{-30}$

③ $\dfrac{2 \times (\dfrac{a}{N_A})}{(\dfrac{\sqrt{3}\,b}{4})^3} \times 10^{-30}$

④ $\dfrac{2 \times (\dfrac{a}{N_A})}{(2\sqrt{2}\,b)^3} \times 10^{-30}$

⑤ $\dfrac{4 \times (\dfrac{a}{N_A})}{(2\sqrt{2}\,b)^3} \times 10^{30}$

18. LQ320. 농도계산/10-70

65.0 % H_2SO_4 (FW = 98.08 g/mol)용액의 밀도는 1.55 g/mL이다. 이 용액의 몰랄 농도는?

① 10.3 m
② 15.8 m
③ 18.9 m
④ 24.9 m
⑤ 30.6 m

19. CK215. 1차 속도식/11-14

다음 반응은 1차 속도식을 따른다.

$$2N_2O(g) \rightarrow 2N_2(g) + O_2(g)$$

온도와 부피가 일정한 용기에 초기농도 aM로 N_2O를 주입했을 때, 초기 N_2O의 소멸 속도는 bM/s였다. N_2O의 농도가 $\dfrac{a}{3}$M로 감소하는데 걸리는 시간(초)은?

① $\dfrac{b\ln2}{a}$

② $\dfrac{b\ln3}{a}$

③ $\dfrac{a\ln3}{b}$

④ $\dfrac{a}{b}$

⑤ $\dfrac{b}{a}$

20. CK228. 고립법 /11-27

다음은 A와 B가 반응하여 C를 생성하는 균형 반응식과 속도식이다.

$$A(g) + B(g) \rightarrow C(g) \qquad v = k[A]^m[B]^n$$

그림은 B의 초기 농도가 2M 또는 4M인 조건에서, 시간에 따른 A의 농도를 나타낸 것이다.

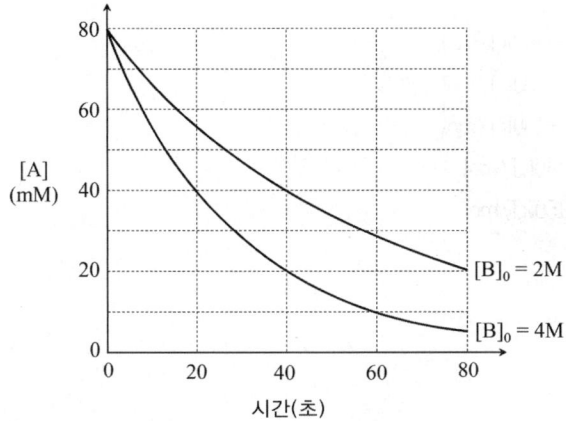

k는? (단, 온도는 일정하다.)

① $\dfrac{\ln 2}{160} M^{-2} s^{-1}$

② $\dfrac{\ln 2}{160} M^{-1} s^{-1}$

③ $\dfrac{\ln 2}{80} M^{-1} s^{-1}$

④ $\dfrac{\ln 2}{40} M^{-1} s^{-1}$

⑤ $\dfrac{\ln 2}{40} s^{-1}$

21. EQ225. 평형 상수 계산 /12-27

다음은 A~C의 균형 반응식이다. (c: 계수)

$$A(g) + B(g) \rightleftharpoons cC(g)$$

온도 T, 1기압에서 피스톤이 달린 실린더에 A(g)와 B(g)를 1몰씩 넣었을 때 초기 부피는 24.0L이다. 평형에 도달했을 때 혼합 기체의 부피가 18.0L였다면, 온도 T에서 K_p는? (단, 대기압은 1기압으로 일정하고, 피스톤의 질량과 마찰은 무시한다.)

① 3   ② 1   ③ 2

④ $\dfrac{1}{4}$ ⑤ $\dfrac{1}{3}$

22. AQ213. 약산과 짝염기의 평형/14-12

0.2M HA(aq)와 1.0M NaA(aq)를 포함하는 완충 용액에서 수소 이온(H^+) 농도는 2.0×10^{-5}M이다. 이 용액 400mL에 HCl 0.080몰을 녹였을 때 H^+ 농도는?

① 2.0×10^{-6}M

② 1.0×10^{-5}M

③ 8.0×10^{-5}M

④ 5.0×10^{-5}M

⑤ 4.0×10^{-5}M

23. AQS75 산염기 평형 /14-96

(가)와 (나)는 증류수에 HA와 HB를 각각 녹여 만든 용액이다. 표는 (가) 100mL와 (나) 100mL를 0.1M NaOH(aq)로 각각 적정한 자료이다. 25℃에서 HA와 HB의 산 해리상수(K_a)는 각각 $1×10^{-7}$과 $5×10^{-8}$이다.

수용액	용질	수용액의 pH	
		적정 전	당량점
(가)	HA	4.0	a
(나)	HB	4.0	b

이에 대한 설명으로 옳은 것만을 〈보기〉에서 있는 대로 고른 것은? (단, 온도는 25℃로 일정하다. HA와 HB는 일양성자산이다.)

─〈보 기〉─
ㄱ. (가)에서 적정 전 HA의 이온화 백분율은 0.1%이다.
ㄴ. (나)에서 HB의 초기 농도는 0.2M이다.
ㄷ. $a < b$이다.

① ㄱ   ② ㄴ   ③ ㄱ, ㄴ
④ ㄴ, ㄷ   ⑤ ㄱ, ㄴ, ㄷ

24. SQ229. 착이온 평형과 용해도 평형/15-31

다음은 25℃에서 평형 반응식과 평형 상수 자료이다.

$AgBr(s) \rightleftharpoons Ag^+(aq) + Br^-(aq)$ $K_{sp}=1.0×10^{-13}$

$Ag^+(aq) + 2S_2O_3^{2-}(aq) \rightleftharpoons Ag(S_2O_3)_2^{3-}(aq)$ $K_f=4.0×10^{13}$

$S_2O_3^{2-}(aq)$의 농도를 1M로 맞춘 용액에서 $AgBr(s)$의 몰 용해도 (M)는?

① 0.5
② 0.25
③ 0.4
④ 1
⑤ 2

25. GF228. $\triangle G^0$의 계산/16-34

표는 300K에서 각 물질의 열역학 자료이다.

물질	$\triangle H_f^0$(kJ/mol)	S^0(J/K·mol)
$SO_2(g)$	−300	250
$SO_3(g)$	−400	250
$O_2(g)$	0	200

300K에서 반응 $2SO_2(g) + O_2(g) \rightleftharpoons 2SO_3(g)$의 $\triangle G^0$는?

① −140kJ/mol
② −130kJ/mol
③ −150kJ/mol
④ 140kJ/mol
⑤ 150kJ/mol

26. GF235. 자발성의 온도 의존성/16-41

다음은 25℃에서 열화학 반응식이다. 이에 대한 설명으로 옳지 <u>않은</u> 것은?

$$PCl_3(g) + Cl_2(g) \rightleftharpoons PCl_5(g) \quad \triangle G^0 = -92.5kJ/mol$$

① 25℃에서 정반응의 평형상수는 1보다 크다.
② 25℃, 표준 상태에서 정반응이 자발적으로 진행된다.
③ 정반응에 대한 $\triangle S^0 < 0$이다.
④ 정반응은 발열 반응이다.
⑤ 온도가 높아지면 평형상수는 커진다.

27. GFN353-1 반트호프 식/16-98

다음은 반응 $aA(g) \rightleftarrows bB(g)$에서 온도에 따른 평형상수 자료이다.

온도(K)	K_p
200	10
250	1

이에 대한 설명으로 옳은 것만을 〈보기〉에서 있는 대로 고른 것은?

─〈보 기〉─

ㄱ. 정반응은 흡열 반응이다.

ㄴ. $\triangle H^0 = (8.314 \times \ln 10)$kJ/mol이다.

ㄷ. 엔트로피가 감소하는 반응이다.

① ㄱ   ② ㄴ   ③ ㄷ

④ ㄴ, ㄷ   ⑤ ㄱ, ㄴ, ㄷ

28. EC231. 네른스트 식-침전 포함 전지/17-31

그림은 25℃에서 불용성 침전 $AgX(s)$의 포화 용액과 1.0M $AgNO_3$ 용액으로 만든 농도차 전지이다. 이 전지의 기전력이 0.592V일 때, 25℃에서 $AgX(s)$의 K_{sp}는?

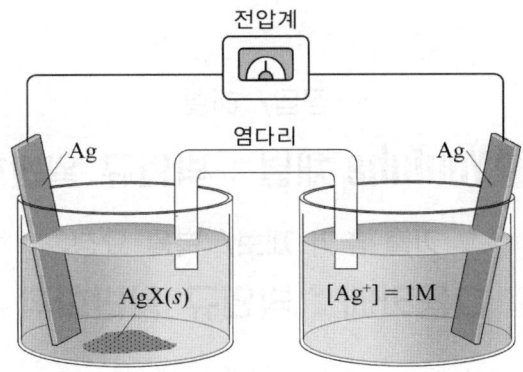

① 1.0×10^{-10}

② 1.0×10^{-20}

③ 1.0×10^{-8}

④ 1.0×10^{-30}

⑤ 1.0×10^{-40}

29. ECB57 전기분해의 양론 (변리사 기출)/17-114

숟가락의 은(Ag) 전기도금에서 숟가락은 환원 전극으로, 순수 은(Ag) 조각은 산화 전극으로 작용한다. 이 둘을 시안화은(AgCN) 용액 속에 담그고 9.65A의 전류를 흐르게 하여 표면적이 $54cm^2$ 숟가락 표면을 $40\mu m$의 평균 두께로 도금하였다. 전기도금 하는데 소요된 시간(초)은? (단, 은의 밀도는 $10g/cm^3$ 로 가정하고, 원자량은 108g/mol이다. 패러데이 상수 $F = 96500C/mol$, $1\mu m = 10^{-4}cm$이다.)

① 100

② 200

③ 300

④ 400

⑤ 500

30. COS434 결정장 이론 /18-130

다음은 팔면체 착이온 $[CoCl_2(en)_2]^+$의 입체 이성질체 A~C에 대한 자료이다.

입체 이성질체	색깔	자기적 성질
A	녹색	
B	보라	낮은 스핀 착물
C	보라	

이에 대한 옳은 설명을 〈보기〉에서 있는 대로 고른 것은?

───────〈보 기〉───────

ㄱ. A는 쌍극자 모멘트를 가진다.

ㄴ. 결정장 갈라짐 에너지는 $cis-[CoCl_2(en)_2]^+$가
 $trans-[CoCl_2(en)_2]^+$보다 크다.

ㄷ. C는 상자성이다.

─────────────────────

① ㄱ   ② ㄴ   ③ ㄱ, ㄴ
④ ㄴ, ㄷ   ⑤ ㄱ, ㄴ, ㄷ

문제번호	정답	문제번호	정답
1	2	16	2
2	2	17	5
3	5	18	3
4	2	19	3
5	2	20	3
6	5	21	1
7	4	22	4
8	4	23	5
9	4	24	5
10	3	25	1
11	3	26	5
12	2	27	3
13	2	28	2
14	2	29	2
15	1	30	2

해설 링크 모음

정답/ 해설:

▶ YouTube 채널 : 박인규 일반화학

기출 추가 제보/ 복원 요청:

다음카페 : 박인규 일반화학

편입 일반화학 적중 2000제 (제2판)

2026년 1월 30일 제2판 발행

저   자   박인규
발 행 인   김은영
발 행 처   오스틴북스
주   소   경기도 고양시 일산동구 백석동 1351번지
전   화   070)4123-5716
팩   스   031)902-5716
등 록 번 호   제396-2010-000009호
e - m a i l   ssung7805@hanmail.net
홈 페 이 지   www.austinbooks.co.kr

ISBN   979-11-24051-21-4 (93430)
정   가   45,000원